根据《住院医师规范化培训内容与标准（试行）》
及住院医师规范化培训结业理论考核大纲编写

国家卫生健康委员会住院医师规范化培训规划教材

外科学
泌尿外科分册
Urology

第 2 版

主　　审	叶章群
主　　编	周利群　王行环
副 主 编	张小东　梁朝朝　谢立平　薛　蔚
编写秘书	宋　刚

人民卫生出版社
·北 京·

图书在版编目（CIP）数据

外科学．泌尿外科分册 / 周利群，王行环主编．——
2版．—北京：人民卫生出版社，2023.10
国家卫生健康委员会住院医师规范化培训规划教材
ISBN 978-7-117-34332-9

Ⅰ.①外⋯ Ⅱ.①周⋯②王⋯ Ⅲ.①外科学—职业
培训—教材②泌尿外科学—职业培训—教材 Ⅳ.①R6

中国版本图书馆 CIP 数据核字（2022）第 250839 号

人卫智网	www.ipmph.com	医学教育、学术、考试、健康、
		购书智慧智能综合服务平台
人卫官网	www.pmph.com	人卫官方资讯发布平台

外科学　泌尿外科分册
Waikexue　Miniaowaike Fence
第 2 版

主　　编：周利群　王行环
出版发行：人民卫生出版社（中继线 010-59780011）
地　　址：北京市朝阳区潘家园南里 19 号
邮　　编：100021
E - mail：pmph @ pmph.com
购书热线：010-59787592　010-59787584　010-65264830
印　　刷：北京华联印刷有限公司
经　　销：新华书店
开　　本：850 × 1168　1/16　印张：26
字　　数：880 千字
版　　次：2016 年 5 月第 1 版　　2023 年 10 月第 2 版
印　　次：2023 年 12 月第 1 次印刷
标准书号：ISBN 978-7-117-34332-9
定　　价：95.00 元

打击盗版举报电话：010-59787491　E-mail：WQ @ pmph.com
质量问题联系电话：010-59787234　E-mail：zhiliang @ pmph.com
数字融合服务电话：4001118166　E-mail：zengzhi @ pmph.com

编 者 名 单

（以姓氏拼音为序）

邓耀良	广西医科大学第一附属医院	王东文	山西医科大学第一医院
郭剑明	复旦大学附属中山医院	王建业	北京医院
侯建全	苏州大学附属第一医院	王林辉	上海长征医院
黄　健	中山大学孙逸仙纪念医院	王少刚	华中科技大学同济医学院附属
黄　翔	四川省人民医院		同济医院
黄翼然	上海交通大学医学院附属仁济医院	王行环	武汉大学中南医院
姜昊文	复旦大学附属华山医院北院	王玉杰	新疆医科大学第一附属医院
孔垂泽	中国医科大学附属第一医院	魏　强	四川大学华西医院
李汉忠	北京协和医院	吴　斌	中国医科大学附属盛京医院
李建兴	清华大学长庚医院	夏术阶	上海市第一人民医院
李黎明	天津医科大学总医院	谢立平	浙江大学医学院附属第一医院
梁朝朝	安徽医科大学第一附属医院	邢金春	厦门大学附属第一医院
廖利民	中国康复研究中心北京博爱医院	薛　蔚	上海交通大学医学院附属仁济医院
刘　明	北京医院	杨　勇	北京大学肿瘤医院
刘继红	华中科技大学同济医学院附属	曾国华	广州医科大学附属第一医院
	同济医院	张　文	武汉大学中南医院
马潞林	北京大学第三医院	张　旭	中国人民解放军总医院
齐　隽	上海交通大学医学院附属新华医院	张小东	首都医科大学附属北京朝阳医院
丘少鹏	中山大学附属第一医院	张耀光	北京医院
宋　刚	中国医学科学院肿瘤医院	周利群	北京大学第一医院
孙西钊	南京大学医学院附属鼓楼医院	周占松	陆军军医大学西南医院

编写秘书　宋　刚　中国医学科学院肿瘤医院

3

出 版 说 明

为配合 2013 年 12 月 31 日国家卫生计生委等 7 部门颁布的《关于建立住院医师规范化培训制度的指导意见》，人民卫生出版社推出了住院医师规范化培训规划教材第 1 版，在建立院校教育、毕业后教育、继续教育三阶段有机衔接的具有中国特色的标准化、规范化临床医学人才培养体系中起到了重要作用。在全国各住院医师规范化培训基地四年多的使用期间，人民卫生出版社对教材使用情况开展了深入调研，全面征求基地带教老师和学员的意见与建议，有针对性地进行了研究与论证，并在此基础上全面启动第二轮修订。

第二轮教材依然秉承以下编写原则。①坚持"三个对接"：与 5 年制的院校教育对接，与执业医师考试和住培考核对接，与专科医师培养与准入对接；②强调"三个转化"：在院校教育强调"三基"的基础上，本阶段强调把基本理论转化为临床实践、基本知识转化为临床思维、基本技能转化为临床能力；③培养"三种素质"：职业素质、人文素质、综合素质；④实现"三医目标"：即医病、医身、医心；不仅要诊治单个疾病，而且要关注患者整体，更要关爱患者心理。最终全面提升我国住院医师"六大核心能力"，即职业素养、知识技能、患者照护、沟通合作、教学科研和终身学习的能力。

本轮教材的修订和编写特点如下：

1. 本轮教材共 46 种，包含临床学科的 26 个专业，并且经评审委员会审核，新增公共课程、交叉学科以及紧缺专业教材 6 种：模拟医学、老年医学、临床思维、睡眠医学、叙事医学及智能医学。各专业教材围绕国家卫生健康委员会颁布的《住院医师规范化培训内容与标准（试行）》及住院医师规范化培训结业考核大纲，充分考虑各学科内亚专科的培训特点，能够符合不同地区、不同层次的培训需求。

2. 强调"规范化"和"普适性"，实现培训过程与内容的统一标准和规范化。其中临床流程、思维与诊治均按照各学科临床诊疗指南、临床路径、专家共识及编写专家组一致认可的诊疗规范进行编写。在编写过程中反复征集带教老师和学员意见并不断完善，实现"从临床中来，到临床中去"。

3. 本轮教材不同于本科院校教材的传统模式，注重体现基于问题的学习（PBL）和基于案例的学习（CBL）的教学方法，符合毕业后教育特点，并为下一阶段专科医师培养打下坚实的基础。

4. 充分发挥富媒体的优势，配以数字内容，包括手术操作视频、住培实践考核模拟、病例拓展、习题等。通过随文或章节二维码形式与纸质内容紧密结合，打造优质适用的融合教材。

本轮教材是在全面实施以"5+3"为主体的临床医学人才培养体系，深化医学教育改革，培养和建设一支适应人民群众健康保障需要的临床医师队伍的背景下组织编写的，希望全国各住院医师规范化培训基地和广大师生在使用过程中提供宝贵意见。

融合教材使用说明

　　本套教材以融合教材形式出版,即融合纸书内容与数字服务的教材,读者阅读纸书的同时可以通过扫描书中二维码阅读线上数字内容。

如何获取本书配套数字服务?

第一步:安装 APP 并登录 | **第二步:扫描封底二维码** | **第三步:输入激活码,获取服务**

扫描下方二维码,下载安装"人卫图书增值"APP,注册或使用已有人卫账号登录

使用 APP 中"扫码"功能,扫描教材封底圆标二维码

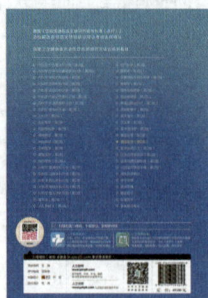

刮开书后圆标二维码下方灰色涂层,获得激活码,输入即可获取服务

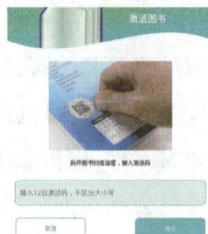

配 套 资 源

➤ **配套精选习题集**:《外科分册》 主编:康骅　刘忠军

➤ **电子书**:《外科学 泌尿外科分册》(第 2 版) 下载"人卫"APP,搜索本书,购买后即可在 APP 中畅享阅读。

➤ **住院医师规范化培训题库** 中国医学教育题库——住院医师规范化培训题库以本套教材为蓝本,以住院医师规范化培训结业理论考核大纲为依据,知识点覆盖全面、试题优质。平台功能强大、使用便捷,服务于住培教学及测评,可有效提高基地考核管理效率。题库网址:tk.ipmph.com。

主 编 简 介

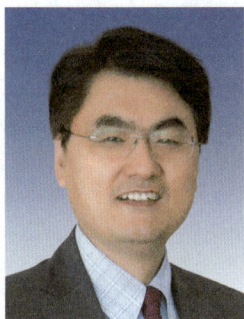

周利群

医学博士,二级教授,主任医师,博士及博士后导师,北京大学泌尿外科研究所所长,北京大学医学部泌尿外科学系主任。中国医师学会泌尿外科医师分会(CUDA)名誉会长、前任会长,中华医学会泌尿外科学分会(CUA)常务委员,北京医学会泌尿外科学分会副主任委员,中国医师协会毕业后医学教育外科(泌尿外科方向)专业委员会常务副主任委员,中国研究型医院学会泌尿外科学专业委员会副主任委员,全国泌尿外科医师定期考核编委会主任委员,CUDA微创及机器人学组组长,CUA 微创学组副组长,CUA 及 CUDA 上尿路尿路上皮癌(UTUC)协作组组长,CUA UTUC 诊断治疗指南专家组组长,*Journal of Clinical Oncology* 中文版泌尿男生殖系统肿瘤专刊主编,《中华泌尿外科杂志》《中华腔镜泌尿外科杂志》电子版及《现代泌尿外科杂志》副主编,*The Journal of Urology* 杂志国际编委。

从事教学工作 30 余年,曾荣获"中国医师奖""吴阶平泌尿外科医学奖""世界华人泌尿外科学会杰出贡献奖"、CUA "金膀胱镜奖""国之名医"及"金柳叶刀奖"等。发表文章 610 余篇,其中英文文章 260 余篇,英文第一作者及责任作者 160 余篇。主持国家及省部级基金多项,包括"863"及科委重大项目课题、国家卫生健康委重大项目、多个国家自然科学基金项目、首发及首特重点项目等;以第一完成人荣获国家及省部级奖项 7 项,主编专著 7 部,译著 2 部。

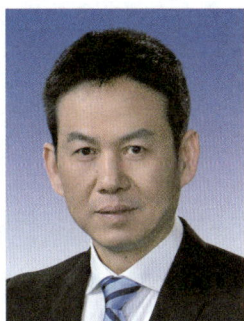

王行环

教授,博士生导师,武汉大学泌尿外科研究所所长,武汉大学中南医院院长。国务院学位委员会学科评议组成员,中国研究型医院学会泌尿外科学专业委员会主任委员,中国医师协会泌尿外科医师分会副会长,湖北省医学会泌尿外科分会主任委员,《现代泌尿外科杂志》主编。

从事临床、教学工作至今 30 余年。主持国家重点研发计划项目 4 项,牵头制定国家级行业标准/指南 20 余部(英文 4 部);发表论文 300 余篇,其中 SCI 收录 200 余篇,他引万余次;授权发明专利 10 余项。以第一完成人获国家技术发明奖二等奖,获"全国创新争先奖""最美科技工作者""国家卫生计生突出贡献中青年专家""吴阶平医药创新奖""荆楚好老师"特别奖等荣誉。

副主编简介

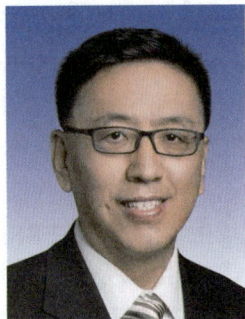

张小东

　　医学博士,主任医师,博士生导师,首都医科大学附属北京朝阳医院泌尿外科教享,受国务院政府特殊津贴。中国人体器官捐献管理中心专家委员会委员,中华医学会器官移植学分会肾移植学组委员,北京医学会泌尿外科学分会常务委员,北京市朝阳区预防医学会泌尿外科专委会主任委员;*Transplant Proceedings* 编委,《中华移植》杂志编委。曾任北京大学人民医院泌尿外科副主任,北京朝阳医院泌尿肾病中心主任兼任泌尿外科主任。

　　从事临床及教学工作30余年。主持国家自然科学基金项目2项,北京市"扬帆计划"重点项目1项。获中华医学科技奖一等奖,北京医学科技奖三等奖。

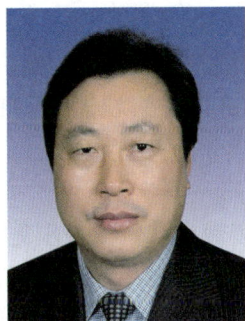

梁朝朝

　　安徽医科大学副校长。世界华人泌尿外科医师协会副会长,亚洲男科学协会副主席,中国医师协会男科与性医学医师分会会长。

　　从事教学工作30余年,入选"新世纪百千万人才工程国家级人选",荣获"国之名医·卓越建树""卫生部有突出贡献中青年专家""吴阶平泌尿外科医学奖""首届安徽省创新争先奖章""全国优秀科技工作者""安徽省最美科技工作者"荣誉称号。以主持人身份获省部级科技奖一等奖4项;主持包括重点项目在内的国家自然科学基金9项;以第一或通讯作者发表SCI论文300余篇、出版著作10余部;培养博士后、博/硕士研究生150余名。

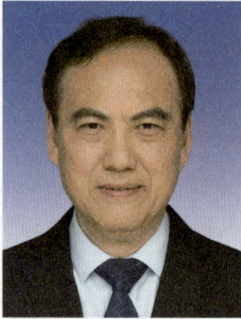

谢立平

教授,主任医师,博士生导师,浙江大学医学院附属第一医院泌尿外科主任,学科带头人;留德医学博士,并取得德国行医执照。国际泌尿外科学会主席,中华医学会泌尿外科学分会副主任委员、微创学组组长,浙江省医师协会泌尿外科医师分会会长,浙江省医学会泌尿外科学分会前任主任委员,全国良性前列腺增生研究协作组(CBPHC)牵头人,《中国良性前列腺增生诊治指南》主编。

从事教学工作 40 余年,在国际上首创 TVERP、TVEP 以及 US-TVERP/TVEP 等技术治疗前列腺增生,显著提高前列腺增生的疗效和手术安全性,连续 6 年受邀赴德国等国家手术演示。与德国同行合作,共同研发人工智能超声早期诊断前列腺癌技术,显著提高前列腺癌的早期诊断率。荣获"欧洲泌尿外科学会荣誉会员"、世界华人泌尿外科学会授予的"世界华人泌尿外科学终身成就奖"、中国泌尿外科最高奖项"吴阶平泌尿外科医学奖"、第二届国家名医盛典"国之名医·卓越建树"奖、中华医学会泌尿外科学分会"金膀胱镜奖""华佗奖"等荣誉。

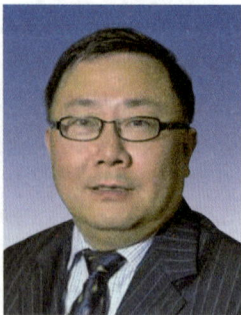

薛 蔚

教授,主任医师,博士生导师,上海交通大学医学院附属仁济医院副院长、泌尿科科主任,上海交通大学医学院医学装备与技术研究院副院长。中华医学会泌尿外科学分会常务委员,上海市医学会泌尿外科学分会主任委员,上海市优秀学术带头人,上海市泌尿外科临床质量控制中心主任。

从事临床、教学工作近 30 年,以第一完成人获得教育部科技进步奖一等奖、上海市科技进步奖一等奖。深入开展泌尿系统肿瘤及机器人手术相关研究,累计发表论文 300 余篇,其中 SCI 收录 200 余篇。主持国家重大科研仪器研制项目等国家级课题 6 项,参与编写《前列腺癌筛查诊疗中国专家共识》等图书 8 部。

前　言

　　为了深入学习贯彻习近平新时代中国特色社会主义思想和党的二十大精神,实施中共中央、国务院发布的《"健康中国 2030"规划纲要》,切实履行国务院办公厅《关于加快医学教育创新发展的指导意见》(国办发〔2020〕34 号)等相关文件精神,深入实施住院医师规范化培训制度,继续培养高素质、高水平、应用型的医学人才,人民卫生出版社在全面调研和深度论证的基础上,组织专家对"国家卫生健康委员会住院医师规范化培训规划教材"进行了第二轮修订。

　　本教材作为住院医师规范化培训规划教材之一,紧扣《住院医师规范化培训内容与标准》"细则"中"外科(泌尿外科方向)培训细则"要求,结合最新指南和诊疗技术,在积极听取上一版读者意见和建议的基础上,在整体构架、病例分析、数字内容等方面进行了修订,重要章节增加了概论和治疗原则,多数章节均增加了要点解析,并紧跟学科发展,更新了知识点。全书分为总论篇、各论篇和技能篇,共 30 章,主要内容包括住院医师必须掌握的常见泌尿外科疾病的理论知识、常用泌尿外科诊疗技术和手术操作三大部分。在介绍泌尿外科常见疾病的过程中,强调基本理论向临床实践转化、基本知识向临床思维转化、基本技能向临床能力转化,以病例为线索,以问题为导向,阐述典型病例在临床工作中的诊治思路,并以不同的形式介绍有关知识点,整个过程如同教学查房一样,将疾病的诊疗思路,疾病特点娓娓道来,以帮助年轻医师提高发现问题、解决问题的能力。在技术操作部分,强调一些基本的泌尿外科专科操作方法,或常见手术治疗方式的标准化操作程序。

　　本教材在编撰过程中承蒙国内泌尿外科界诸多同仁参编,他们付出了辛勤的汗水,在此表示衷心感谢。希望本书能够成为满足医学生向临床医师过渡与转化需求的、符合实际需要的工具书,成为工作中真正的指导老师,并成为住院医师的良师益友。

　　因编写时间仓促及水平所限,不足之处在所难免,敬请同仁和读者谅解并批评指正。

周利群　王行环

2023 年 10 月

目　　录

住培考典 ………………………………………………………………………………

总论篇

第一章　泌尿系统及男性生殖系统疾病的病史采集

第一节　泌尿系统及男性生殖系统疾病的症状

一、全身症状

发热是泌尿生殖道感染时最常见的全身症状。临床上急性发热最常见于急性肾盂肾炎、急性前列腺炎和急性附睾睾丸炎。慢性反复低热可见于慢性尿路感染、泌尿生殖道特异性感染、泌尿系统肿瘤等。

二、尿液异常

(一) 血尿

血尿(hematuria)即尿液中含有过多红细胞,按程度分为肉眼血尿和镜下血尿。血尿的程度和病变的潜在后果无相关性。无论出现何种程度的血尿均应引起足够的重视。在血尿原因分析过程中应首先考虑以下问题:①肉眼血尿还是镜下血尿;②是内科血尿还是外科血尿,即肾小球性血尿还是非肾小球性血尿;③血尿在排尿过程中出现的时间,即尿初、尿末,还是全程血尿;④是否伴有疼痛或其他症状;⑤是否伴有血块,以及血块的性质;⑥是否伴有其他系统、器官或全身性疾病。

1. 肉眼血尿和镜下血尿　绝大部分的肉眼血尿可以找到明确的病因。但许多镜下血尿的原因并不十分清楚,需要定期监测。年轻人的血尿多由泌尿系统结石、感染、畸形、外伤引起;老年人的血尿则可能是泌尿系统肿瘤或前列腺增生的表现之一;女性血尿可能由急性膀胱炎、尿道外口病变、妇科疾病或月经污染引起;男性患者一般很少出现血尿,一经出现应予充分重视,排除恶性病变可能。某些药物和食物可使尿液呈红色,如利福平、氨基比林、胡萝卜等,尿液镜检可明确诊断。血尿还应与血红蛋白尿、肌红蛋白尿区别,后两者常见于溶血反应、挤压伤、大面积烧伤,尿液镜检提示隐血阳性但无红细胞。

2. 内科血尿和外科血尿　内科血尿大多为肾小球性血尿,由肾前性疾病或肾小球疾病引起,尿红细胞相位检查提示异形红细胞增多,伴有管型和尿蛋白≥++;外科血尿为非肾小球性血尿,由肾小球后疾病引起,尿红细胞相位检查提示为正常形态红细胞,无管型,尿蛋白<+。B超、CT、KUB+IVP等影像学检查如有阳性发现可有助鉴别。

3. 血尿出现的时间　根据排尿过程中血尿出现的时间可对病变进行初步定位,常采用三杯试验来帮助区别。初段血尿提示尿道或膀胱颈部病变;终末血尿提示膀胱三角区、膀胱颈部及前列腺部尿道病变;全程血尿通常提示病变位于膀胱或上尿路。血尿发作时,特别是间歇性血尿发作时应及时做膀胱镜检查。如发现输尿管开口喷血,则可初步诊断血尿来源于该侧上尿路。

4. 血尿伴随症状　血尿伴腰腹部绞痛应考虑上尿路梗阻的可能,常见因素有结石、血块、乳糜凝块、输尿管息肉等;血尿伴单侧上腹部肿块可见于巨大肾肿瘤、肾积水、肾囊肿或肾下垂;血尿伴膀胱刺激症状多为下尿路感染,也可见于结核性膀胱炎和膀胱肿瘤侵犯三角区等;血尿伴下尿路梗阻症状常见于前列腺增生、膀胱结石和尿道结石;全程性、间歇性、无痛性肉眼血尿应高度警惕膀胱肿瘤,也可见于肾盂肿瘤及晚期肾肿瘤。膀胱内灌注化疗药物以及盆腔肿瘤的放疗均可导致血尿发生。

5. 血块的形状　血块的形状和颜色通常提示病变及出血的部位,如肾或输尿管出血常伴有条形、暗红色血块;大小不等、形态不规则、鲜红色血块常提示病变位于膀胱或尿道前列腺部。大量血块可伴下尿路梗阻症状。

6. 其他系统或器官引起的血尿　血液病,如白血病、血友病、再生障碍性贫血可引起全身出血倾向,引发血尿。高血压、系统性红斑狼疮、皮肌炎等均可出现血尿。邻近器官如急性阑尾炎、急慢性盆腔炎、后腹腔或盆腔恶性肿瘤也可引发血尿。糖尿病、静脉化疗药物、止痛药滥用也可引起镜下或肉眼血尿。

原因不明的血尿称为特发性血尿,约占血尿患者的 20%,可能与肾血管畸形(如动脉瘤、动静脉瘘、血管瘤、肾梗死、肾静脉受压综合征)、微结石、肾乳头坏死有关。

(二) 脓尿

脓尿(pyuria)可分为肉眼脓尿和镜下脓尿。肉眼脓尿为乳白色,浑浊,严重时伴有脓块。镜下脓尿指离心尿液中白细胞 ≥10 个 / 高倍镜视野,或普通尿白细胞 ≥5 个 / 高倍镜视野。脓尿多见于尿路感染,包括非特异性感染和特异性感染两种。非特异性感染以大肠埃希菌最常见,其次为变形杆菌、葡萄球菌、肠球菌。特异性感染主要指由结核分枝杆菌和淋病奈瑟菌引起。

根据排尿过程中脓尿出现的时间以及伴发症状可对病变进行初步定位。初始脓尿为尿道炎;脓尿伴膀胱刺激征而无发热多为膀胱炎;全程脓尿伴膀胱刺激征、腰痛和发热提示肾盂肾炎。

(三) 乳糜尿

乳糜尿(chyluria)是指尿液中混有乳糜液而使尿液呈乳白色或米汤样,内含大量脂肪、蛋白质、红细胞及纤维蛋白。经乳糜试验可确诊。如其中红细胞较多,可呈红色,称为乳糜血尿。乳糜尿应与脓尿、结晶尿相鉴别。乳糜尿的常见病因是丝虫病,其次为腹膜后肿瘤、结核或外伤等。

(四) 气尿

尿液中出现气体称为气尿,多见于尿路与肠道之间有瘘管相通时。除常见于手术或外伤引起外,还见于结核、炎性肠病、放射性肠炎、乙状结肠癌等。气尿也可见于泌尿道产气细菌感染。

(五) 尿量异常

正常成人每日尿量为 700~2 000ml,平均 1 500ml,尿比重波动在 1.003~1.030 之间。通常情况下,尿量增多,尿比重则应下降,以维持体液平衡。

1. 多尿(diuresis)　指每日尿量>2 500ml,典型的患者每日尿量>3 500ml。常见于急性肾后性肾功能不全的多尿期,由肾浓缩功能减退或溶质性利尿所致。

2. 少尿(oliguria)　临床上将每日尿量<400ml 定义为少尿。突发性少尿是急性肾衰竭的重要标志。肾前性、肾性和肾后性因素都可引起少尿,如休克、脱水、尿路梗阻、尿毒症等。

3. 无尿(anuria)　临床上将每日尿量<100ml 定义为无尿。持续性无尿见于器质性肾衰竭,表现为氮质血症或尿毒症,称为真性无尿症;泌尿系梗阻引起的无尿称假性无尿症,如结石、肿瘤引起的输尿管或膀胱出口梗阻等。急性血管内溶血、挤压综合征引起的血红蛋白尿和肌红蛋白尿可引起急性肾小管堵塞,导致无尿。

三、排尿异常

下尿路症状(lower urinary tract symptom,LUTS)概括了所有排尿异常症状,包括储尿期症状(如尿频、夜尿增多、尿急、急迫性尿失禁等)和排尿期症状(如排尿困难、尿不尽感、尿末滴沥等)。

1. 尿频(frequency)　指排尿次数明显增加。即 24 小时排尿>8 次,夜尿>2 次,每次尿量<200ml,伴有排尿不尽感。生理情况下,排尿次数与饮水量、温度高低、出汗多少等有关。病理性尿频特点是排尿次数增加,夜尿增加,而每次尿量少。主要见于膀胱炎症、结石、异物、肿瘤或周围器官病变引起的膀胱激惹;结核性膀胱炎所致的膀胱挛缩;精神、心理因素所致的排尿次数增加。也可见于糖尿病、尿崩症及肾浓缩功能障碍等疾病。

2. 尿急(urinary urgency)　是一种突发且迫不及待要排尿的感觉,严重时引起急迫性尿失禁。尿急见于下尿路炎症(如急性膀胱炎)、膀胱过度活动症,也可以由焦虑等精神因素引起。

3. 尿痛(dysuria)　指排尿时或排尿后尿道内烧灼样、针刺样痛感,与尿频、尿急合称为膀胱刺激征。排尿初痛见于尿道炎;排尿中或排尿后痛见于膀胱炎;前列腺炎、膀胱或输尿管下段结石及尿道嵌顿性结石也可伴有尿痛。

4. 排尿困难　排尿困难指膀胱内尿液排出受阻引起的一系列症状,表现为排尿等待且费力、排尿间断或变细、尿线无力、尿线射程变短、排尿末滴沥状等。男性多见于前列腺增生症和尿道狭窄;女性常由膀胱颈硬化症或心理因素所致;儿童可能与神经源性膀胱和后尿道瓣膜病有关。

5. 尿潴留　尿潴留表现为膀胱内充满大量尿液,不能排出致下腹部膨隆和/或胀痛,是排尿困难的最终结果,分为急性与慢性两类。急性尿潴留多见于下尿路机械性梗阻,如尿道狭窄和前列腺增生症突然加重,或药物所致一过性尿潴留;慢性尿潴留是指膀胱内尿液长期不能完全排空,有残余尿存留,多见于神经源性膀胱或渐进性的机械性梗阻。

6. 尿失禁　指无意志控制的流尿。分为四种类型:

(1)真性尿失禁:指尿液不受意识控制地自尿道口持续流出。大多由尿道外括约肌缺陷、严重损伤或尿道支配神经功能障碍引起。表现为膀胱空虚、持续流尿,几乎没有正常的排尿,多见于女性尿道产伤以及前列腺手术等引起的尿道外括约肌损伤。

(2)压力性尿失禁:指平时能控制排尿,但在腹腔内压突然升高时,发生尿失禁的现象。多见于经产妇或绝经后妇女,也可见于男性前列腺手术后,表现为咳嗽、喷嚏、大笑或增加腹压的运动时有尿液突然自尿道口流出。病因包括尿道肌肉本身缺陷;阴道前壁的支撑力减弱;肛提肌、尿道外支持组织和盆底肌肉功能障碍。

(3)充盈性尿失禁:又称假性尿失禁,是由于膀胱内大量残余尿所致。患者不时地滴尿,无成线排尿,多见于慢性下尿路梗阻疾病。

(4)急迫性尿失禁:指因强烈尿意而至的尿液流出。分为两类:①运动性急迫性尿失禁,系逼尿肌无抑制性收缩,使膀胱内压超过尿道阻力所致,见于膀胱以下尿路梗阻和神经系统疾病;②感觉急迫性尿失禁,是由膀胱炎性刺激引起的一个症状。精神紧张、焦虑也可引起急迫性尿失禁。急迫性尿失禁和压力性尿失禁常混合存在。

7. 漏尿　漏尿是指尿液从尿道外的其他通道流出,如阴道或肠道,也称为尿道外性尿失禁。常见于膀胱阴道瘘、尿道阴道瘘、尿道直肠瘘、脐尿管瘘、先天性异位输尿管开口和膀胱外翻等疾病。

8. 遗尿　遗尿指儿童在睡眠时发生不自主排尿。3岁以内儿童出现遗尿多属正常,大部分可以自愈。6岁以上遗尿时应视为异常。女性儿童遗尿应排除异位输尿管可能。常见病因有大脑皮质发育迟缓、睡眠过深、遗传或泌尿系统疾病等。

9. 排尿中断　尿流中断指在排尿过程中出现不自主的尿线中断。多见于膀胱结石患者,改变体位后可继续排尿,常伴有阴茎头部剧烈的放射性疼痛及尿道滴血。也可见于前列腺增生症患者。

四、疼痛

泌尿男性生殖系统病变引起的疼痛多见于梗阻和炎症,与病变的空腔脏器内压升高、实质脏器包膜张力增加或平滑肌痉挛有关。由于泌尿男性生殖系统多受自主神经支配,疼痛定位不准确。

1. 肾区痛　一般位于一侧肋脊角,呈持续性钝痛或阵发性绞痛。钝痛多见于肾或肾周感染、积水或巨大占位病变等。绞痛多见于结石、血块、肿瘤等引起的上尿路急性梗阻,表现为腰腹部突发性剧痛,呈阵发性。绞痛常放射至下腹部、腹股沟处、睾丸或大阴唇及大腿内侧。肾脏剧烈胀痛多见于肾脓肿、肾梗死、肾周围炎等急性炎性疾病,常伴寒战、高热。肾恶性肿瘤早期不引起疼痛,晚期可因梗阻和侵犯受累脏器周围神经而造成持续性疼痛。肾区剧痛时可合并消化道症状,如恶心、呕吐等。右侧肾绞痛应与急性胆囊炎、胆绞痛、急性阑尾炎等疾病鉴别。

2. 输尿管疼痛　表现为输尿管走行区的钝痛或绞痛,多因剧烈蠕动、管腔急性扩张以及平滑肌痉挛引起。绞痛多由结石或血块堵塞输尿管所致,可向患侧腰部、下腹部、股内侧和外生殖器等部位放射。钝痛多由慢性尿路梗阻引起。

输尿管绞痛常伴发血尿,应仔细询问两者出现的时间顺序:绞痛先于血尿者,多见于上尿路结石;当血尿先于绞痛时,则可能由血块阻塞输尿管所致,应排除肾肿瘤等疾病。

3. 膀胱区疼痛　细菌性或间质性膀胱炎患者表现为间歇性耻骨上区疼痛,膀胱充盈时更显著,同时伴有尿频、尿急或排尿困难,排尿后疼痛感可部分或完全缓解。膀胱颈口或后尿道结石引起急性梗阻时可出现耻骨上、阴茎头及会阴部放射性剧烈疼痛。膀胱肿瘤晚期或原位癌患者也可出现膀胱区疼痛,提示肿瘤已侵犯盆腔内组织,多伴有严重的膀胱刺激征。

急性尿潴留引起膀胱过度膨胀时,可导致膀胱区胀痛不适,此时下腹部能扪及包块。慢性尿潴留患者尿潴留和膀胱膨胀呈缓慢进展,即使残余尿超过1 000ml,也很少有膀胱疼痛不适。

4. 前列腺、精囊疼痛　疼痛主要集中于会阴部或耻骨上区,向后背部、腹股沟、下腹、阴囊、睾丸以及阴茎头等处放射。急性炎症引起的疼痛较重且伴有寒战、发热,同时合并膀胱刺激征,直肠指诊时前列腺、精囊部位有明显触痛。慢性炎症引起的疼痛程度较轻,部位多变,且病史长,全身症状少见。严重的前列腺肿胀可造成急性尿潴留。

5. 阴囊区疼痛　阴囊区疼痛可分为原位痛和牵涉痛。前者多见于睾丸附睾炎症、创伤和扭转等,疼痛范围局限,可沿精索向同侧腰部放射;后者可由输尿管、膀胱三角区、膀胱颈以及前列腺等部位的疼痛放射而致,但阴囊内容物无触痛。肾脏、腹膜后或腹股沟的疼痛也可放射至睾丸。此外,对任何阴囊区疼痛患者还应排除嵌顿性或绞窄性腹股沟斜疝。

6. 阴茎疼痛　疲软状态下感阴茎痛多见于尿道、膀胱以及前列腺的炎症或结石,表现为排尿或排尿后尿道内刺痛或烧灼感。阴茎勃起时疼痛多见于阴茎海绵体硬结症、尿道下裂和 / 或阴茎异常勃起。阴茎头或尿道病变引起的阴茎疼痛,应排除特异性感染,如性传播疾病。

五、尿道分泌物

尿道分泌物是指在无排尿动作时经尿道口自然流出黏液性、血性或脓性分泌物。

1. 脓性分泌物　最多见于淋病奈瑟菌性尿道炎,表现为尿道流脓,并伴有急性尿道炎症状及尿道口红肿,挤压尿道近端后可见淡黄色脓液自尿道外口流出。大肠埃希菌、链球菌、沙眼衣原体、解脲支原体感染所致的分泌物多呈稀薄状或水样黄色。

2. 黏液性分泌物　见于性兴奋及慢性前列腺炎。患者如果在大小便后,发现有少量乳白色、黏稠分泌物流出尿道外口时,俗称“滴白”,显微镜下检查可见较多的白细胞和脓球。

3. 血性分泌物　包括尿道出血和血精。尿道出血多来自尿道外伤或尿道、精阜肿瘤。血精是前列腺、精囊疾病的特征性表现,多见于炎症,也可见于肿瘤或结核。

六、男性性功能相关症状

(一) 阴茎勃起功能障碍

勃起功能障碍(erectile dysfunction,ED)是男性最常见的性功能障碍,指阴茎不能达到和维持足以进行满意性生活的勃起。临床上分为器质性、心理性和混合性 ED。器质性 ED 约占 50%,病因主要有糖尿病、心血管疾病、脑脊髓病变、服用药物等。

(二) 性欲障碍

包括性欲低下和性欲亢进,前者表现为对性交的欲望冷淡或根本无要求,后者指性冲动过分强烈。

(三) 射精异常

1. 早泄(premature ejaculation)　是射精障碍中最常见的疾病,发病率占成人男性的 35%~50%,是指阴茎能勃起,性交时当阴茎插入阴道前或接触阴道后,即出现射精。

2. 不射精(unejaculation)　是指性欲正常的男子在性交过程中,勃起的阴茎插入阴道后,始终达不到性高潮且不能产生节律的射精动作,也没有精液射出尿道外口的一种异常现象。分为功能性不射精、器质性不射精、药物性不射精和混合性不射精。

3. 逆向射精(retrograde ejaculation)　是指患者性生活随着性高潮而射精,但是射精时精液全部自后尿道逆向流入膀胱,不从尿道口流出。原发性逆向射精较为罕见,继发性逆行射精可见于前列腺电切术后、尿道外伤等。逆向射精的诊断依据是射精后尿液中含大量精子。

4. 射精痛　指性兴奋或射精时患者感阴茎根部或会阴部疼痛,被迫中止性交,或遗精时痛醒。常见于精囊炎、前列腺炎、前列腺结石、附睾炎、尿道狭窄等。

(四) 血精

血精(hematospermia)是男科临床最常见的症状之一,指精液中混有血液。血精可呈鲜红色、咖啡色或暗红色,含凝血块,或仅在显微镜下有少量的红细胞。血精的常见病因有:精囊及前列腺的炎症、肿瘤或结核性病变;血液系统病;及精囊静脉曲张、精阜旁后尿道上皮下静脉扩张破裂等其他疾病。

(侯建全)

第二节 泌尿系统及男性生殖系统疾病的体征

完整而全面的体格检查是对泌尿外科患者进行评估的重要组成部分。许多泌尿男性生殖系统疾病对全身有一定的影响,因此在进行泌尿专科检查之前,应对患者的重要生命体征及全身状态进行客观评价。

一、全身状态检查

视诊可以观察到患者的一般状态和许多全身体征。能够判断患者的皮肤是否有黄染、苍白,营养状态如何等。向心性肥胖的表现是"水牛背"和腹纹,这是肾上腺皮质功能亢进的特征。而虚弱和色素沉着可能为肾上腺功能低下的表现。男性乳腺增生可能是由于内分泌疾病所导致,也可能是乙醇中毒的表现,还可能是前列腺癌激素治疗的副作用。外生殖器和下肢水肿可能由于心功能失代偿、肾衰竭、肾病综合征或盆腔、腹膜后淋巴回流受阻。锁骨上淋巴结肿大可能是任何一种泌尿系统肿瘤转移所致,常见于前列腺癌和睾丸癌;腹股沟淋巴结肿大可能继发于阴茎或尿道肿瘤。

二、泌尿系统

泌尿器官位于腹膜后,相对位置深,故局部体征较少。

1. 肾脏

(1)视诊:首先应观察两侧肾区是否对称,有无隆起,脊柱是否侧弯等。

(2)触诊:可取仰卧位,屈髋屈膝,使腹肌松弛。采用双手合诊,左手置于腰背脊肋角区,右手置于腹部肋缘下,嘱患者深呼吸,亦可采用侧卧位、坐位或立位。正常情况下肾脏常不能触及,偶可触及右肾下极。当肾脏肿大、下垂或异位时,则可被触及。应注意部位、大小、质地、活动度及表面情况。

(3)叩诊:了解有无肾区叩击痛。以左手掌贴于肋脊角区,右手握拳用轻到中等力量叩击左手背,引发疼痛者提示可能存在肾或肾周炎症、肾结石或肾积水。叩诊不宜过度用力,肾外伤时禁做叩诊检查。

(4)听诊:肾动脉狭窄者可在腹部或背部听到血管杂音。

异常表现:肾脏体格检查最常见的异常是肾脏肿物。对于成年人,尤其是肥胖患者,除非肿物很大,否则很难触及。可以触及的肾脏肿物多为囊肿或恶性肿瘤,单依靠体格检查不能对两者进行鉴别。儿童的肾脏肿物较易触及,常见的可为囊肿(多囊肾、肾积水)或恶性肿瘤(肾母细胞瘤、神经母细胞瘤)。

2. 输尿管 由于位置深,于体表不能触及,很少有阳性发现。着重检查输尿管压痛点:上输尿管压痛点位于腹直肌外缘平脐水平;中输尿管点位于髂前上棘与脐连线中外 1/3 交界内下 1.5cm 处;下输尿管点,直肠指诊时位于直肠前壁、前列腺外上方处,女性行阴道双合诊,位于阴道前壁穹窿部侧上方。输尿管点压痛,提示输尿管病变。

异常表现:当有结石或其他炎性病变时,沿输尿管路径可能有深压痛,但无反跳痛。

3. 膀胱

(1)视诊:患者取仰卧位,充分暴露全腹部。正常的膀胱不能被触及或叩到。如果患者体形较瘦,当膀胱内尿液超过 500ml 左右时,可以在下腹正中看到充盈的膀胱轮廓。

(2)触诊:多采用双合诊,即检查者一手放于膀胱区,另一手经直肠或阴道进行触诊。该方法可了解膀胱肿瘤或盆腔肿瘤大小、浸润范围、膀胱活动度,以及判断手术切除病灶的可能性。

(3)叩诊:膀胱叩诊应从紧邻耻骨联合上缘开始,逐渐向上,直到叩诊音由浊音变为鼓音为止,此时为膀胱的上缘。

异常表现:最常见的膀胱异常为尿潴留,在男性由良性前列腺增生或尿道狭窄引发的膀胱出口梗阻所致。另外,男女均可见各种神经源性因素导致的膀胱排空障碍。耻骨上缘痛提示膀胱炎症。先天性膀胱外翻时,在下腹部正中可见腹前壁及膀胱前壁缺损,并可见双输尿管口间歇性喷尿,尿道上裂及阴茎畸形。

4. 尿道 男性尿道位于阴茎腹侧,其外口位于阴茎头中央。观察尿道外口的位置与大小。女性尿道外口为不规则之椭圆小孔,介于耻骨联合下缘及尿道口之间的阴道前庭。检查尿道外口有无分泌物、处女膜伞及新生物等,还可以了解是否在咳嗽时尿外流。

异常表现:尿道下裂的尿道外口位于阴茎腹侧。从阴茎根部开始依次触压阴茎腹侧的尿道至尿道外口,如有尿道结石,可触及局部硬物,如有脓性分泌物,应收集检验。

三、男性生殖系统

男性生殖系统体检极为重要,由于解剖位置外在,许多疾病仅靠体检即可作出初步诊断。

1. 阴茎　观察阴毛分布、阴茎发育和包皮情况。

阴茎的皮肤在阴茎头处向内翻转覆盖于阴茎表面称为包皮。翻开包皮检查阴茎头或冠状沟有无溃疡、肿物,大多数的阴茎癌发生于未经环切的包皮或阴茎头。应注意尿道开口的位置,尿道口可位于阴茎头的腹侧(尿道下裂),也有极少数会位于背侧(尿道上裂)。检查完毕后应将包皮复位,以免造成包皮嵌顿。

异常表现:小阴茎表现为阴茎短小但外形正常,常温下短于3cm,多见于先天性睾丸发育不良等。包皮过长是指包皮覆盖尿道口,但能上翻露出阴茎头;包茎是指包皮口狭窄,使阴茎头不能露出,但4岁以前小儿的包皮不能退缩至冠状沟属正常。阴茎头的肿物及新生物常为阴茎癌或尖锐湿疣,糜烂或溃疡可能为疱疹或梅毒。

阴茎触诊时,可用拇指或示指触捏背侧阴茎海绵体,如有结节及压痛,提示阴茎海绵体硬结症可能。

2. 阴囊

(1)视诊:观察阴囊的颜色及两侧的对称性,注意有无溃疡、炎症、结节、瘘管及湿疹样病变。阴囊肿块或精索静脉曲张也能在视诊中被发现。

有阴囊内肿物的患者,均应行透光试验。用手电筒紧抵阴囊后侧并向肿物照射,检查者透过纸筒在阴囊前壁观察,如有光线透过为阳性。

(2)触诊:阴囊内容物触诊时首先检查睾丸,然后是附睾及索状结构,最后是腹股沟外环。

异常表现:对于阴囊内肿物,均应行透光试验。透光试验阳性表明肿块为鞘膜积液;如不透光则为实性肿块,提示睾丸炎症或肿瘤。精索静脉曲张时,阴囊皮下的静脉曲张成团,使阴囊呈"蚯蚓袋"样外观,多见于左侧。

3. 睾丸　检查时一手固定睾丸,另一手触诊,并进行双侧对比。注意睾丸的体积、形状、硬度以及有无结节和压痛等。

异常表现:正常成人的睾丸体积为15~25ml。小儿软的睾丸表示其功能不良;睾丸肿大伴沉重感,应怀疑睾丸肿瘤;阴囊空虚则提示睾丸下降不全。

4. 附睾　附睾纵向贴附于睾丸的后外侧。检查者应自上而下依次触及其头、体和尾部,两侧对比注意有无结节、肿物及压痛。

异常表现:急性附睾炎所致的附睾肿大多以附睾头部为重。患者常因疼痛而抗拒触诊;附睾结核肿块常位于附睾尾部,质硬,呈结节状无压痛硬块,输精管可呈串珠样改变。精液囊肿位于附睾头部,触之有囊性感,但张力较低。

5. 精索　检查时一手向下牵拉睾丸,用另一手拇指和示指依次自下而上滑行触摸精索和输精管,注意有无精索静脉曲张与输精管结节。精索鞘膜积液的肿块位于精索,与睾丸分离,透光试验阳性。牵拉睾丸时,如感精索疼痛,即为精索牵拉痛征阳性,提示精索炎。精索扭转时,睾丸常上提至外环处并呈横位,精索增粗并有肿痛。睾丸托举试验亦有助于鉴别诊断,方法是检查者用手向上托起患者睾丸时,如果痛感加重,则提示睾丸扭转,这是由于托举睾丸时,扭转的精索受进一步的挤压所致;如果痛感减轻,则表明睾丸炎的可能性大。

6. 前列腺　通过直肠指诊来进行检查,主要评估前列腺大小、质地及有无压痛和结节等,同时还可检查肛门括约肌张力。检查前患者应排空膀胱,取膝胸位、侧卧位和直立弯腰位。检查者戴上橡皮手套,润滑后将示指缓缓滑入肛门。首先注意肛门括约肌的功能,在直肠前壁依次触摸前列腺的左侧沟、左侧叶、中央沟、右侧叶和右侧沟及前列腺尖部下方的膜部尿道,尽量检查前列腺上方的精囊。检查前列腺的大小、形态、质地、表面是否光滑、是否有结节及压痛、中央沟是否存在及变浅。正常前列腺栗子形大小,表面平滑,质地柔韧似橡皮。检查完毕时注意有无指套染血,慢性前列腺炎必要时可按摩前列腺液送检。

异常表现:前列腺增生时两侧叶通常呈对称性增大,质韧,中央沟变浅、消失或隆起;前列腺癌的特征性表现是质硬,腺体内有坚硬不平的结节;前列腺炎则有明显的压痛和肿胀。前列腺如有波动感时,应考虑前列腺脓肿。

四、女性外生殖器及尿道外口检查

男性泌尿外科医师为女性患者实施检查时应有女护士或其他医务人员陪同。应在充分保护患者隐私的情况下进行。采用截石位进行检查,首先检查外阴和阴唇,要特别注意外阴的萎缩性变化、分泌物和溃疡等。尿道口检查是否有囊肿、黏膜脱垂、黏膜增生、肿瘤和肉阜等。接着嘱患者腹部加压,观察是否有膀胱或直肠脱垂。然后嘱患者咳嗽,此时可能诱发压力性尿失禁。双合诊可以用来检查膀胱、子宫和附件。

异常表现:触诊可发现尿道憩室,憩室有感染时,可从尿道挤压出脓性分泌物。女性尿道旁腺囊肿表现为尿道口肿物、肿大疼痛、腺管开口红肿、挤压有脓性分泌物。前庭大腺感染为淋病最常见的并发症。各种盆底脏器脱垂,如膀胱脱垂、子宫脱垂、直肠脱垂亦可探及。

神经检查:对有泌尿系统疾病的患者进行神经系统检查十分有必要。阴茎、阴唇、阴囊、阴道及会阴区的感觉缺失常提示骶神经根或骶神经病变。除了感觉检查外,也对生殖器区域进行神经反射检查,其中最重要的为球海绵体反射。该反射主要通过将手指置于直肠并挤压阴茎头或阴蒂引起,主要检测脊髓 S_2~S_4 截段的反射弧。若球海绵体反射正常,则会感觉到肛门括约肌收缩,表明无骶髓或周围神经受损。球海绵体反射阴性,提示支配勃起功能的神经受损。轻轻向下划大腿上内侧可以引起提睾反射。正常男性的提睾反射是提睾肌收缩,使同侧阴囊及睾丸快速上提。临床上浅表反射检查(如提睾肌反射)并不常用。

(张小东)

第三节　泌尿系统及男性生殖系统疾病的实验室检查

实验室检查对于泌尿及男性生殖系统疾病的诊断具有重要意义,按照标本不同可将泌尿及男性生殖系统的实验室检查分为尿液检查、血液检查、精液检查、前列腺液检查及尿道分泌物检查。

一、尿液检查

通过尿液检查,可帮助以下疾病的诊断:尿路感染、泌尿系统结核、泌尿系统结石、泌尿系统肿瘤、肾功能异常及肾上腺病变等。

1. **尿液常规检查**　在泌尿系统疾病中,大多需要收集新鲜尿液进行检查,以中段尿为宜。尿液常规检查包括颜色、透明度、比重、pH、蛋白和葡萄糖定性以及离心沉淀后显微镜检查,后者包含尿中细胞成分(红细胞、白细胞、上皮细胞及相应管型)、各种微生物和结晶等。正常新鲜尿液呈淡黄色、清晰透明,比重在 1.003~1.030 之间,pH 为 6.5 左右(5.0~8.0),定性检查中蛋白、葡萄糖、酮体、胆红素及亚硝酸盐等均阴性,镜检中红细胞 0~3 个 /HP,白细胞 0~5 个 /HP,一般不含管型。尿液常规异常可初步提示病变情况,如白细胞增多常见于尿路感染,红细胞增多常见于泌尿系统肿瘤、结石、肾小球肾炎等,病理性蛋白尿提示肾小球或肾小管病变,尿糖阳性常见于糖尿病等。

2. **尿三杯试验**　该试验根据排尿过程中红细胞或白细胞在尿中出现的时段不同,从而初步判断泌尿系疾病的病灶部位。方法是将一次排尿过程的开始、中间和终末三部分的尿液分别置于三个容器内送检。如第一杯尿液异常而且程度最重,说明病变可能在前尿道;第三杯尿液异常而且程度最重,说明病变在膀胱颈或后尿道;三杯均异常,说明病变部位在膀胱、输尿管或肾脏。

3. **尿病原学检查**　包括定量培养、涂片检查和 DNA 鉴定等。标本留取需作无菌处理及准备,采集中段尿。男性应上翻包皮,女性应清洁外阴部,也可经导尿获取。在尿细菌培养的同时一般应加做药物敏感试验,为针对性治疗提供依据。疑有真菌、结核菌、厌氧菌等感染时,应做相应的特殊培养。尿液涂片检查是一种快速定性诊断方法,检出率低于定量培养。一般采用革兰氏染色后镜检,检查结核菌时做抗酸染色。此外,还可通过聚合酶链反应(PCR)进行结核菌 DNA 鉴定。

4. **尿脱落细胞检查**　标本应留取新鲜中后段排空尿液 30~50ml,离心沉淀后立即涂片染色查找肿瘤细胞。主要用于诊断泌尿系统上皮细胞肿瘤,包括肾盂、输尿管、膀胱及尿道的上皮细胞肿瘤,阳性率可达 60%~70%。而对于肾实质肿瘤或前列腺癌,其阳性率则较低。

5. **尿液生化检查**

(1)尿肌酐及尿素氮:正常值分别为尿肌酐 0.7~1.5g/24h、尿素氮 9.5g/24h。当急性肾炎或肾功能不全时,尿肌酐含量降低;尿素氮增高表示体内组织分解代谢增加,降低见于肾功能不全、肝实质病变。

(2)尿钾、钠:尿钠正常值3~6g/24h,尿钾2~4g/24h,肾功能不全、肾上腺皮质功能异常以及钾钠摄入不足等均可引起尿钾、钠异常。

(3)尿钙、磷:尿钙正常值为0.1~0.3g/24h,尿磷为1.1~1.7g/24h,尿钙磷排出量增高主要见于甲状旁腺功能亢进,可引起多发性尿路结石。

6. 膀胱癌肿瘤标志物检查　目前膀胱癌的肿瘤标志物多用尿液进行检测,简单、快速、无创,可用于膀胱癌的诊断、疗效观察和预后评估。但迄今为止,尿液肿瘤标志物还不能完全代替膀胱镜和尿细胞学检查。

(1)荧光原位杂交技术(FISH):FISH是利用膀胱肿瘤中发生的染色体异常来检测膀胱肿瘤,探测尿脱落细胞的第3、7、17号染色体数目异常和9号染色体短臂缺失的畸变。其敏感性为73%~90%,特异性为65%~100%。

(2)膀胱肿瘤抗原(BTA):BTA是一种快速诊断膀胱肿瘤的方法,其原理是应用单克隆抗体与膀胱肿瘤抗原相结合胶体金技术。平均灵敏度60%,特异性为77%。可作为初筛或随访,应避免血尿严重时使用。

(3)核基质蛋白(NMP22):NMP22是细胞核内的一种网状结构蛋白,其功能主要参与DNA的复制、RNA的合成和基因表达的调节等。膀胱癌患者NMP22蛋白表达明显增高,由于癌细胞的脱落和凋亡使NMP22大量释放于尿中。其诊断膀胱癌的敏感性为47%~100%,特异性为60%~90%,NMP22诊断G_1、G_2级膀胱癌优于尿细胞学,也是目前唯一被FDA批准可用于膀胱癌高危人群筛查的肿瘤标志物,而且对膀胱癌术后是否复发有很高的预测性。

7. 尿激素测定

(1)尿17-羟类固醇、17-酮类固醇:17-羟类固醇和17-酮类固醇均为类固醇激素的代谢产物,测定其尿中的含量,有助于肾上腺疾病的诊断。正常值分别为17-羟类固醇8~12mg/24h(男)、7~10mg/24h(女),17-酮类固醇10~20mg/24h(男)、8~18mg/24h(女)。升高见于肾上腺皮质功能亢进,如库欣综合征;降低见于肾上腺皮质功能不全,如艾迪生病等。

(2)尿儿茶酚胺和香草扁桃酸:儿茶酚胺包括去甲肾上腺素、肾上腺素和多巴胺;香草扁桃酸(VMA)是肾上腺髓质激素的代谢产物,即3-甲氧基-4-羟基-苦杏仁酸。正常24小时尿中含肾上腺素为$(4.1 \pm 2.3)\mu g/24h$,去甲肾上腺素为$(28.7 \pm 12)\mu g/24h$,多巴胺为$(225.8 \pm 104.8)\mu g/24h$,VMA为1.7~15.1mg/24h。尿中含量增高见于嗜铬细胞瘤等。

(3)尿醛固酮:醛固酮为肾上腺皮质球状带分泌,调节电解质和水的平衡。尿中正常值为2.0~13.3μg/24h,含量增高见于原发性醛固酮增多症,充血性心力衰竭、腹腔积液型肝硬化及肾病综合征等引起的继发性醛固酮增多症。

二、血液检查

血液检查主要包括血液生化、血激素水平及肿瘤标志物等检查,有助于肾功能异常、肾上腺疾病及泌尿系统肿瘤等疾病的诊断。

1. 血液生化检查

(1)尿素氮(BUN):尿素是蛋白质代谢产物的主要成分,在正常情况下尿素氮经肾小球滤过后有1/3又经肾小管重吸收,其余2/3随尿排出,故作为判断肾小球滤过功能的指标。正常值9~12mg/dl(3.2~7.0mmol/L)。测定目的在于了解有无氮质潴留,以判断肾脏对蛋白质代谢产物的排泄能力。由于"健存"肾单位的代偿作用,当肾小球滤过率下降至正常的25%以下时才出现BUN升高,因此不是一项敏感的指标,但对确定尿毒症的诊断有临床意义。

(2)血清肌酐(Scr):肌酐主要由肾小球滤过,不被肾小管重吸收,肾小管在血肌酐升高时也可少量分泌,但量微不足道,故临床上用此法测定肾小球滤过功能。正常人血肌酐1~2mg/dl(88~177mmol/L);血肌酐愈高,肾功能愈差,两者成正比。

(3)尿酸(UA):尿酸是来自体内和食物中嘌呤代谢的终末产物,大部分经肾脏排泄。血液中的尿酸全部由肾小球滤过,在近端小管98%~100%被重吸收,一部分被远端小管所分泌。正常值为140~420μmol/L,肾脏早期病变,血清尿酸浓度首先增加,故有助于早期诊断,但其特异性不高。血尿酸升高多提示痛风。

(4)胱抑素C(Cys C):Cys C是一种分泌性蛋白,广泛存在于各种体液中,能够自由通过肾小球,并且由肾小管重吸收后降解。胱抑素具有产生速率恒定,只能通过肾小球滤过排泄,在肾小管内完全被重吸收降解。胱抑素 C 不受年龄、性别、肌肉容积、炎症状态等因素的影响,是一种理想的反映 GFR 变化的内源性标志物,具有较高的敏感性和特异性,是比肌酐更为敏感的 GFR 的检测指标。血清 Cys C 的正常值为 0.59~1.15mg/L。

(5)钠、钾、氯、钙、磷:肾脏对维持机体电解质平衡起着重要作用,当肾脏有病变时,可引起电解质紊乱。正常血清钠为 135~145mmol/L,钾为 3.5~5.5mmol/L,氯为 98~106mmol/L,钙为 2.2~2.7mmol/L,磷为 1.0~1.6mmol/L。

(6)其他肾功能相关检查:

1)内生肌酐清除率(Ccr):清除率是指肾脏在单位时间(分)将多少血浆(毫升)中的某物质完全清除出去,由于内生肌酐比较恒定,因此常用内生肌酐清除率来代替肾小球滤过率。Ccr(ml/min)= 尿肌酐浓度(mg/dl)× 每分钟尿量(ml)/ 血清肌酐浓度(mg/dl),正常值 90~110ml/min。

2)肾小球滤过率(GFR):GFR 指单位时间内从肾小球滤过的血浆容量,直接反映肾脏的滤过功能。放射性核素法是检测 GFR 的"金标准",临床上也可通过血清肌酐粗略计算 GFR(eGFR)。目前公认的包括以下两个公式:

Cockcroft-Gault 公式:eGFR(ml/min)= [(140−年龄)×体重(kg)] × 0.85(女性)/(72 × SCr)

MDRD 公式:eGFR [ml/(min·1.73m^2)]=186 × SCr(mg/dl)$^{-1.154}$×年龄$^{-0.203}$× 0.742(女性)× 1.21(非裔美国人)

适合中国人的改良形式:eGFR [ml/(min·1.73m^2)]=175 × SCr(mg/dl)$^{-1.154}$×年龄$^{-0.203}$× 0.79(女性)

3)钠排泄分数(FENa):钠排泄分数是鉴别肾前性氮质血症和急性肾小管坏死的敏感指标。计算公式:FENa(%)=(尿钠 / 血钠)/(尿肌酐 / 血肌酐)× 100%。肾前性氮质血症 FENa<1,急性肾小管坏死 FENa>2。

4)自由水清除率(CH$_2$O):自由水清除率是对肾浓缩稀释功能更为精确的测定,是评价肾髓质功能的良好方法。计算公式:CH$_2$O=V × (1−Uosm/Posm)(注:V 尿量 ml/h,Uosm 尿渗透压,Posm 血浆渗透压)。正常值为 −30,负值越大,肾功能越好。

2. 血液中激素测定

(1)皮质醇与促肾上腺皮质激素(ACTH):血浆皮质醇浓度有明显的昼夜节律变化,晨 6~8 时最高,晚 10 时至凌晨 2 时最低。正常人血浆皮质醇为 10~25μg/dl(上午 8 :00),2~5μg/dl(晚上 12 :00)。肾上腺皮质功能减退者血浆皮质醇浓度减低,且对 ACTH 兴奋无反应。库欣综合征、异位产生 ACTH 肿瘤者皮质醇浓度升高,且昼夜分泌节律消失。唾液皮质醇:血浆中游离的皮质醇在血液与唾液中迅速平衡,两者具有很强的相关性,因此,唾液皮质醇可作为反映同一时间内具有生物活性的血清游离皮质醇的方法,其优点是简单、方便、准确、成本 - 效益比高。受检者禁饮禁食 15~20 分钟,清水漱口后,静息,弃去第一口唾液,将唾液收集器中的棉棒置于舌下,待唾液自然流入,防止混入水、血和痰,只需 5 分钟,即可收集 3~5ml 唾液进行检查。正常深夜唾液皮质醇<145ng/dl。

(2)醛固酮与肾素、血管紧张素:正常人血浆醛固酮为(8.37 ± 2.9)ng/dl(上午 8 :00 卧位基础值)及(13.64 ± 7.51)ng/dl(上午 10 :00 立位刺激值)。原发性醛固酮增多症醛固酮含量超过正常值的 2.8~4.2 倍,肾素活性降低,血浆醛固酮 / 肾素活性比值 ≥40 提示醛固酮过多分泌为肾上腺自主性;继发性醛固酮增多症血浆醛固酮增高,肾素活性、血管紧张素Ⅱ含量也增加 4 倍以上。

(3)儿茶酚胺:包括去甲肾上腺素(NE)、肾上腺素(E)和多巴胺(DA)三种。正常参考值 NE 为 0.7~2.4nmol/L,E<0.27nmol/L,DA<0.19nmol/L。无论在生理还是病理情况下波动均较大,嗜铬细胞瘤一般分泌大量的去甲肾上腺素和少量的肾上腺素,血浆水平仅仅反映肿瘤的瞬间释放状态。

(4)睾酮:睾酮是人体内主要的雄激素,其分泌存在昼夜节律,夜间(20~22 时)分泌最少,早晨(6~8 时)分泌最多,但波动幅度较小。正常人血清睾酮,男(570 ± 156)ng/ml,女(59 ± 22)ng/ml。继发性或原发性睾丸功能减退时睾丸水平减低。前列腺癌行内分泌治疗时,睾酮应达去势水平(<50ng/dl)。

3. 肿瘤标志物检查 理想的肿瘤标志物(瘤标)应满足以下要求:①特异性较高;②敏感性较高;③方法简便、重复性好,成本 - 效益比相宜。目前尚无全部符合上述标准的肿瘤标志物。

(1)前列腺癌肿瘤标志物:前列腺癌的肿瘤标志物中最重要的是前列腺特异性抗原(PSA),目前在前列腺癌的诊断、分期以及检测和随访中均广泛应用。

1)前列腺特异性抗原(PSA):PSA 检查应在前列腺按摩后 1 周,膀胱镜检查、导尿等操作 48 小时后,射精 24 小时后,前列腺穿刺 1 个月后进行,尿潴留、急性前列腺炎等也可使 PSA 升高。血清 PSA 正常值为

0~4ng/ml,如PSA>10ng/ml应高度怀疑前列腺癌。此外,PSA密度(PSAD)及游离PSA(fPSA)与总PSA(tPSA)的比值也有助于鉴别良性前列腺增生和前列腺癌。

2)前列腺癌基因3(PCA3):PCA3是目前已知前列腺癌最具特异性的标志物之一,有助于解决PSA诊断前列腺癌特异性不足的问题,减少不必要的前列腺穿刺活检。但因认识时间尚短,许多问题仍未解决,使其在临床的应用有待进一步研究和评估。

(2)睾丸肿瘤的肿瘤标志物:主要包括甲胎蛋白(AFP)、绒毛膜促性腺激素(hCG)及乳酸脱氢酶(LDH)等,用于术前评估、根治术后1~2周以及术后随访中,观察治疗效果及有无复发等。AFP在进展的非精原细胞瘤患者中阳性率达80%~90%。hCG在绒毛膜上皮癌患者血中阳性率100%,非精原细胞瘤阳性率66.6%~90.0%,精原细胞瘤阳性率7.6%~10.0%。LDH是一种特异性不高的血清肿瘤标志物,与肿瘤体积有关,在80%进展性睾丸肿瘤中升高,主要用于转移性睾丸肿瘤患者的检查。

三、精液检查

精液检查用于分析不育的原因或观察输精管结扎后的效果。通常用手淫法取精或性交时将精液射入干燥的玻璃瓶内,应立即送检,最好不超过1小时。检查前要求1周内停止排精。内容包括精液量、颜色、稠度、酸碱度、活动力、计数及形态等。

WHO《人类精液检查与处理实验室手册》(第5版)正常值范围:精液量≥1.5ml;pH≥7.2;精子浓度≥15×10^6/ml;精子总数≥39×10^6/1次射精;精子前向运动百分率≥32%;正常形态率≥4%;精子存活率≥58%;白细胞<1×10^6/ml。

四、前列腺液检查

前列腺液是男性精液的主要组成成分之一,该检查主要用于前列腺炎的诊断和治疗。一般采用按摩法采取标本,放置在洁净玻片上,立即送检。检查内容包括颜色、红细胞、白细胞、磷脂酰胆碱小体等,必要时作细菌培养。正常前列腺液呈乳白色,较稀薄,涂片镜检可见多量磷脂酰胆碱小体,白细胞<10个/高倍视野。

五、尿道分泌物检查

尿道分泌物可用消毒棉签采取,立即做直接涂片及细菌培养检查。此外,还可通过DNA探针进行衣原体、支原体、淋病奈瑟菌等病原体DNA定性检查。尿道分泌物有脓性、血性及黏液性,可因非特异性尿道炎、淋病性尿道炎、滴虫性尿道炎等引起。

注:各实验室正常值标准可能有异,文中所列正常值仅供参考。

(黄　翔)

第四节　泌尿系统及男性生殖系统疾病的影像学检查

一、普通X线检查

1. 泌尿系统平片　泌尿系统平片(kidney ureter bladder,KUB),又称腹部X线片、KUB平片,常用于泌尿系统结石的定位,但无法检测X线阴性结石。摄片时采用仰卧前后位片,范围上界包括两侧肾上腺区域,下达耻骨联合(图1-4-1)。

2. 静脉尿路造影　静脉尿路造影(intravenous urography,IVU),又称排泄性尿路造影(excretory urography),或静脉肾盂造影(intravenous pyelography,IVP)。系经静脉注射含碘对比剂后,通过肾脏浓缩、排泄后显影,间接显示含对比剂的尿液充盈的肾盏、肾盂、输尿管和膀胱的内壁和腔内形态,也可了解双肾的排泄功能(图1-4-2)。虽然该检查近年来因CT及CT尿路造影(CT urography,CTU)的广泛应用有被取代的趋势,但其优势在于简便、易行,辐射少,价格低廉,仍有一定的应用价值。

虽无通用的检查方案,但常用方案如下:

(1)常规肠道准备,检查前须排空膀胱,膀胱内如有导管须夹闭。

(2)注射碘对比剂之前,拍摄仰卧位KUB平片,随后腹部加压。

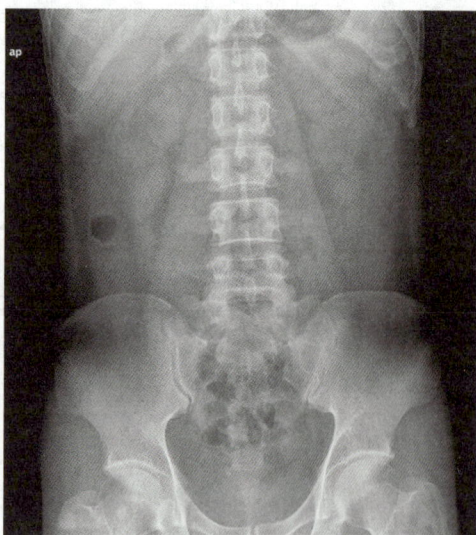

图 1-4-1 泌尿系统平片:两肾位于脊柱两侧,
呈略高密度影,蚕豆形

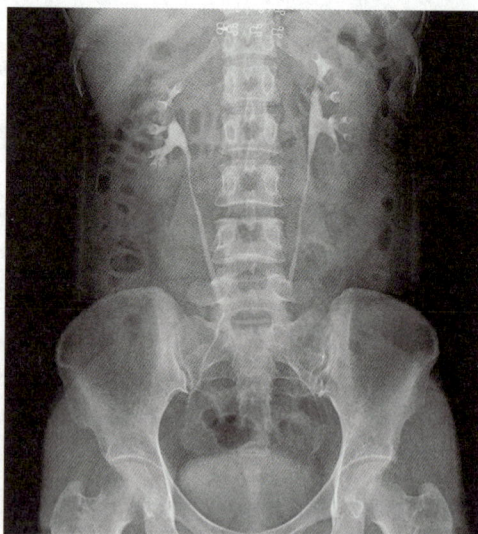

图 1-4-2 IVU 检查:30 分钟后摄片,肾小盏、
肾大盏、肾盂和输尿管显影

（3）静脉注射碘对比剂,注射后 5~10 分钟、15~20 分钟各摄片一次,30 分钟左右去除腹部加压后摄片一次。肾积水患者尿路显影不满意时,可适度延长时间摄片。

3. 逆行尿路造影　又称逆行肾盂造影。检查方法为经膀胱将导管插入肾盂内,造影前拍摄平片一张;随后注射浓度为 15%~45% 不等的水溶性碘对比剂,透视下观察并适时摄片。一般单侧对比剂用量不宜超过 10ml,注射太多或速度太快易导致对比剂逆流入肾窦或肾小管。此检查为有创检查,患者所受痛苦大,易并发尿路感染,故仅作为备选性检查,适用于无法行静脉尿路造影或多次静脉尿路造影显影不满意者(图 1-4-3)。禁忌证:急性下尿路感染、膀胱内大出血、心肺功能严重不全等患者。继发尿道狭窄和输尿管膀胱再植术者,因插管困难,为相对禁忌证。并发症为疼痛、血尿、感染、造影剂逆流、输尿管肾盂穿孔等。

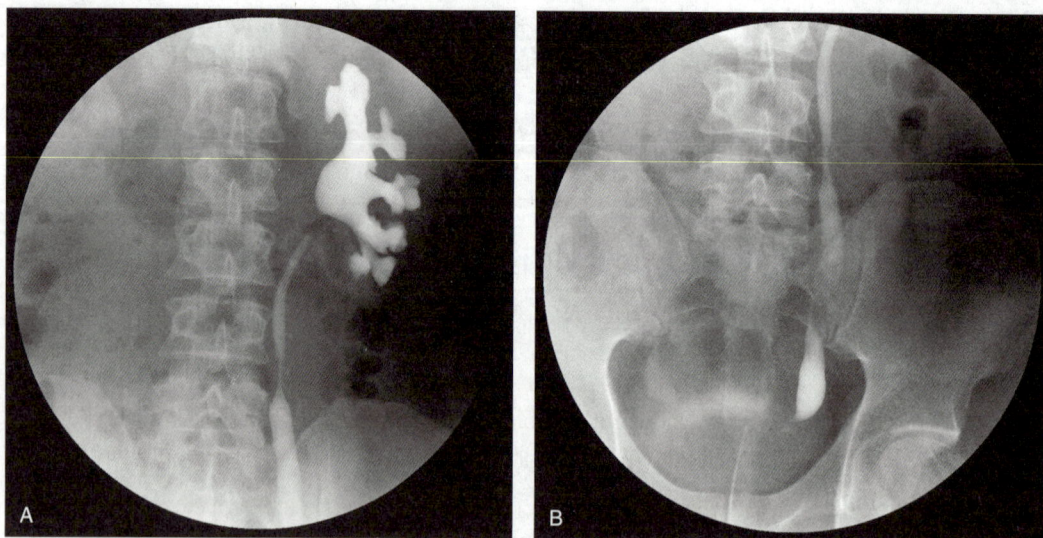

图 1-4-3 逆行尿路造影
A. 显示左侧 PUJ、左输尿管上段狭窄;B. 显示左输尿管中下段狭窄。

4. 经皮肾盂穿刺造影　适用于顺行与逆行尿路造影检查结果不满意时。此检查通常在超声实时引导下将穿刺针经腰背部引入肾盂内,抽出定量尿液,再注入与抽出的尿液等量的水溶性碘对比剂,透视下观察并适时摄片。此外,抽出的尿液还可送至实验室检查(如细胞学、细菌及生化检查)。

5. 膀胱造影　分为排泄性与逆行性两种,主要用于诊断膀胱和尿道病变。排泄性膀胱造影为 IVU 检查静脉对比剂注射后约 30 分钟,此时膀胱充满对比剂;拍摄全尿路片后,加摄膀胱正位及左右斜位片。逆行性膀胱造影检查前,患者需排空尿液,经导尿管或膀胱造瘘管注入 100~200ml 含碘对比剂后摄片。水溶性碘对比剂浓度多稀释成 20%~30%,避免浓度太高而掩盖一些病变。摄片包括仰卧位、左右斜位片。如需了解膀胱输尿管反流,摄片范围还应包括双肾输尿管。

6. 尿道造影　同样分为排泄性与逆行性两种,适用于尿道狭窄的检查评估。排泄性尿道造影是将对比剂直接注入膀胱,也可为 IVU 检查膀胱对比剂充盈良好后,透视下观察患者排尿,同时摄片,常用斜位片显示全尿道,必要时加摄正侧位片(图 1-4-4)。逆行性尿道造影,常用方法为使用 Foley 导尿管,插入尿道 1~2cm,气囊内注入 1~2ml 水以将气囊固定于尿道舟状窝内,然后缓慢注入 30%~60% 的水溶性碘对比剂,透视下观察患者排尿并摄片。

二、CT 检查

X 线计算机体层摄影(computer tomography,CT),通常简称为 CT,是目前泌尿系统的主要检查手段。CT 的主要适应证:腹部 X 线片阴性结石、肿块定位定性诊断、创伤、不明原因血尿、术前评估等。

1. CT 平扫　扫描范围根据实际情况而定,常用于泌尿系统结石、血肿等评估。

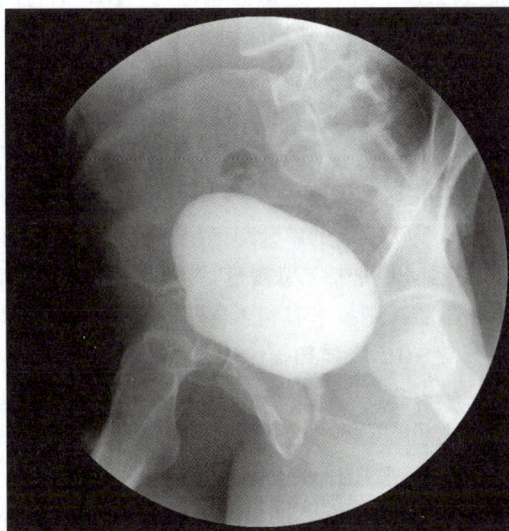

图 1-4-4　排泄性尿道造影:后尿道狭窄

2. CT 增强扫描　肾脏增强扫描方案较为复杂,采用多期扫描方案,即皮髓质期(注射对比剂后 25~70 秒)内、肾实质期(注射对比剂后 80 秒~3 分钟)和排泄期(注射对比剂后 3~10 分钟)。实质期有利于小病灶的检出,排泄期可了解集合系统有无受累。主要应用于肾脏肿块的定位、定性和鉴别诊断。输尿管、膀胱、肾上腺常采用动脉期、静脉期双期扫描,具体扫描方案因器官而异。

3. CT 血管成像(CT angiography,CTA)　基于 CT 增强扫描,但扫描方案略有不同。将相应动脉期、静脉期或实质期薄层扫描采集的图像,行容积数据后处理三维重建,可获得类似于 DSA 效果的肾动脉和肾静脉 CT 图像(图 1-4-5)。可评价肾血管狭窄、动脉瘤、动脉夹层、血栓和瘤栓以及动静脉畸形等,了解血管异位起源和走行,明确术前血管路径等。

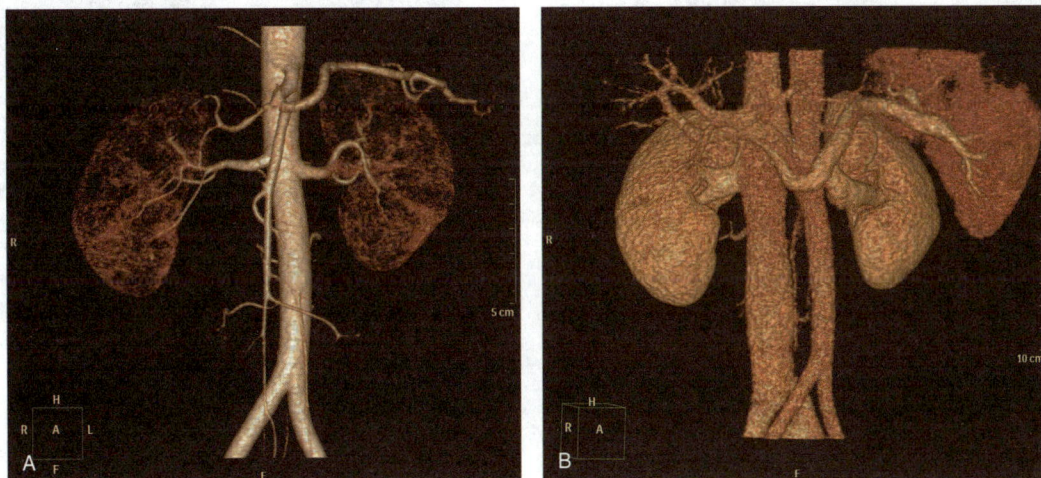

图 1-4-5　肾脏 CTA
A. 肾动脉;B. 肾静脉。

13

4. CT 尿路成像（CT urography，CTU） 将从肾脏到盆腔范围内的排泄期 CT 增强扫描薄层图像行三维容积数据重建而获得类似于 IVU 检查效果的图像（图 1-4-6），但比 IVU 能显示更多病变细节。CTU 主要用于尿路肿瘤的诊断和术前分期，对于尿路结石、尿路先天异常和其他原因引起的血尿也有较大的优势，故目前已基本取代 IVU 等普通 X 线尿路造影。

5. CT 灌注成像（CT perfusion） 是在静脉快速团注碘对比剂时，对感兴趣区（region of interest，ROI）层面进行连续 CT 扫描，从而获得相应 ROI 的时间-密度曲线，并利用不同的数学模型，计算出各种灌注参数值，能更有效、精确反映局部组织血流灌注量的改变，可对病变进行诊断或治疗后评价。目前已有较多关于泌尿系统肿瘤、肾脏血供异常等疾病的研究报道。

三、MRI 检查

磁共振影像学检查，常简称磁共振成像（MRI），多应用于泌尿系统超声、普通 X 线检查和 CT 检查之后，对泌尿系统疾病的诊断与鉴别具有重要的价值。

1. MRI 平扫　常规进行横断面 T_1 加权、T_2 加权成像，必要时可加做冠状面、矢状面和其他任意平面成像。采用脂肪抑制技术有利于含脂肪组织的病变诊断。

2. MRI 增强扫描　通常为静脉内注射 Gd-DTPA 等对比剂后行增强扫描，适应证和 CT 类似。肾功能不全患者由于对比剂中的钆滞留在肾内有继发肾纤维化的危险，为相对禁忌证。同样地，类似于 CTA，对增强扫描的薄层图像容积数据进行后处理重建，可获得 MR 血管成像（MR angiography，MRA）图像。

3. 扩散加权成像（diffusion weight imaging，DWI） 也称弥散加权成像，可反映活体组织器官内的水分子不规则随机运动（即布朗运动）的受限情况，不同组织在 DWI 图像上信号强度不同。如水分子不受限可自由移动，由于失相位多导致信号降低；反之如水分子运动受限，因失相位少而信号较高，故其对病变的诊断和鉴别诊断非常有价值。基于 DWI 的 ADC 图（ADC Map）可量化显示组织的扩散受限程度。

4. MR 泌尿系统成像（MRU） 通过重 T_2 加权成像技术，使尿路内液体呈高信号，腔壁及周围背景组织呈低信号，产生类似于 IVU 的图像（图 1-4-7）。MRU 主要用于检查尿路梗阻，因无须注射对比剂，故适合于肾功能不全的积水患者检查。

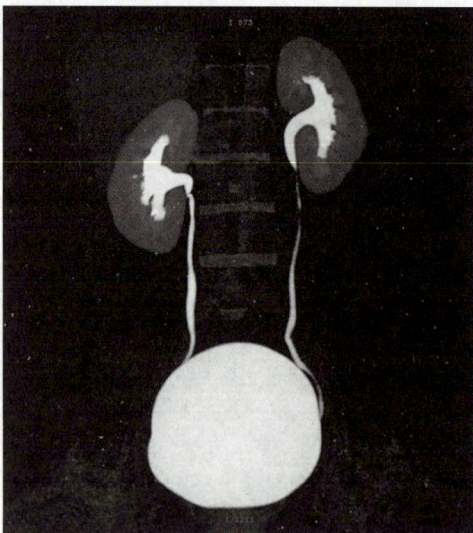

图 1-4-6　CTU：三维 MIP 重建，显示两肾集合系统、输尿管和膀胱

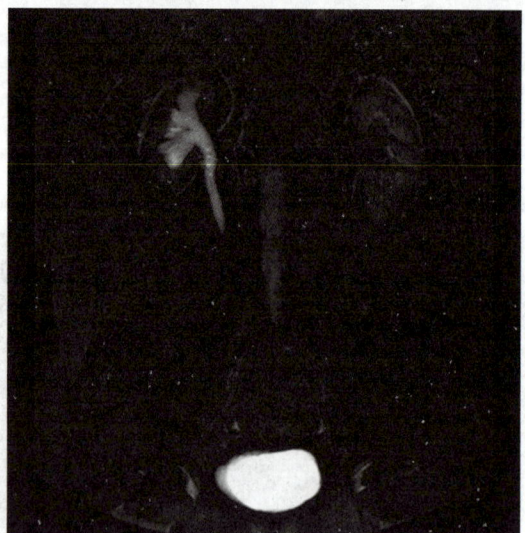

图 1-4-7　MRU：正常的左肾集合系统、左输尿管浅淡显影，右侧因输尿管中段狭窄导致右肾盂、肾盏和输尿管积水；膀胱显影清晰

5. 灌注加权成像（perfusion weight imaging，PWI） 指静脉注射钆对比剂后，短时间内通过改变组织的磁化率，进而改变磁共振的信号强弱来反映组织的血流动力学改变，评估参数包括组织血流量、血容量、对比剂平均通过时间和对比剂峰值时间等，可以了解组织器官的血流灌注状态和血管生成情况等，有助于泌尿系病变的诊断与评价。

6. 磁共振波谱（magnetic resonance spectroscopy，MRS）　是利用磁共振化学位移（chemical shift）现象来测定组成物质的分子成分的一种检测方法，亦是目前唯一可测得活体组织代谢物的化学成分和含量的无创影像学检查方法。当前常用的是氢质子（^{1}H）波谱技术。由于 ^{1}H 在不同化合物中的磁共振频率存在差异，因此它们在 MRS 的谱线中共振峰的位置也就有所不同，据此可判断化合物的性质；此外，共振峰的峰高和面积反映了化合物的浓度，因此 MRS 还能提供能量代谢、代谢动力学、化合物分子结构和构象、局部 pH 与温度、生化代谢途径等信息。目前已有 MRS 在肾功能损伤、肾移植术后评价、肾脏肿瘤、前列腺肿瘤等多方面的研究。

四、介入放射学

放射学，通常包括诊断放射学（diagnostic radiology）与介入放射学（interventional radiology）。前述的普通 X 线检查、CT、MRI 三大类检查均属于诊断放射学范畴，也常称为放射诊断学。而介入放射学，由 Margulis 于 1967 年首次提出，是 20 世纪 70 年代后期迅速发展起来的一门新兴的交叉学科。它是在各医学影像设备（包括 X 线、超声、CT、MRI 等）的引导下，通过经皮穿刺或人体原有孔道，将特制的导管、导丝等器材引至病变部位，进行诊断、治疗或组织、体液采集。

介入放射学最常用的设备是 X 线数字减影血管造影（digital subtraction angiography，DSA）机器，可行选择性血管造影与治疗、经皮穿刺活检与引流等。主要用于泌尿系出血、血管狭窄、肿瘤等疾病的诊治（图 1-4-8）。

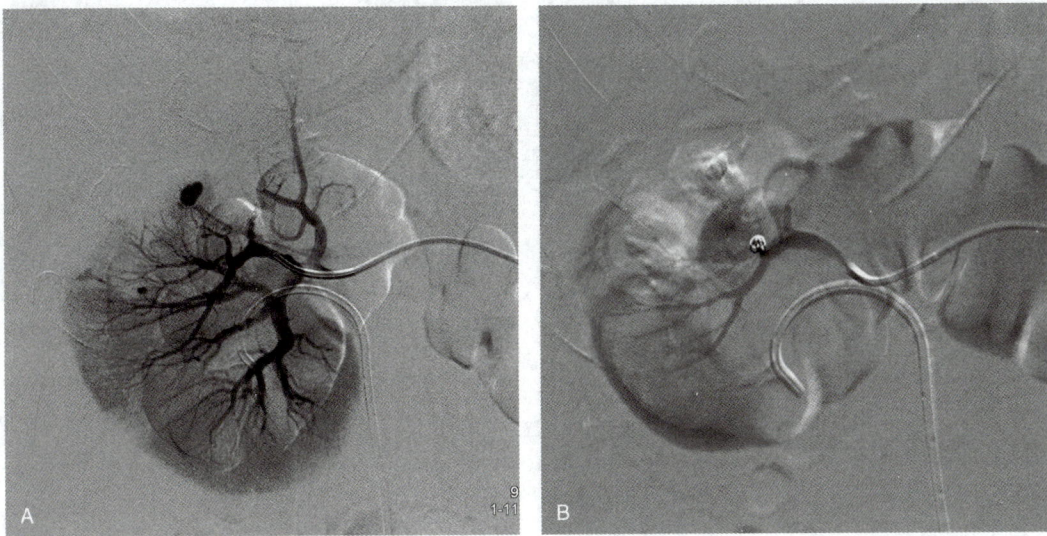

图 1-4-8　数字减影血管造影
A. 右肾肿瘤部切术后，造影后显示术区假性动脉瘤；B. 载瘤动脉行弹簧栓栓塞后，瘤体闭塞。

五、常见疾病的放射影像学诊断

（一）泌尿系统结石

泌尿系统结石的成分不同，含钙量也不同，大部分结石可由 X 线片显示，称为阳性结石（图 1-4-9A~D）；少数结石难以在平片上发现，称为阴性结石。输尿管结石可因蠕动而位置变动，因此术前当日常规 KUB 平片评估结石位置较为重要。

CT：即使是普通 X 线阴性结石，CT 也通常呈高密度，易于显示。能谱 CT 还可根据不同单能量上结石的 X 线吸收率判断结石成分，有利于指导临床治疗方案的选择（图 1-4-9E，F）。

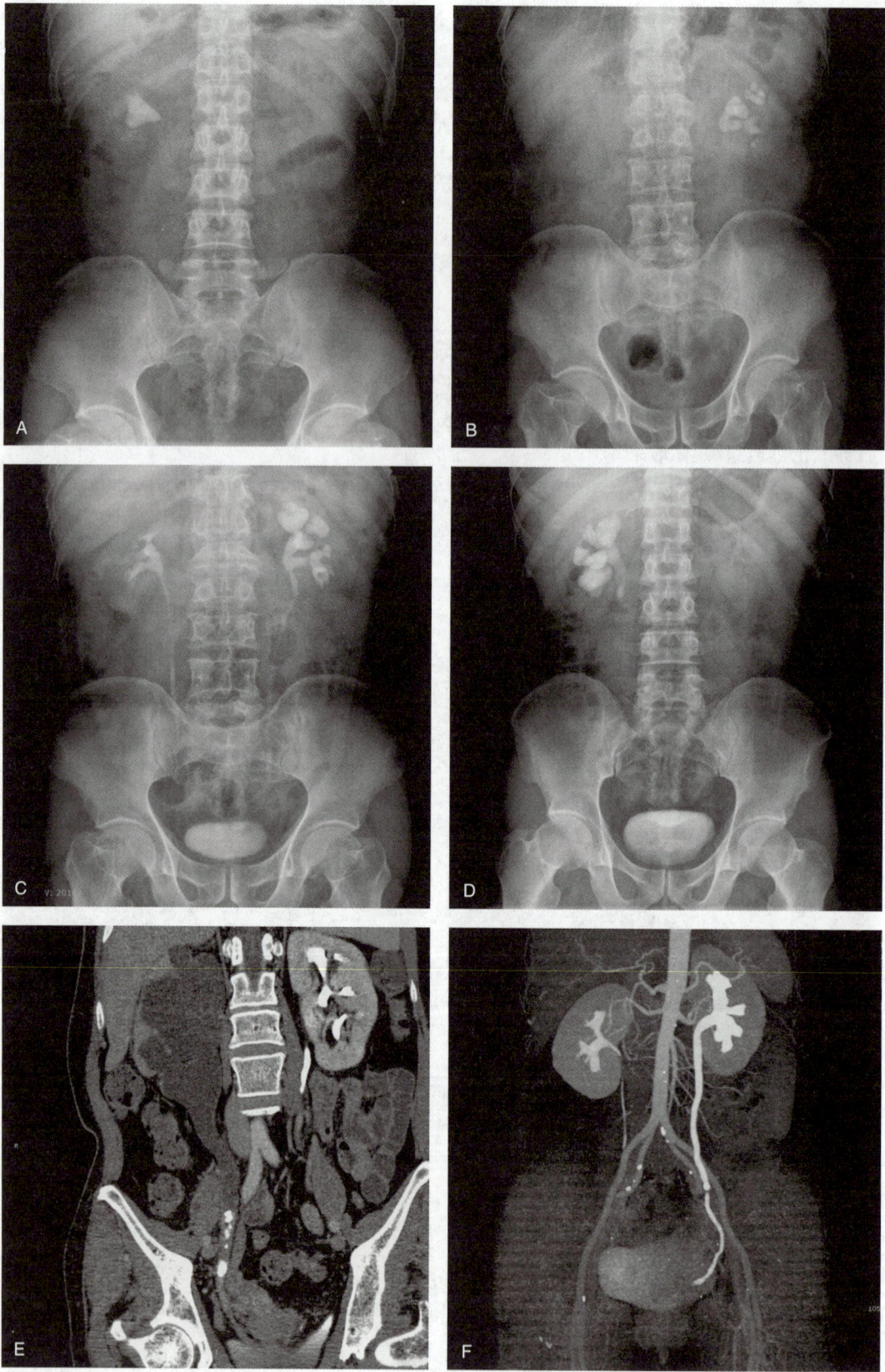

图 1-4-9　泌尿系统结石

A.KUB 显示右肾盂三角形结石;B、C.KUB 显示左肾肾盂鹿角形结石,肾盏多发小结石,IVU 显示相应肾盏积水;
D.IVU 显示右输尿管结石,右肾积水;E.CT 曲面重建显示右输尿管多发结石;F.CTU 显示左输尿管结石。

(二) 肾脏实性肿块

1. **血管平滑肌脂肪瘤**　是最常见的肾脏良性肿瘤,由不同比例的血管、平滑肌和脂肪组织构成。单发者多见,多发者多合并结节性硬化,常为双侧,体积较大,可见于任何年龄。

在 CT 图像上,通过 CT 值测量到肿块内的脂肪组织,多可明确诊断。典型者表现为肾脏实质性肿块内含 CT 值 −20Hu 以下的脂肪性低密度影(图 1-4-10A)。但少数肿瘤内脂肪组织很少或不含脂肪组织,此时 CT 表现不典型,易误诊为肾癌(图 1-4-10B)。

MRI 表现取决于肿瘤各种成分的差别,T_1 加权像和 T_2 加权像均呈混杂信号,应用脂肪抑制技术后,脂肪性高信号或中高信号灶转变为低信号,可助明确诊断(图 1-4-10C、D)。

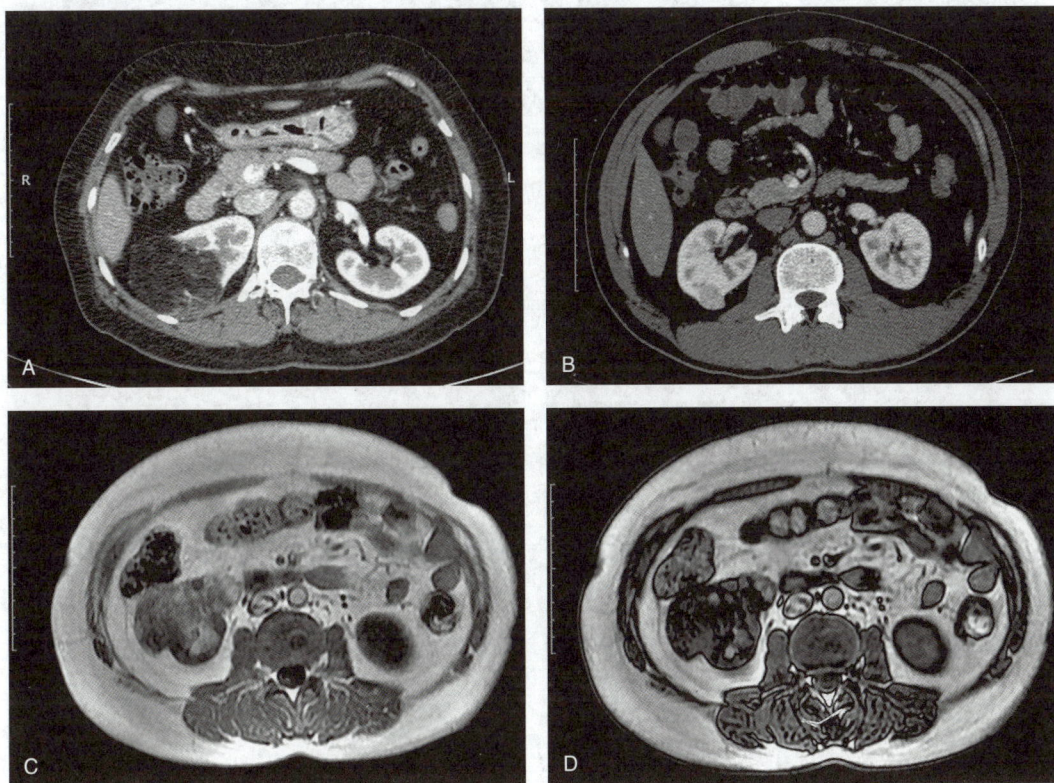

图 1-4-10　血管平滑肌脂肪瘤

A. 右肾实质肿块,内大部呈脂肪性密度影,夹杂少许其他软组织影,脂肪性低密度区无强化;B. 另一病例:右肾不典型血管平滑肌脂肪瘤,肿块内未见脂肪性低密度影;C. 另一病例:T_1WI 序列显示肿块内脂质成分呈高信号;D. 同前病例,抑脂 SPGR T_1WI 像脂肪信号被抑制后呈低信号。

2. **肾细胞癌**　肾细胞癌起源于肾小管,常见的危险因素包括抽烟、获得性囊性肾疾病、von Hippel Lindau(VHL)综合征、结节性硬化等。

CT:约 25% 的病例可发现钙化,呈点状、不定型和线状。不同亚型的肿瘤增强表现有差异,如肾透明细胞癌表现为皮髓质期明显且不均一的强化,实质期和排泄期因肿块强化程度减低肾实质显著强化而呈相对低密度(图 1-4-11A~C);乳头状肾细胞癌多为均匀的轻度强化,明显低于周围肾实质(图 1-4-11D,E);肾嫌色细胞癌多呈中度强化,内偶见瘢痕状结构(图 1-4-11F,G);集合管癌(图 1-4-11H,I)表现为中心位于髓质的肿块,浸润性生长,边界不清,强化程度多较轻微。但需要指出的是,不同肾细胞癌亚型的影像学表现存在重叠,有时难以鉴别。部分肾癌可为部分或大部囊变(图 1-4-11J)。肾静脉癌栓表现为血管管径增粗,腔内低密度充盈缺损,癌栓因有血供而可强化,有助于鉴别血栓(图 1-4-11K)。CT 还有助于肿瘤犯脂肪囊、肾周筋膜、周围其他脏器以及转移灶的评估。

MRI:一般用于 CT 无法明确诊断时。T_1WI 多呈等或低信号,T_2WI 肾细胞癌常表现为不同程度高信号,信号的高低依赖于病灶囊性或坏死部分的大小(图 1-4-11L,M)。肾癌周围常可见假包膜,是由肿瘤压迫周围肾实质形成,为变性和纤维化的肾组织,是影像鉴别诊断的重要线索,常见的血管平滑肌脂肪瘤(包括乏脂类型)通常无假包膜(图 1-4-11N)。T₂WI 序列是识别假包膜的重要序列,表现为肿瘤周边连续或断续的线状低信号,与周围 T₂ 高信号的肾组织容易分辨;CT 检测敏感性低于磁共振 T₂WI 序列。

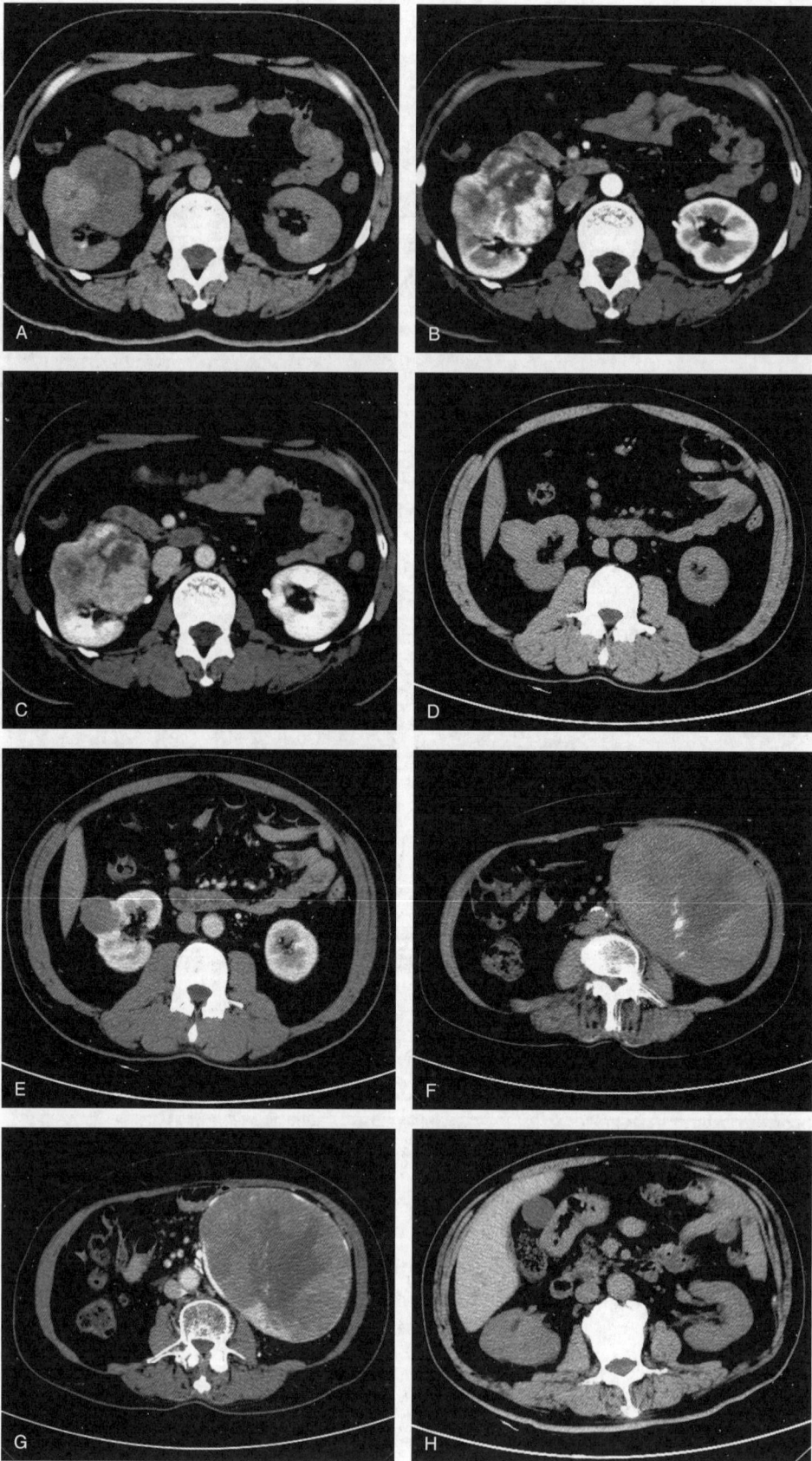

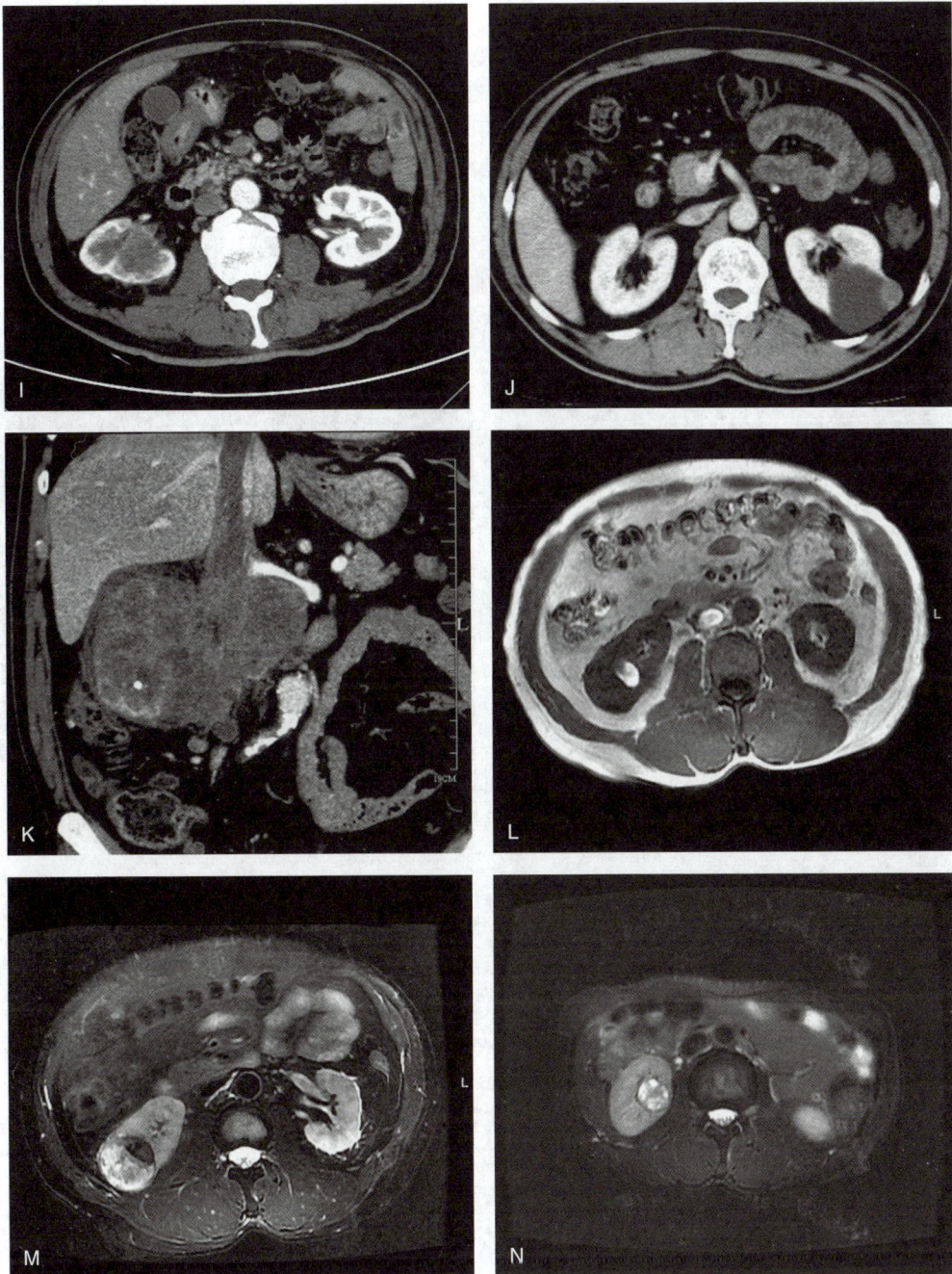

图 1-4-11　肾细胞癌

肾透明细胞癌:A. CT 平扫右肾高低混杂密度肿块;B. 增强后动脉期呈不均匀强化;C. 实质期肿块强化程度减低而呈相对低密度。

肾乳头状癌:D. CT 平扫呈等密度,E. 增强后呈轻度强化。

肾嫌色细胞癌:F. CT 平扫瘤内见瘢痕样低密度,另见钙化;G. 增强后呈中度强化。

肾集合管癌:H. CT 平扫示肿块呈等密度;I. 增强后显示肿瘤浸润性生长,边界不清,皮髓质结构模糊。

肾囊性肾癌:J. 左肾囊实性肿块,实性部分强化,囊性无强化。

癌栓:K. CT 冠状位显示下腔静脉癌栓形成。

MRI:L. T_1WI 瘤体呈等信号,内见高信号出血灶;M. T_2WI 瘤体呈不均匀高信号,出血灶呈低信号;N. T_2WI 示瘤周线状低信号假包膜。

　　3. 肾假性肿瘤　是指肾脏形态的生理学变异,可形成肿块样表现,常见有肾柱肥大、永存性肾胚胎分叶。CT、MRI 增强扫描非常有助于鉴别超声发现的假性肿块。

(三) 肾脏囊性病变

1. **单纯性肾囊肿**　是最为常见的肾脏囊性疾病,主要发生于成人,偶可合并感染、出血。CT 平扫为圆形或椭圆形均匀水样密度灶,CT 值多介于 –10~10Hu 之间;MRI 平扫 T_1WI 低信号、T_2WI 高信号。当囊肿内合并出血或蛋白样物质积聚时,囊肿 CT 密度增高并可超过周围肾实质,称为高密度囊肿。增强扫描无强化,是囊肿区别于肿瘤的重要特征,尤其是对于高密度囊肿,须仔细对比平扫与增强扫描,确定有无强化,以尽量避免误诊、漏诊。

2. **肾窦囊肿**　通常可分为肾盂旁囊肿与肾盂周围囊肿。肾盂旁囊肿是肾实质囊肿疝入肾窦形成,为尿囊肿,通常单发,散在分布。肾盂周围囊肿多为淋巴管来源,通常多发,并弥漫分布于集合系统周围,又称肾窦多囊病,极易误诊为肾积水,结合多种检查尤其是 CTU、IVU 等手段有助于鉴别,以避免不必要的治疗(图 1-4-12)。

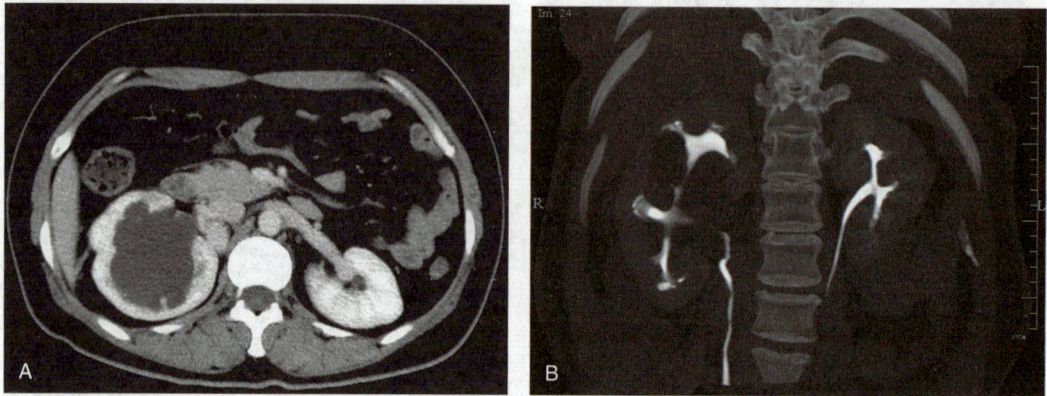

图 1-4-12　肾盂周围囊肿
A. CT 增强扫描示肾窦内囊性低密度影,易误诊为肾积水;B. CTU 重建示右肾盂、肾盏内对比剂充盈佳,周围囊肿呈低密度影,无对比剂进入。

肾窦囊肿还须与肾盂/肾盏憩室鉴别。肾盂/肾盏憩室,也常称为肾盂源性囊肿,是肾实质内覆盖移行上皮细胞的囊腔,经狭窄的通道与肾盂或肾盏相通,憩室无分泌功能,但尿液可反流入憩室内;有时腔内合并结石,称为肾钙乳症。临床上如果将此憩室误诊为肾盂旁囊肿而进行囊肿开窗等治疗,将极易导致尿瘘,因此明确诊断非常重要。影像学上,CTU 排泄期如发现对比剂进入囊内,可明确诊断;但对比剂如未进入囊内,此时诊断困难,可行逆行尿路检查,在较高的对比剂注射压力下,部分憩室内可有对比剂充盈。

3. **其他囊性病变**　部分肾脏肿瘤可表现为纯囊性或囊实性,如肾细胞癌囊变、低度恶性潜能囊性肾肿瘤、混合型上皮与间质肿瘤家族等。此时影像学定性诊断较为困难,Bosniak 分级系统是最常用于肾囊性病变危险度评估的手段。该系统基于 CT 表现(图 1-4-13),具体分级标准如表 1-4-1。

表 1-4-1　Bosniak 分级系统基于 CT 表现的具体分级标准

分级	CT 平扫	CT 增强扫描
Ⅰ	均匀水样密度,光滑发丝样薄壁,与肾实质分界清楚	无强化
Ⅱ	有少量发丝样分隔(<3 条); 或有细小的囊壁/分隔钙化; 或 <3cm 的高密度囊肿	无强化
ⅡF	较多纤细分隔(≥3 条),分隔可平滑增厚但 ≤3mm; 囊壁或分隔可有结节状钙化; 或 >3cm 的高密度囊肿	囊壁或分隔无强化,或轻度强化
Ⅲ	囊壁或分隔增厚、不规则; 可有粗大、不规则钙化;	囊壁或分隔有明确可测量的强化
Ⅳ	囊壁或分隔可见明确的实性软组织成分,典型特征为壁结节	囊壁或实性软组织成分有明确的强化

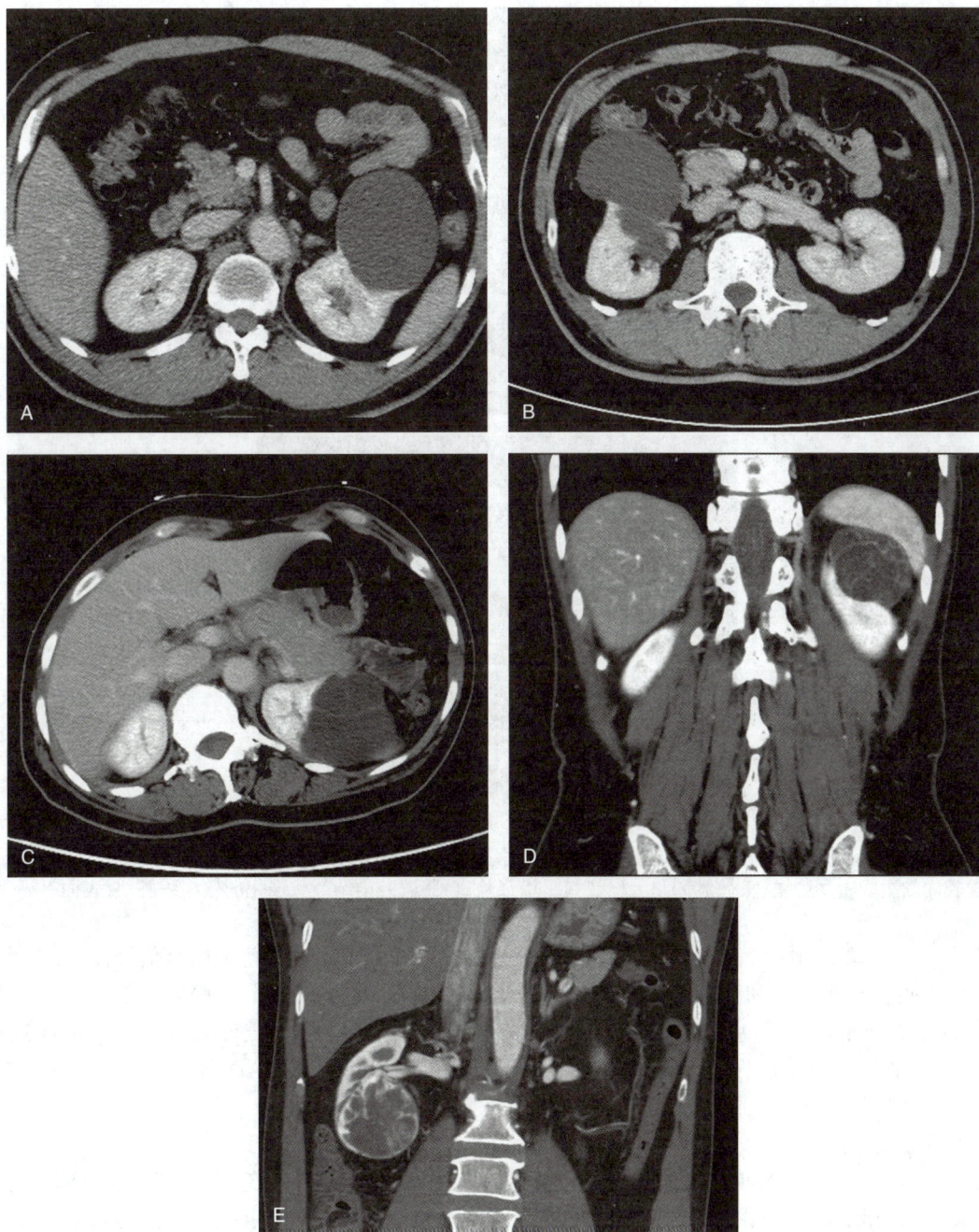

图 1-4-13　Bosniak 分类图例
A~E 分别为 Ⅰ、Ⅱ、ⅡF、Ⅲ、Ⅳ类。

(四) 尿路上皮癌

为肾盏、肾盂、输尿管、膀胱恶性肿瘤最常见的组织学类型,除部位不同,影像表现有诸多相似之处,在此一并概述。

顺行或逆行尿路造影:可见肾盂、肾盏、输尿管或膀胱内单发 / 多发充盈缺损,表面不规则或呈分叶状改变;可伴发肾、输尿管积水,IVU 肾脏可显影延迟、浅淡甚至不显影。

CT:由于肾盂肾盏等尿路上皮肿瘤具有沿尿路播散的特性,可为多发,检查中需重视排泄期扫描,范围应包括双肾、输尿管和膀胱,仔细观察薄层图像。肿瘤表现结节状软组织,少部分肿瘤可见点片状钙化,增强后有不同程度强化。较大的肿块可呈团块状、分叶状或不规则形,并有坏死,边界不清,局部或弥漫累及周围组织、器官(图 1-4-14)。

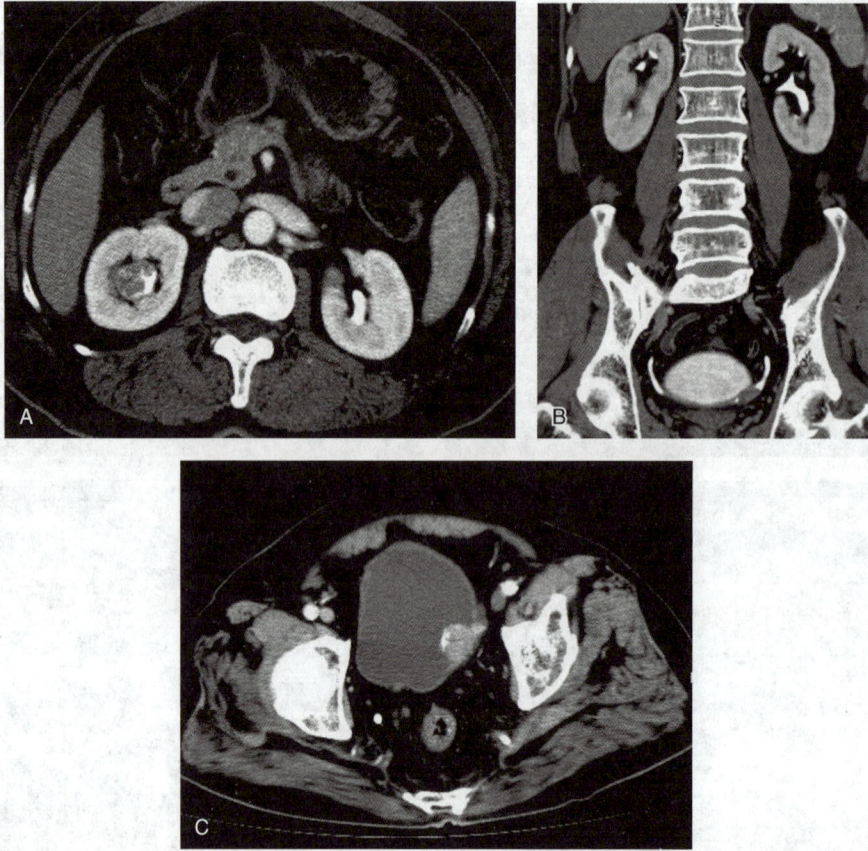

图 1-4-14 尿路上皮癌

A. 右肾盂尿路上皮癌:CT 排泄期横断面显示肾盂内软组织密度肿块;B. 左输尿管尿路上皮癌:CTU 显示左输尿管下段腔内软组织密度肿块;C. 膀胱尿路上皮癌:CT 增强检查:膀胱腔内结节状强化的软组织肿块,表面有钙化。

MRI:T_1 加权像上,肿瘤表现为较正常肾实质等或略低信号,T_2 加权像为等或略高信号,DWI 为高信号。MRU 图像上可见梗阻积水和肿瘤的充盈缺损影。MR 软组织分辨力高,其判断膀胱癌肌层侵犯优于 CT。2018 年 Valeria Panebianco 等基于多参数磁共振(multiparametric magnetic resonance imaging,mpMRI),提出了膀胱影像报告与数据系统(vesical imaging-reporting and data system,VI-RADS),用于膀胱癌的 MRI 规范化报告与肿瘤肌层侵犯程度的客观化评价。

(五) 肾结核

CT:可明确肾病变范围和肾外蔓延,平扫显示肾体积缩小,实质破坏、变薄,伴有钙化,增强可显示局部肾实质灌注减低,肾盂、输尿管增厚。干酪空洞呈低密度腔,壁可见不规则钙斑,邻近肾盏不同程度变形(图 1-4-15,A~C)。晚期显示为肾自截,表现为全肾广泛钙化,有英文文献称之为油灰肾(putty kidney)。

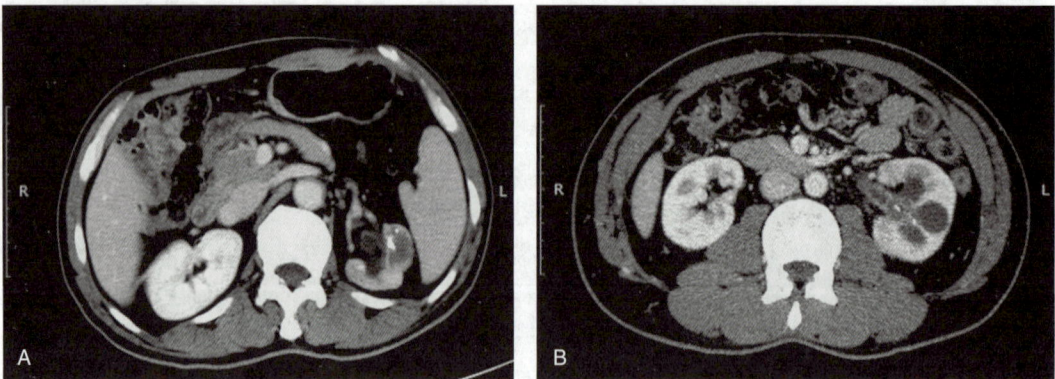

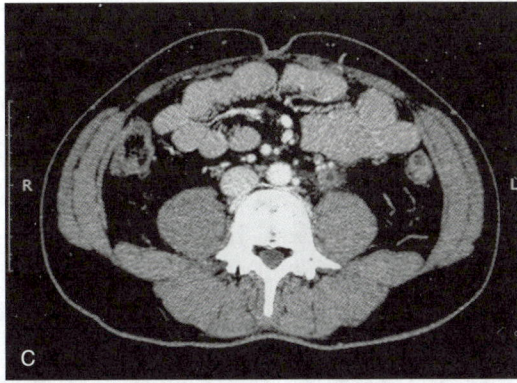

图 1-4-15　肾结核

A. CT 增强显示左肾肾乳头破坏呈低密度腔,壁见不规则钙化;

B、C. 另一病例,图 B 显示左肾肾盂壁增厚强化,肾盏囊样扩张积水;图 C 示左输尿管壁增厚强化。

(六) 肾损伤

影像学检查十分重要,有助于确定损伤部位及损伤程度,其中 CT 增强扫描是最为重要的检查方法。

在 CT 图像上,表现为肾外形肿大,轮廓中断或模糊不清,实质见裂隙、缺损和碎裂和高密度血肿。肾周包膜下血肿可呈环形,如合并尿外渗,血肿、尿液和水肿混合,可表现为高低不一的混杂密度影。增强后,含碘对比剂可随尿液外渗至肾周围间隙。

DSA:造影动脉期可显示局部动脉分支边缘不规则,假性动脉瘤、对比剂外溢或动静脉瘘形成,实质期显示肾局部边缘不连,局部缺损。明确出血点后,可经导管释放栓塞材料止血(图 1-4-8)。

(七) 前列腺疾病

MRI 可行多参数、多层面成像,显示前列腺各区结构清晰,具有重要的诊断价值。

良性前列腺增生症(BPH)通常发生于前列腺的移行带和尿道周围的腺体组织。在 MRI 上,T_1WI 表现为前列腺体积增大,各区分界欠清;T_2WI 显示移行带增生结节信号混杂,可为高信号或等低信号,T_2WI 呈高信号的外周带受压变薄(图 1-4-16)。

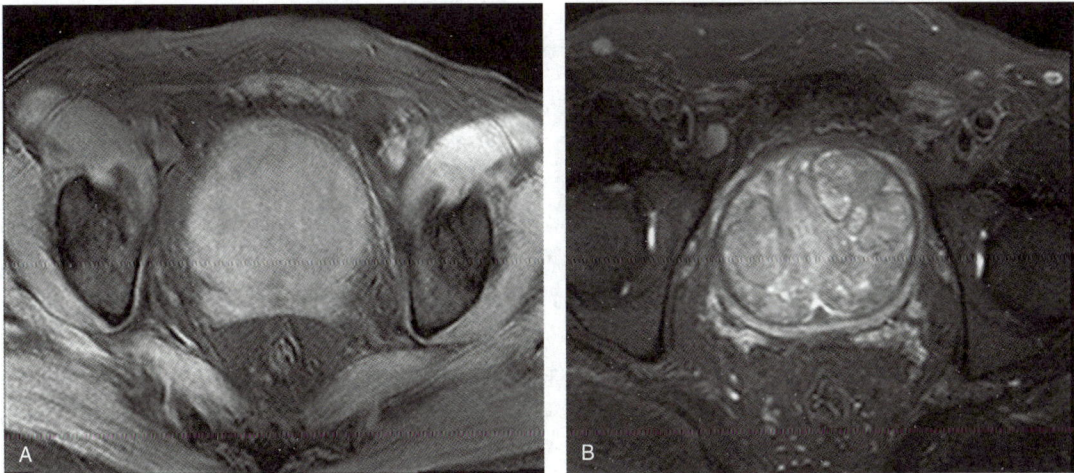

图 1-4-16　良性前列腺增生症 MRI

A. T_1WI 显示前列腺增大,向膀胱腔内突入,呈均匀等信号;B. T_2WI 显示移行带增大,呈混杂信号;两侧外周带呈高信号,受压变扁。

前列腺癌(PCa)常发生于外周带,MRI 表现为 T_2 加权像上高信号的外周带内见低信号结节,DWI 呈明显高信号,ADC 图为明显低信号,增强扫描表现为早期强化或与正常前列腺组织同期强化(图 1-4-17)。此外,MRI 还能评估肿瘤侵犯包膜、周围神经静脉丛及脂肪组织、精囊及其他器官,具有重要的诊断价值。

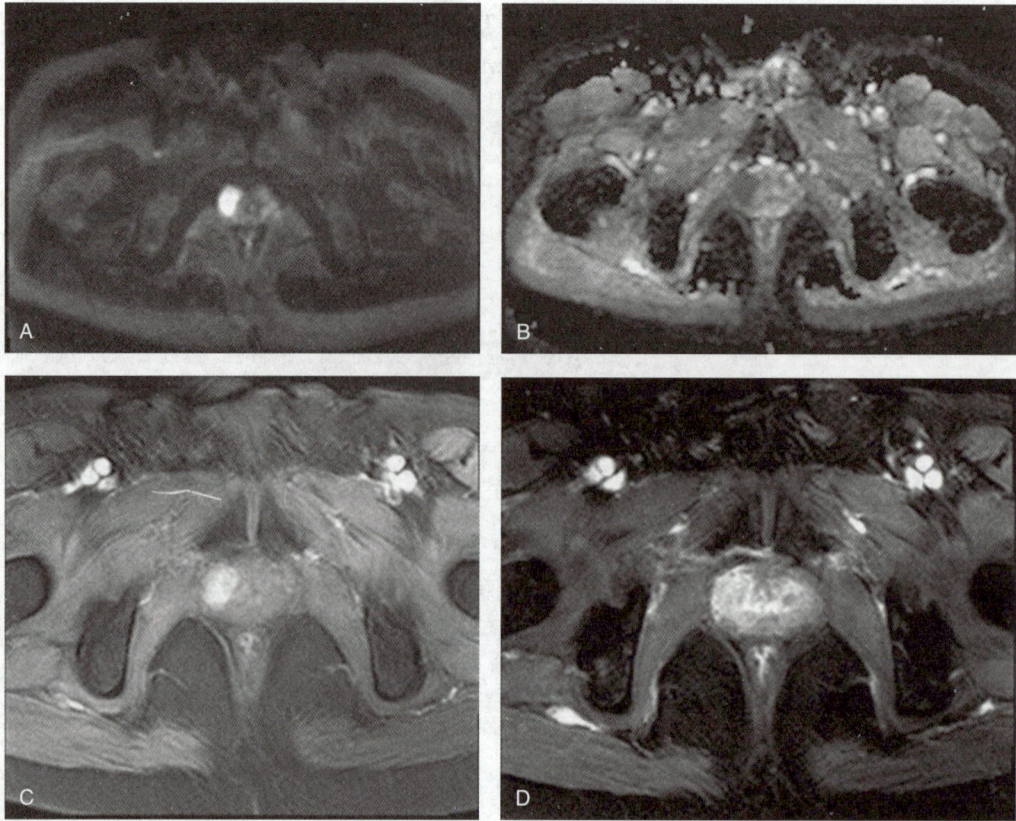

图 1-4-17　前列腺癌 MRI
A. DWI 显示右侧外周带内见结节状高信号影；B. ADC 图显示病灶呈低信号；
C. 增强扫描后，病灶早期明显强化；D. 后期强化减退。

　　然而，部分 PCa 癌灶位于移行带，此时与良性前列腺增生结节常难以鉴别；对于诊断移行带 PCa，T_2WI 序列最为重要，表现为移行带内边界模糊、均匀低信号的病灶，有别于边界清晰的良性增生结节。

　　临床工作中对于判断外周带、移行带病灶性质常有分歧，前列腺影像数据与报告系统（prostate imaging reporting and data system，PI-RADS）对此提供了较为客观的分级诊断依据，有助于治疗方案的制订，目前已更新至第二版，其与第一版最大的区别在于删除了第一版中 MRS 的相关内容。

（八）肾上腺常见肿瘤

　　1. 皮质腺瘤　约 80% 腺瘤细胞内富含脂质，导致 CT 平扫显示瘤体 CT 值低于 10Hu，此时易于诊断，但须鉴别是否为脂肪组织（脂肪组织常见于髓样脂肪瘤，见后述）。MRI 化学移位成像，即正反相位成像，能更加敏感、清晰地显示胞内脂质，表现为反相位序列瘤体信号明显降低，诊断价值更大（图 1-4-18）。此外，增强扫描肿瘤的清除率有助于皮质腺瘤与其他肿瘤的鉴别；通常皮质腺瘤的对比剂清除率高于其他肾上腺肿瘤，类似于"快进快出"表现。

　　2. 髓样脂肪瘤　简称髓脂瘤，CT 扫描如发现肉眼可辨的脂肪组织（多低于 −20Hu），则可明确诊断（图 1-4-19）。偶见此区的后腹膜脂肪肉瘤，须仔细鉴别。另外，因肾上腺毗邻肾脏，还需与肾脏血管平滑肌脂肪瘤鉴别，CT 多平面重建、MRI 多参数扫描有助于甄别肿瘤起源，进而明确诊断。

　　3. 嗜铬细胞瘤　典型的影像学表现为瘤体密度或信号不均匀，多见坏死、囊变，增强扫描后明显不均匀强化（图 1-4-20）。嗜铬细胞瘤又曾称为 10% 肿瘤，是指 10% 位于肾上腺外、10% 恶性、10% 双侧、10% 为家族性或综合征相关，虽然现在统计数据已有变化，但双侧、多发的发生率据报道达 15% 以上。因此，术前影像学除明确肿瘤性质外，还需要重点关注后纵隔、后腹膜甚至膀胱等其他区域有无瘤体并存，有无恶性变肿瘤表现。

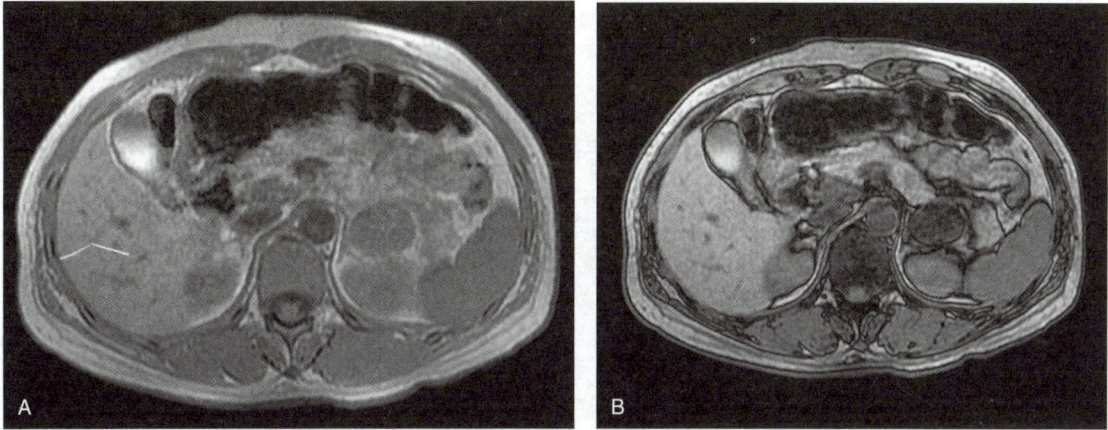

图 1-4-18　皮质腺瘤

A. MRI 正相位显示左侧肾上腺瘤体呈等、略高混杂信号;B. 反相位显示瘤体信号明显降低。

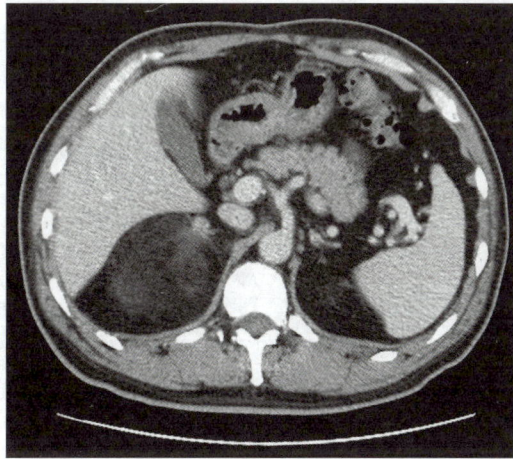

图 1-4-19　髓脂瘤:CT 增强扫描显示右侧肾上腺含脂肪软组织肿块

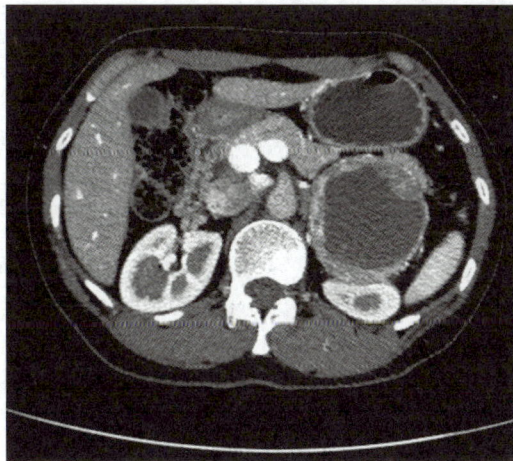

图 1-4-20　嗜铬细胞瘤:CT 增强扫描左侧肾上腺瘤体内见囊变,
周围部分明显不均匀强化

（谢立平）

第二章　泌尿外科常用导管、内镜及机器人手术

第一节　泌尿外科常用内镜

由于泌尿系统自然腔道的解剖原因,内镜在泌尿外科应用非常广泛。除了经泌尿系统自然腔道的内镜手术,还包括经腹腔、经腹膜后腔隙、经腹膜外腔隙、经皮途径的内镜手术。泌尿外科内镜经历了一个多世纪的发展,已成为腔内诊断和治疗的重要技术工具。泌尿外科内镜的发展推动了泌尿外科诊断与治疗的微创化进程,是泌尿外科发展前进的方向。下面简要介绍泌尿外科常用内镜。

一、膀胱镜的发展历程

远在一千多年前,唐代著名医学家孙思邈在《备急千金要方》中记载:当有尿排不出时,可用"葱叶去其尖,插入尿道"将尿导出体外。这是最早的导尿术。在此之后,尤其是随着现代西方医学的发展,各种导尿管相继问世,为众多尿潴留患者解除病痛。金属导尿管的应用,使人们产生通过它窥视与外界相通脏器内部情况的希望,此即最早萌生制造膀胱镜的愿望。

通过导管观看膀胱腔内一片漆黑,缺少光亮。所以,当时认为关键在于照明。1806 年 Philip Bozzini 用蜡烛照明观看膀胱尿道内情况(图 2-1-1),尽管他做了周密设计,由于照入腔内的光线暗,视野也小,难以达到预期目的。之后 Segalas P.S.(1821),Fisher J.D.(1827),Grunfeld J.(1873)等利用自然光或人工光对照明作了不少改进,特别是 Desormeaux 等采用中央带孔的反射镜将光线反射入膀胱内,较用蜡烛直接照明有了很大改进(图 2-1-2,图 2-1-3)。此方法在很长一段时间内用来观察尿道疾患,但对膀胱来讲,仍未能解决上述不足之处。因此,随之而来的第二个要求即如何把光源移入膀胱内,以增加亮度及照明范围。1867年 Bruck J. 把灯泡用于牙科照明,1876 年 Max Nitze 将铂丝装在膀胱镜前端,通电后使之发光,达到将光源移入膀胱腔内的愿望,是很大的贡献。但出现发光的同时还有发热的问题,光越亮温度越高,从而限制了它的光亮度,而更重要的是由于尿道管腔狭窄,不可能用粗管,这种管状视野,限制了观察范围(图 2-1-4)。

1879 年 Josef Leiter 在 Nitze 技术的基础上,于晶体接物镜前加上直角棱镜片,使视线通过棱镜产生折射,从而扩大视野,制成了第一台间接膀胱镜(图 2-1-5),人们称之为 Nitze-Leiter 膀胱镜,初步解决了管状视野的限制,扩大了观察范围,至此已做到光源内移和利用棱镜片扩大视野的目的,达到对膀胱镜的基本要求。因此,1879 年作为膀胱镜问世的年代正式载入医学史册。膀胱镜成为最早观察人体内脏器官的医疗设备,膀胱镜检查成为泌尿外科疾病的重要诊断手段之一。

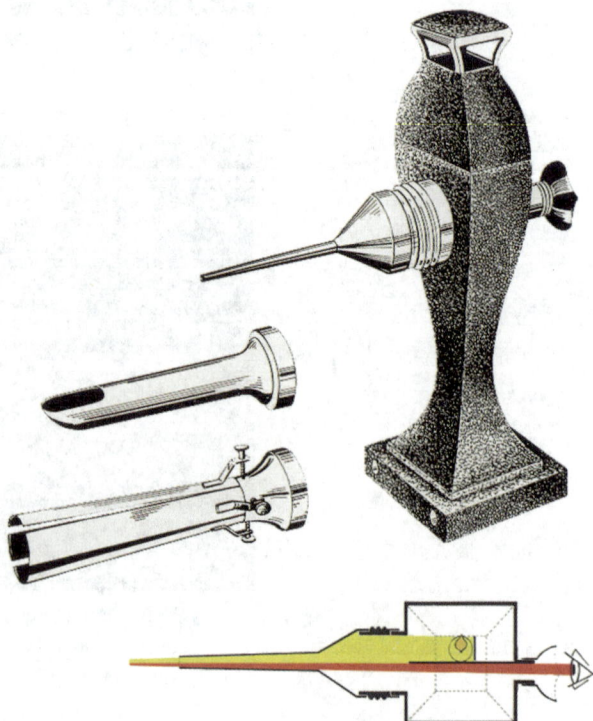

图 2-1-1　蜡烛照明内镜示意图
图中黄色为光照、红色为视线。

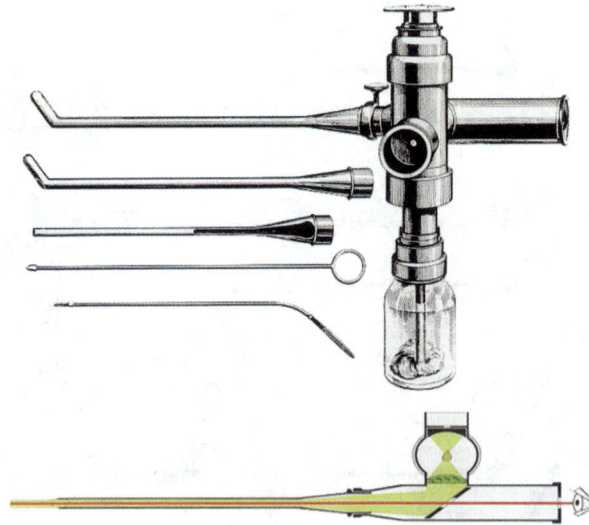

图 2-1-2　加反光镜人工照明内镜示意图

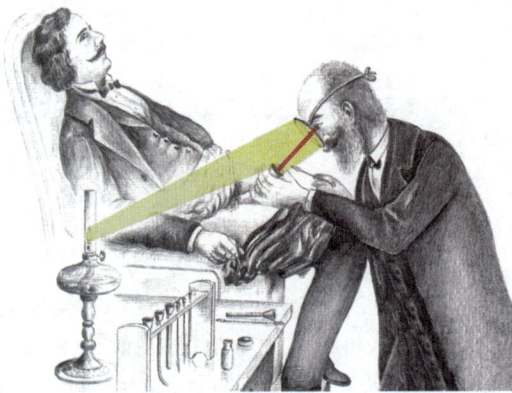

图 2-1-3　利用反光镜照明内镜

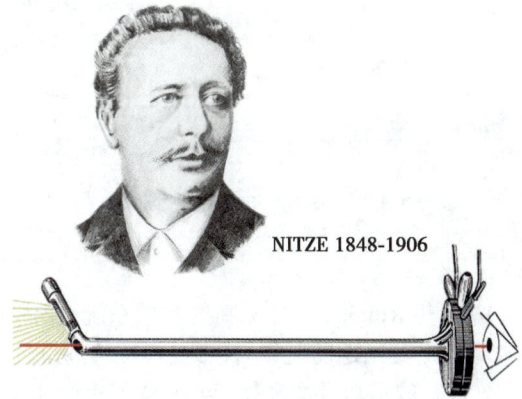

NITZE 1848-1906

图 2-1-4　带灯光照明内镜

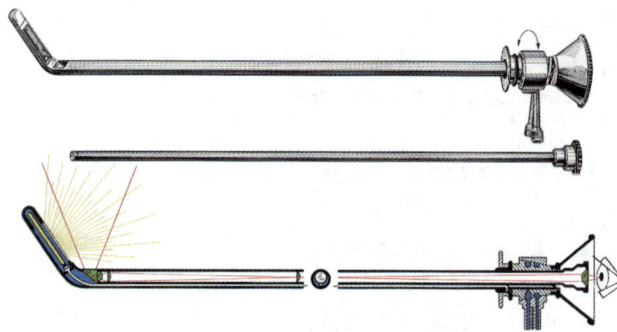

图 2-1-5　加三棱镜内镜

二、膀胱镜的进一步完善

1879 年之后,Nitze、Dittel、Giiterbock、Schlaginweit 等人对膀胱镜又进行了多种改进,包括光源、灌流通道及观察方向、角度等,使之更加实用(图 2-1-6)。很快又集中在输尿管插管,虽然 Brenner(1887)、Nitze(1894)在此项工作中都有建树,但 1895 年 Casper 才制出第一个有实用价值的可做输尿管插管的膀胱镜(图 2-1-7),1897 年 Albarran、Wosidlo 等相继制出可同时进行双侧输尿管插管内镜,使之更加实用,同时扩大了应用范围,可分别取双侧肾的尿液进行检查(图 2-1-8)。

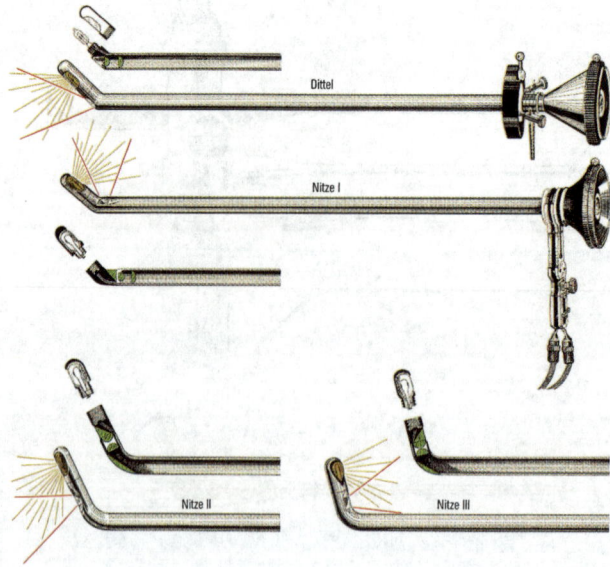

图 2-1-6　可观察不同角度视野之内镜

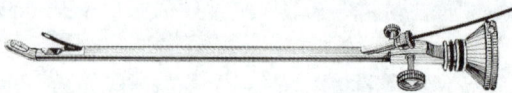

图 2-1-7　单侧输尿管插管镜

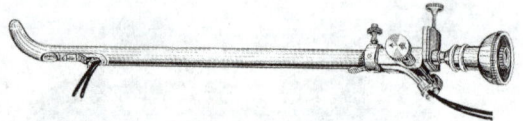

图 2-1-8　双侧输尿管插管镜

　　1908 年 Ringleb 设计了新的光学系统,使内镜的视野更加清晰(图 2-1-9),进而制出可观察不同角度视野的观察镜及见返膀胱镜(图 2-1-10)。从膀胱镜问世即开始试制一些可进行简单治疗的所谓"手术膀胱镜",可进行取活检及取异物,至 1904 年有耻骨上碎石术(图 2-1-11),1908 年以后即有真正的经尿道碎石器(图 2-1-12)及取异物钳,1926 年之后逐步制成实用的切除镜(图 2-1-13),为经尿道切除膀胱肿瘤及前列腺提供了工具,扩大了泌尿外科内镜的治疗功能。

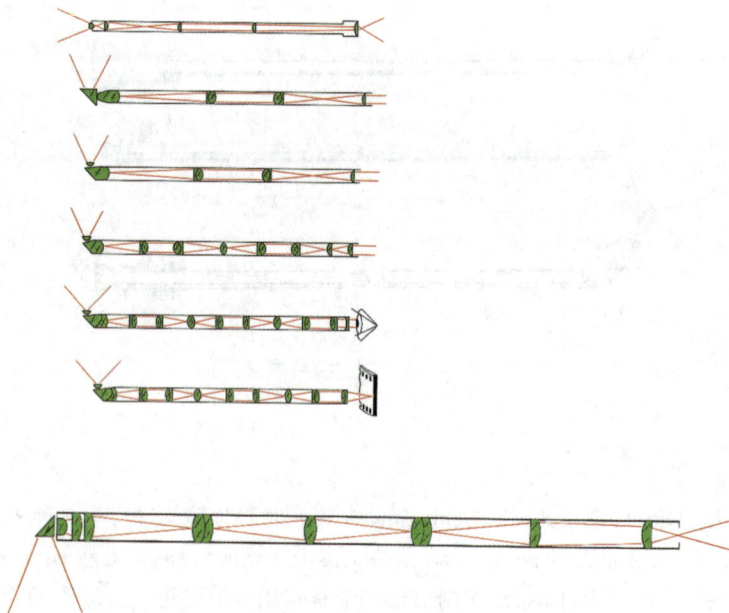

图 2-1-9　各种不同光学系统

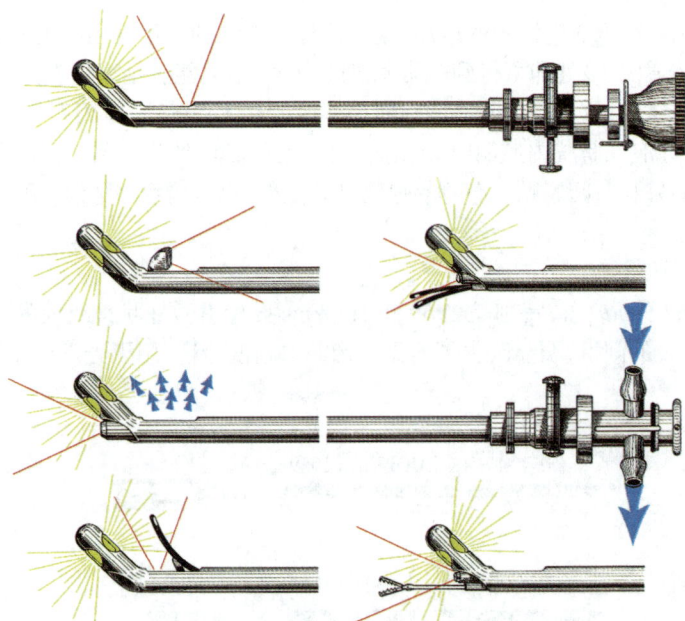

图 2-1-10　不同视野(含 180° 视野)之内镜

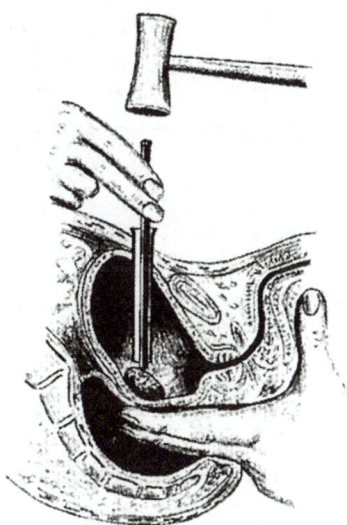

图 2-1-11　耻骨上碎石术

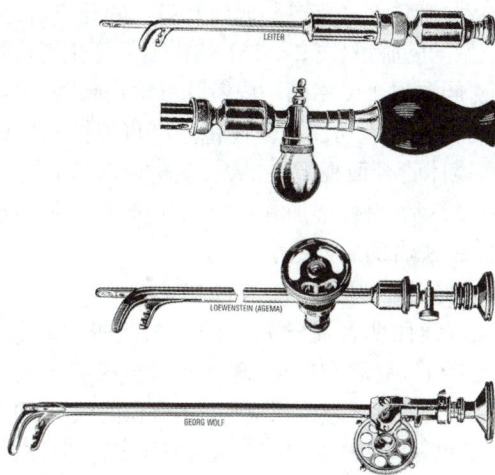

图 2-1-12　经尿道机械碎石钳

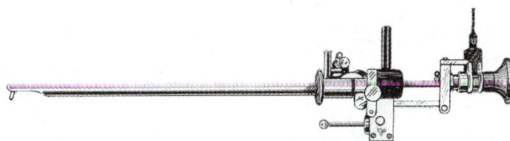

图 2-1-13　经尿道电切镜

三、泌尿外科内镜的改进历程

泌尿外科内镜的不断改进,使其技术逐渐成为部分泌尿系统疾病的重要治疗手段,是很大进步。它不单是内镜功能上的改进、扩大与完善,同时也是泌尿系统疾病外科治疗上大的变革,用它可以经过尿道或经皮穿刺对肾、输尿管、膀胱、前列腺和尿道疾患进行极为精确的诊断与治疗。现代泌尿外科内镜所以能成为腔内泌尿外科的重要工具,概括有以下特点:

(一) 照明度有了明显改善

20世纪60年代初光导纤维在内镜中的应用,置于体外功能大的灯箱发出亮度极大的强光,通过镜体中的光导纤维传入被检查腔道内,该处即可得到非常明亮的光照。不但能满足视野观察,且可供摄像及录像用。由于灯泡在灯箱处并不在体内,故光亮度明显增强而局部温度并无大的增加,因而一般称之为"冷光源"。实际上所谓"冷光源"是与灯泡在膀胱内照明时相比而言,亮度虽然增加数十倍,而局部液体的温度在诊治时间内增加得并不明显。如果长时间紧贴干布等易燃物品处照射,仍有烤焦之危险,须重视。严格讲"冷光源"是一种不完全准确的概念。

(二) 改善图像、扩大视野

随着内镜光学系统的不断改善,特别是1959年Hopkins设计由微柱状镜组成的观察镜及1968年Wolf公司制出的Lumina观察镜的问世,明显改善了所见图像的清晰度,且利用了光学广角镜技术,扩大了观察视野的范围(图2-1-14)。

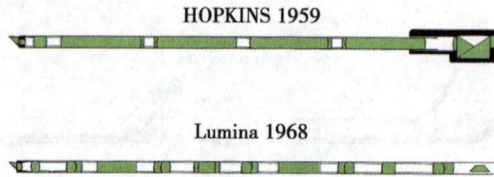

图 2-1-14 两种著名柱状光学系统

(三) 缩小镜体管径增加内镜功能

使用光导纤维后内镜前端原有放置照明灯泡的弯曲部分可取消,膀胱镜无必要再制成前开口与后开口者,而制成新一种类型的膀胱镜(图2-1-15),这样不但简化了检查膀胱所用内镜,同时也可使用同一内镜既可检查膀胱,也可检查尿道,成为真正的多功能或全能镜。广角镜技术的应用可减少观察镜体管径而视野还扩大,镜鞘内即可有更大的腔隙用于通过诊治附件,增加其功能,而镜鞘管径的缩小使操作更加方便,患者的痛苦更小。

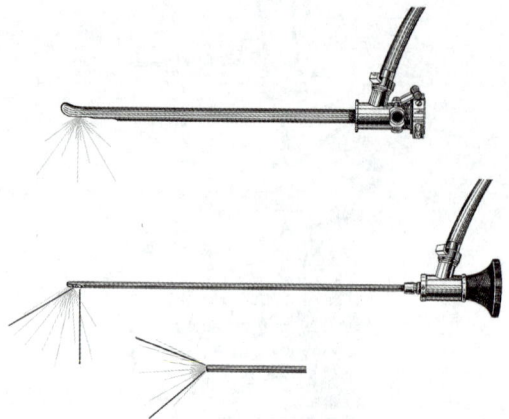

图 2-1-15 膀胱尿道镜

(四) 制成检查尿路各部位的内镜

随着内镜照明及光学系统的不断改进,泌尿外科内镜已不限于检查膀胱和尿道,现又制成经尿道输尿管肾镜(图2-1-16),可以直接检查输尿管及肾盂部位的状况,更可通过它进行该部位一些疾病的治疗。还制成经皮肾镜(图2-1-17),直径较粗,可以经腰背部皮肤穿刺后放入肾内进行诊断及治疗,使泌尿外科内镜可到达全尿路的各个部位,以进行直视检查及治疗,这是极为重要的进展。

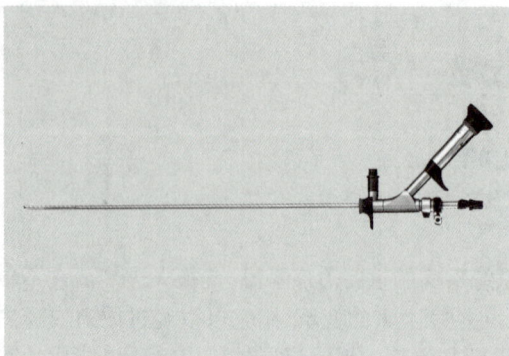

图 2-1-16 输尿管镜

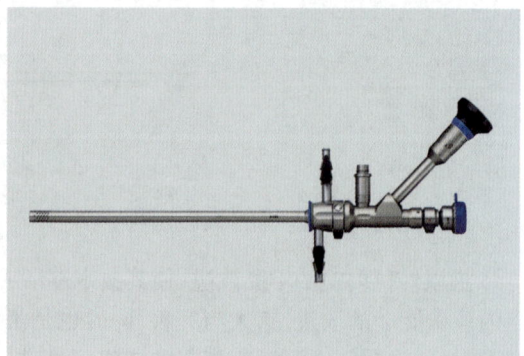

图 2-1-17 经皮肾镜

（五）制成各种用途内镜

现在除了高质量膀胱尿道镜外,根据不同用途制成切除镜、取活体镜、碎石镜、显微膀胱镜等。

（六）制成可弯内镜

有专用于尿道及膀胱之尿道膀胱镜(图 2-1-18)、输尿管镜等。管径细,且可弯曲,减少痛苦,可观察各个方位病变,是内镜制造技术的长足进步。

（七）各种附件及辅助治疗设备不断完善

这为经内镜治疗创造了条件。

1. 碎石用器械及设备　如碎石钳、超声碎石装置、液电碎石仪、激光碎石仪等。为治疗膀胱结石、输尿管结石及肾结石开辟了新的方法。

2. 切割用器械及设备　如尿道内切开刀、高频电刀等,为治疗尿道狭窄、膀胱肿瘤和前列腺肥大的有效方法。

图 2-1-18　可弯尿道膀胱镜

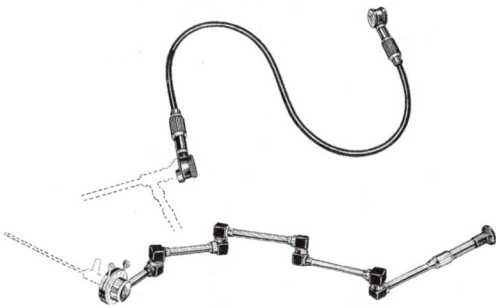

（八）视频技术的应用

很长一段时间内腔镜诊断及治疗操作过程,医务人员必须通过目镜这一小孔观察,很不方便。①眼睛很累,且姿势也不舒适,易于疲劳;②只能操作者一人观察,其他人看不到,教学较难。以后制出各种教学镜企图改变"一人看"的局面(图 2-1-19),但医务人员仍不能从特殊姿势解脱。随着视频技术的发展,已可将腔内操作过程通过摄像系统映示在彩色屏幕上,从而使整个操作过程供在场医务人员一同观看,加强了腔内手术组人员间的相互配合,也可使众多有经验专家共同发挥其智慧,提高了诊治水平。现在更可通过传输系统在远处转播,为培训特别是集体培训提供了有利的手段,而且尚可同时把全过程录像,以备重新放映。目前所有内镜操作(包括诊断及治疗)均可使用视频技术,故有视频泌尿外科这一专有名称出现,实际是腔内泌尿外科的新进展。其技术及设备也在日益改进,例如原有摄像头较笨重,而目前已发展成较纤细、轻巧(图 2-1-20),且已解决指示方向问题,克服了加上摄像头弄错方向的缺点。其图像则由原球面透视镜图改为平面图(图 2-1-21),从而解决了广角鱼眼效应,使图像更加逼真、清晰,图中还增加尺寸标记,使操作者不会受图像放大而产生失真感。

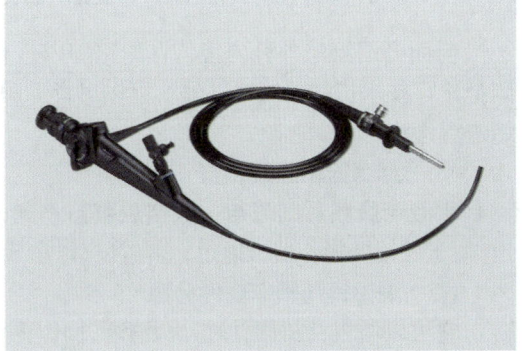

图 2-1-19　教学镜

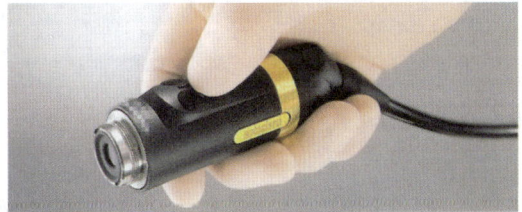

图 2-1-20　微型摄像头

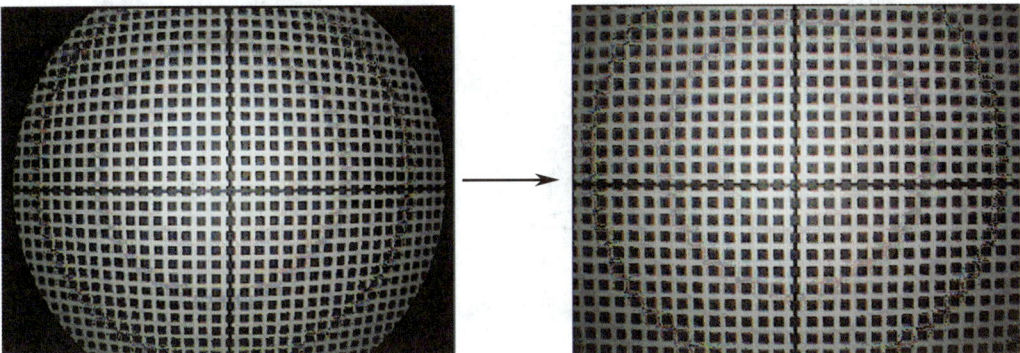

图 2-1-21　球形图面改为平面图

由于光源的改善,不但光亮度好,且保留了组织的自然色彩。因此可以讲,视频技术的应用确实促进了泌尿外科腔内诊治技术的发展。尿道镜外,根据不同用途制成切除镜、取活体镜、碎石镜、显微膀胱镜等。

四、腹腔镜开创尿路腔道外诊治微创技术

前面介绍泌尿外科内镜均在尿路腔内进行诊治,因而限制了诊治范畴。20世纪80年代腹腔镜发明后则把诊疗技术扩张到尿路以外。可以对肾上腺、肾、输尿管、膀胱、前列腺、隐睾、精索静脉曲张及腹膜后淋巴结进行诊治。

(一)穿刺器和注气装置
腹腔与腹膜后间隙与一般空腔脏器不同,平时并无大的空隙,且不与体外连通,故:①需穿刺且开创通道,便于腔镜及操作器械通过;②需注气以造成可视空间;③可以悬吊挂钩取代注气扩腔作用。

(二)观察镜与操作部件分离
它可以增粗,视野更加扩大、清晰,操作更加自如。

(三)操作部件可以呈多样性
根据需要有拉钩、分离器、剪刀等,具切割、分离、钳夹、电凝、止血和取出等多种功能。

(四)视频技术是腹腔镜必备条件
所有操作均由彩色屏幕映视,可供所有参加手术人员观看。其也是操作者进行手术的依据,目前技术的发展使图像已能够达到高清及4K。而三维立体显像系统的问世,使图像更趋向立体化的实际组织结构,使术者学习曲线大大缩短,极大促进了腔镜手术的发展,虽然仍需佩戴特制3D眼镜,且价格较贵,但已在全国大型三级医院得到较为广泛的应用推广。

五、国外手术机器人系统

手术作为外科疾病的主要治疗手段已有1个多世纪的历史,从切开、止血、结扎、暴露、分离、切除到缝合均在直视下进行。如果病变深在,则入路创伤也随之增加,人们在争取切除病变组织的同时尽可能减少对正常组织的破坏,减少出血,提高疗效,减少合并症。20世纪80年代初开始腹腔镜手术,称为微创手术,是对传统手术的改革,是外科手术技术的发展。由于它是借助加长操作部件的长度达到在体外通过器械操作进行手术之目的,掌握较难,操作还存在许多不便。1995年美国Intuitive公司创建外科手术机器人系统,称为da Vinci(达·芬奇)机器人,他们与美国商用机器公司(IBM)、麻省理工学院及多家公司联合研究,经过几年努力,完善计算机控制及手术操作系统,并于2000年用于临床。

(一)名称
本系统虽有计算机参与但都是为了术者方便操作,还谈不上思维,故称"机器人"不确切,以机械臂或机械手为宜(图2-1-22)。

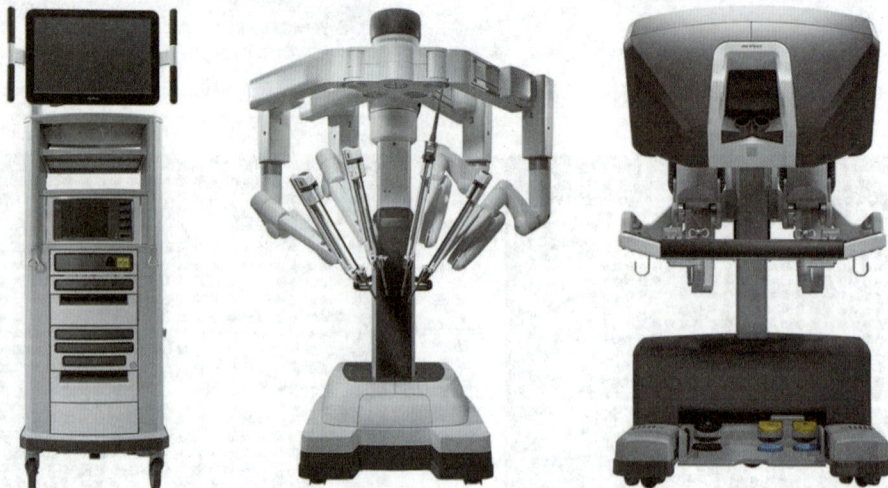

图 2-1-22　da Vinci 外科手术机器人系统

(二) 特点

1. 节省人力　只需术者、助手及护士各 1 人。

2. 效果好, 副作用少　由于视野放大 10~12 倍, 故手术更加精细, 出血量少, 破坏正常组织少, 且可达人手难以到达的较小部位进行操作。机械手由多关节组成, 灵活自如, 犹如人手直接进行手术操作, 为其优点。

(三) da Vinci 手术系统组成部件

1. 操作台 (图 2-1-23)　① Insight 三维立体图像视觉系统, 可放大 10~12 倍 (图 2-1-24); ②双手操作器, 以操作 2~3 个机械手; ③脚踏控制开关。

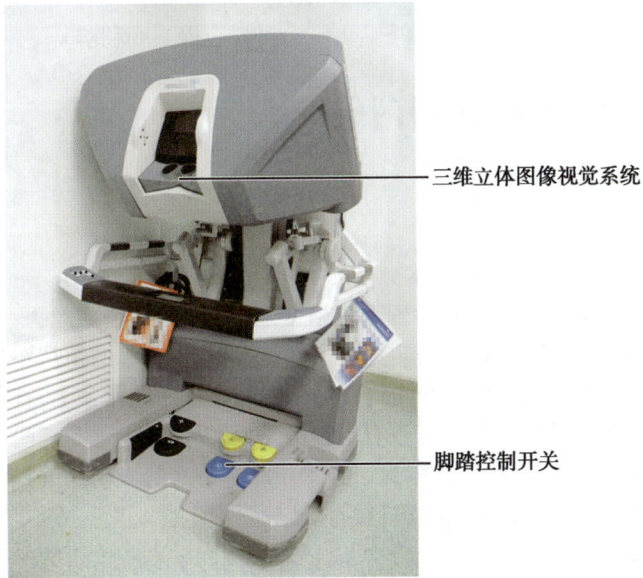

图 2-1-23　da Vinci 机器人操作控制台

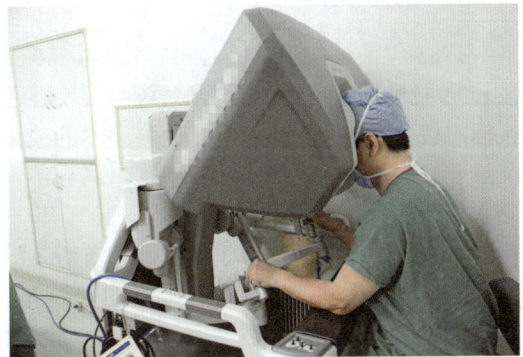

图 2-1-24　da Vinci 机器人双手控制器

2. 机械手　其前端可根据不同手术更换不同部件, 包括电刀、止血钳、持物钳、剪刀、电凝器等 (图 2-1-25)。由于机械手有众多关节, 操作较为灵活, 可像真手一样做各个方向的动作 (图 2-1-26), 加上三维图像及放大效应, 使操作更加精确。

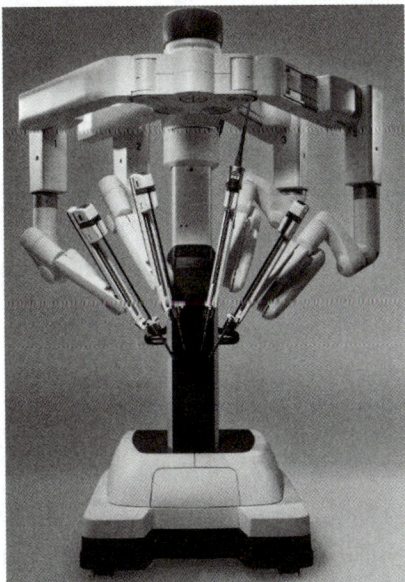

图 2-1-25　da Vinci 机器人操作手臂

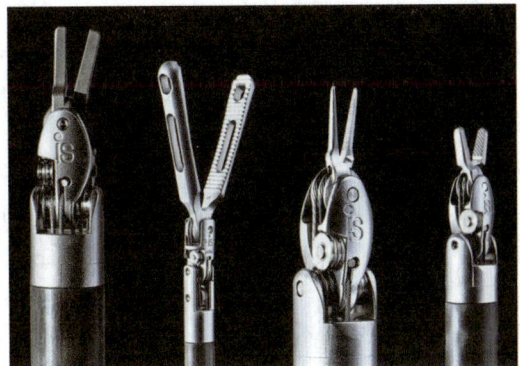

图 2-1-26　da Vinci 机器手

3. 手术显示屏、腹腔充气装置等　凡是机器人腹腔镜手术,均可通过此系统进行。它易于掌握,操作直觉性好,可达手眼一致。且可减少一般腹腔镜操作时颤抖和多向震动之不足,提高手术安全性。熟练医师用此系统做前列腺根治术仅需 60~90 分钟,术中出血少于 100ml,尿失禁及 ED 发生率明显下降。由于产品价格较贵,目前在国内仅有 300 余台,仅在大型三甲医院开展。

六、国产手术机器人系统

目前国内多个厂家已自主生产机器人手术系统,某些品牌机器人已取得了不劣于 da Vinci 机器人手术系统的良好效果,且设计与 da Vinci 机器人有显著区别,打破了进口 da Vinci 机器人的垄断地位。假以时日,国产机器人手术系统必将取得更大的发展。

(郭应禄　周利群)

第二节　机器人手术在泌尿外科的应用

一、手术机器人系统发展历史

1985 年最早的手术机器人"美洲狮 560"出现并被用于脑外科手术。1993 年,伊索(AESOP)是第一个被 FDA 批准的内镜机械手。通过脚踏板或声音信号传递术者要求,而伊索系统根据该要求移动内镜摄像头,这标志机器人技术迈出了介入外科手术的关键一步。随着机器人工程学发展,适于复杂微创手术的主从系统被开发应用。宙斯(Zeus)系统通过联合伊索和两个机器人机械手臂而构成。外科医师坐在操作台上,查看 3D 图像并操纵手柄控制机器人。2001 年,外科医师在美国纽约通过观看电视屏幕操纵机械手,远距离遥控 7 000km 外医院手术室里的机器人宙斯,成功地进行了一例腹腔镜胆囊切除术。此次手术的成功是远程手术的一个里程碑,标志外科手术跨时代的飞跃。然而,由于公司合并,宙斯系统已被停用。

2000 年 da Vinci 机器人系统被 FDA 批准使用,为目前世界上仅有的、可以正式在腹腔手术中使用的机器人手术系统。2001 年 Binder 等报道了 10 例应用第一代达芬奇手术机器人系统辅助完成的腹腔镜下根治性前列腺切除术,从此,机器人辅助的泌尿外科腹腔镜手术得以迅速发展。

目前最先进的是第三代达芬奇(da Vinci)手术机器人系统,该系统可配备双人操作台配备、术中荧光显影技术、单孔设备、术中冲吸器、术中组织切割器、术中超声辅助定位、达芬奇手术模拟训练等。da Vinci 机器人是以腹腔镜技术为基础,又克服了其诸多局限性。其优点主要有:①术者坐位操作,降低了劳动强度,适合复杂和长时间的手术;②具有视觉景深的高清晰 3D 成像系统,没有杠杆作用,操作更符合直觉;③滤除了人手的生理性震动,增强操作稳定性;按比例缩小操作的动作幅度提高了手术精确性;术者头部离开目镜,手术器械即被原位固定,提高了安全性;④ 7 个自由度的手术器械极大提高了操作的灵活性;⑤术野被放大 10~15 倍、使用更精细、灵活和稳定的器械,使常规腹腔镜手术难度较大的缝合和吻合操作变得简单方便;⑥操作直观,便于学习掌握,学习曲线比传统腹腔镜外科更短;⑦使远程手术成为可能。

二、达芬奇手术机器人系统应用现状

2006 年底中国人民解放军总医院购入了中国内地第一台 da Vinci 机器人,2007 年完成了国内第一例机器人辅助根治性前列腺切除术。随后,国内 13 家大型教学医疗中心相继购入 da Vinci 机器人并相继开展机器人手术。截至 2013 年 12 月,da Vinci 系统在全球装机 2 967 台,国内装机 18 台(解放军总医院 4 台,解放军总医院海南分院 1 台);国内机器人手术共 6 535 台,其中泌尿外科 1 764 台位居各专科之首。

国内早期开展的机器人手术主要是根治性前列腺切除术,现在已能完成泌尿外科所有的腹腔镜手术,如根治性前列腺切除术、根治性膀胱切除术、盆腔淋巴结清扫术、根治性或单纯肾切除术、肾部分切除术、肾盂成形术等,尤其是需要精细操作的功能重建性手术。其中根治性前列腺切除术临床应用最为广泛。

1. 机器人辅助根治性前列腺切除术(robot-assisted radical prostatectomy,RARP)　目前,美国 70% 以上的根治性前列腺切除术是在达芬奇机器人辅助下完成的,Patel 于 2010 年报道了其 2 500 例 RARP 的临床总结。国内机器人数量较少,根治性前列腺切除术还主要采取腹腔镜手术方式。解放军总医院泌尿外科自 2009 年开始开展较大样本量的 RARP 手术,笔者的经验是 RARP 患者的失血量(EBL)、输血率、疼痛评分、

住院时间、术后置尿管平均时间较耻骨后前列腺癌根治性切除术（RRP）显著改善。国外 Menon 比较了 30 例 RRP 患者和 30 例初始 RARP 患者的上述指标，结果也显示 RARP 组显著改善，Ficcara 也报道了类似结果。切缘阳性率是肿瘤学结果的一个重要指标，RARP 较开放手术有明显的优势。另外，机器人组和开放组的并发症发生率分别为 9.6%~26%、11%~37%。Barocas 比较了 491 例 RRP 与 1 413 例 RARP 患者平均 10 个月的随访结果，发现尽管调整了病理分期、分级及切缘状态，两组 3 年无生化复发生存率类似。

尿控是评估前列腺切除术后功能恢复的重要指标。Krambeck 比较了 294 例 RARP 临床局限性前列腺癌和 588 例 RRP，随访 1 年未显示两组之间尿控有显著性差异。此外，Rocco 报道 RARP、RRP 后 1 年尿控比率分别为 97% 和 88%。

术后性功能恢复是泌尿科医师和患者共同关注的问题之一。Tewari 认为 RARP 术后能更快地恢复勃起功能。研究结果显示 RALP 术后恢复勃起的平均时间为 180 天，RRP 术后恢复勃起的平均时间为 440 天，大约一半的患者 700 天后仍未恢复勃起功能。Box 和 Rafael 均报道了类似的结果。

2. 机器人辅助肾切除术（robot-assisted nephrectomy，RAN）　机器人肾根治性切除术和单纯肾切除术是一个可行和安全的手术方式，与腹腔镜手术比较机器人肾根治性切除术和单纯肾切除术并未见明显优势；但是，费用成本分析说明机器人较腹腔镜手术花费明显增多。机器人系统可能更适合应用于伴有静脉血栓形成的复杂肿瘤。Abaza 报道了 5 例伴有下腔静脉瘤栓的肾肿瘤患者机器人手术，机器人系统切开下腔静脉并缝合缺口。机器人辅助腹腔镜肾切除术也适用于肾脏捐赠者，一个 35 例机器人肾根治性切除术的研究结果显示肾脏热缺血时间平均 5.9 分钟。

3. 机器人辅助肾部分切除术（robotic partial nephrectomy，RPN）　达芬奇机器人手术系统在肾部分切除手术方面有明显优势，比如三维视野、关节器械、缩放动作、震颤过滤、第四机械手臂的辅助、TileProTM 软件、一个实时术中超声平台，所有这些工具都有益于克服腹腔镜肾部分切除术的技术难题。Gettman 第一次报道机器人辅助肾部分切除。Wang AJ 研究了 40 例 RPN 和 62 例 LPN 患者资料，结果显示两组之间的 EBL、集合系统修复及切缘阳性率无显著性差异。此外，RPN 组的平均手术时间、热缺血时间显著降低。Haber 的结果却与此不同，他发现 RPN 与 LPN 的平均手术时间、热缺血时间没有明显的区别。

有研究对 RPN 的安全性和有效性进行了评价，结果显示主要并发症的发生率为 8.2%；随访 26 个月，没有患者复发，肾功能无显著变化。但目前文献报道多为回顾性研究，且随访时间较短，期望有更多前瞻性研究可以得出令人鼓舞的结果。

4. 机器人辅助膀胱根治性切除术及尿路改道术（robotic-assisted radical cystectomy，RARC）　开放性膀胱根治性切除术（ORC）是肌层浸润性膀胱癌治疗的“金标准”，但其并发症发生率高是临床一大难题。据统计 ORC 主要并发症发生率 10%~20%，死亡率达 2%~3%。机器人辅助膀胱根治性切除术（RARC）相对于 ORC 的优势是失血量减少、疼痛减轻及住院时间缩短，已经逐渐成为膀胱癌治疗的一种方式。研究表明与开放手术相比，RARC 具有手术创伤小、手术视野暴露清晰、术中出血少、术后恢复快等明显优势，且肿瘤治疗效果与开放手术无明显差异。尤其是近年来，RARC 在扩大淋巴结清扫和保留性神经的技术方面又有了新的发展，对于提高肿瘤患者预后和改善患者术后生活质量方面起到了推动作用。

围手术期间的并发症发生率是短期内评估手术方式的最重要指标之一。Ng 等研究比较 RARC 与开放手术之间的严重并发症发生率，术后 30 天和 90 天差异均有统计学意义，尤其是在术后 30 天；RARC 在任何级别肿瘤术后并发症发生率方面均存在明显优势。

肿瘤学预后是一项新的技术的重要评价指标。文献报道，RARC 术后 1~2 年的总生存率为 90%~96%。然而，尽管短期随访结果令人鼓舞，但 RARC 的肿瘤学结果很大程度上仍然不能确定，长期的随访观察对于判断 RARC 的预后是十分必要的。

5. 肾盂成形术（robot-assisted pyeloplasty，RAP）　微创手术的优势对于肾盂成形术患者是明显的。当然，操作时间长仍然是一个挑战。Gettman 在 2002 年报道了第一例临床机器人辅助肾盂成形术（RAP）。Gupta 前瞻性评估了 85 例 RAP，平均手术时间为 121 分钟，吻合时间为 47 分钟。平均随访 13.6 个月，基于影像评估结果总体成功率为 97%。

后腹腔 RAP 研究较少。Kaouk 报道了 10 例后腹腔 RAP，手术时间为 175 分钟，出现了较小的并发症。其优势是后腹腔途径可以直接暴露 UPJ，缺点是有限的操作空间与对大多数泌尿科医师陌生的后腹腔解剖。Cestari 比较了 36 例后腹腔 RAP 和 19 例经腹腔 RAP，结果显示两组的平均手术时间、住院时间、并发症发生率类似。

研究证明 RAP 具有可行性、有效性和安全性,但是机器人的高昂成本限制了 RAP 的广泛应用。目前,尚缺少高质量的研究证明机器人相比标准治疗(腹腔镜、内镜或开放)有更好的效果。

三、总体评价及展望

达芬奇手术机器人系统由于具备的高清放大、稳定操作、高度灵活等特点,因此在泌尿外科微创手术中具有明显优势。一方面,该系统能够将视野放大 10~15 倍,在高清的三维立体图像下进行手术,更能够清晰辨别盆腔内组织结构,以完成精细的分离切割等操作,再加上机械手有人手无法相比的稳定性及精确度,更易于保护神经和控尿结构。另一方面,该系统通过其器械前端的仿真手腕,突破了人手的局限,在原来手伸不进的区域,机器手可以在 360° 的空间下灵活穿行,完成转动、挪动、摆动、紧握等动作,尤其是在狭窄骨盆中进行根治性膀胱切除术和根治性前列腺切除术时,其优势明显。这些特点也使该系统进行重建缝合术十分方便。

达芬奇手术机器人外科手术在欧美等国家已成为泌尿外科主流手术方式。而国内,由于机器人价格昂贵,只有少数医院配备。国际上,机器人应用最普遍的是前列腺癌根治性切除术,另外其他的手术如肾盂成形术、肾脏部分切除术也在大量开展。国内由于手术费用的原因,大多数情况只用于前列腺癌根治性切除术,小部分情况下用于膀胱根治性切除术、肾部分切除术。

目前机器人手术存在以下问题:

(1)机器人手术的费用高昂,昂贵的购买和维护费用限制了其在国内的推广应用。

(2)机器人手术不具备开放手术的触觉反馈作用,手术医师可能意识不到对周围组织结构的损伤。

(3)机器人手术并非适合于所有患者,如二次手术、放疗后补救性手术,以及盆腔组织粘连严重或过度肥胖的患者更适合行开放手术。

总之,机器人手术的微创优势明显,但其手术高昂的成本和医疗费用成为当前制约国内机器人手术应用和发展的主要障碍。尽管如此,目前国内有超过 50 家大型医疗机构正在积极运作引进 da Vinci 机器人,有理由相信国内机器人手术的应用会日益广泛。

(张 旭)

第三章　泌尿外科常用药物

一、良性前列腺增生症（BPH）常用药物

1. α_1 受体阻滞剂　因起效快、能迅速缓解下尿路症状而成为目前 BPH 的一线治疗药物。α_1 受体包括 α_{1A}、α_{1B} 和 α_{1D} 三种亚型，α_{1A} 和 α_{1D} 主要分布于输尿管、膀胱、前列腺以及尿道，而 α_{1B} 主要分布于血管。阻断前列腺组织内分布的大量 α_1 受体，可有效缓解由前列腺尿道张力增加所致的下尿路症状，从而缓解 BPH 所致的下尿路症状。非选择性的 α_1 受体阻滞剂会出现血管及神经系统副作用，而高选择性 α_1 受体阻滞剂，如 α_{1A} 受体阻滞药副作用较轻。目前主要应用长效 α_1 受体阻滞剂，包括阿夫唑嗪、多沙唑嗪、坦索罗辛、特拉唑嗪。

2. 5α 还原酶抑制剂　雄激素主要以睾酮与双氢睾酮的形式作用于前列腺，双氢睾酮发挥主要作用，其效价为睾酮的 50 倍。5α 还原酶可催化睾酮转换为双氢睾酮。5α 还原酶抑制剂通过抑制 5α 还原酶活性，减少睾酮向双氢睾酮转换，降低双氢睾酮水平，进而诱导前列腺上皮细胞凋亡，缩小前列腺体积，改善下尿路症状。研究发现，连续使用 5α 还原酶抑制剂 6~12 个月后血清 PSA 可降低约 50%，前列腺体积缩小 18%~28%。5α 还原酶抑制剂有两种：度他雄胺和非那雄胺。5α 还原酶抑制剂起效较慢，至少需要连续使用 6~12 个月才能发挥其治疗作用。副作用主要表现为性欲低下、勃起功能障碍、射精障碍及精子数量减少等。

3. M 受体阻滞剂　膀胱收缩受副交感神经支配，主要通过神经递质乙酰胆碱刺激膀胱逼尿肌细胞表面 M 受体完成。目前临床常用的 M 受体阻滞剂包括托特罗定和索利那新。由于 M 受体阻滞剂抑制膀胱收缩，可导致膀胱不完全排空，甚至有发生急性尿潴留的风险，该药物仅适用于以膀胱过度活动 / 储尿期症状为主的 BPH 患者。常见副作用有口干、便秘、排尿困难、鼻咽炎、头晕眼花等。

4. 磷酸二酯酶 5 型抑制剂（PDE5i）　常用的 PDE5i 包括西地那非、伐地那非和他达拉非。PDE5i 是治疗阴茎勃起功能障碍的一线药物，其能够通过抑制 5 型磷酸二酯酶（PDE5）对环鸟苷酸（cGMP）水解，增加尿路平滑肌细胞中 cGMP 的浓度及活性，最终舒张平滑肌，改善 BPH 患者的下尿路症状。多个 RCT 证实 PDE5i 能降低 IPSS 评分，改善潴留和排空下尿路症状和生活质量。常见的副作用包括头痛、鼻塞、乏力、潮红、视力障碍、低血压等。

5. 植物提取液　由于植物提取物成分复杂，目前对于植物提取物的具体成分是否能够减轻、改善患者的症状仍然存在着争议。目前比较确定的成分有植物固醇、谷甾醇、脂肪酸以及凝集素。这些提取物成分具有抗炎、抗雄激素或者类雌激素作用，且这些植物提取物的具体作用机制仍然还不清楚。

近年来，BPH 的联合用药备受关注。多项小样本 RCT 研究 5α 还原酶抑制剂 +α_1 受体阻滞剂、α_1 受体阻滞剂 +PDE5i、α_1 受体阻滞剂 +M 受体阻滞剂、5α 还原酶抑制 +M 受体阻滞剂，均证实联合用药优于单药。

二、泌尿系统肿瘤性疾病常用药物

1. 免疫治疗药物

（1）细胞因子治疗：曾是转移性肾癌治疗的一线治疗方案，现已逐渐被靶向治疗药物以及免疫检查点抑制剂所取代。

1）IL-2：对一小部分肾细胞癌患者有效，其药物反应率为 7%~27%。常用治疗方案为 18mU/d，皮下注射，每周 5 天，共 1 周。9mU/12h，皮下注射，每周 5 天，共 3 周，间隔 1 周后重复。主要不良反应为发热、乏力、厌食、恶心、呕吐、腹泻、皮疹等。

2）IFN-α：能使部分患者的肿瘤进展风险降低 25% 并获得一定的生存获益，其药物反应率为 6%~15%。目前常用的剂量为每次 9mU，皮下注射，3 次 / 周，共 12 周。亦可第 1 周每次 3mU，第 2 周每次 6mU，第 3

周每次 9mU。常见副作用为流感样症状、消化道症状、皮肤过敏反应及精神症状等。

(2)免疫检查点抑制剂：程序性细胞死亡蛋白 -1（programmed death-1，PD-1）（纳武利尤单抗和帕博利珠单抗等）及其配体（PD-L1）抑制剂（阿替利珠单抗、度伐利尤单抗和阿维鲁单抗等）和细胞毒性 T 淋巴细胞相关抗原 4（CTLA-4）抗体（伊匹单抗），可通过阻断 PD-1/PD-L1 或 CTLA-4 信号通路，利用人体自身免疫系统，恢复肿瘤特异性免疫来抵抗癌症，使癌细胞死亡，是目前研究的热点药物，可采用免疫检查点抑制剂与靶向药物联合使用或 PD-1/PD-L1 与 CTLA-4 双免疫检查点抑制剂联合使用等治疗方案。

2. 靶向治疗药物　酪氨酸激酶抑制剂（TKi）：索拉菲尼、舒尼替尼、培唑帕尼、阿西替尼、卡博替尼、仑伐替尼和替沃扎尼等。这些药物为各种不同多靶点的 TKi，有着抗肿瘤和抗血管生成的活性。是当前国内使用最为广泛的一类转移性肾癌系统治疗药物。以舒尼替尼为例，其作为 mRCC 患者在细胞因子治疗后的二线单药治疗中，可使得 34%~40% 的患者有部分反应，27%~29% 的患者有 ≥ 3 个月的疾病稳定期；其用作一线单药治疗，比 IFN-α 有明显更长的无进展生存期。靶向分子治疗药物相关副作用为高血压、血液学毒性，如中性粒细胞减少、血小板减少及贫血等、手足综合征及皮肤毒性、胃肠道不良反应、甲状腺功能减退、皮疹、间质性肺炎等。

3. 抗循环 VEGF 单克隆抗体　贝伐珠单抗，其与 IFN-α 联合用药可以提高药物反应率和无进展生存期，但同时也增加了药物副作用，如 3 级高血压、厌食、疲劳和蛋白尿。

4. mTOR 抑制剂　代表药物为依维莫司，可抑制 mTOR 信号，是肿瘤细胞、内皮细胞、成纤维细胞、血管平滑肌细胞生长和增殖的强效抑制剂，并可抑制实体瘤的糖酵解。

5. 前列腺癌内分泌治疗药物

(1)黄体生成素释放激素的类似物：代表药物为亮丙瑞林、戈舍瑞林、曲普瑞林、地加瑞克。竞争性地结合黄体生成素释放激素受体，抑制黄体生成素的释放，从而阻断睾丸合成睾酮。该类药物使用 3~4 周后睾酮可达到去势要求。是目前前列腺癌系统治疗的常用药物。不良反应：首次使用时，可有骨痛等症状加剧的表现，此外，还有勃起功能障碍，肾上腺功能异常，贫血等。

(2)非类固醇类抗雄激素药物：常用药物有比卡鲁胺、恩扎卢胺、阿帕他胺、达洛他胺等。这些药物与雄激素受体具有较高的亲和性，可竞争性结合雄激素受体实现抑制雄激素的作用。与黄体生成素释放激素类似物一样是目前前列腺癌系统治疗的常用药物，主要不良反应是阳痿、贫血等。

(3)类固醇类抗雄激素药物：常用药物为己烯雌酚。作用机制：通过下调黄体生成素释放激素的分泌，抑制雄激素的活性，直接抑制睾丸 Leydig 细胞功能及对前列腺细胞的直接毒性作用。主要不良反应包括心衰、高血压、心肌梗死等。

(4)新型抗雄激素类药物：代表药物为醋酸阿比特龙。主要机制：为胆固醇代谢途径中雄激素合成关键酶 CYP17α- 羟化酶及 C17,20- 溶酶的选择性抑制剂，抑制睾丸，肾上腺及肿瘤细胞自身雄激素合成，达到对雄激素合成的全面阻断。主要不良反应为肝功能异常、高血压、低血钾及体液潴留、心房颤动、心律失常、心衰、心肌梗死等。

6. 尿路上皮癌膀胱灌注药物　膀胱灌注治疗药物主要分为两大类：抗肿瘤药物和免疫制剂。抗肿瘤药物主要包括丝裂霉素、阿柔比星、吡柔比星、表柔比星、吉西他滨等；免疫制剂主要包括卡介苗、干扰素等。

(1)卡介苗：为一种活的生物菌，可有效降低膀胱癌复发率，推迟肿瘤复发与病情进展时间。可能的抗肿瘤机制有：①引起膀胱黏膜的炎症反应，激发局部的细胞免疫反应，增强淋巴细胞的细胞毒作用，产生抗肿瘤抗体；②卡介苗对肿瘤细胞具有直接的细胞毒作用。用法：对于高危非肌层浸润性膀胱癌的膀胱灌注治疗，建议采用卡介苗常规剂量（120~150mg）。用于预防肌层浸润性膀胱癌的复发时，建议采用低剂量（60~70mg）。在膀胱肿瘤经尿道电切术后 2 周开始，每周 1 次，共 6 次；每 2 周 1 次，共 3 次；每月 1 次持续 1 年。但不良反应却比其他灌注药物严重，包括局部泌尿系统不良反应（如尿路刺激症状）和全身系统性不良反应（如流感样症状、结核败血症、膀胱挛缩等）。

(2)干扰素：IFN 是一种重要抗肿瘤细胞因子，其主要的抗肿瘤机制有：抑制肿瘤细胞的增殖、癌基因表达；增加免疫细胞的细胞毒性作用；使肿瘤易被免疫系统识别而加以清除等。研究表明，膀胱肿瘤术后灌注 IFN 可以使尿中 IL-2、IL-4 和 INF 浓度增加。可与卡介苗、丝裂霉素、阿柔比星、吡柔比星等联用，预防膀胱癌术后复发。

(3)抗肿瘤药物：抗肿瘤药物膀胱灌注是预防浅表性膀胱癌术后复发的重要手段。常用的抗肿瘤药物有噻替哌、丝裂霉素、阿柔比星、吡柔比星、表柔比星、羟喜树碱。使用抗肿瘤药物可降低肿瘤的复发率,但尚无报道证明其可阻止肿瘤进展。目前多主张膀胱肿瘤经尿道电切术(TURBT)或膀胱部分切除术后24小时行第一次膀胱内灌注药物,只有当TURBT术中膀胱穿孔或术后严重肉眼血尿时不建议。膀胱灌注化疗的主要不良反应为化学性膀胱炎。

三、肾上腺疾病常用药物

1. α受体阻滞剂　非选择性α受体阻滞剂最常用的是盐酸酚苄明,临床上常用于嗜铬细胞瘤和副神经节瘤围手术期的血压控制(术前准备>2周)和儿茶酚胺阻滞。起始剂量为5~10mg,根据血压调整剂量,每2~3天增加10~20mg,直至患者血压控制稳定、直立性低血压、鼻塞等症状出现。选择性α受体阻滞剂主要有哌唑嗪、多沙唑嗪和特拉唑嗪。

2. 钙通道阻滞剂　用于嗜铬细胞瘤术前准备过程中,其主要作用为降低血压、扩张血管床、增加有效血容量。常用于α受体阻滞剂效果不佳或不能耐受α受体阻滞剂的患者。常用药物为硝苯地平。

3. β₁受体阻断剂　用于嗜铬细胞瘤术前准备过程中服用α受体阻滞剂时出现心动过速或室上性心律失常的患者。β受体阻断剂的使用必须在α受体阻滞剂使用后2~3天后,常用的药物包括美托洛尔、普萘洛尔、阿替洛尔。

4. 糖皮质激素　用于皮质醇症患者围手术期处理及肾上腺危象的处理。因患者体内有高水平的皮质醇及其代谢产物,使得手术切除肾上腺肿瘤后,肾上腺组织不能有效产生足够患者体内需要的糖皮质激素。因此,需体外补充糖皮质激素,预防肾上腺危象的发生。常用的糖皮质激素为泼尼松、氢化可的松等药物。

5. 螺内酯　在远曲小管和集合管的皮质段上皮细胞内与醛固酮竞争结合醛固酮受体,从而抑制醛固酮促进 K-Na 交换的作用,临床上常用于治疗醛固酮增多症。

四、泌尿系统结石常用药物

1. 肾绞痛的药物治疗

(1)非甾体类镇痛抗炎药物:常用药物有双氯芬酸钠和吲哚美辛等,它们能够抑制体内前列腺素的生物合成,降低痛觉神经末梢对致痛物质的敏感性,具有中等程度的镇痛作用。

(2)阿片类镇痛药:为阿片受体激动剂,作用于中枢神经系统的阿片受体,能缓解疼痛感,具有较强的镇痛和镇静作用,常用药物有氢吗啡酮、哌替啶、布桂嗪和曲马多等。

(3)解痉药:①M型胆碱受体阻断剂,常用药物有硫酸阿托品和山莨菪碱,可以松弛输尿管平滑肌,缓解痉挛;通常剂量为 20mg,肌内注射;②孕酮可以抑制平滑肌的收缩而缓解痉挛,对止痛和排石有一定的疗效,常被用于妊娠妇女肾绞痛的治疗;③钙离子阻滞剂,硝苯地平 10mg 口服或舌下含化,对缓解肾绞痛有一定的作用;④α受体阻滞剂(坦索罗辛),近期国内外的一些临床报道显示,α受体阻滞剂在缓解输尿管平滑肌痉挛,治疗肾绞痛中具有一定的效果。但是,其确切的疗效还有待于更多的临床观察。

2. 口服药物溶石治疗

(1)感染性结石:①短期或长期的抗生素治疗;②使用氯化铵 1g,每天 2~3 次,或者甲硫氨酸 500mg,每天 2~3 次,以酸化尿液;③对于严重感染者,使用尿酶抑制剂,例如乙酰羟肟酸和羟基脲等;建议乙酰羟肟酸的首剂为 250mg,每天 2 次,服用 3~4 周,如果患者能耐受,则可将剂量增加到 250mg,每天 3 次。

(2)胱氨酸结石:胱氨酸在碱性环境中可溶解。应多饮水,保持每日尿量在 3 000ml 以上,特别注意保持夜间尿量要多。口服枸橼酸氢钾钠或碳酸氢钠片碱化尿液,维持尿液 pH 在 7.0 以上。尿酸胱氨酸的排泄高于 3mmol/24h,可应用硫普罗宁(α-巯基丙酰甘氨酸)或者卡托普利。

(3)尿酸结石:①大量饮水使 24 小时尿量至少达到 2 000~2 500ml 以上;②口服别嘌醇或非布司他,以减少尿液尿酸的排泄,24 小时尿酸排泄的总量应低于 4mmol;③使用枸橼酸钾、枸橼酸氢钾钠或者枸橼酸钾钠以碱化尿液,使尿液的 pH 达到 6.8~7.2 之间。

五、男科常用药物

1. 阴茎勃起功能障碍(erectile dysfunction,ED)

(1)PDE5i:阴茎海绵体中的 PDE5 能水解 cGMP,使其浓度降低,抑制阴茎海绵体平滑肌松弛。抑制

PDE5 可减少 cGMP 的降解而提高其浓度,促使海绵体平滑肌舒张而增加阴茎动脉血流,阴茎海绵窦充血、膨胀,促进阴茎勃起。目前,口服 PDE5i 已成为 ED 治疗的首选方式,包括西地那非、他达拉非和伐地那非。

(2)雄激素:各种原因所致的原发性或继发性男性性腺功能减退症患者往往合并 ED,对此类患者给予雄激素治疗除可增强性欲,亦可改善勃起功能。目前用于 ED 治疗的口服雄激素主要有十一酸睾酮胶囊。

(3)阿扑吗啡:阿扑吗啡是一种多巴胺 D_2 受体激动剂,其机制是刺激脑室旁核的多巴胺受体,从而激活下丘脑 - 海马 - 缩宫素能通道,经脊髓传入阴茎,使阴茎的动脉扩张,血流量增加而勃起。

(4)育亨宾:育亨宾能选择性地阻断突触前的 α_2 受体,促进去甲肾上腺素的释放。它使海绵体神经末梢释放较多的去甲肾上腺素,减少阴茎静脉回流,利于充血勃起。在 PDE5i 应用治疗 ED 之前,曾经被广泛应用治疗 ED,但其有效性及安全性尚未得到充分的评估。

(5)曲唑酮:曲唑酮(Trazdodone)是 5- 羟色胺 2C 受体(5-HT2C)的激动剂,也是 5-HT1A 受体的阻滞剂。该药除作用于中枢神经系统外,还能阻断 α_2 受体。虽然有临床上报道曲唑酮治疗 ED 有效,但 Meta 分析结果提示与安慰剂相比无统计学差异。

(6)海绵体内血管活性药物注射:口服药物无效的患者可选择用阴茎海绵体内注射疗法,其有效率可达85%。常用药物有前列地尔、罂粟碱和酚妥拉明等。三种药物联合应用的有效率最高,可达 92%。联合用药治疗可以利用药物的不同作用机制,使患者在尽可能获益的情况下减少每种药物的剂量,从而减轻不良反应。如罂粟碱(7.5~45mg)联合酚妥拉明(0.25~1.5mg),或罂粟碱(8~16mg)联合酚妥拉明(0.2~0.4mg)、前列地尔(10~20μg)。并发症常有阴茎疼痛、阴茎异常勃起,及阴茎海绵体纤维化、轻微低血压。

2. 早泄(premature ejaculation,PE)

(1)选择性五羟色胺再摄取抑制剂(SSRIs):达泊西汀是一种按需服用 SSRIs,达泊西汀可在分子水平与5-HT 再摄取转运体特异性结合,使突触间隙内 5-HT 浓度急剧增高,升高的 5-HT 与突触后膜受体 5-HT2C结合,发挥延迟射精的功效。治疗相关副作用的发生率呈剂量依赖性,主要包括恶心、腹泻、头痛和眩晕等。常见的副作用:疲乏、困倦、打哈欠、恶心、呕吐、口干、腹泻、出汗、性欲降低、性感缺乏、不射精症和勃起功能障碍等。

(2)PDE5i:国内外多项研究发现单独使用 PDE5i 和联合其他药物治疗 PE,均有一定的治疗效果。但是PDE5i 治疗 PE 的作用机制不明,而且是属于超适应证应用,因此有待后续进一步临床研究及证据,对于伴有ED 的 PE 患者,在治疗 PE 的同时,应该加入 PDE5i 治疗。

(3)局部麻醉剂:通过降低阴茎头敏感性,延迟射精潜伏时间,从而提高患者性生活的满意度来治疗 PE,且不会对射精快感产生不良影响。可以应用于 PE 的局部麻醉剂有复方利多卡因乳膏、普鲁卡因 - 利多卡因胶浆、盐酸达克罗宁、丁卡因、丙胺卡因、苯佐卡因等。

(4)其他药物:三环类抗抑郁药、α 肾上腺素受体阻滞剂、中枢性镇痛药等药物对于治疗 PE 也有一定的效果。但具体机制和疗效有待进一步研究和评价。

六、肾移植常用免疫抑制剂

1. 皮质激素　泼尼松、甲泼尼龙、地塞米松(临床常简称"激素")。能抑制抗原呈递细胞的功能和巨噬细胞吞噬功能,降低单核吞噬细胞系统消除颗粒或细胞的作用,使淋巴细胞溶解,以致淋巴结、脾及胸腺中淋巴细胞耗竭。临床上常在手术早期大剂量使用,后常逐渐减量至 5~10mg/d。不良反应包括水钠潴留、电解质紊乱、感染、库欣综合征、高血脂、糖尿病、高血压、痤疮、白内障等。

2. 抗代谢药

(1)硫唑嘌呤:主要抑制 S 晚期或 G2 早期的细胞,降低细胞增殖速度,抑制自身免疫、宿主抗移植物反应、移植物抗宿主反应和迟发型超敏反应,还可抑制抗体的生成。临床上口服起始量一般为 2~3mg/(kg·d),每日一次顿服。副作用主要有骨髓抑制、感染、肝功能损害、致癌作用、致畸作用及对生育的影响,其他毒副作用如恶心、食欲缺乏。

(2)吗替麦考酚酯:在体内快速水解成具有免疫抑制的活性成分酶酚酸(MPA),MPA 是一种次黄嘌呤单核苷磷酸脱氢酶的抑制剂,可以抑制鸟嘌呤核苷酸的经典合成途径,从而干扰 DNA 的合成,使细胞固定于G1~S 期不能增殖。因此,MPA 具有 T、B 淋巴细胞的抗增殖作用。临床应用推荐剂量为 1~2g,分 2 次服用,于术后立即或 72 小时内使用。不良反应有胃肠道毒性、骨髓移植、感染、肿瘤、致畸作用、神经系统并发症、过敏反应。

3. 钙调磷酸酶抑制剂

(1)环孢素:主要抑制 T 细胞功能,可选择性地及可逆性地改变淋巴细胞功能,抑制淋巴细胞在抗原或分裂原刺激下的分化、增殖,抑制其分泌细胞因子如 IL-2、INF 等,抑制 NK 细胞的杀伤活力。临床应用:用药起始量通常为 6~8mg/(kg·d),分两次口服,术后根据血药浓度(谷值 C_0 或峰值 C_2)的检测结果调整剂量。不良反应有肾毒性、肝毒性、高血压、糖尿病、血脂代谢异常、高尿酸血症、神经毒性、其他不良反应。

(2)他克莫司:其生物作用靶点是钙离子及钙调蛋白依赖性蛋白磷酸化酶,阻断了对早期淋巴细胞基因表达必须的去磷酸化过程,进而抑制 T 细胞特异性转录因子的活化及白细胞介素细胞因子的合成。临床应用:起始剂量为 0.1~0.15mg/(kg·d),分两次服;不良反应有肾毒性、肝毒性、神经毒性、糖尿病、消化道症状、感染,其他如脱发。

4. mTOR 抑制剂 代表药物为西罗莫司,为 T 细胞活化和增殖抑制剂,可抑制钙离子依赖性和非依赖性的 IL-2R 后的传导信号。由于术后早期应用将导致伤口愈合障碍和淋巴囊肿等并发症,故常在伤口完全愈合时开始应用。不良反应有高脂血症、高血压、腹泻、贫血、血小板减少、伤口愈合延迟、皮炎、毛囊炎、牙龈炎和泌尿系统感染。

5. 生物制剂

(1)抗淋巴细胞球蛋白和抗胸腺细胞球蛋白:是针对人淋巴细胞/胸腺细胞的多克隆抗体。可用作以下几个方面:①围手术期免疫诱导治疗;②急性排斥或加速性排斥反应治疗;③耐激素急性排斥反应治疗。不良反应主要包括细胞因子释放综合征、血清病、过敏性休克、感染。

(2)单克隆抗体:抗人淋巴细胞抗原成分的特异性抗体。

1)巴利昔单抗:能特异地与激活的 T- 淋巴细胞上的 CD25 抗原高亲和性地结合,进而阻断 IL-2 与 IL-2 受体结合,从而阻断了 T- 细胞增殖信息的传导。该抗体选择性作用于活化 T 细胞,而不影响循环淋巴细胞数量,不良反应较少。

2)利妥昔单抗:是一种对抗 B 细胞上的 CD20 抗原的单克隆抗体,可启动介导 B 细胞溶解的免疫反应。主要用于 ABO 血型不合肾移植,预防或治疗移植肾急性体液性排斥反应,人类白细胞抗原致敏患者的脱敏治疗,常与血浆置换、硼替佐米或输注免疫球蛋白等联合应用。

6. 其他

(1)硼替佐米:通过抑制蛋白酶体,使浆细胞凋亡,从而清除转化的和未转化的浆细胞,使抗体产生减少。

(2)贝拉西普:通过与 APCs 上的 CD80 或 CD86 分子结合,阻断 CD28 介导的 T 淋巴细胞共刺激信号,从而抑制 T 细胞活化。

(魏 强)

各论篇

第四章　泌尿系统常见急诊疾病

第一节　急性肾绞痛

肾绞痛又称肾、输尿管绞痛,是由于某种病因使肾盂、输尿管平滑肌痉挛或管腔的急性部分梗阻所造成的。多发于青壮年,男性多于女性。其典型的表现是突然发作剧烈疼痛,疼痛从患侧腰部开始沿输尿管向下腹部、腹股沟、大腿内侧、睾丸或阴唇放射,可持续几分钟或数十分钟,甚至数小时不等。发作时常伴有恶心呕吐、大汗淋漓、面色苍白、辗转不安等症状,严重者可导致休克。可伴有尿频及肉眼血尿。个别患者描述为患侧腹痛,但体格检查有明显的患侧肾区叩痛。少数老年人临床表现不典型,表现为腹痛,疼痛部位描述不清,体格检查肾区叩痛亦不明显。输尿管结石是造成肾绞痛的主要原因,偶尔由于血块或输尿管狭窄急性梗阻也可引起急性肾绞痛。但由于肾绞痛可以伴有放射痛和胃肠道症状,临床常需和一些泌尿系统以外疾病进行鉴别诊断。肾绞痛是泌尿外科的常见急症,需紧急处理,临床上常先使用起效快的药物进行治疗。用药治疗前注意与其他急腹症进行鉴别。在诊断明确的情况下,一些病例可急诊进行体外冲击波碎石、膀胱镜下输尿管插管或经输尿管镜下碎石处理。

肾绞痛的诊疗过程通常包括以下环节:①肾绞痛的诊断;②肾绞痛的鉴别诊断;③肾绞痛的急诊处理;④肾绞痛的外科治疗;⑤肾绞痛内科治疗。

临床病例

患者男,25 岁。突发左腰部疼痛 2 小时急诊来院。患者来院前 2 小时,无明显诱因出现左腰腹部疼痛,呈阵发性绞痛,放射至下腹部,伴有恶心呕吐、大汗淋漓。痛后解尿一次,尿色呈淡红色,量不多。既往无特殊病史。家族中父亲有肾结石病史。体格检查:体温 37℃,脉搏 100 次 /min,呼吸 20 次 /min,血压 130/80mmHg。一般情况可,发育正常,皮肤巩膜未见明显黄染,浅表淋巴结未扪及,颈软,甲状腺不大,气管居中。双肺呼吸音清晰,未闻及明显干、湿啰音,心律齐,未闻及心前区杂音,腹部紧张,左侧压痛明显,肝脾肋下未及,未扪及腹部包块,无移动性浊音,肠鸣音正常,左侧肾区明显叩痛,左侧输尿管上段压痛,脊柱四肢无异常,生理反射存在,病理反射未引出。

【问题 1】患者急诊来院,挂急诊号,您是接诊医师,应首先考虑什么诊断?

思路:患者有左腰肋部疼痛伴有恶心呕吐、大汗淋漓、解淡红色血尿的病史,既往有结石家族史。体格检查中发现左侧肾区明显叩痛,左侧输尿管上段压痛。因此,根据病史、体格检查分析,该患者可初步诊断左肾绞痛。

知识点

肾绞痛发作的临床特点

1. 肾绞痛常在凌晨 2 点至早 7 点间发作。

2. 疼痛常起始于一侧脊肋角或上腹部,常放射至患侧下腹部、腹股沟部及股内侧,男性可放射至阴囊和睾丸,女性可放射至阴唇。

3. 疼痛伴镜下血尿或肉眼血尿。

4. 疼痛常伴有胃肠道症状。

5. 30%~40% 患者的家族有结石病史。

【问题2】为明确该患者肾绞痛的病因,首选的辅助检查是什么?

思路:血、尿常规检查是急性肾绞痛最基本的诊断和鉴别诊断的检查。肾绞痛血常规白细胞应激升高,而尿常规中存在红细胞常作为诊断结石梗阻性肾绞痛的首要条件,同时尿常规检查也常用于肾绞痛的鉴别诊断。首选的辅助检查应该是对患者无创或微创,且对诊断有着重要的参考价值,因此首选尿常规和泌尿系B超检查。

> **知识点**
>
> 　　有文献报道,急性肾绞痛患者血尿出现率达91.7%,B超尿路结石出现率达90.6%。其中输尿管结石达89.6%,尿常规与B超检查的诊断具有高度的一致性。B超检查是肾绞痛首选筛查方法。其优点包括:为无创检查;诊断准确率高;不受结石性质的影响,无论是X线透光或不透光结石都可判断,而且还可用来鉴别其他一些急腹症;能够确定结石部位、大小以及肾脏积水情况、对是否需要紧急处理和怎样处理提供依据。其缺点包括:检查的主观性较强;结石<0.5cm、膀胱空虚、肠腔积气较多时不能检查。急性肾绞痛B超检查主要是确定肾盂输尿管的扩张积水,肾脏和上端输尿管结石可以探及,输尿管中下段结石一般难以发现,而且引起急性肾绞痛的结石多为小结石,所以,有文献认为多数情况下,急诊B超检查不一定能检测到结石,即使是经验丰富的检查者。但综合各方面的优缺点及与其他检查的比较,目前在国内B超检查还是肾绞痛的首选筛查方法。

　　急诊医师开具尿常规和超声检查结果回报:①尿常规示白细胞(++),红细胞(+++),尿中可见结晶体;②超声检查示左肾轻度积水,左输尿管上段扩张,下段显示不清。

【问题3】什么原因引起的肾绞痛?为进一步明确诊断,需要进行何种检查?

思路:根据尿常规红细胞(+++),B超检查提示左肾积水,可初步考虑泌尿系统结石引起的肾绞痛可能性大。影像学检查(包括B超)是确定尿路结石诊断的"金标准"。对怀疑输尿管结石的患者,影像学检查可以明确结石的大小、梗阻的部位、输尿管有无扩张、积水等。然而,B超检查往往受到肠气等诸多因素干扰,必要时需结合尿路平片(KUB)以及泌尿系螺旋CT等影像学检查以协助诊断。

> **知识点**
>
> ### 肾绞痛的病因
>
> 　　1. 肾绞痛最常见的原因是输尿管结石　输尿管结石在肾绞痛病因中所占比例最大。此外,当肾结石向下移动时可引起肾盂、输尿管平滑肌痉挛,也可导致肾绞痛。
>
> 　　2. 与结石无关的泌尿道异常　如各种类型的肾炎,由于肾间质受损也会引起肾绞痛。肾盂输尿管连接部梗阻,上尿路大量出血亦可引起结石样绞痛,临床上极少见。
>
> 　　3. 输尿管外的疾病,压迫输尿管引起梗阻　包括肠道疾病(如憩室炎)、妇科疾病(如异位妊娠破裂出血)、后腹膜疾病、血管疾病(如腹主动脉瘤破裂出血)、胆管疾病等。

> **知识点**
>
> ### 影像学检查的优缺点
>
> 　　1. KUB是诊断肾绞痛的常规性检查方法　虽然在理论上90%的泌尿系统结石为X线阳性结石,但由于肾绞痛患者大都存在肠胀气,而且引起肾绞痛的结石体积一般较小,加上可能被骨骼阻挡,实际上急诊KUB的结石检出率远低于此值(图4-1-1)。因此,国外一些急症医学和泌尿外科的学者认为,单用KUB对诊断肾绞痛的价值有限,但阳性者对于SWL和输尿管镜取石的术前定位有帮助,因而仍应

作为常规检查手段。KUB加B超对结石的定性诊断在敏感性和特异性上等于甚至高于排泄性尿路造影（IVU）。

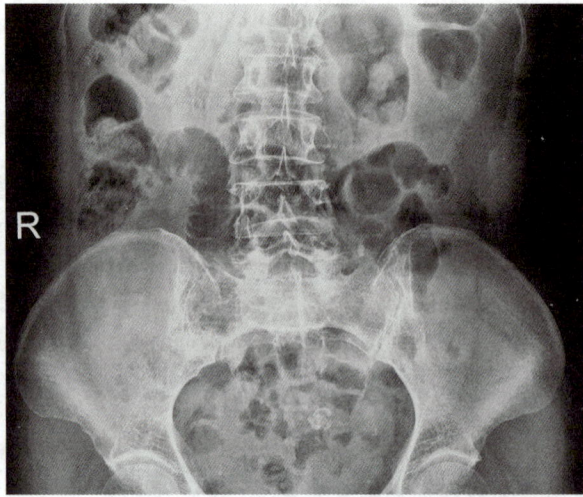

图 4-1-1　左输尿管上段结石（KUB）

2. IVU　曾是诊断肾绞痛的"金标准"（图 4-1-2），但其敏感性只有64%，如今已不再是首选诊断方法。近年来国外急诊 IVU 已被 KUB 加超声检查所取代。但在某些情况下，仍需要 IVU 检查：①需进行经皮肾镜、输尿管镜或开放手术治疗；②疑有泌尿系统肿瘤；③糖尿病伴发结石性肾绞痛，并被疑为是肾乳头坏死；④腹部 X 线片和超声达不到诊断要求。

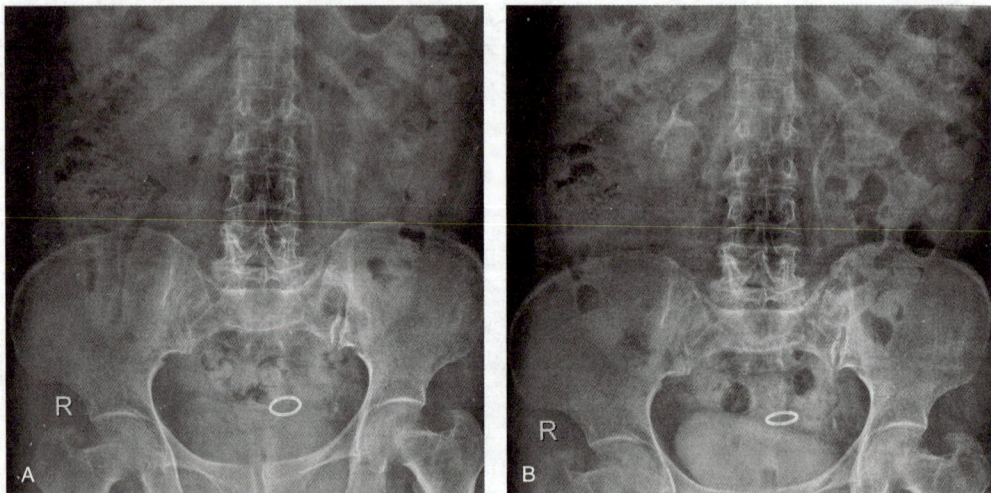

图 4-1-2　左输尿管下段结石
A. 尿路平片；B. 排泄性尿路造影。

3. 螺旋 CT　非常精确，是诊断上尿路结石最可靠的影像学方法（图 4-1-3）。螺旋 CT 非常灵敏，即使 X 线透光的尿酸结石以及小于 0.5mm 的微小结石，也能清晰显示。绞痛发作后，螺旋 CT 常可显示肾包膜下积液，这是诊断急性肾绞痛的有力佐证。在结石的定性和定位诊断上，螺旋 CT 的灵敏度为94%~100%，特异度为 92%~99%，诊断精确度为 94%~100%。因此，目前对于急性肾绞痛发作者，国外提倡首选螺旋 CT 检查，而且绝大多数病例都可确诊。应当注意，由于螺旋 CT 过于灵敏，有时可将作为 Randall 斑的肾内钙化点显示出来，并被当作肾微小结石。由于该项检查费用较高，故宜用于前述各项方法无法确诊的肾绞痛，尤其是输尿管结石并发肾绞痛者。

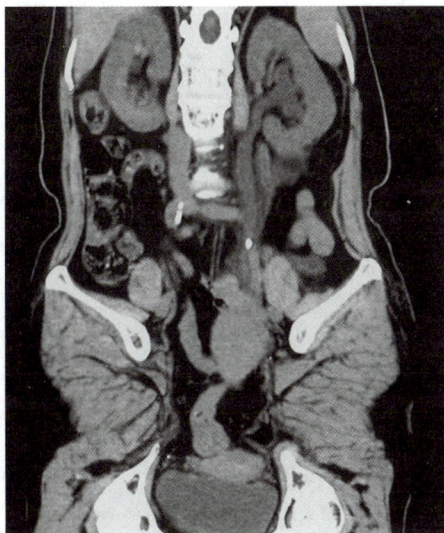

图 4-1-3　左输尿管上段结石并左肾轻度积水（CT）

4. 磁共振检查（MRI）　MRI 不能直接显示结石,而且价格高昂,一般不作为肾绞痛的常规检查。MRU 能显示尿路积水,而且还可评估肾功能,类似于标准 IVU 造影,对于 IVU 不显影者,它仍可提供清晰的影像学证据。一项研究显示,钆增强的 MRU 较 T_2 加权系列 MRI 对于检测输尿管结石和梗阻更为敏感。此外,MRU 还可鉴别妊娠生理性扩张与病理性扩张。因其不存在辐射,故特别适用于诊断妊娠妇女和儿童的急性肾绞痛。

【问题 4】结石引起的肾绞痛需要与哪些疾病相鉴别?

思路:输尿管结石是造成肾绞痛的主要原因,偶尔由于血块或输尿管狭窄急性梗阻也可引起急性肾绞痛。但由于肾绞痛可以伴有放射痛和胃肠道症状,临床常需和一些泌尿系统以外疾病进行鉴别。

知识点

哪些疾病需要和肾绞痛相鉴别?

1. 神经肌肉原因　①肌肉疼;②带状疱疹。
2. 胸腔原因　①胸膜炎;②急性心肌梗死。
3. 腹腔和腹膜后的原因　①急性阑尾炎;②十二指肠溃疡;③急性胆囊炎;④腹腔动脉瘤。
4. 妇产科方面的原因　①急性盆腔炎;②异位妊娠;③卵巢囊肿蒂扭转。

经过尿常规及泌尿系统 B 超检查分析,考虑输尿管结石引起的肾绞痛可能性大。进一步急诊行泌尿系统平片(图 4-1-1),结果:左侧输尿管上段结石? 泌尿系统 CT(图 4-1-3):左侧输尿管上段结石并积水,结石大小约 0.9cm×0.6cm。诊断为:①左输尿管上段结石并左肾积水;②左肾绞痛。

【问题 5】结石位于哪个部位? 结石引起的肾绞痛病理生理机制如何,首先应采取怎样的治疗措施?

思路:诊断明确后,下一步就需要制订相应的治疗方案。结石的大小以及部位对于治疗有着重要的临床意义,治疗包括对症治疗及病因治疗。如对症治疗,就需要了解肾绞痛的病理生理过程,才能选择合适的药物。对肾绞痛的急诊处理,首先是对症处理,而后才是病因的治疗。

知识点

输尿管结石的常见部位

输尿管有三个狭窄部:一个在肾盂与输尿管移行处(输尿管起始处);一个在越过小骨盆上口处;最后一个在进入膀胱壁的内部。这些狭窄是结石、血块及坏死组织容易停留的部位。其中以输尿管跨过髂动脉进入真骨盆以及进入膀胱时的两个成角区最易滞留结石。结石停留在输尿管下 1/3 段者最多见,占 60%~70%。输尿管结石多为单侧,双侧结石仅占 10%。输尿管结石多呈索条形或枣核形,也可呈圆形。

知识点

肾绞痛的病理生理

急性肾绞痛是由上尿路结石引起的反应性肌肉收缩所致,发生机制有两个:①结石在肾盂、输尿管内急促移动或突发嵌顿,导致上尿路急性梗阻;由于管腔内壁张力增加,这些部位的疼痛感受器受到牵拉后引起剧烈疼痛;②输尿管或肾盏壁水肿和平滑肌缺血使炎症递质增加,激活了更多的疼痛感受器,进一步加重了痛感。

当上尿路梗阻持续不缓解时,将会发生一系列病理生理改变。在急性上尿路梗阻模型中,在开始的 1.5 小时内,肾盂压力和肾血流量都是增加的;而在随后的 4 小时里,肾盂压力仍高但肾血流量却开始衰减。过了这段时间后,肾盂压力和肾血流量都开始衰减。最初的肾血流量增加是由前列腺素介导的,同时,它还可导致利尿,增加肾盂内压力,以及使肾血浆流量在皮质和髓质重新分布。随着血流量的进一步减少,还将影响肾小球滤过率、肾血流量和肾氧化代谢。这些生理生化参数在数小时内下降,并在单侧输尿管闭塞 2 小时后达到最低值。因此,当结石造成的梗阻影响到肾功能时,最佳的治疗是通过去除结石、置入输尿管支架或者经皮穿刺肾造瘘以使肾脏减压,减少肾损伤的程度和风险。

知识点

肾绞痛的药物治疗

对于肾绞痛的标准治疗是胃肠外的阿片类镇痛药。这种治疗的结果是迅速达到止痛剂量,同时避免患者由于口服药物通常导致的恶心感。然而,镇痛药可加重胃肠道症状,而且可造成过度镇静。

1. 非甾体类镇痛抗炎药物　常用药有双氯芬酸钠和吲哚美辛等,它们能够抑制体内前列腺素的生物合成,降低痛觉神经末梢对致痛物质的敏感性,具有中等程度的镇痛作用。双氯芬酸钠还能够减轻输尿管水肿,减少疼痛复发率,常用方法为 50mg,肌内注射。吲哚美辛也可以直接作用于输尿管,用法为 25mg,口服;或者吲哚美辛栓剂 100mg,塞肛。双氯芬酸钠会影响肾功能不良患者肾小球滤过率,但对肾功能正常者不会产生影响。

2. 镇痛药　为阿片激动药物,作用于中枢神经系统的阿片受体,能缓解疼痛感,具有较强的镇痛和镇静作用,常用药物有氢吗啡酮 5~10mg,肌内注射;哌替啶 50~100mg,肌内注射;布桂嗪 50~100mg,肌内注射;曲马多 100mg,肌内注射等。

3. α 受体阻滞剂　坦索罗辛为高选择性 α_1 受体阻滞剂,能够松弛输尿管下段平滑肌,促进结石排出。近年来发现其对肾绞痛有良好缓解的效果。用法为 0.2~0.4mg,每天 1 次。副作用有头晕、直立性低血压等,但较为轻微。

4. M 型胆碱受体阻断剂　常用药物有硫酸阿托品和山莨菪碱,可以松弛输尿管平滑肌,缓解痉挛。通常剂量为 20mg,肌内注射。不应单独使用,与阿片类药物一起使用有缓解呕吐的作用。

5. 孕酮　可以抑制平滑肌的收缩而缓解痉挛,对止痛和排石有一定的疗效。

6. 钙离子阻滞剂　硝苯地平 10mg 口服或舌下含化,对缓解肾绞痛有一定的作用。

患者入院后随即给予肌内注射哌替啶 100mg、口服坦索罗辛 0.4mg 后,左腰腹绞痛症状缓解,但仍间断发作。

【问题 6】输尿管结石的外科治疗方案有哪些?各种方案的适应证和禁忌证如何?患者当前应选择哪种外科治疗方案?

思路:当疼痛不能被药物缓解或结石直径大于 10mm 时,应考虑采取外科干预治疗措施。输尿管结石的外科治疗主要有体外冲击波碎石、输尿管镜取石、逆行输尿管软镜碎石取石术,腹腔镜下输尿管切开取石术等。治疗过程中注意有无合并感染,有无双侧梗阻或孤立肾梗阻造成的少尿,如果出现这些情况需要积极的外科治疗,以尽快解除梗阻。治疗方案的选择与结石的大小、位置以及患者全身的身体状况有关。分析当前患者的资料,结石<10mm,且位于输尿管上段,可尝试行体外冲击波碎石术(SWL)。

知识点

冲击波碎石(SWL)问世之后就用来治疗急性肾绞痛,但存有争议。后经大量的临床实践,目前认为,用 SWL 治疗结石并发肾绞痛有其合理性:①肾绞痛发作时,表明结石在输尿管内移动,结石与输尿管黏膜间可产生新的空隙,局部的炎症和水肿较轻,加之引起绞痛的结石一般体积较小,这都有利于击碎结石;结石被粉碎后梗阻解除,疼痛即可缓解。②冲击波疗法本身具有镇痛作用。根据"门控"理论,使用刺激物触发疼痛的方式对轴突进行强刺激后可以产生镇痛作用。另外,冲击波可能通过直接的机械效应改变局部细胞膜的通透性,冲击波的压力成分改变了离子通道,导致细胞膜分子间距增大,使神经膜的极性发生变化,最终通过抑制去极化作用而产生镇痛效应。

知识点

体外冲击波碎石的注意事项

1. 适应证 输尿管结石 SWL 的最佳适应证是小于 10mm 的结石。在 SWL 前一般不必清洁肠道,以免加重患者的痛苦。患者在接受 300~800 次冲击后肾绞痛即可缓解。治疗过程中要注意仔细观察,结石粉碎即可,避免过量冲击,一般都能达到及时止痛和排石的双重目的。

2. 禁忌证 结石远端尿路梗阻、妊娠、出血性疾病、严重心脑血管疾病、安置心脏起搏器者、肾功能严重下降、急性尿路感染、育龄妇女输尿管下段结石等。另外,过于肥胖,肾位置过高、骨关节严重畸形、结石定位不清等。

3. 并发症 碎石后,多数患者出现暂时性肉眼血尿,极少数出现肾周血肿;感染性结石患者可出现尿路感染;碎石排出过程中,可引起肾绞痛,或于输尿管内积聚引起"石街"。

知识点

输尿管镜取石(URL)注意事宜

1. URL 的适应证 中、下段输尿管结石、泌尿系平片不显影结石,以及因肥胖、结石硬、停留时间长而用体外冲击波碎石术困难者。

2. URL 的禁忌证 下尿路梗阻,输尿管细小、狭窄、严重扭曲,或结石嵌顿紧密或过大。

3. URL 并发症 感染、黏膜下损伤、假道、穿孔、撕裂等,远期可导致输尿管口狭窄、闭塞、逆流等。

需要注意:在输尿管取石之后,一般均应放置输尿管导管,即使取石失败,对控制肾绞痛仍可起到有效的止痛作用。

知识点

经皮肾造瘘引流术:特别适用于结石梗阻合并严重感染的肾绞痛病例。

腹腔镜输尿管切开取石术:适用于输尿管结石大于 2cm 者,经 ESWL、URL 术治疗失败者,原来考虑开放手术者。注意事项:用导尿管排空膀胱及鼻胃管胃肠减压,以利于施行手术;取石后要安置双 J 管引流尿液。

知识点

逆行输尿管软镜碎石取石术(RIRS)注意事项

1. RIRS 的适应证 尿路结石(主要包括直径 2cm 以内的输尿管上段结石、肾盂结石、肾盏结石)。

2. RIRS 的禁忌证 曾行输尿管手术或已知输尿管狭窄的患者;有盆腔手术、放疗病史,输尿管病变下方有明显狭窄、膀胱挛缩的患者;因输尿管狭窄、纤维化,输尿管镜插入困难的患者。

3. RIRS 的并发症 感染性休克、术中出血、输尿管的损伤等。

需要注意:逆行输尿管软镜处理输尿管上段结石时,一般分两步进行,当结石在输尿管镜碎石的过程中退回肾脏时,先留置双 J 管,两周后再行 RIRS。

患者外科治疗经过:随后给予体外冲击波碎石,能量 15kJ 冲击 2 400 次后,排出肉眼血尿并可见碎石屑排出。

【问题 7】ESWL 术后,患者可采取什么治疗措施?

思路:该患者 ESWL 术后给予 0.2% 左氧氟沙星注射液 100ml,iv.gtt.,b.i.d.;坦索罗辛 0.4mg,p.o.,q.d.;排石颗粒 20g,p.o.,t.i.d.。一周后复查残余结石大小约 0.5cm×0.3cm,位于输尿管下段。患者的残留结石可考虑内科治疗,以达到排石、溶石、预防结石复发的目的。

知识点

药 物 排 石

作为促进结石自发排出的辅助治疗手段,药物排石疗法(medical expulsion therapy,MET)目前受到人们的重视。已知影响结石排出的主要因素是结石的大小和所处的位置,而结石在输尿管腔内停留和移动,会引起输尿管水肿和输尿管痉挛,两者都是阻碍结石排出的重要因素,MET 不仅对于输尿管结石有效,对于肾结石经 SWL 治疗后采用 MET 也有助于肾结石的排出,减少"石街"形成,对防治肾内残留结石再次生长或结石复发有重要意义。目前 MET 主要使用以下药物:

1. α 受体阻滞剂 这类药物的作用机制是选择性松弛输尿管平滑肌,抑制输尿管痉挛,扩张输尿管管腔。已发现输尿管全段的平滑肌上都表达有 α 肾上腺素受体,而输尿管下段表达的密度最大。使用 α 受体阻滞剂可降低输尿管的收缩力,减少其收缩频率,增加输尿管腔内液体团的传输量,因而可促进结石的排出,并可减少疼痛发作。多个临床研究证实,α 受体阻滞剂对输尿管结石安全、有效,耐受性好,易于服用。与其他药物进行比较,α 受体阻滞剂无论在排石率、排石时间、疼痛发作、药物副作用、排石大小等方面都表现出更佳的效果。因此,α 受体阻滞剂被推荐为 MET 的首选药物,而服用 α 受体阻滞剂也成为输尿管下段结石观察治疗方案的一线疗法。

目前常用的 α_1 受体阻滞剂包括:坦索罗辛(tamsulosin)、特拉唑嗪(terazosin)、多沙唑嗪(doxazosin)和阿夫唑嗪(alfuzosin)。其中,在尿路结石的治疗中,坦索罗辛是被研究得最多、临床治疗效果最好的 α_1 受体阻滞剂。坦索罗辛的常用药物剂量为 0.4mg/d,主要副作用是直立性低血压、头晕等。

2. 钙通道阻滞剂(calcium channel blockers)　可抑制输尿管痉挛而不影响其张力活动,因此这类药物可用作解痉药来舒张平滑肌,抑制结石刺激引起的输尿管痉挛。与激素联用可提高排石率,缩短排石期,减少止痛药用量。常用的药物是硝苯地平(nifedipine)和维拉帕米(verapamil)。

3. 非甾体类镇痛抗炎药(或前列腺素合成酶抑制剂)　如双氯芬酸钠(扶他林)和吲哚美辛(消炎痛),可阻断前列腺素的合成,从而减轻结石嵌顿部位的局部水肿和炎症,松弛肾盂 - 输尿管壁的平滑肌,降低肾内压,对控制肾绞痛相当有效。有临床研究提示双氯芬酸钠既可以治疗肾绞痛,又可以促进结石排出。常用药物是双氯芬酸钠和吲哚美辛。

4. 类固醇激素　性激素具有扩张输尿管和促进排石的作用,其中,孕激素可以减弱输尿管肌肉的活力。常用的药物是孕酮,主要的副作用有头晕、头痛、恶心和乳房胀痛等。

结石周围组织的局部水肿是阻碍结石排出的重要因素。尽管目前尚未对单用糖皮质激素的排石作用进行专门研究,但因其抗水肿作用强,耐受性好,短期用药不良反应少,糖皮质激素(尤其是地夫可特)与其他排石药物一起联用可能具有促进排石的作用。使用的药物是口服地夫可特,副作用较其他糖皮质激素轻,主要见于大剂量长期使用,可出现水、钠、电解质平衡紊乱、肌肉萎缩、骨质疏松、病理性骨折、负氮平衡、消化性溃疡恶化、伤口愈合延缓、皮肤疏松变薄、头晕目眩、头痛、内分泌紊乱、库欣综合征和生长停滞,长期治疗可使溃疡性结肠炎穿孔等。

要点解析:
1. 肾绞痛最常见的原因是输尿管结石,输尿管结石在肾绞痛病因中所占比例最大。
2. 急性肾绞痛是由上尿路结石引起的反应性肌肉收缩所致。当上尿路梗阻持续不缓解时,将会发生一系列病理生理改变;影响肾小球滤过率、肾血流量和肾氧化代谢。
3. 对于肾绞痛的标准治疗是胃肠外的阿片类镇痛药。
4. 中、下段输尿管结石引起的肾绞痛,可以采取输尿管取石。在输尿管取石之后,一般均应放置输尿管导管,即使取石失败,对控制肾绞痛仍可起到有效的止痛作用。
5. 引起的肾绞痛的直径 2cm 以内的输尿管上段结石,可分两步行 RIRS 术。

(邓耀良)

第二节　急性尿潴留

急性尿潴留(acute urinary retention,AUR)是指急性发生的膀胱内充满尿液而不能排出,常伴随由于明显尿意而引起的疼痛和焦虑,严重影响患者的生活质量,临床上需要急诊处理。

急性尿潴留诊疗过程通常包括以下环节:
1. 了解患者的症状,体征及病史对尿潴留进行明确诊断。
2. 明确引起尿潴留的病因。
3. 解除病因,恢复排尿。
4. 暂时病因不明确的,首先引流尿液,患者情况稳定后再做进一步处理。

临床病例

患者,男性,68 岁,退休工人。因饮酒后不能自行排尿10 小时急诊入院。10 小时前因饮酒后无法排尿、下腹部胀痛。患者既往有良性前列腺增生症病史,5 年前开始出现排尿次数增多,以夜间为著,排尿费力,排尿时间延长,其后进行性加重,曾在门诊诊断为良性前列腺增生症,予"保列治、哈乐"治疗后上述症状明显改善。体格检查:下腹部明显隆起,有压痛,脐下叩诊浊音两横指。B超示:膀胱内大量尿液,前列腺体积5.1cm×5.6cm×6.2cm,回声均匀。

【问题 1】通过上述问诊,该患者最可能的诊断是什么?
根据患者病史及典型的临床表现,诊断为良性前列腺增生症、急性尿潴留。
思路 1:中老年患者,有良性前列腺增生症病史,既往排尿不畅,现不能排尿,应考虑急性尿潴留。

知识点

急性尿潴留流行病学

男性急性尿潴留的发生率明显高于女性,可超过女性 10 倍。在男性中以老年男性发生率高,其中 70~79 岁老年男性 10% 在 5 年内发生急性尿潴留,80~89 岁老年男性 30% 在 5 年内发生急性尿潴留,而 40~49 岁男性只有 1.6% 在 5 年内发生急性尿潴留。65% 急性尿潴留是由于良性前列腺增生症引起的,良性前列腺增生症引起 AUR 发生率为 18/1 000 人年。女性急性尿潴留常有潜在的神经性因素。儿童很少发生急性尿潴留,通常是由于感染或手术麻醉引起。

思路 2:急性尿潴留发病突然,患者膀胱内胀满尿液却不能排出,十分痛苦。问诊时应特别注意其诱因、病因、伴随症状、既往史等,并与慢性尿潴留和无尿等进行鉴别。

知识点

急性尿潴留的临床表现

急性尿潴留分为诱发性 AUR 和自发性 AUR。常见 AUR 的诱因包括全麻或区域麻醉、过量液体摄入、膀胱过度充盈、尿路感染、前列腺炎症、饮酒过量、使用拟交感神经药或抗胆碱能神经药等。自发性 AUR 常无明显诱因。病史采集应注意以下几点:

1. 有无下尿路症状及其特点、持续时间、伴随症状。

2. 发生急性尿潴留前的手术史、外伤史,尤其是下腹部、盆腔、会阴、直肠、尿道、脊柱等的外伤、手术史;导尿、膀胱尿道镜检、尿道扩张等有创检查、治疗史。

3. 既往史询问还应注意:既往尿潴留,充溢性尿失禁,血尿,下尿路感染,尿道狭窄,尿路结石,尿道排泄物性状如结石、乳糜凝块、组织块等,近期性交,腹痛或腹胀,便秘,便血,休克,糖尿病,神经系统疾病,全身症状等病史;男性患者还应注意询问有无良性前列腺增生症及其国际前列腺症状评分(IPSS)和生活质量评分(QOL)、急性前列腺炎、包茎等病史;女性患者还应注意产后尿潴留,盆腔炎,盆腔压迫性疾病如子宫肌瘤、卵巢囊肿等,盆腔脏器脱垂如子宫脱垂、阴道前或后壁脱垂等,痛经,处女膜闭锁,阴道分泌物性状等病史。

4. 询问用药史,了解患者目前或近期是否服用了影响膀胱及其出口功能的药物,常见的有肌肉松弛剂,如手术时麻醉用药、黄酮哌酯等,M 受体阻滞剂如阿托品、莨菪碱类、托特罗定等。

5. 有无便秘、大便干结的病史。

知识点

急性尿潴留的鉴别诊断

1. 慢性尿潴留　急性尿潴留与慢性尿潴留的区别包括时间与病因上的区别,以及起病快慢、病程长短的区别。慢性尿潴留患者下腹部可扪及充满尿液的膀胱,但患者却无明显痛苦。由于持久而严重的梗阻,膀胱逼尿肌初期可增厚,后期可变薄,黏膜表面小梁增生,小室及假性憩室形成,膀胱代偿功能不全,残余尿量逐渐增加。

2. 无尿　当肾停止泌尿时,尿液引流系统的黏膜上皮组织仍可分泌液体,但不会超过 100ml/24h,因此临床上将尿量低于这一数值称为无尿。通过病史及体格检查不难鉴别诊断。

【问题 2】急性尿潴留的病因有哪些?
思路:引起尿潴留的原因很多,应详细询问病史及根据相应检查加以判断。

知识点

尿潴留的病因

1. 机械性梗阻　病变最为常见。如良性前列腺增生症、前列腺肿瘤;膀胱颈部挛缩、膀胱颈部肿瘤;尿道畸形、尿道外伤、狭窄、肿瘤、血块或结石梗阻;此外,盆腔肿瘤、直肠肿瘤、妇科肿瘤的压迫以及女性膀胱颈部梗阻也可引起。

2. 动力性梗阻　膀胱出口、尿道无器质性梗阻病变,尿潴留是排尿动力障碍所致。最常见的原因是膀胱感觉或运动神经受损。如中枢神经系统和周围神经系统的器质性和功能性病变可不同程度地影响正常排尿的神经生理反射,也是导致尿潴留的常见原因,如糖尿病、单纯疱疹、广泛的盆腔手术影响膀胱的运动和感觉神经,腰麻后膀胱过度膨胀、会阴部手术、疼痛等所致尿道括约肌痉挛。很多药物都可引起尿潴留,如中枢神经抑制药可抑制大脑皮质及脑干的自主排尿控制功能、抗胆碱类药物如阿托品、溴丙胺太林可使逼尿肌松弛、α肾上腺素类药物可使括约肌收缩,其他药物如抗高血压药物、抗心律失常药物、钙通道阻断药、抗组胺药以及某些抗抑郁药都有引起尿潴留的报道。如果逼尿肌收缩与膀胱颈或括约肌弛张的协同发生失调,也可导致排尿困难、尿潴留的发生。神经源性膀胱亦可出现协同失调,此外,醛固酮增多症、长期腹泻或应用利尿药等致低血钾,可使膀胱逼尿肌无力;急性尿潴留也可见于高热、昏迷患者;精神因素、不习惯卧位排尿也是导致尿潴留的原因。

【问题3】为进一步明确诊断和病因,需要进行何种检查?

思路:通过详细的病史询问和体格检查,配合相应的实验室检查和辅助检查,可明确病因及诊断,为后续治疗提供依据。

知识点

急性尿潴留的相关体格检查

1. 全身检查　包括体温、脉搏、呼吸、血压等生命体征,注意意志、发育、营养状况、步态、体位、有无贫血或水肿等。

2. 泌尿生殖系统检查　在耻骨上区见到过度膨胀的膀胱;胀大的膀胱在耻骨上区叩诊为浊音,有时可胀至脐水平。部分患者可见充溢性尿失禁、尿道外口狭窄;有的还可见会阴、外生殖器或尿道口及其周围的湿疹、出血、血肿或瘀血、肿物、手术瘢痕等。此外,男性患者可见包茎或包皮嵌顿、包皮口或尿道外口狭窄,女性患者可有盆腔脏器脱垂、处女膜闭锁等。下腹部耻骨上区可触及胀大的膀胱,除部分神经源性膀胱外,压之有疼痛及尿意感。阴茎体部尿道结石、肿物或瘢痕亦可触及。注意腹部其他包块情况,需要鉴别下腹部及盆腔肿物的性状及其可能的来源如膀胱巨大肿瘤、肠道肿瘤、子宫肌瘤、卵巢囊肿等,必要时采取双合诊。

3. 直肠指诊　直肠指诊可了解肛门括约肌张力情况、肛管感觉、骨盆肌随意收缩等,直肠内有无肿瘤或粪块。对男性患者,还可了解是否存在良性前列腺增生症、前列腺癌、前列腺脓肿等。

4. 神经系统检查　排尿活动是在神经系统调控下完成的,涉及脑干以上中枢神经、脊髓中枢、外周自主神经及躯干神经、膀胱及尿道神经受体与递质等,因此详尽的神经系统检查有助于区分有无合并神经源性膀胱。

知识点

急性尿潴留的辅助检查

1. 尿常规　了解患者是否有血尿、脓尿、蛋白尿及尿糖等。

2. 腹部超声检查　可以了解泌尿系统有无积水或扩张、结石、占位性病变等,男性患者的前列腺形态、大小、有无异常回声、突入膀胱的程度等。同时,还可以了解泌尿系统以外的其他病变,如子官肌瘤、卵巢囊肿等。此外,在患者急性尿潴留解除,自行排尿后,可行 B 超残余尿量测定。

3. 部分患者需要进一步检查肾功能、血糖、血电解质、血清 PSA、排尿日记、尿流率检查、尿动力学检查、尿道膀胱镜检查、尿道造影、CT 或 MRI/MRU。

【问题 4】急性尿潴留应该怎么急诊处理?

思路 1:急性尿潴留需要急诊处理,应立即解决尿液引流。因此,除了急诊可解除的明确病因,如尿道结石堵塞、包茎引起的尿道外口狭窄、包皮嵌顿等引起的急性尿潴留外,其他病因导致的急性尿潴留可在尿液引流后,再针对不同的病因进行治疗。

知识点

急性尿潴留的治疗原则

急性尿潴留的治疗原则是解除梗阻病因,恢复排尿。包皮嵌顿可手法复位,如包茎可行包皮背侧切开。尿道外口狭窄闭锁,可先试行尿道扩张术或者行尿道外口切开术。尿道结石造成急性尿潴留,如果结石位于前尿道可以用血管钳直接经尿道取石或碎石,结石位于后尿道可用膀胱尿道镜加钬激光碎石,或用尿道探子将结石轻轻送回膀胱,留置导尿管后二期再经膀胱镜下碎石。膀胱内过多血块堆积造成急性尿潴留可以在膀胱镜下加压冲洗清理血块后再留置导尿管。尿道外伤导致的急性尿潴留可以试行导尿,或者行尿道吻合术或者尿道会师手术,也可先行耻骨上膀胱造瘘。手术后引起的急性尿潴留可以在导尿治疗前先试用下腹部热敷、按摩、新斯的明或针灸治疗等。

思路 2:膀胱减压,如果病因不明或者梗阻暂时难以解除,应该首先考虑通过置管排出尿液使膀胱减压,解除患者的痛苦,然后再做进一步检查明确原因并进行治疗。

知识点

引流膀胱尿液的方法

导尿术是解除急性尿潴留最简单常用的方法。留置尿管一周左右,使膀胱得到充分的休息。如导尿失败,可以采用耻骨上注射器膀胱穿刺抽尿缓解患者症状,或者采用局部麻醉下耻骨上膀胱穿刺造瘘术。既往有下腹部手术史伴严重瘢痕粘连可以考虑行开放手术造瘘。

知识点

引流尿液注意事项

导尿管开放后注意尿液导出速度,避免过快放出大量尿液,同时注意观察生命体征,防止休克。对于极度充盈的膀胱,第 1 次放出尿液不可超过 1 000ml,应分次放出尿液,以避免在 1 次放出大量尿液后出现出冷汗、面色苍白、低血压、膀胱出血等情况。术后给予抗生素,预防感染。拔管前针对病因予对症处理:如良性前列腺增生症引起急性尿潴留可给予 5α- 还原酶抑制剂、α 受体阻滞剂,留置尿管 5~7 天后试拔除尿管。

知识点

留置尿管后注意事项

应选择对尿路刺激小、大小适合的导尿管，保持导尿管的通畅，防止扭曲受压或折叠；注意观察尿袋中尿液的性质、尿量、颜色及尿袋的位置等，患者下床活动时注意尿袋的高度不应超过耻骨联合的水平；应注意无菌操作，并用碘伏棉球行会阴部擦洗，每天 2 次，防止泌尿系统感染；尽可能减少导尿管与储尿袋接口的拆卸次数，在尿液清亮和无尿路感染时，避免冲洗膀胱，尿袋 3 天更换 1 次，以减少尿路感染机会；病情允许的情况下，嘱患者多喝水，尿量每日不少于 2 500ml，增加尿液对尿路的冲洗作用，减少尿路感染、结石的发生率；间歇开放引流和训练逼尿肌功能，每 2~3 小时开放 1 次，可预防膀胱萎缩；定期更换导尿管，尿液 pH<6.8 者，每 4 周更换导尿管，pH>6.8 者，每 2 周更换导尿管。

思路 3：长期留置导尿最易引起尿路感染，一般留置尿管 5~7 天后可以试行拔除尿管。一部分患者能成功地恢复自主排尿。研究证实对良性前列腺增生症伴急性尿潴留应用 α_1 肾上腺素受体阻滞剂治疗，可提高早期拔除导尿管后患者自行排尿的成功率，且疗效与前列腺体积大小无关。长期留置导尿的患者，多见于糖尿病周围神经损伤、帕金森病盆底肌痉挛需长期、联合、小量、轮换使用抗生素预防感染，定期更换导尿管（2~3 周）。

【问题 5】 良性前列腺增生症引起的急性尿潴留后期怎么处理？

思路 1：试行拔除导尿管。长期留置导尿可能引起并发症如菌血症、发热、尿脓毒症等，故而越来越多的患者试行拔除导尿管，试行拔除尿管后，23%~40% 的患者可成功排尿。前列腺增生患者试行拔除尿管后可使手术延期进行，有时可能避免手术。

知识点

急性尿潴留随访

保留导尿管时间长短与试行拔除尿管能否成功相关。研究发现保留导尿 7 天后拔管的有 62% 的患者成功地恢复自主排尿，而保留 2 天后拔管的患者成功排尿下降到 51%。试行拔管前服用 α_1 肾上腺素受体阻滞剂，可将试拔管的成功率提高近一倍，良性前列腺增生症患者导尿后服用坦索罗辛 3 天，同样可以显著提高试拔管的成功率。

思路 2：手术治疗。发生急性尿潴留后应尽量避免长期留置导尿管，长期置管的并发症包括尿路感染、脓毒症、创伤、结石、尿道狭窄等并可能诱发附睾炎。

知识点

急性尿潴留的手术治疗

手术解除 AUR 发生的病因可从根本上避免 AUR 再发，也可避免长期或重复置管。对第一次试行拔除导尿管成功的患者，如果 PSA 水平较高、直肠指诊前列腺体积较大、试行拔除导尿管后的膀胱残余尿量较多，则容易再发 AUR，推荐对这些患者早期施行择期 TURP（经尿道前列腺切除）或经尿道铥激光剥橘式前列腺切除术等。AUR 发作后急诊行前列腺手术者（发生 AUR 数天内），感染、围手术期出血的并发症发生率增加，输血率增高，死亡率增加。

思路 3：药物治疗。在急性尿潴留时，因病情紧急，感觉痛苦，尿液引流是首选，药物治疗仅作为尿液引流的辅助治疗，或者患者拒绝导尿或不适合导尿的情况下使用。根据急性尿潴留的发生机制，目前能用于治疗尿潴留的药物主要包括增强膀胱逼尿肌收缩的拟副交感神经类药物和松弛尿道括约肌的 α 受体阻滞剂类药物。

> **知识点**
>
> ### 急性尿潴留的药物治疗
>
> 1. α 受体阻滞剂　α 受体阻滞剂能松弛前列腺和膀胱颈等部位平滑肌,缓解因逼尿肌、外括约肌协同失调或尿道外括约肌痉挛所致的尿道梗阻,主要用于缩短急性尿潴留后导尿管的留置时间,以及避免急性尿潴留复发。良性前列腺增生症患者继发急性尿潴留后留置导尿管,α 受体阻滞剂能明显提高 2~3 天后拔除导尿管恢复排尿的可能性,并可避免拔除导尿管后再次发生急性尿潴留,减少患者对导尿管的依赖。使用过程中应注意眩晕、直立性低血压、恶心呕吐等不良反应。
>
> 2. 拟副交感神经节药物　作用于膀胱逼尿肌的胆碱能神经,可用于手术后或产后的急性尿潴留,主要适用于非梗阻性急性尿潴留、神经源性和非神经源性逼尿肌收缩乏力等。此类药物包括:氯贝胆碱、新斯的明、卡巴胆碱、双吡己胺等。氯贝胆碱、新斯的明和酚苄明配合使用效果更好。

要点解析:

1. 急性尿潴留患者初步评估应根据病史,体格检查,尿常规及 B 超检查作出相应判断。

2. 急性尿潴留的病因包括机械性梗阻和动力性梗阻。

3. 急性尿潴留需要急诊处理,应立即解决尿液引流,可急诊留置导尿或行耻骨上膀胱穿刺造瘘术。

4. 如患者需要长期留置尿管或者急性前列腺炎患者导致的尿潴留,推荐行耻骨上膀胱穿刺造瘘。

5. 对急诊导尿患者不推荐常规应用抗生素,但对于感染高危患者和接受某些有创操作的患者,可考虑使用抗生素治疗。

6. 患者置管如无特殊不适,可以带管回家继续观察,但对有肾功能不全、严重的感染、伴有其他严重疾病需要留院观察。

7. 对于第一次发生急性尿潴留的前列腺增生患者,推荐留置尿管 5~7 天同时服用 α 受体阻滞剂有助于拔除尿管后自行排尿。

8. 急性尿潴留患者需要长期随访,并进行病因治疗,对于反复发生急性尿潴留的患者,不推荐长期留置导尿管或膀胱造瘘管,在条件允许下推荐采取手术治疗等解除病因。

9. 手术后或产后的急性尿潴留,针灸、开塞露灌肠对解除产后或术后麻醉所致急性尿潴留有一定治疗效果。

(夏术阶)

第三节　急性睾丸扭转

睾丸扭转是泌尿外科常见的急症之一,好发于青少年。由于睾丸/精索扭转使睾丸血供受到影响,从而导致睾丸缺血和坏死。

临 床 病 例

首次门诊病历摘要

患者,男性,12 岁。因"突发左侧阴囊疼痛 8 小时"来院就诊。患者 8 小时前睡眠中感觉左侧阴囊疼痛,为剧烈疼痛,向左下腹部放射,体位改变疼痛不缓解,偶有恶心,无呕吐,无排尿异常,无腹痛腹泻,无发热。发病以来,精神欠佳,食欲、体重无变化,大小便正常。既往无特殊病史,无过敏史,无烟酒史,无手术外伤史。父母健在,无特殊疾病。

【问题 1】通过上述问诊,该患者可疑的诊断是什么?

根据患者的主诉、症状、既往史和个人史,应高度怀疑左侧睾丸扭转(testicular torsion)可能。

思路 1:青少年男性,急性病程。患者为睾丸扭转的好发人群,应引起重视。

思路 2:睾丸(阴囊)疼痛是睾丸扭转最常见的临床症状。睾丸扭转发病突然,须与睾丸附睾炎症的症状相鉴别。问诊时还应特别注意询问有无发热、体力/体育活动史等,对疾病的诊断具有提示作用。

思路 3：问诊时应注意疼痛的性质，有无放射，是否有局部肿胀，体温有无变化、有无外伤等，以除外睾丸其他疾病可能引起的症状或合并症。

知识点

睾丸扭转，或更准确称之为精索扭转，是指因为睾丸和精索发生沿纵轴的异常扭转而导致阴囊急性严重疼痛，并引起同侧睾丸和／或其他阴囊结构的急性血液循环障碍，严重时可导致睾丸缺血、梗死的病理情况。

知识点

睾丸扭转在任何年龄均可发病，最常见于青少年(12~18 岁)，约占 65%。以左侧多见，这可能与左侧精索稍长于右侧有关。

知识点

睾丸扭转的临床表现

典型症状为突然发生的单侧睾丸剧烈疼痛，常在剧烈活动后、夜间睡眠或刚起床时。患侧睾丸附睾肿大，随着病情发展，阴囊可出现红肿或色泽改变。多数患者伴有恶心呕吐，少数有低热。

思路 4：对于门诊就诊的患者，应当如何确诊睾丸扭转患者？

睾丸扭转诊断的早晚与治疗的效果密切相关。早期诊断早期治疗是挽救患侧睾丸的关键。临床医师在接诊突发阴囊疼痛的患者时要考虑到睾丸扭转的可能。

知识点

睾丸扭转病因及易感因素

1. 先天性解剖发育异常，如睾丸鞘膜、系膜的异常；睾丸位置、精索长度异常；隐睾。
2. 睾丸肿瘤，外伤史。
3. 年龄，青少年易感。
4. 其他因素包括气温、体位突然变化等。

知识点

睾丸扭转的病理生理

睾丸扭转的程度和发病持续时间与睾丸血液循环障碍以及病理生理改变的严重程度密切相关。

知识点

扭转程度与睾丸功能

睾丸扭转时，睾丸多由外侧向中线扭转，从 90° 到 720° 不等。起初睾丸的静脉和淋巴回流受阻导致患侧睾丸附睾瘀血水肿,随着扭转时间延长,精索肿胀程度加重,睾丸动脉直至完全阻断,可以出现不可逆的缺血性梗死,最终导致患侧睾丸坏死和萎缩。

有研究表明,睾丸扭转程度不同,导致睾丸坏死发生的时间也不同,睾丸扭转90°,发生睾丸坏死的时间约为7天;持续扭转180°,3~4天发生睾丸坏死;持续扭转360°,12~24小时将出现睾丸坏死;持续扭转720°,2小时即会发生睾丸坏死。

【问题2】为进一步明确诊断,需要进行何种检查?

思路1:应重视外科专科体格检查。体格检查时发现患侧睾丸肿胀、触痛,位置上移并呈横位,甚至可抬高至腹股沟外环水平。睾丸上方精索增粗变短,有时可触及结节;阴囊皮肤肿胀发红,托高阴囊时,睾丸疼痛不缓解甚至加剧(Prehn's sign阴性);提睾反射消失。对患侧阴囊内睾丸缺如的急腹症,要高度怀疑隐睾扭转的存在。

思路2:患者目前最需要的检查是什么?彩色多普勒超声血流图(CDFI)。

知识点

彩色多普勒超声血流图(CDFI)

CDFI是最具诊断价值的影像学检查,可以详细、实时地观察睾丸内的血流情况及其变化,被广泛应用于睾丸扭转的诊断和鉴别诊断。睾丸内动脉血流信号明显减少或消失是诊断本病的最可靠标准。该项检查睾丸扭转的诊断率接近90%。需要注意的是,在扭转发病早期或扭转不严重时,可能静脉瘀滞而动脉搏动仍然存在,由此造成假阴性。对于无法确认是否存在睾丸扭转的患者,应及时、重复CDFI检查,因为急诊情况下,短时间内血流就可能出现特征性改变。所以应特别强调CDFI的动态监测,并结合临床表现加以综合考虑。放射性核素^{99}锝扫描能发现扭转的睾丸血流灌注减少,呈放射性冷区。虽然其诊断准确率可高达94%,但由于核素示踪剂难于24小时配备供应,无法在急诊常规采用。CT和MRI也仅在少数需要鉴别诊断情况下使用。

知识点

CDFI在诊断睾丸扭转时的注意事项

1. 若睾丸扭转角度小,就诊时间短,CDFI尚难显示血流减少。

2. 儿童睾丸尚未发育成熟,睾丸内血流分布少且流速低,可能出现"假阳性"。

3. 睾丸扭转不同时期CDFI表现不同。睾丸扭转初期:静脉被阻断,而动脉仅血流减少,此时CDFI表现为舒张期血流回流受阻,流速减慢或消失;阻力指数增高。病情发展期:睾丸内血流消失,但CDFI睾丸肿胀不明显;回声均匀,表示睾丸缺血尚无坏死。病情进一步发展:睾丸肿胀CDFI表现为"回声不均匀","环岛征"(阴囊壁和睾丸表面侧支新生血管形成,睾丸包膜外缘出现粗大彩色血流束所致)表明睾丸已坏死,不能存活,只能行睾丸切除术。

4. CDFI结果要由检查者主观去判断,经验丰富与熟练程度者,准确率可达100%,经验欠缺与不熟练者可影响正确的诊断。

5. 若CDFI检查结果不能排除睾丸扭转,应积极准备,及时进行手术探查。

思路3:睾丸扭转鉴别诊断。除睾丸扭转外,其他一些睾丸附睾疾病也可以引起阴囊疼痛,如急性睾丸附睾炎、绞窄性腹内疝、睾丸附件扭转、睾丸脓肿、血肿、外伤、肿瘤等。

知识点

1. 睾丸扭转与急性睾丸附睾炎的鉴别　见表 4-3-1。

表 4-3-1　睾丸扭转与急性睾丸附睾炎的鉴别

鉴别点	睾丸扭转	急性附睾炎
好发人群	青少年	成年人
症状	发病突然,症状出现更早、更严重,恶心呕吐发生率较高	起病缓慢,常有发热
体征	阴囊托高睾丸疼痛不缓解甚至加剧,附睾轮廓不清,睾丸往往上提呈横位	阴囊托高睾丸疼痛减轻,能较清楚地触及肿大和疼痛的附睾,睾丸常呈下垂状
血常规	早期白细胞增高不明显	白细胞增高
CDFI	睾丸内动脉血流信号明显减少或消失	附睾尾部肿大,供血明显增加;同侧睾丸供血正常或增加

2. 绞窄性腹内疝　腹股沟疝嵌顿可以出现典型的肠梗阻症状与体征。应特别注意与腹腔内睾丸扭转鉴别,后者没有肠梗阻的体征,而且疼痛点比较固定,甚至在轻柔手法下可以触及腹腔内肿大的睾丸。

3. 睾丸附件扭转　睾丸附件一般指米勒管残余。睾丸附件扭转同样好发于青少年,发病急。但睾丸本身无变化,仅在睾丸上方或侧方触及豌豆大小的痛性肿块。

4. 睾丸外伤　有时外伤也能引起睾丸扭转,CDFI 也一样显示阴囊内睾丸血流信号减少或消失。

彩色多普勒超声检查结果:左侧睾丸大小约 46mm×29mm;左侧睾丸形态肿大,内部回声不均,未见血流信号;左侧精索扭曲。右侧睾丸大小约 44mm×22mm;右侧睾丸形态正常,包膜光滑,内部回声均匀,未见明显异常回声区,血流信号无特殊。双侧鞘膜内未见液性暗区。

【问题 3】患者下一步应当如何处理?

患者左侧睾丸扭转诊断明确,应收入泌尿外科病房,进一步治疗。

辅 助 检 查

血常规:白细胞计数 $5×10^9$/L,中性粒细胞百分比 69.9%,红细胞计数 $3.62×10^{12}$/L,血红蛋白 119g/L,血细胞比容 35.40%,血小板计数 $160×10^9$/L。

凝血常规:凝血酶原时间 12.40 秒,凝血酶原时间 INR 1.12,部分凝血活酶时间 36.6 秒,纤维蛋白原 3.43g/L,凝血酶时间 13.30 秒。

胸部 X 线检查:双肺未见异常。

心电图检查:正常心电图。

【问题 4】该患者应选择何种治疗方法?

一旦睾丸扭转确诊,就应该尽快采取措施解除睾丸的血流梗阻,恢复睾丸的血流供应。即使不能排除睾丸扭转的可能性,也应该及时实施睾丸探查术。该患者急诊行手术探查。

睾丸扭转治疗

包括手法复位、手术探查(睾丸固定术、睾丸切除术)等。手法复位仅适于发病 6 小时内,可能使睾丸血流有所恢复。可在麻醉和彩色多普勒超声监视下试行采用,为手术复位、挽救睾丸争取时间。复位的手法:先以 1% 的利多卡因封闭精索。按照与扭转相反方向,将睾丸由中线向外侧方向复位,如睾丸疼痛显著减轻直至消失,睾丸位置下降,精索松弛,且不再自动转回到复位前的位置提示复位成功。若疼痛加重,提示复位方向错误。

手法复位具有相当的盲目性。虽然成功的手法复位可缓解急性睾丸疼痛,但远期疗效不确切,日后仍有可能再次发生多次扭转。因此,即使手法复位获得成功,仍建议及时行睾丸固定术,避免再次扭转。

术 前 告 知

1. 术中发现患侧睾丸扭转时间较长,缺血坏死,有睾丸切除的可能。
2. 术后伤口感染、裂开、延迟愈合、阴囊血肿的可能。
3. 术中发现患侧睾丸炎症性肿大的可能。
4. 术中虽然将睾丸复位,但是因缺血坏死的时间较长,术后仍然有睾丸萎缩的可能。
5. 术后复位睾丸仍然有扭转的可能。
6. 术后影响生育功能、性功能的可能。
7. 术后对侧睾丸萎缩、扭转的可能。

【问题 5】术中如何判断是否保留睾丸?

在解除扭转后,应仔细观察睾丸的血运恢复情况,并可用温生理盐水纱布湿敷 15 分钟,或用 0.25% 利多卡因封闭精索促进睾丸血供恢复。肉眼仔细观察睾丸色泽、精索血管搏动情况,如果睾丸色泽红润、精索血管搏动好,则予以保留。对可疑病例再用针刺睾丸固有膜观察出血情况,结合发病时间及扭转度数综合判断。由于小儿生殖细胞的发育尚未完全,单侧睾丸扭转后一般无抗精子抗体产生而损害对侧睾丸,所以对手术中肉眼判断睾丸血供可疑者应保留睾丸。固定睾丸的方法可采用直接将睾丸白膜与阴囊肉膜缝合,注意缝合必须在睾丸的两个方向上至少两针。睾丸鞘膜必须翻转。

手术治疗情况

患者在腰麻下行阴囊探查术。手术过程记录如下:麻醉成功后,平卧位,手术野常规消毒铺单。取阴囊中部纵向切口,长约 3cm,逐层切开皮肤、肉膜及精索鞘膜,左侧鞘膜腔内见少量黄色积液,左侧睾丸附睾肿胀,颜色为黑色,逆时针扭转 180°,复位后观察 15 分钟颜色无改变,遂行左侧睾丸附睾及鞘膜切除术(图 4-3-1)。阴囊底端戳孔引入皮片引流。向阴囊中隔右侧切开右侧睾丸鞘膜腔,探查右侧睾丸,见右侧睾丸附着位置正常。于睾丸内侧面血管稀疏区与阴囊中隔褥式缝合三处,固定右侧睾丸。阴囊底端戳孔引入皮片引流。检查手术区域,无明显出血后关闭切口。术毕患者安返,标本送病理。

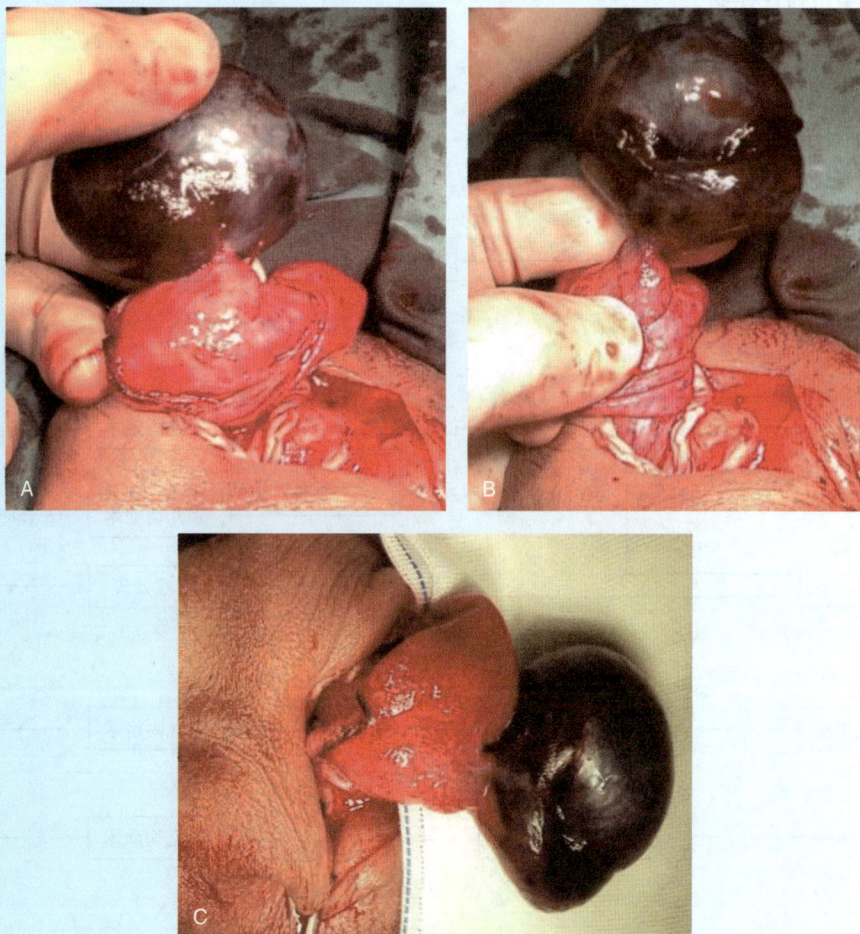

图 4-3-1　观察睾丸血运恢复情况
A. 复位前；B. 复位；C. 复位 15 分钟后。

知识点

　　对于对侧睾丸是否需要同时固定，目前意见不一。但基于有双侧睾丸同时或异时发生扭转的报道，多数学者认为需同时进行对侧睾丸固定。

【问题 6】单侧睾丸切除术后应注意患者哪些情况？

1. 应用抗菌药物。
2. 托高阴囊，注意阴囊皮片引流情况，术后 1~2 天拔除。
3. 保持伤口清洁干燥，术后 5~6 天拆除缝线。
4. 心理护理。

术 后 情 况

　　患者术后恢复好，无发热。术后第 1 天拔除阴囊引流皮片、尿管，伤口换药，恢复正常饮食。术后第 2 天伤口换药后出院。

　　术后第 2 天病理结果回报："左侧"睾丸及附睾充血、出血，变性坏死，结构不清，可符合缺血性梗死。

【问题 7】如何做好患者的随访工作？

1. 建议患者 1 周后门诊复查伤口愈合情况。
2. 观察睾丸大小，术后随访 3~6 个月。

3. 性功能,随访到青春期。

4. 生精功能,随访到青春期。

睾丸扭转诊治流程见图 4-3-2。

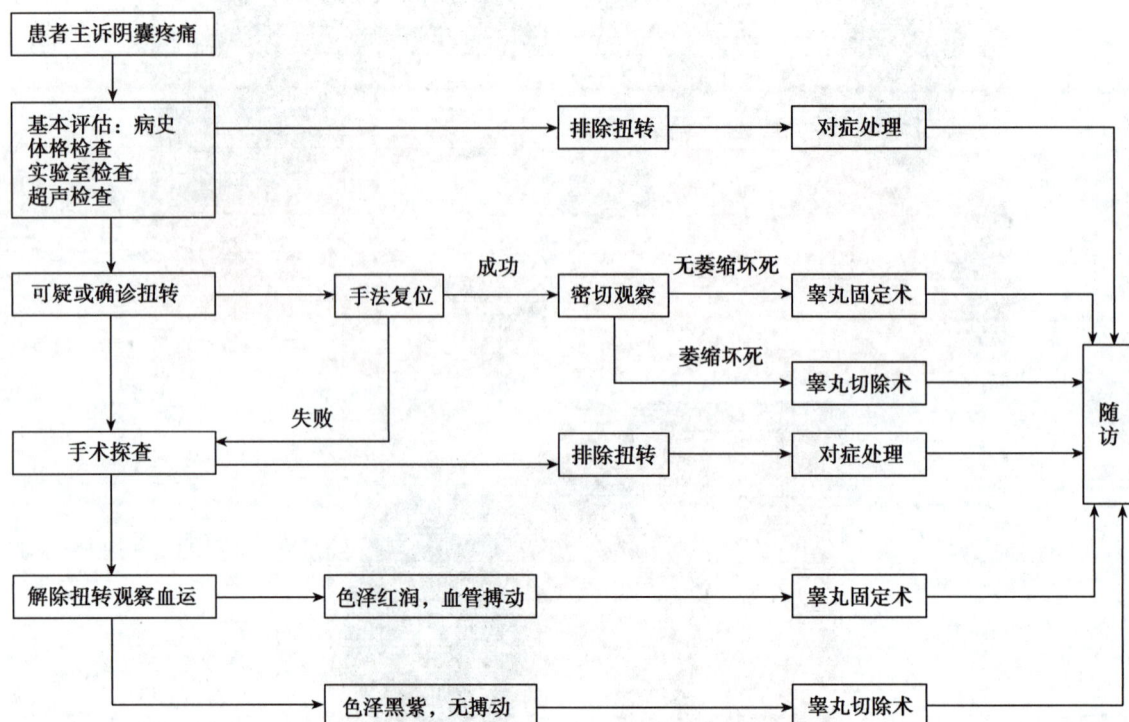

图 4-3-2　睾丸扭转诊治流程

(齐 隽)

第四节　肾 外 伤

外部创伤造成的肾损伤在所有泌尿生殖道创伤中是最常见的。肾外伤约占腹部外伤的 10%。肾外伤的最常见原因是钝器伤,如交通事故伤、跌落伤、运动性外伤。枪弹和刺伤可引起贯通性肾外伤。肾外伤(renal trauma)的临床表现多样,轻微的外伤仅引起显微镜下血尿;严重的外伤可引起肉眼血尿;若肾外伤严重,可有明显出血,尿液可漏入肾周组织;若肾蒂血管损伤,则可引起大出血、休克和死亡。随着放射学分期、血流动力学监测的进步以及肾损伤评分系统的有效应用和对肾损伤机制重要细节认识的提高,使得非手术的保肾策略能够成功。大多数的肾脏钝挫伤和穿透伤,除了合并有其他脏器损伤的,不再需要绝对的外科干预。

临 床 病 例

男性,42 岁,左腰部外伤,肉眼血尿 6 小时。患者于 6 小时之前不慎从 2m 高处跌落,左腰部着地,当即出现左腰腹疼痛剧烈,伴恶心,神志一度不清。伤后排尿一次,为全程肉眼血尿,伴有血块。急送当地医院,经输液病情稳定后转入院。平素体健,否认肝炎、结核病史,无药物过敏史。

【问题 1】通过上述病史特点,该患者的可疑诊断是什么?

思路 1:血尿是泌尿系统创伤最主要的表现。患者高处坠落,腰部受伤并出现血尿,提示泌尿系统损伤。肾脏是外伤后最易受伤的泌尿系器官。伤后能够自行排尿,提示尿道通畅,出现全程肉眼血尿伴有血块,提示出血来自上尿路且出血量较大。根据受伤经过,提示为闭合性损伤,致伤机制可以是直接外力损伤,也可以是间接外力损伤。

思路 2:血尿包括镜下血尿和肉眼血尿。尽管血尿是泌尿系统创伤的标志,但并不与外伤程度相关。钝性创伤所致的肾血管创伤中接近 36% 的患者无血尿。严重的肾创伤,包括血管和肾实质的裂伤,可能只表现为镜下血尿。如仅表现为镜下血尿而合并有休克(收缩压<90mmHg)的钝性肾创伤,应考虑为严重肾创伤。

　　思路 3: 神志不清提示可能存在休克表现,另需警惕颅内损伤可能。外伤后休克可以是创伤性休克或失血性休克。外伤后维持血流动力学稳定十分重要。若出现病情不稳定,应第一时间进行液体复苏治疗。

知识点

肾脏的解剖特点

　　肾脏前后位置相对固定,直接外力撞击可以直接挤压肾脏,导致肾脏与脊柱、肋骨相撞引起肾实质损伤或裂伤。另外,肾脏位于肾周脂肪囊内,具有一定的活动度,间接外力可以诱发瞬间的肾脏过度活动,进而导致肾实质裂伤、肾血管内膜撕脱及肾盂输尿管连接部断裂。而且肾脏为一实质性器官,结构比较脆弱,并且肾脏的血流量非常丰富,使肾脏的脆性增加。因此,外力强度稍大即可造成肾脏的创伤。特别是肾脏形态异常或在病理状况下,受伤的机会更多。有时肌肉强烈收缩或躯体受到强烈振动,也可使肾脏受伤。

知识点

肾损伤典型的临床表现

　　1. 休克　收缩压<90mmHg 占 10%~50%,平均 22%。
　　2. 血尿　肾外伤 95% 以上有镜下血尿或肉眼血尿。无血尿仅 0.5%~25%,其中肾蒂损伤占 24%~40%,输尿管断裂占 31%~55%,镜下血尿不伴休克者多为轻度肾脏损伤。
　　3. 疼痛　绝大部分出现腰痛(96%),可伴有腹痛等腹膜刺激症状。
　　4. 肿块　平均 20% 可扪及肿块。
　　5. 合并伤　可合并肝、脾、胃肠道、胰腺、胸腔、腔静脉、主动脉等的损伤。

知识点

　　创伤性休克(traumatic shock)是由于创伤后腹腔神经丛受到创伤引起的强烈刺激,导致血管张力下降和心排血量下降出现的暂时性血压下降所致,一般情况下经输液治疗后可以获得恢复。失血性休克(hematogenic shock)是因为肾损伤伴随的大量出血和血容量的减少导致血压下降,需要及时输血补充患者的血容量,并同时采用各种方法止血,迅速达到救治目的。

知识点

肾外伤的病理分类

　　1. 肾挫伤　仅局限于部分肾实质,形成肾瘀斑和 / 或包膜下血肿,肾包膜及肾盂黏膜完整。
　　2. 肾部分裂伤　部分实质裂伤伴有包膜破裂,致肾周血肿。
　　3. 肾全层裂伤　实质深度裂伤,外及包膜,内达肾盂肾盏黏膜,常引起广泛的肾周血肿、血尿和尿外渗。
　　4. 肾蒂损伤　肾蒂血管或肾段血管的部分和全部撕裂;也可能因为肾动脉突然被牵拉,致内膜断裂,形成血栓。

在门诊对患者进行常规体格检查,结果如下:体格检查示体温 37.3℃,脉搏 102 次/min,血压 96/60mmHg。发育营养中等,神清合作,痛苦病容。巩膜皮肤无黄染,头颅、心肺未见异常。腹部稍膨隆,左上腹部肌紧张,伴压痛,无反跳痛,未扪及包块,移动性浊音(−),肠鸣音弱。左腰部大片皮下瘀斑,局部肿胀,左肾区触痛明显,膀胱区叩诊实音,尿道口有血迹。四肢关节活动正常。化验:WBC 10.2×10⁹/L,HGB 98g/L,HCT 0.303;尿常规:RBC 满视野,WBC 0~2 个/高倍视野。

【问题 2】 体格检查需要注意什么?

思路: 闭合性外伤常伴有多脏器联合损伤,体格检查既要全面又要重点。首先应判断患者的生命体征是否稳定,其次通过全面体格检查初步判断可能受伤的脏器,避免遗漏;最后重点检查,了解受伤程度。体格检查必须涉及全身各个系统。如果患者神志清醒,检查过程中应采集病史。对于多发性创伤的患者,应紧急复苏。钝性创伤的患者需要颈椎固定,直到影像学检查确认颈椎未受损时为止。必须检查患者的腹部、胸部和背部,在下位肋骨、上位腰椎和下位胸椎骨折时应考虑到并发肾创伤的可能。枪伤常被误诊,通常因为小的射入伤口而无法发现体内大范围的破坏。伤道出口远较入口为大,而子弹从入口到出口很少是直线通过的。软组织和骨骼能够改变弹道走行,而且子弹爆炸后的弹片经常导致多个出口。体格检查过程中应避免加重受伤情况。

【问题 3】 为进一步明确诊断,需要进行哪些检查?

思路 1: 通过体格检查,患者生命体征尚稳定,初步排除神经系统、骨骼、胸腔问题,存在腹部及泌尿系体征。血尿是诊断肾创伤的重要依据之一,对伤后不能自行排尿的患者,应进行导尿检查。严重休克无尿者,往往要在抗休克、血压恢复正常后方能见到血尿。检查尿常规有助于鉴别血尿。伤后 24 小时内动态检查血红蛋白量及血细胞比容,有助于动态观察肾创伤病情变化。严重的患者应每 2 小时检测一次,若血红蛋白及血细胞比容明显下降,说明出血严重。若有白细胞计数增多和分类左移,则提示血肿或尿外渗合并感染或其他部位有感染灶存在。所有的患者,尤其是原有肾脏其他疾病、孤立肾或肾创伤合并休克者,都应反复进行肾功能测定,及早防治肾衰竭。尿液持续漏入腹膜腔被吸收后,可出现氮质血症。外伤后 1 小时内检查肾功能异常往往提示肾脏原有病变。

思路 2: 在完善实验室检查后,需要进一步行相关影像学检查。大多数闭合性损伤仅伴有镜下血尿而无休克表现的患者往往无须行影像学检查,对于所有伴有肉眼血尿或镜下血尿的穿刺伤患者,均应行 CT 检查。创伤之后,儿童血清儿茶酚胺水平会升高,它能够维持血压直到丢失约 50% 的血容量。因此,对于儿童,休克不是一个决定是否进行影像学检查的可靠指标。儿童闭合性外伤伴有高倍镜下尿红细胞>50 个需行 CT 检查。

【问题 4】 首选的影像学检查是什么?

思路: B 超检查经济方便,往往是门诊医师最先采用的检查方式,特别是在基层医院。但是,B 超检查对肾损伤的敏感性和准确性不够,无法提供功能性信息。不过,因为 B 超检查方便床边进行,故可以应用于肾损伤的动态评估。B 超检查适合:①对伤情作初步评估;②连续监测腹膜后血肿及尿外渗情况。肾创伤时,首选的影像学检查是增强 CT(3 相位包括延迟成像)。CT 可以明确受伤部位,发现肾挫伤及失活组织,可以了解整个后腹膜腔和腹腔器官。肾蒂损伤可以通过肾脏造影剂未强化或者肾门旁血肿来判断。肾中极巨大血肿往往提示肾血管损伤。CT 血管成像可以评估肾脏血管情况。10~15 分钟的延迟成像可以显示肾脏集合系统并用来诊断肾盂及输尿管损伤。肾蒂旁造影剂外渗提示肾盂损伤。因此,CT 具有高敏感性和特异性,为分级提供了最有价值的信息。另外,合并肠、胰腺、肝、脾和其他器官创伤能被鉴别诊断。泌尿系排泄性造影是既往评价泌尿系损伤最常用的方法。现在已经逐渐被 CT 检查取代。目前 IVP 仅推荐应用于手术探查中的单次成像。

【问题 5】 此时需做何处理?

思路: 血红蛋白及血细胞比容低提示存在失血性贫血,故应备血、扩容,维持血流动力学稳定。

知识点

肾影像学检查的适应证

1. 所有可能发生肾损伤的穿透伤的血流动力学稳定的患者(腹部、腰部或低位胸部)。
2. 所有有重要损伤机制的钝挫伤,尤其是车祸或高空坠落等急剧减速的创伤。

3. 有肉眼血尿的所有钝挫伤。

4. 所有有低血压的钝挫伤(在评估和复苏过程的任意时候收缩压低于 90mmHg)。

5. 所有有镜下血尿的儿童患者。

6. 初步复苏后需要外科干预的血流动力学不稳定的患者。

【问题6】是否合并多器官损伤?

思路1: 肾损伤合并其他脏器损伤的发生率和创伤部位与创伤程度有关。与肾损伤同时出现的合并伤主要涉及与肾相邻的脏器,如肝、脾、胰腺、胸腔、腔静脉、主动脉、胃肠道、骨骼及神经系统等。

思路2: 有合并伤的肾损伤患者其临床表现更为复杂。合并腹腔内脏器损伤者主要表现为急腹症及腹胀等症状;合并胸腔脏器损伤者可以表现为呼吸循环系统症状;合并大血管损伤者可表现为失血性休克;合并不同部位骨折及神经系统损伤的患者也会出现相应的临床表现。

门诊B超:左肾影增大,结构不清,肾内回声失常,包膜不完整,肾周呈现大片环状低回声。腹部立位片:左肾体积增大,轮廓不清;膈下未见游离气体。胸片:胸廓、肋骨未见异常,左肋膈角略钝。

CT(平扫＋增强)(图4-4-1～图4-4-4)示:左肾挫裂伤,肾周包膜下大量积血,脾脏间隙积液。脾脏中量团片状稍低密度影,未见尿外渗。肝、胰腺未见异常,肠管未见异常。颅脑CT未见明显异常。

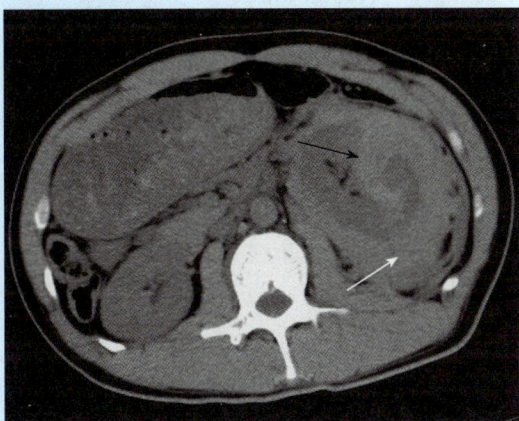

图 4-4-1　左肾挫裂伤,肾周包膜下大量积血
(CT 平扫)

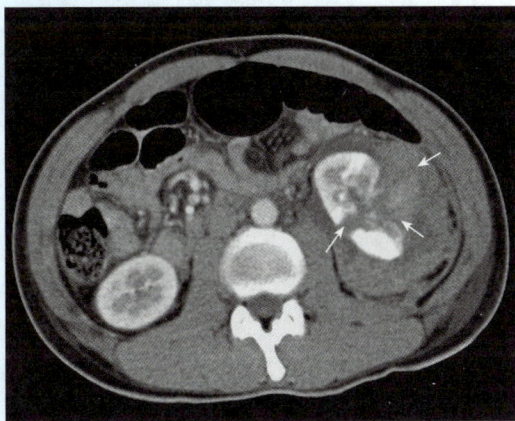

图 4-4-2　左肾挫裂伤(Ⅳ级),肾周包膜下大量积血
(CT 增强动脉期)

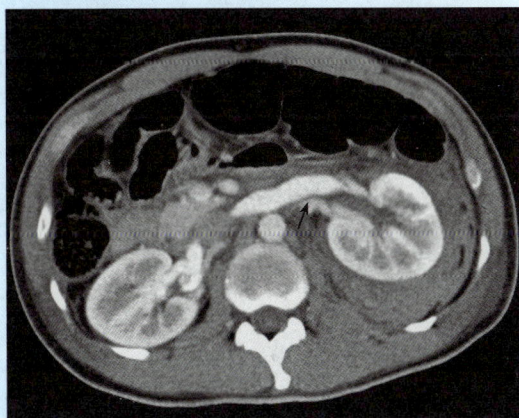

图 4-4-3　左肾挫裂伤(Ⅳ级),肾周包膜下大量积血
(CT 增强静脉期)

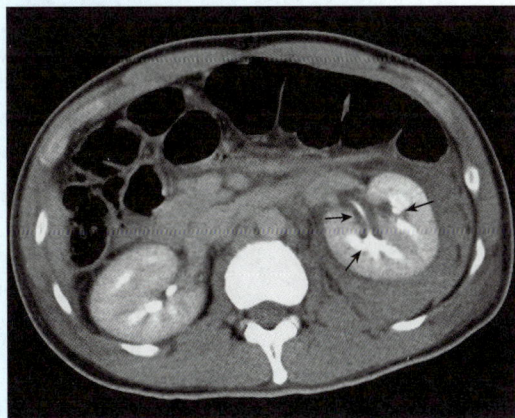

图 4-4-4　左肾挫裂伤(Ⅳ级),肾周包膜下大量积血
(CT 增强肾盂期)

【问题 7】肾外伤如何分级及分期?

思路:肾创伤有多种分类,而其中被广泛接受和使用的分类是由美国创伤外科协会(American Association for the Surgery of Trauma,AAST)提出的,见表 4-4-1、图 4-4-5。增强 CT 的广泛应用为临床提供了影像学形态信息,使肾创伤更容易被准确分级。美国创伤外科协会肾损伤分级系统建立了一个共同标准。依据这一标准,根据创伤破坏的范围就能对肾损伤分级,并已被证明行之有效。

表 4-4-1　美国创伤外科协会肾损伤分级

分级	类型	表现
I	挫伤	镜下或肉眼血尿,泌尿系统检查正常
	血肿	包膜下血肿,无实质损伤
II	血肿	局限于腹膜后肾区的肾周血肿
	裂伤	肾实质裂伤深度不超过 1.0cm,无尿外渗
III	裂伤	肾实质裂伤深度超过 1.0cm,无集合系统破裂或尿外渗
IV	裂伤	肾损伤贯穿肾皮质、髓质和集合系统
	血管损伤	肾动脉、静脉主要分支损伤伴出血
V	裂伤	肾脏碎裂,肾盂输尿管连接部损伤
	血管损伤	肾门血管撕裂、离断伴肾脏无血供

注:对于 III 级损伤,如双侧肾损伤,应评为 IV 级。

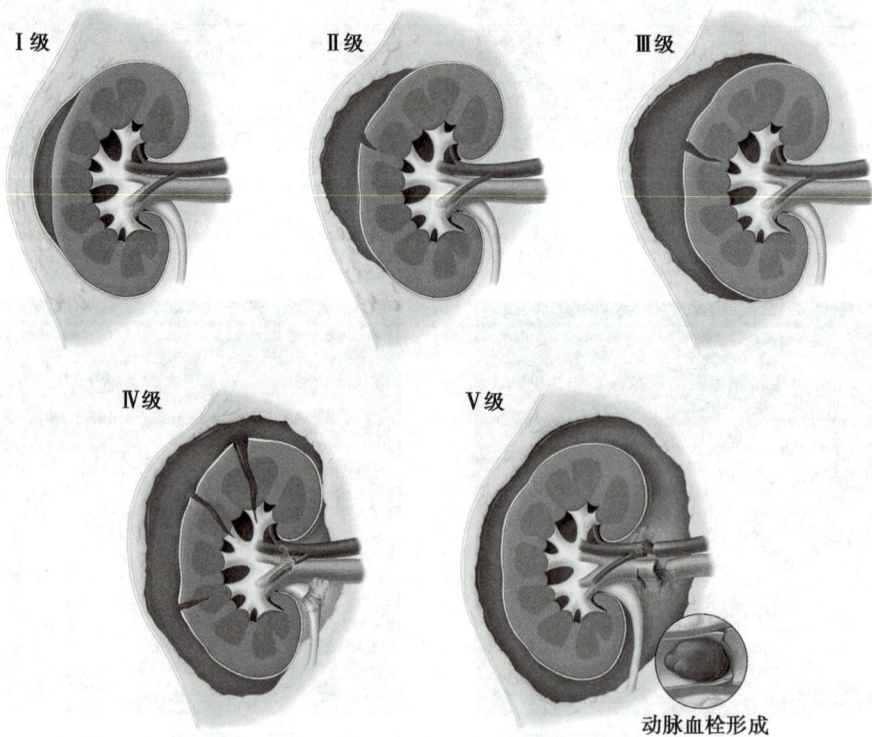

图 4-4-5　肾损伤分级

患者入院后体格检查:心率 98 次/min,血压 100/70mmHg,面色较苍白,痛苦表情。头颅、心肺未见异常。腹部稍膨隆,左上腹部压痛、反跳痛,未扪及包块,移动性浊音(−),肠鸣音弱。左腰部大片皮下瘀斑,局部肿胀,左腰部触痛明显。予心电监护、绝对卧床休息,留置导尿监测每小时尿量、补液、止血、输浓缩红细胞 4 单位、头孢曲松钠预防性抗感染等保守治疗。尿管引流通畅,尿色淡红(定时膀胱冲洗),尿量约 40ml/h。复查血常规:WBC 12.2×10^9/L,HGB 88g/L,HCT 0.275。

【问题 8】肾损伤治疗原则是什么?

思路:肾损伤的治疗目的:保存肾功能和降低死亡率。严重休克时应迅速输血和积极复苏处理。一旦病情稳定,应尽快定性检查,以确定肾损伤的范围和程度,并确定是否合并其他脏器损伤。对于肾挫伤、轻度肾裂伤及未合并胸腹脏器损伤的病例,常采用保守治疗。

知识点

保守治疗的指征

保守治疗为绝大多数肾损伤患者的首选治疗方法。保守治疗可有效降低肾切除率,且近期和远期并发症并没有明显升高。在血流动力学稳定的前提下,下列情况可行保守治疗:

1. Ⅰ级和Ⅱ级肾损伤　推荐行保守治疗。
2. Ⅲ级肾损伤　倾向于保守治疗。
3. Ⅳ级和Ⅴ级肾损伤　少数可行保守治疗,此类损伤多伴有合并伤,肾探查和肾切除率均较高。
4. 开放性肾损伤　应进行细致的伤情分级,结合伤道、致伤因素等有选择性进行。
5. 损伤伴尿外渗和/或肾脏失活碎片　此类外伤可行保守治疗,但并发症发生率和后期手术率都比较高。

知识点

保守治疗的内容

1. 绝对卧床休息 2~4 周,待病情稳定,尿检正常才能离床活动。
2. 密切观察生命体征的变化。
3. 补充血容量和热量,维持水电解质平衡,保持足够尿量。
4. 观察血尿情况,定时检测血红蛋白及血细胞比容,了解出血情况。
5. 每日检查伤侧局部情况,如触及肿块,应准确测量并记录其大小,以便比较。
6. 应用抗生素预防感染。
7. 应用止血、镇静、镇痛药治疗。

入院后第 2 天,患者腹胀加剧,左腰部疼痛明显。体格检查:心率 110 次/min,血压 89/60mmHg,面色苍白,头颅、心肺未见异常。腹部稍膨隆,左上腹部压痛、反跳痛,未扪及包块,移动性浊音(−),肠鸣音弱。左腰部大片皮下瘀斑,局部肿胀,左腰部触痛明显。尿管引流通畅,尿色淡红(定时膀胱冲洗),尿量约 20ml/h。复查血常规:WBC 13.2×10^9/L,HGB 76g/L,HCT 0.220。床边 B 超提示左肾周血肿较前扩大。急诊行左肾动脉血管造影,发现左肾下极动脉远端分支造影剂外渗,左肾下极充盈缺损影(图 4-4-6)。脾动脉造影未见明显异常改变。行超选择血管栓塞(图 4-4-7)。输红细胞 4 单位。

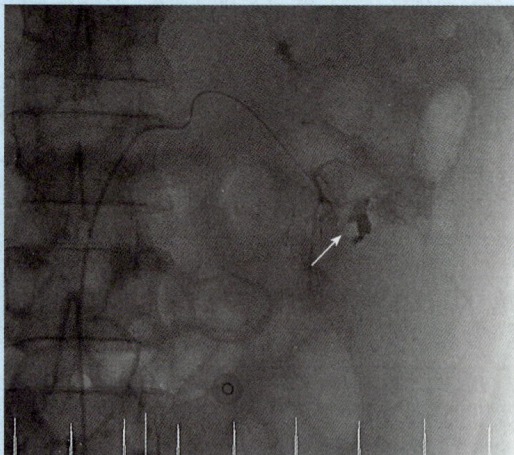

图 4-4-6　左肾下极动脉远端分支造影剂外渗，
左肾下极充盈缺损影

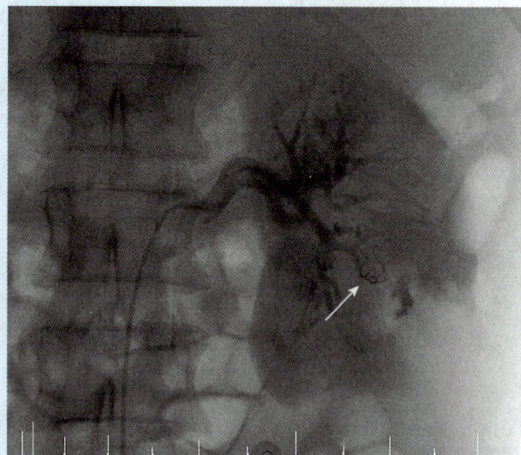

图 4-4-7　超选择血管栓塞后

【问题 9】介入或外科干预时机。

思路：大部分闭合性肾损伤患者，包括Ⅰ~Ⅱ级和大部分Ⅲ级和部分Ⅳ级损伤，可以安全地保守治疗而不需要太积极的介入干预。积极的介入干预包括手术，或者血管介入治疗（如留置支架或选择性血管栓塞）。伤情是决定是否行肾探查术的主要因素。闭合性肾损伤总体手术探查率低于 10%，而且还可能进一步降低。

肾外伤（视频）

知识点

肾脏探查的指征

1. 严重的血流动力学不稳定，危及伤者生命时，为绝对手术探查指征。

2. 因其他原因行剖腹探查时，有下列情况时应行肾脏探查：①肾周血肿进行性增大或肾周血肿具有波动性时；②术前或术中造影发现肾不显影，或伴有其他异常时；③如果肾显影良好，且损伤分级明确，可暂缓行肾探查术。

3. Ⅲ级及以上肾损伤的预后判断较为困难，保守疗法常伴有较高的并发症发生率。

4. Ⅳ、Ⅴ级肾损伤　Ⅳ级肾损伤如血流动力学不稳定则应探查。Ⅴ级肾损伤推荐行肾探查术。开放性肾损伤多需行肾探查术。

5. 肾脏有其他异常、肾显影不良或怀疑有肾肿瘤时，则肾损伤即使较轻也推荐行肾探查术。

入院第 3~5 天，腹胀缓解，血压稳定在 110/85mmHg，心率 88~100 次 /min。HB 稳定在 95g/L 左右，HCT 0.302，继续绝对卧床休息、补液支持、抗感染处理。复查 CT：左肾中下部挫裂伤，左侧腹膜后及盆腔，脾脏局部挫裂伤并积血。

入院 1 周，生命体征平稳，尿色清，予办理出院。患者出院后继续卧床休息 1 周，自行排尿通畅，尿色清。

【问题 10】肾外伤随访观察内容有哪些？应注意哪些并发症及其处理？

思路 1：肾外伤的近期观察及随访目的是：了解伤情变化、肾脏结构和功能恢复情况。主要内容包括严密监测生命体征，密切观察切口出血情况、引流管的引流量、尿液颜色变化及腹腰部体征。出院前可行 CT 和核素肾扫描。远期随访的主要目的是评估肾脏功能、有无并发症。主要内容包括：①体格检查；②尿常规；③个体化的影像学检查，包括肾脏 B 超、CT 扫描、静脉肾盂造影和 MRI；④连续的血压测量；⑤血清肾功能测定。

思路 2：肾外伤并发症发生率为 3%~33%，可分为早期及晚期两种。早期并发症主要有出血、尿外渗、肾周脓肿、尿性囊肿、尿瘘及高血压，多发生在伤后 1 个月内。晚期并发症包括出血、肾积水、高血压、动静脉瘘、假性动脉瘤等。

知识点

肾外伤的并发症

1. 尿外渗　是肾外伤最常见并发症。早期给予有效抗生素,如果没有输尿管梗阻和感染,大部分尿外渗可以自然治愈。持续性尿外渗可放置输尿管内支架引流或者经皮穿刺尿液囊肿引流。

2. 迟发性出血　通常发生在伤后2~3周内。最基本的处理方法为绝对卧床和补液。如果继续出血,则行血管造影确定出血部位后栓塞相应的血管。

3. 肾周脓肿　肾创伤后肾周脓肿极少发生,但持续性的尿外渗和尿液囊肿是其典型的前兆。早期可以经皮穿刺引流,必要时切开引流。

4. 尿液囊肿　多数为伤后近期发生,也可发生于伤后3周到数年。可疑患者首选CT扫描明确诊断。大部分尿性囊肿可以吸收,无须处理。巨大的尿液囊肿、持续存在的尿液囊肿、出现发热或者败血症、尿液囊肿伴有肾脏碎片可通过经皮囊肿穿刺引流术和/或输尿管内支架引流处理。

5. 外伤后高血压　多由于肾实质受压、失活肾脏组织、肾动脉及其分支损伤和动静脉瘘导致肾脏缺血、肾素-血管紧张素系统活性增加引起。外伤后肾血管性高血压的诊断依靠选择性血管造影和肾静脉肾素测定。内科保守治疗无效,可以行血管成形术、肾脏部分切除术或者患肾切除术。

6. 外伤后肾积水　原因可能为肾周或输尿管周围粘连压迫。根据梗阻程度和对肾功能的影响程度决定处理方案。

7. 动静脉瘘　通常出现在锐性伤后,表现为延迟出现的明显血尿。可疑动静脉瘘患者可行血管造影术明确诊断,同时行选择性血管栓塞术。

8. 假性动脉瘤　是钝性肾损伤罕见并发症,超声和血管造影可以明确诊断。选择性血管栓塞术是首选治疗方法。

肾损伤诊疗流程见图4-4-8。

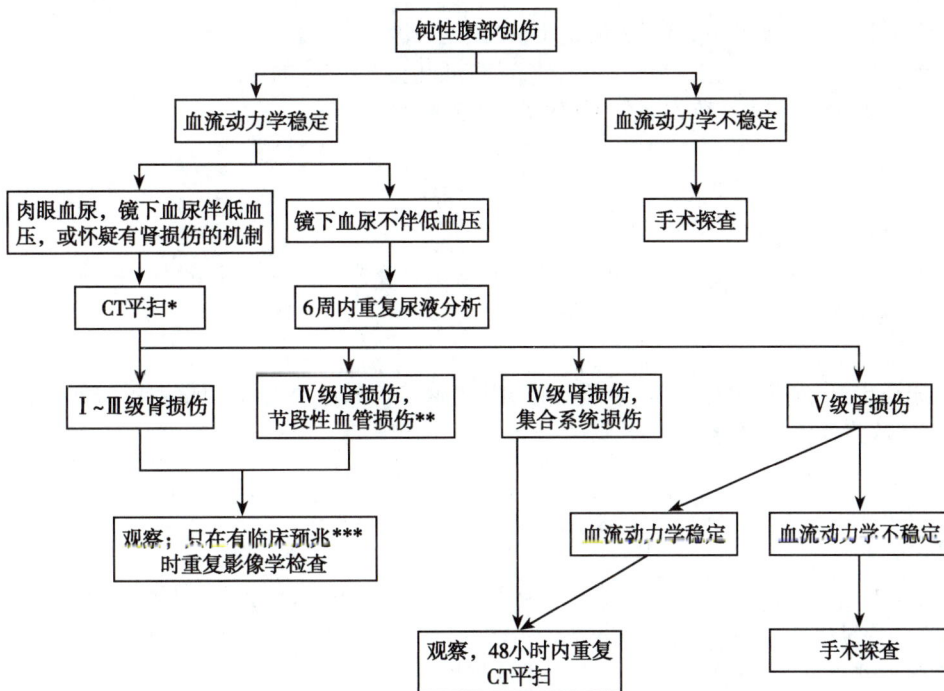

图 4-4-8　肾损伤诊疗流程

*CT平扫伴和不伴静脉对比增强及延迟显像;** 节段性梗死;*** 血流动力学不稳定,
发热或白细胞进行性升高,体格检查发现中有显著的改变。

(邢金春)

第五节　尿　道　损　伤

男性尿道损伤是泌尿系统最常见的损伤。男性尿道由尿生殖膈分为前后两部分,前尿道损伤多见于会阴部骑跨伤所致的球部尿道损伤,伤情轻,处理也较容易。后尿道(前列腺部尿道和膜部尿道)损伤多并发于骨盆骨折,伤情较重,处理复杂,后遗症多。

一、前尿道损伤

前尿道损伤的致伤原因主要为:

1. 钝性损伤　如跌落、打击或交通意外引起。很少伴有骨盆骨折,以骑跨伤较为常见。

2. 医源性损伤　各种经尿道内镜的使用均有可能导致不同程度的尿道损伤,甚至安置气囊尿管也可导致尿道损伤。

3. 开放性损伤　国外主要见于枪伤,可以伴有睾丸或直肠的损伤。其次的原因是刺伤和截断伤。

4. 性交时损伤　阴茎海绵体折断伤的患者会伴有尿道海绵体的损伤。发生概率大约是 20% 的阴茎海绵体折断伤伴有尿道损伤。

5. 缺血性损伤　一些使用阴茎夹控制尿失禁的截瘫患者由于阴茎感觉的降低和缺失会引起阴茎和尿道的缺血性损害。

诊断尿道损伤时,要注意以下几个问题:①是否有尿道损伤;②尿道损伤部位;③尿道损伤程度;④有无合并其他脏器损伤。

临 床 病 例

患者男,31 岁,工人,会阴部骑跨外伤后疼痛伴尿道外口滴血 5 小时。患者 5 小时前翻越马路护栏时暴力骑跨于护栏上方,自觉会阴部肿痛,出现尿道口滴血,排尿困难。无明显发热、腰痛、腹痛等不适,精神状态可,肛门排气正常。既往无特殊病史。无吸烟、嗜酒等嗜好。门诊超声提示膀胱尿潴留。

【问题 1】通过上述病史特点,该患者的初步诊断是什么?

根据患者的主诉、症状以及门诊超声检查,应高度怀疑前尿道损伤的可能。

思路 1:青年男性,有明确骑跨伤病史,应重视前尿道损伤的可能。

知识点

男性前尿道损伤多发生于尿道球部,这段尿道固定在会阴部。会阴部骑跨伤时,将尿道挤向耻骨联合下方,引起尿道球部损伤。

思路 2:尿道出血、疼痛、排尿困难、局部血肿和尿外渗是前尿道损伤常见的临床表现,问诊时需要对临床表现特点进行收集病史,仔细鉴别。

知识点

尿道球部损伤时,血液及尿液渗入会阴浅筋膜包绕的会阴浅袋,使会阴、阴囊、阴茎肿胀,有时向上扩展至腹壁。尿道阴茎部损伤时,如阴茎筋膜完整,血液及尿液渗入局限于阴茎筋膜内,表现为阴茎肿胀;如阴茎筋膜亦破裂,尿外渗范围扩大,与尿道球部损伤相同。

外伤后,即使不排尿也可见尿道外口滴血。受损伤处疼痛,有时可放射到尿道外口,尤以排尿时剧烈。尿道挫裂伤时因疼痛而致括约肌痉挛,发生排尿困难。尿道完全断裂时,则可发生尿潴留。尿道骑跨伤常表现为会阴部、阴囊处肿胀、瘀斑及蝶形血肿。

【问题2】为进一步明确诊断,需要进行何种检查?

思路1:患者目前最需要进行的检查为逆行尿道造影(图4-5-1,图4-5-2)。

知识点

逆行尿道造影可直观地观察尿道损伤的情况,了解损伤的部位和程度,是诊断尿道损伤的最有效方法。如有骨盆骨折时,应先摄平片,了解骨盆骨折情况及是否存在结石等异物。行尿道造影时,患者仰卧于X线机床上,使患者向一侧倾斜30°~45°卧位,倾斜侧腿弯曲,对侧腿伸直。将阴茎拉直与大腿长轴平行。将注射器头直接插入尿道外口,并紧靠尿道外口,将阴茎头捏紧,阻止造影剂外溢。注射造影剂后摄片。如尿道显影而无造影剂外溢,提示尿道挫伤或轻微裂伤;如尿道显影,造影剂能进入膀胱,并有尿道周围造影剂外溢,提示尿道部分裂伤;如造影剂未进入近端尿道而大量外溢,则提示尿道断裂。

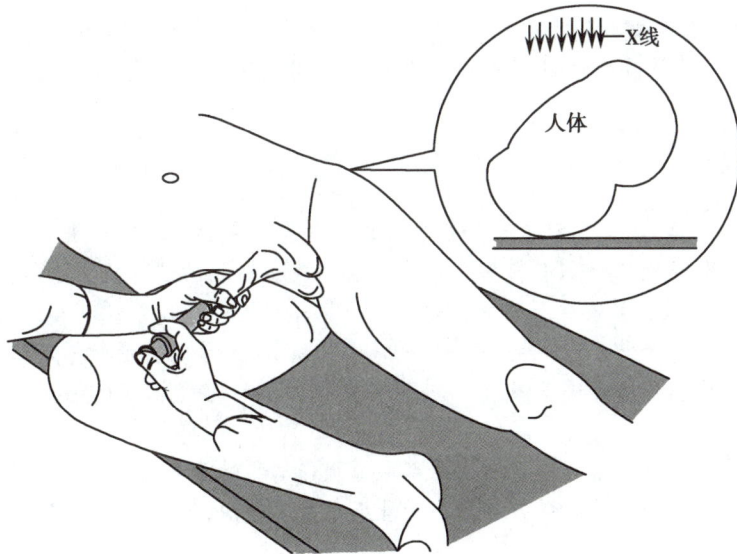

图 4-5-1　尿道造影体位及方法

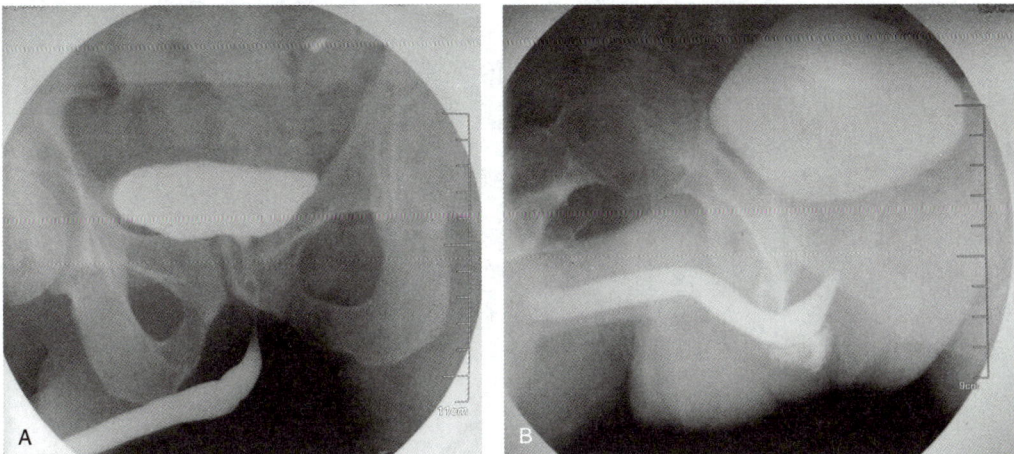

图 4-5-2　逆行尿道造影

A. 正常尿道的尿道造影表现;B. 逆行尿道造影检查(尿道球部可见造影剂外渗)。

思路 2：为进一步明确诊断，患者可选择超声、CT、内镜等。

> **知识点**
>
> 超声在尿道损伤的初期评估中作为常规方法，在耻骨上膀胱造瘘时可用于确定盆腔血肿和前列腺的位置及引导穿刺。CT 和 MRI 不推荐用于前尿道损伤的初期评估，但对观察严重损伤后骨盆变形的解剖情况和相关脏器（膀胱、肾脏、腹腔内器官等）的损伤程度，以及对试行导尿是否成功的判定有重要意义。

> **进一步检查情况**
>
> **专科体格检查：**双肾未扪及，双侧肾区无叩击痛。腹部平软，无压痛，无肌紧张及反跳痛。双侧输尿管走行区无压痛，膀胱区膨隆，伴有压痛。阴茎包皮过长，阴囊局部红肿，双侧睾丸附睾未触及异常，会阴部肿胀，色暗红，伴有触痛。直肠指诊：前列腺不大，未扪及包块，指套无染血。
>
> **尿常规：**RBC++。ECG 及胸片未见异常。

【**问题 3**】患者的治疗方案如何？

思路：患者为前尿道损伤确诊病例，应行诊断性导尿，必要时进一步内镜诊治。

> **知识点**
>
> **诊断性导尿：**仍有争议，因它可使部分性裂伤成为完全断裂、加重出血，并易造成血肿继发感染。但目前临床仍有使用，因为对于部分性裂伤的患者若一次试插成功则可免于手术。应用诊断性导尿应注意以下几点：①严格无菌条件下选用较软的导尿管轻柔缓慢地插入；②一旦导尿成功，应固定好导尿管并留置，切勿轻率拔出；③如导尿失败，不可反复试插，应及时行逆行尿道造影检查；④如尿道完全断裂，导尿管可穿出尿道外进入渗尿区，出现留置导尿顺利的假象，CT 检查可确定留置导尿是否成功。
>
> **内镜检查：**在有条件的医院可以考虑对球部尿道损伤的男性患者行尿道镜检查，对尿道部分断裂者可行尿道会师术，使诊断与治疗融为一体。女性患者尿道较短，可试行尿道镜检查以判断是否存在尿道损伤及损伤的程度。

> **知识点**
>
> **钝性前尿道损伤处理方法**
>
> 不完全性的尿道断裂可以采用尿道安置尿管或耻骨上膀胱造瘘的方法处理。耻骨上膀胱造瘘的优点是它不仅起到了转流尿液的作用，而且它避免了尿道操作可能造成的对尿道损伤的影响；而且对于后期的诊断和治疗的开展它都可起到一定的作用。如果患者的膀胱不充盈，在耻骨上不容易扪及的情况下，可以运用 B 超引导下进行穿刺造瘘或者开放造瘘。造瘘或安置尿管数周后待尿道损伤愈合后进行排尿性尿道造影，如果排尿正常且没有尿液外渗就可拔除造瘘管。对于完全性的前尿道断裂，可以采用膀胱造瘘或一期手术修复的方法处理。对于采用耻骨上膀胱造瘘处理的患者，当患者的并发伤恢复，尿道损伤稳定后，就可以运用尿道造影等影像学检查对患者的尿道情况进行详细的评估，并进一步制订尿道修复重建的计划。

知识点

开放性前尿道损伤处理方法

由于刀刺伤、枪伤和狗咬伤导致的开放性前尿道损伤需要进行急诊的手术清创和探查。在手术中对尿道损伤情况进行评估并酌情进行修复，一般情况下修复后的狭窄发生率约15%。对于完全性的前尿道断裂，应在对损伤的近、远端尿道稍作游离剖成斜面后进行端-端吻合。对于小的尿道破口可以运用可吸收缝线进行修补。手术时应注意对尿道海绵体的良好缝合，以及皮下组织的多层覆盖从而降低术后尿瘘的发生率。清创时应尽量保留尿道海绵体，因为该组织血运丰富发生坏死的概率较其他组织小。在术后的数周可以进行膀胱尿道造影(尿管保留)，如果没有尿液外渗就可拔除尿管。如有尿液外渗，应继续保留尿管1周后再次复查造影。

对一些严重的开放性前尿道损伤的患者，急诊清创时有可能发现尿道缺损较长而无法实施一期的吻合术，勉强吻合还有可能导致阴茎下弯和勃起疼痛。这时应一方面进行耻骨上膀胱造瘘分流尿液，另一方面处理损伤的尿道和局部创面为二期修复重建做准备，二期的修复重建手术应在伤后至少3个月以后进行。该类患者不应在急诊手术时采用皮瓣或游离移植物来进行一期尿道成形，因为损伤导致的局部血运不良和手术部位的清洁度均不适合进行这类手术。

治疗情况：尝试留置导尿管获成功。随访经过：患者导尿后2周拔除导尿管，自觉尿线细，伴有尿痛，无肉眼血尿。

【问题4】患者目前考虑存在什么问题，下一步治疗方案如何？

思路：考虑患者外伤后前尿道球部损伤，成功留置导尿后局部瘢痕愈合，出现尿道狭窄，应定期行尿道扩张术。

知识点

前尿道损伤潜在的主要并发症有尿道狭窄和感染。尿液外渗可能会形成脓肿，而感染会顺着筋膜间隙扩散。感染和脓肿最终可能形成尿道皮肤瘘、尿道周围憩室，少数严重的感染会引起坏死性筋膜炎。早期的尿液分流和合理的抗生素运用可以降低并发症的发生率。

短段的累及尿道海绵体较浅的前尿道狭窄(<1cm)，特别是位于球部的尿道狭窄可尝试运用内镜经尿道内切开或尿道扩张治疗。对于致密的累及尿道海绵体较深的前尿道狭窄或者是内镜经尿道内切开或尿道扩张治疗无效的患者则需要采用开放的尿道成形手术进行治疗。因为对内镜经尿道内切开或尿道扩张治疗无效的患者再反复地采取这两种治疗的有效性很低且医疗经济效益很差，反复的内切开还有可能使得患者最终需要实施更复杂的尿道成形术。

对于球部小于2cm的尿道狭窄，瘢痕切除吻合术是较为适合的治疗方式，该治疗方式的成功率可高达95%。而对于阴茎部尿道和长度较长的球部尿道狭窄(>2cm)不推荐采用简单的端-端吻合术，因为这样会导致患者勃起的下弯和疼痛，对于该类患者建议采用转移皮瓣或游离移植物的替代尿道成形术。不建议对于损伤性尿道狭窄患者使用尿道内支架治疗。前尿道损伤的诊断和治疗策略见图4-5-3。

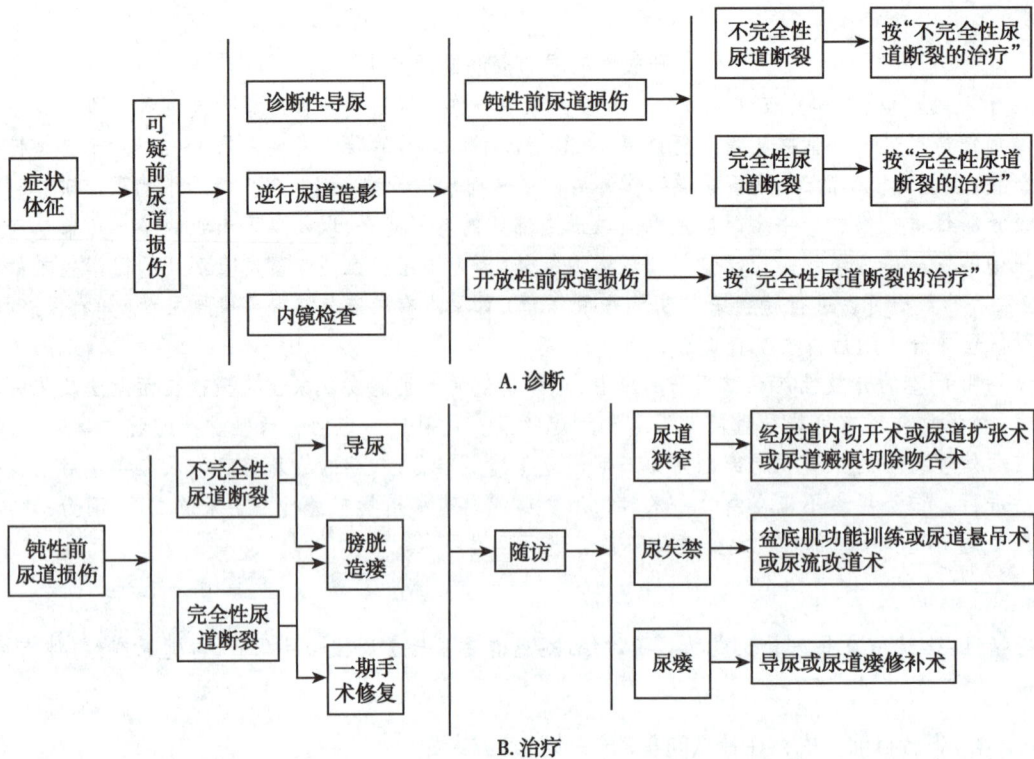

图 4-5-3　前尿道损伤的诊断和治疗策略

二、后尿道损伤

男性后尿道包括前列腺部尿道和膜部尿道。男性后尿道损伤的致伤原因主要为骨盆骨折引起的尿道损伤,急性期常见并发症:出血休克、感染、尿外渗、尿瘘等;后期并发症有尿道狭窄、勃起功能障碍等。

临床病例(一)

患者男,36岁,车祸外伤5小时,伴无法自行排尿。患者5小时前因车祸送入医院急诊,患者伤后出现无法自行排尿,试行留置导尿顺利但未见尿液引出,CT检查示骨盆骨折、尿管球囊位于尿道及膀胱外(图4-5-4)。

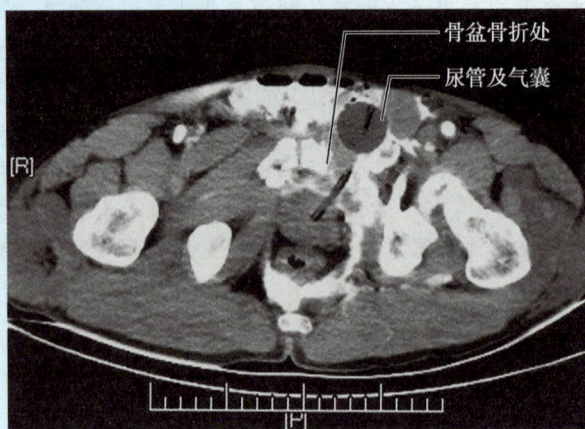

图 4-5-4　CT 提示骨盆骨折,尿管自尿道损伤处置于尿道膀胱外

【问题1】通过上述病史,该患者泌尿外科相关的可能诊断是什么?
思路:患者有车祸外伤史,伴无法自行排尿,CT提示骨盆骨折,导尿失败,考虑后尿道损伤。

知识点

后尿道损伤致伤原因

1. 钝性损伤　主要为与骨盆骨折有关的尿道损伤,发生原因包括交通事故(占绝大多数)、高空坠落、工业事故等。在此类损伤中尿道的单独损伤很少,多合并骨盆骨折和其他脏器的损伤,因此骨盆骨折尿道损伤时要注意其他脏器的损伤。

2. 医源性损伤　扩张尿道时的损伤等。

3. 穿通性损伤　枪伤、刀刺伤等。

膜部尿道穿过尿生殖膈。当骨盆骨折时,附着于耻骨下支的尿生殖膈突然移位,产生剪切样暴力,使薄弱的膜部尿道断裂,甚至在前列腺尖处撕裂。耻骨前列腺韧带撕裂致前列腺向上后方移位。骨折及盆腔血管丛损伤引起大量出血,在前列腺和膀胱周围形成大血肿。当后尿道断裂后,尿液沿着前列腺尖处而外渗到耻骨后间隙和膀胱周围。

知识点

后尿道损伤的临床表现

1. 尿道外口出血　尿道出血程度和尿道损伤严重程度不一定一致。

2. 阴道口出血　超过80%的女性患者因骨盆骨造成尿道损伤可出现阴道口出血。

3. 排尿困难或尿潴留。

4. 疼痛。

5. 局部血肿。

6. 尿外渗　尿道破裂或断裂后可发生尿外渗,尿外渗的范围因损伤的部位不同而各异。膜部尿道损伤:尿外渗可聚积于尿生殖膈上下筋膜之间。膜部尿道损伤同时合并尿生殖膈下筋膜破裂,尿外渗至会阴浅袋,表现与球部尿道损伤相同。合并尿生殖膈上破裂,尿外渗至膀胱周围,向上沿腹膜外及腹膜后间隙蔓延,可表现为腹膜刺激症状,合并感染时可出现全身中毒症状。

7. 休克　严重尿道损伤,特别是骨盆骨折出血量大或合并其他内脏损伤者,常发生休克,其中后尿道损伤合并休克者为40%左右。

在急诊对患者进行常规体格检查,结果如下:体温36.5℃,脉搏98次/min,呼吸22次/min,血压90/60mmHg。患者头部及心肺体格检查未见异常。腹部平软,无压痛,肝脾肋下未及,下腹部压痛+,肌紧张、反跳痛±,骨盆分离试验+,阴茎、阴囊体格检查未见明显异常,直肠指诊:前列腺尖端浮动,直肠前部可触及质软包块,有压痛。退指指套无血染。

【问题2】骨盆骨折合并后尿道损伤应注意的体格检查。

思路:骨盆骨折合并后尿道损伤重要体格检查为直肠指诊。

知识点

骨盆骨折合并后尿道损伤直肠指诊对确定尿道损伤的部位、程度及是否合并直肠损伤等方面可提供重要线索,是一项重要的检查。后尿道断裂时前列腺向上移位,有浮动感;如前列腺位置仍较固定,多提示尿道未完全断裂。此外,直肠指诊是直肠损伤重要的筛查手段。检查时手指应沿直肠壁环形触诊一周以发现损伤部位;如指套染血或有血性尿液溢出时,说明直肠有损伤或有尿道、直肠贯通可能。

【问题3】为进一步明确诊断,需要进行何种检查?

思路1:考虑为尿道损伤,最能明确诊断的检查为逆行尿道造影,它可以直接显示有无尿道损伤导致的造影剂外渗,以明确尿道损伤的诊断。如果有条件可以进行尿道镜检查。本患者CT已明确骨盆骨折及后尿道断裂(导尿管气囊位于膀胱外),无必要另行尿道造影。

> **知识点**
>
> 尿道损伤首选逆行尿道造影检查,对严重创伤致尿道损伤的患者,应注意其他脏器的合并损伤可能,CT、MRI检查不仅可以防止漏诊重要脏器损伤,还可以观察严重损伤后骨盆变形的解剖情况和判定试行导尿是否成功。

思路2:患者还可以进行血常规、尿细菌培养等实验室检查。

> **知识点**
>
> 后尿道损伤常因骨盆骨折引起,易伴有盆腔静脉破裂而引起严重出血,导致出血性休克,应行全血细胞计数、血红蛋白检测等检查,如连续检查发现其指标进行性下降,常提示持续性出血,需要及时手术。试插导尿管成功或手术后留置尿管,早期导出的尿液应做细菌培养,以确定是否已有感染及指导术后抗生素应用。

【问题4】采取何种治疗方案?

思路:患者骨盆骨折,目前生命体征不平稳,且可能合并多脏器损伤,予抗休克治疗的同时行耻骨上膀胱造瘘术。

> **知识点**
>
> **后尿道损伤的治疗原则**
>
> 防治休克、感染及并发症,引流外渗尿液,争取早期恢复尿道的连续性。
>
> 治疗方法:注意患者的生命体征,后尿道损伤常合并骨盆骨折和其他腹腔脏器损伤,防治休克、感染及处理其他脏器的损伤、骨盆骨折是首要任务。
>
> 1. 留置导尿管(可选择) 损伤不严重可试行放置导尿管,如成功则留置导尿管可以持续引流尿液。
>
> 2. 耻骨上膀胱造瘘术(推荐) 耻骨上穿刺膀胱造瘘是一种简单有效的方法,但需要膀胱充盈,有条件最好于超声引导下进行。如果膀胱不充盈无法行穿刺造瘘,可行膀胱切开造瘘。
>
> 3. 手术治疗 严重损伤合并有以下情况应立即进行开放性手术治疗:有开放的伤口进行清创,骨折需要处理,合并膀胱及其他脏器的损伤等,可同时进行尿道损伤的会师手术治疗。

治疗情况:考虑患者目前情况,予抗休克治疗同时行超声引导下耻骨上膀胱穿刺造瘘术,请骨科及普外科处理骨盆骨折及相关脏器损伤,拟二期行尿道吻合术。3个月后,患者恢复良好,行尿道造影检查见图4-5-5。

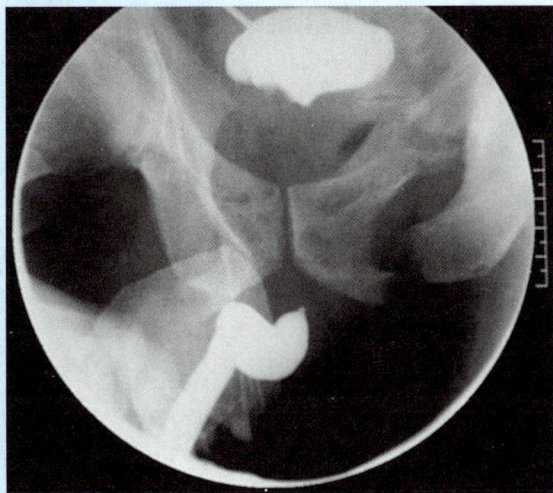

图 4-5-5　二期经尿道逆行造影及经膀胱造瘘顺行造影提示尿道断裂,
膀胱颈尿道分离,骨盆骨折

【问题5】下一步拟行什么治疗方案?

思路:患者尿道损伤后尿道狭窄,应开放行尿道重建术。

知识点

尿道损伤后尿道狭窄的处理方式

1. 尿道扩张　适用于尿道狭窄早期及尿道狭窄较轻的患者,但有尿道感染者不宜施行。操作时宜轻柔,一般扩张至可通过 F20~22 探子即可,扩张间隔时间逐步延长。

2. 尿道内切开术　用尿道手术刀(冷刀)或激光切开狭窄处瘢痕,扩大尿道内径后留置导尿管。适用于狭窄段较短<1cm,瘢痕不严重的患者。如果 2 次内切开效果不佳,应采用其他的治疗方法。

3. 尿道吻合术　以外伤后 3~6 个月为宜。取会阴部切口,切除狭窄段及瘢痕,将尿道两段端 - 端吻合,适用于狭窄段<2cm 的膜部尿道狭窄。采用分离阴茎海绵体中隔、切除耻骨下缘或切除部分耻骨等方法可将狭窄段更长的后尿道狭窄进行尿道吻合术。操作时应尽量切除瘢痕后,并使尿道两断端无张力对合缝合。耻骨上膀胱造瘘对于引流尿液及手术中寻找近端尿道十分有益。

4. 尿道拖入术　适用于无法进行尿道吻合的患者,切除狭窄端尿道后,将远端尿道游离,使其适度拖过近端狭窄段,固定或用牵引线将其通过膀胱固定于腹壁。缺点为可以引起阴茎短缩和勃起时阴茎下曲。

5. 尿道替代成形术　较长段尿道狭窄或闭锁,应用带蒂皮瓣及游离移植物修补缺损的尿道。

临床病例(二)

患者男,41 岁。左臀部被镰刀砍伤 3 小时。患者 3 小时前与人争执,被镰刀砍伤,伤后未排尿,尿道口滴血。体格检查:神清,面色苍白,表情痛苦,膀胱区略膨隆,肛门左外侧臀部一长约 4cm 伤口。

【问题1】根据病史,可疑的诊断是什么?

臀部刀刺伤,尿道外伤?

思路 1:发生生殖器损伤、会阴部外伤、骨盆骨折或医源性损伤时,如果患者出现尿道外口出血、尿潴留、尿外渗等临床体征及表现,应考虑存在尿道损伤。

思路 2:根据伤口位置,须注意有无肠管等合并脏器损伤。

【问题2】急诊早期应作何处理?

思路1:注意患者的生命体征,急查血常规、血型、凝血功能、心电图等。

知识点

后尿道损伤常合并骨盆骨折和其他腹腔脏器损伤,防治休克、感染是首要任务。

思路2:诊断性导尿,并进行直肠指诊。对确定尿道损伤的部位、程度及是否合并直肠损伤等方面可提供重要线索。

患者血压105/60mmHg,脉搏105次/min,血常规:Hb 91g/L,心电图提示窦性心动过速。试行留置导尿顺利,可见暗红色血性液体流出约200ml,不能确定留置导尿是否成功。肛诊前列腺有浮动感,触诊前列腺形态不清,直肠前壁可触及尿管球囊,指套染血。

【问题3】为明确诊断应行何种检查?

思路:如果未能留置尿管,应首选逆行尿道造影检查,本患者已经留置导尿且有必要判定其他脏器情况故行盆腔CT检查,重点判断留置导尿是否成功。

检查结果,CT提示尿道连续性中断,导尿管头位于直肠前壁,膀胱尿潴留。尿道造影提示造影剂于后尿道外溢(图4-5-6)。

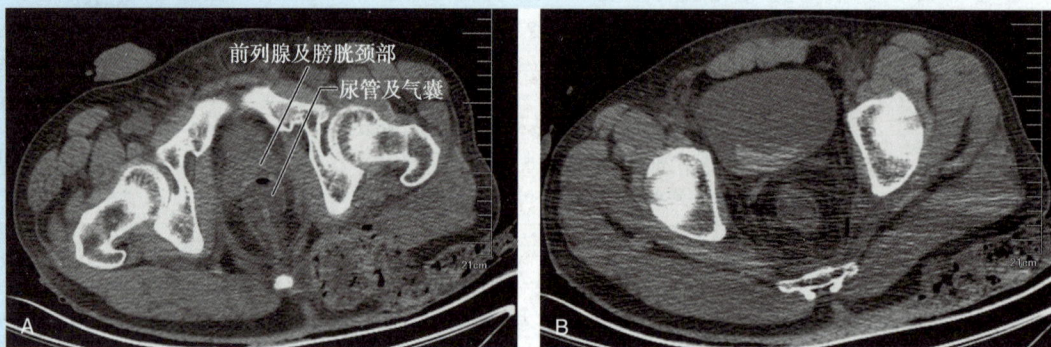

图4-5-6 尿道造影

A.CT提示尿管末端位于尿道外;B.CT提示膀胱完整性良好,其内有血块密度影。

【问题4】患者治疗方案是什么?

思路:因患者为开放性损伤并有失血表现,因此需手术探查。

知识点

手术方式多采用尿道会师术,可以早期恢复尿道的连续性,可以缩短损伤尿道分离的长度,有利于尿道的恢复,一定程度降低远期尿道狭窄的发生率,并降低后期尿道狭窄的手术难度。不推荐早期尿道吻合术,因血肿、水肿使组织结构分辨困难,使得外科手术对位缝合困难,使得尿道狭窄、尿失禁、勃起功能障碍发生率高。

知识点

尿道会师术

采用截石位或半卧位,切开膀胱,经尿道外口插入金属探条引导的尿管,示指经膀胱插入后尿道,与金属探条所引导的尿管尖端会师,并引导金属探条及尿管进入膀胱。还可以采用内镜下尿道会师术,经尿道外口采用输尿管镜或膀胱尿道镜,置入导丝进入膀胱,再沿导丝留置尿管,必要时可以打开膀胱进行引导(图4-5-7)。

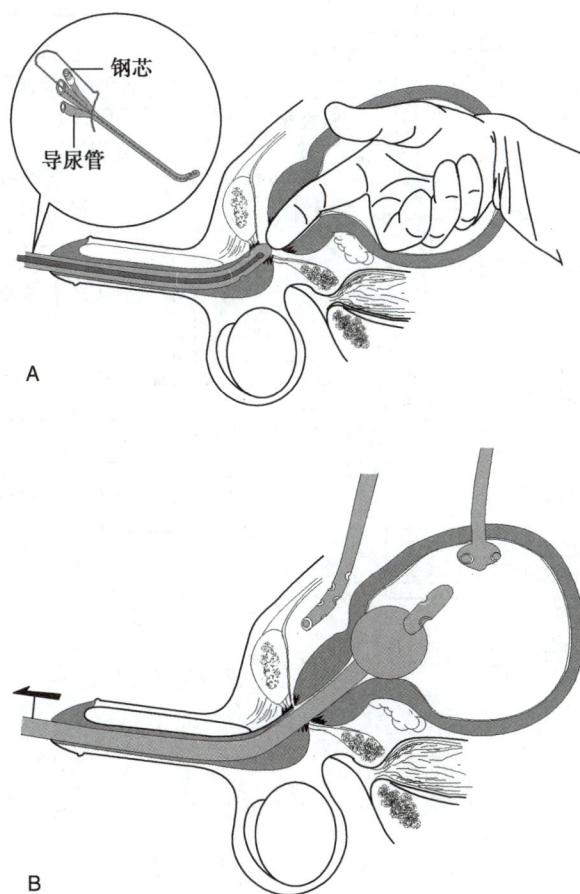

图 4-5-7　尿道会师术

A.金属探条引导下的尿管经尿道外口置入,与另一只手示指会师;

B.在示指指引下将尿管引入膀胱,留置膀胱造瘘管及术区引流管。

手术治疗情况:在完成相关检查,于全麻下行探查术。术中见直肠前壁损伤,膀胱后方有明显血肿。切开膀胱,见膀胱内少量血块,前列腺部尿道完全断裂。清除膀胱内血块,行尿道会师术,同时留置膀胱造瘘管1枚,缝合膀胱。普外科行结肠造瘘。

患者行尿道会师术后恢复良好,术后2周拔除尿管,可经尿道正常排尿,无尿失禁,无尿频、尿急、尿痛。术后5个月,患者回院复查,自诉:近3个月尿线逐渐变细,排尿困难。患者行尿道造影提示后尿道狭窄,狭窄长度约0.5cm,造影剂可通过。

【问题5】考虑患者存在什么并发症? 应当做什么检查? 应当怎样治疗?

思路1:尿道会师术后的常见并发症为尿道狭窄、勃起功能障碍、尿失禁、尿瘘等。根据患者的症状不难诊断并发症为尿道狭窄。为确定诊断可行尿道造影,尿道膀胱镜检查。

思路2:尿道狭窄的处理可行尿道扩张术或尿道内切开术。

治疗:该患者的治疗方案为尿道扩张术,定期扩张尿道半年后,患者排尿恢复正常。术后随访1年,仍然排尿正常。后尿道损伤的诊断和治疗策略见图4-5-8。

A. 诊断

B. 治疗

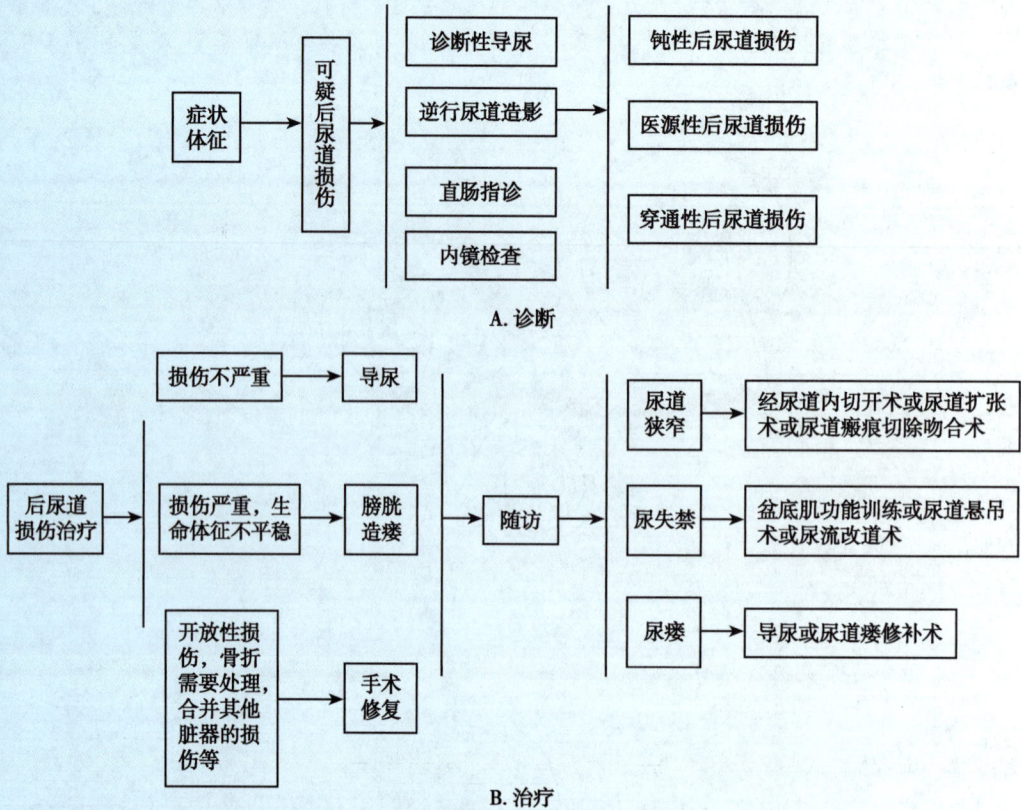

图 4-5-8　后尿道损伤的诊断和治疗策略

（吴 斌）

第六节　急性肾衰竭

急性肾衰竭（acute renal failure，ARF）是由于各种原因引起的肾小球滤过率突然或持续下降，引起氮质废物体内潴留，水、电解质和酸碱平衡紊乱，导致肾实质性损害，从而引起各系统并发症的临床综合征。近年来，国际肾脏病和急救医学界趋向将急性肾衰竭命名为急性肾损伤（acute kidney injury，AKI）：肾功能（肾小球滤过功能）突然（48 小时以内）下降，表现为血肌酐绝对值增加 ≥0.3mg/dl（≥26.5μmol/L），或者增加 ≥50%（达到基线值的 1.5 倍），或者尿量<0.5ml/（kg·h）持续超过 6 小时（排除梗阻性肾病或脱水状态）。其病因多样，常分为肾前性、肾性及肾后性三种类型。其临床表现可分为三期，即少尿或无尿期、多尿期和恢复期，各期均有其典型的临床表现，临床上要明确病因和及时对症治疗，往往要结合临床检查和实验室结果，甚至还需要有创的中心血流动力学监测和尿路影像学检查。该病发病急，进展快，临床住院医师应熟练掌握其病因、临床表现及治疗原则等。

临 床 病 例

男性，63 岁，发现左侧腰痛伴恶心呕吐 3 天，于急诊就诊。现无法进食水，发病以来尿量逐渐减少，来诊前一天排尿约 100ml，平时排尿略困难，尿线细，有尿不净感，无尿频、尿急、尿痛，无肉眼血尿。既往："肾结石"及痛风病史，未经系统诊治。体格检查：血压 160/90mmHg，脉搏 96 次/min，可见双下肢指压痕（+），右肾区叩击痛（+）。血生化结果提示：血肌酐 530μmol/L，血 K^+ 6.6mmol/L。超声提示右侧肾盂及上段输尿管扩张，双侧输尿管中下段显示不清，膀胱空虚，前列腺增大，4.8cm×4.2cm×3.6cm，其内可见钙化。

【问题 1】结合上述材料，目前患者考虑什么疾病？还应进一步做什么检查？病史或者体格检查还需要补充什么材料？

思路 1:目前患者少尿、下肢水肿,血钾及肌酐升高,首先要考虑肾功能不全。患者腰痛伴恶心呕吐,既往有肾结石病史,提示此次可能是结石引起输尿管梗阻。因此,应该立即行泌尿系统 X 线片(KUB)检查,明确造成梗阻的主要原因。

思路 2:同时老年男性有排尿困难的病史,超声提示前列腺增大,也不能除外前列腺疾病导致的下尿路梗阻,例如前列腺增生症或者前列腺癌,体格检查时还应行直肠指诊,了解肛门括约肌紧张度、前列腺的大小和质地,以判断有无前列腺增生症或者前列腺癌的可能性。此外,应该注意下腹部是否膨隆,是否叩诊呈浊音,以判断是否存在尿潴留。

知识点

急性肾衰竭的定义

由于各种病因引起的肾功能急骤、进行性减退而出现的临床综合征,主要表现为肾小球滤过率明显降低所致的氮质潴留,以及肾小管重吸收和排泄功能障碍所致的水、电解质和酸碱平衡失调。多数患者的临床表现为无尿或少尿和代谢物质在体内滞留而出现的一组综合征。

知识点

少尿的鉴别诊断

首先排除由于下尿路梗阻,如前列腺增生、排尿功能障碍而引起的尿潴留及充盈性尿失禁。体格检查时,下腹部膀胱膨胀,经导尿或膀胱彩超检查后即可证实。

对病情危重者,应测中心静脉压(CVP),根据 CVP 的情况进行分析和诊断(图 4-6-1)。

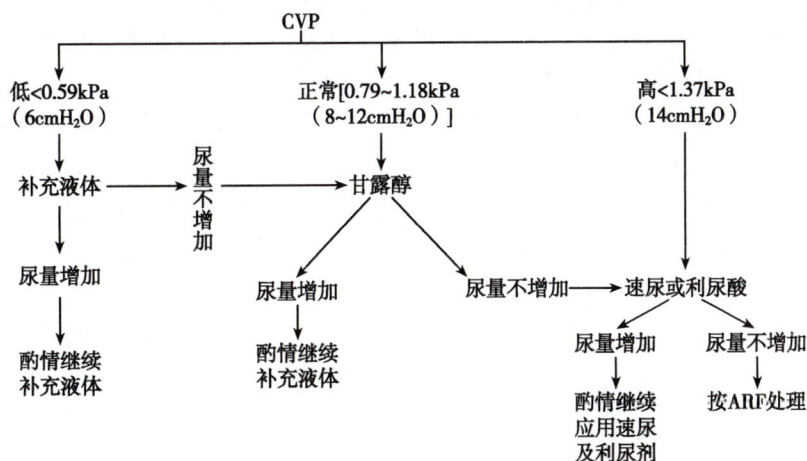

图 4-6-1　中心静脉压诊疗图

【问题 2】患者进一步体格检查,腹部平软、无压痛、下腹部叩诊呈鼓音。直肠指诊:肛门括约肌紧张度良好,前列腺Ⅱ度大,质地韧,未触及结节。KUB 未见明显阳性结石影。综合上述检查结果,你认为患者目前的初步诊断是什么?

思路 1:患者目前初步诊断急性肾功能不全(尿毒症期),右肾积水。患者有腰痛、右侧上尿路扩张积水,而膀胱空虚,所以肾后性肾功能不全的可能性比较大,虽然患者 KUB 未见明显阳性结石影,但结合患者存在"痛风病史",不能排除患者具有阴性结石的可能性。

思路 2:急性肾功能不全的原因分为肾前性、肾性和肾后性。这位患者恶心呕吐 3 天,近来无法进食水,又存在有效循环血容量减少的因素,所以尚不能完全排除肾前性肾功能不全的可能性。

知识点

急性肾功能不全的病因分类

1. 肾前性肾衰竭

(1)血容量不足:脱水、败血症、"第三腔隙"。

(2)心排血量减少:严重心力衰竭、低心排血量综合征或全身血管扩张。

(3)血流动力学功能性改变:①血管紧张素-转化酶抑制剂的药物;②非甾体抗炎药;③环孢素,他克莫司;④肝肾综合征。

(4)血管病变:①动脉栓塞;②动脉瘤;③恶性高血压。

2. 实质性(肾性)肾衰竭

(1)特异性的:①肾小球性肾炎;②间质性肾炎;③毒素,造影剂;④溶血性尿毒症综合征。

(2)非特异性的:①急性肾小管坏死;②急性皮质坏死。

3. 肾后性的肾衰竭

(1)孤立肾的结石或肿瘤病史。

(2)双侧输尿管梗阻。

(3)流出道梗阻。

(4)渗漏,外伤后。

知识点

肾前性、肾性和肾后性急性肾衰竭的典型表现

1. 肾前性 一般多由肾性或肾外性液体丢失引起的脱水,如腹泻、呕吐和利尿药使用过度等。临床表现为尿量减少,尿钠浓度降低,血肌酐上升等。患者常诉身体站立时头晕或口渴感,有明显的体液丢失病史。对症补液等纠正病因后肾功能可恢复。

2. 肾性 肾实质性损伤,如肾小球肾炎、急性间质性肾炎等。临床表现:多有前驱感染、系统性疾病史或用药史。可通过血、尿检查、肾活检等明确诊断。

3. 肾后性 多为双侧尿路梗阻所致。患者可能有既往腹部、盆部手术史,肿瘤病史和局部放疗史,常有血尿、腰痛、腹痛和尿毒症的症状。可通过血、尿检查及影像学鉴别。

知识点

肾前性肾衰竭补液试验

既有诊断意义又有治疗意义。常用的治疗方法是快速静脉输注300~500ml生理盐水。一般要超过1~3小时以后测量尿的排出,当尿量超过50ml/h时,认为患者对连续静脉输液有良好的反应。如果尿量不增加,再次评估患者的水容量状态,并重新进行体检,以确定继续补充液体(用或不用呋塞米)的合理性。

【问题3】目前最需要完善什么检查项目?

思路:下一步需要明确患者上尿路梗阻的原因,找到原因后需要立即解除梗阻。梗阻的原因最可能位于输尿管,所以应该立即检查CT平扫,有条件的医疗单位应即刻行泌尿系成像(CTU)检查,因为患者的肾功能不全,所以不能做增强CT扫描,须谨记急性肾功能不全或衰竭患者均不应行CT增强检查,应行泌尿系CT平扫。

知识点

肾后性肾衰竭的诊断指标可与肾性或肾前性的急性肾衰竭相区别。

1. 有导致尿路梗阻的病史,没有大量失血或失水病史。
2. B超及CT检查示结石、肿瘤、结核等原因致肾积水。
3. 有肾结石或肾积水的临床体征。
4. 放射性核素肾图示梗阻图形。
5. 尿沉渣检查一般正常,尿中没有蛋白或微量。
6. 解除梗阻后尿量增多,肾功能改善。

【问题4】患者急诊检查CT平扫的结果见图4-6-2,目前诊断是什么?

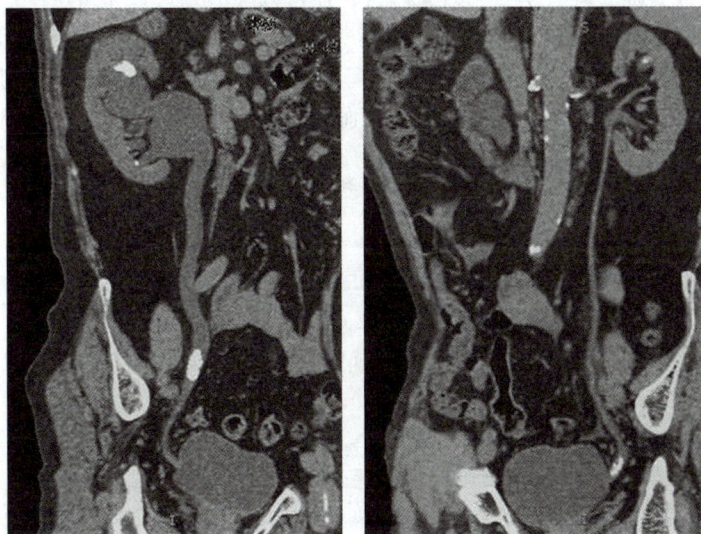

图4-6-2 双肾CT(矢状面)

思路:泌尿系CT平扫提示双侧输尿管中下段结石,梗阻以上右侧输尿管及肾盂扩张积水,所以目前的诊断是急性肾功能不全(尿毒症期)、双侧输尿管结石、右肾积水。

知识点

泌尿外科常见的肾后性梗阻导致急性肾功能不全的原因

双侧输尿管结石、孤立肾的输尿管结石(注意:肿瘤或慢性疾病所致肾衰竭通常为慢性,如前列腺增生症或神经源性膀胱所致慢性尿潴留导致的双侧上尿路积水、前列腺癌或膀胱癌侵及双侧输尿管口导致的双侧上尿路积水)等。

知识点

CT在诊断肾衰竭中的作用

1. 在肾衰竭时,CT扫描可以显示肾脏的大小和形态,动态CT扫描可以反映肾脏的功能状态。
2. 肾后性梗阻引起的肾积水是肾衰竭的常见原因,CT可以确定是否由肾积水引起的肾萎缩,以及肾萎缩的程度,梗阻的部位和病变。
3. 对肾结核肾自截、多囊肾、黄色肉芽肿性肾盂肾炎所致的肾衰竭,CT可作出明确的病因诊断。
4. 对一些诊断不明确的患者,可根据CT选择合适部位,做CT引导下肾穿刺活检以除外肾性因素。

【问题 5】明确病因后目前需要给予这位患者哪些急诊处置？

思路 1：对这位患者危险较大的是水及电解质和酸碱失衡，其中最危险的是高钾血症。因为存在右侧输尿管及肾盂扩张积水，所以肾后性梗阻的可能性较大。首先应该限制液体的摄入，每日液体入量 = 前一日的显性失水量 + 不显性失水量 − 内生水量。高钾血症的治疗包括：

1. 限制摄入含钾过高的食物。

2. 当血钾浓度高于 6.5mmol/L，应给予降血钾治疗：静脉滴注 5% 碳酸氢钠 200~250ml，促进钾离子向细胞内转移；10% 葡萄糖酸钙 10~20ml 缓慢静脉注射（>5 分钟）；50% 葡萄糖溶液 50ml 加胰岛素 6U 缓慢静脉注射；口服离子交换树脂。

3. 当血浆浓度高于 7mmol/L 时，除保守治疗外应进行透析治疗。

思路 2：若患者血钾降低不明显或持续升高，可考虑透析治疗，透析疗法是治疗急性肾衰竭的有效方法，经过透析可以维持患者的内环境稳定，安全渡过少尿期。对纠正氮质血症、高钾血症、高容量心力衰竭、酸中毒、低钠血症、高血磷和改善症状均有明显的效果。透析还可以降低死亡率和缩短恢复期。

思路 3：因为已存在尿路梗阻，最危险的并发症之一是细菌直接进入血液循环，由于肾盂内压力增高，有细菌的尿可经过肾盂穹窿部裂隙进入血液，也可通过高度膨胀变得极薄的泌尿系上皮层进入血液，在这种梗阻合并感染时，不仅感染难以控制，而且容易发展为菌血症，所以还需要抗感染对症预防感染的风险。

知识点

高钾血症的表现

1. 神经 - 肌肉系统　行走困难、站立不稳；加重可累及躯干和上肢肌肉。

2. 循环系统　高钾血症影响心脏细胞静息电位和复极过程，并间接影响动作电位的形成和传导速度，也影响自律细胞的自律性。主要表现为以下几个方面：

（1）抑制心肌：可使心肌收缩力减弱、心脏扩大、心音低弱，心脏停于舒张期。

（2）心律失常：主要表现为窦性心动过缓、传导阻滞和异位心律失常，如心室期前收缩和心室颤动。

心电图的表现对高钾血症的诊断有一定的价值。一般早期出现 T 波高尖，QT 时间缩短，随着高钾血症的进一步加重，出现 QRS 波增宽、幅度下降，P 波形态逐渐消失。

（3）血管收缩：出现面色苍白、肢体湿冷，初期血压升高。

3. 中枢神经系统　也以抑制作用为主，表现为表情淡漠、反应迟钝、嗜睡、昏迷。

4. 消化系统　恶心、呕吐、腹痛，严重者可出现肠麻痹。

5. 对酸碱平衡和其他电解质离子的影响　可出现高钠血症、细胞外液酸中毒，细胞内 Na^+ 浓度降低和碱中毒。

知识点

透析的指征

1. 无尿或少尿 2~3 天以上，有明显尿毒症表现。

2. 严重水肿或伴有肺、脑水肿、心力衰竭者。

3. 高分解状态的急性肾衰竭，即 BUN 每日升高 >10.7mmol/L。

4. BUN ≥ 28.6mmol/L，Cr ≥ 440~884μmol/L。

5. 血钾 ≥ 6.5mmol/L。

6. 重症酸中毒，CO_2CP < 13mmol/L，pH < 7.25。

【问题 6】这位患者经过降血钾治疗后，血生化检查提示血钾 5.6mmol/L，凝血功能未见异常，心肺功能未见明显异常，请问下一步最应该给予什么治疗？

思路 1：经过积极治疗，病情略平稳，诊断明确后，患者应该积极解除输尿管梗阻，降低肾盂内压力，缓解肾功能。可以急诊于双阻滞麻醉下行双侧输尿管镜手术,手术的目的是解除梗阻。

思路2: 先解除肾功能较好的一侧输尿管结石,若术中患者状态允许,继续处理对侧结石。若一期处理结石困难,可先留置双J管或肾造瘘解除梗阻。

知识点

双侧上尿路结石的处理原则

1. 双侧输尿管结石,如果总肾功能正常或处于肾功能不全代偿期,血肌酐值<178.0μmol/L,先处理梗阻严重一侧的结石;如果总肾功能较差,处于氮质血症或尿毒症期,先治疗肾功能较好一侧的结石,条件允许,可同时行对侧经皮肾穿刺造瘘,或同时处理双侧结石。

2. 双侧输尿管结石的客观情况相似,先处理主观症状较重或技术上容易处理的一侧结石。

3. 一侧输尿管结石,另一侧肾结石,先处理输尿管结石,处理过程中建议参考总肾功能、分肾功能以及患者一般情况。

4. 双侧肾结石,一般先治疗容易处理且安全的一侧,如果肾功能处于氮质血症或尿毒症期,梗阻严重,建议先行经皮肾穿刺造瘘,待肾功能与患者一般情况改善后再处理结石。

5. 孤立肾上尿路结石或双侧上尿路结石致急性梗阻性无尿,只要患者情况许可,应及时外科处理,如不能耐受手术,应积极试行输尿管逆行插管或经皮肾穿刺造瘘术,待患者一般情况好转后再选择适当治疗方法。

6. 对于肾功能处于尿毒症期,并有水、电解质和酸碱平衡紊乱的患者,建议先行血液透析,尽快纠正其内环境的紊乱,并同时行输尿管逆行插管或经皮肾穿刺造瘘术,引流肾脏,待病情稳定后再处理结石。

【问题7】 肾后性肾衰竭恢复期少尿的处理方法。

思路: 肾后性肾衰竭恢复期少尿并不能通过静脉滴注生理盐水或甘露醇增加尿量。需每天监测尿量,酌情应用呋塞米或小剂量多巴胺使少尿转为多尿。

知识点

肾后性肾衰竭梗阻解除后,需要每日监测尿量,视情况酌情应用利尿剂等,并定期复查肾功能、电解质等指标。若术后患者每日尿量大于2 500ml,说明患者已转入多尿期,需对症补液、补钾、补充蛋白等对症治疗,定期复查血生化指标。

【问题8】 多尿期应该注意的问题是什么?

思路: 多尿期应及时给予患者补液治疗,防止血容量降低。每日补液量应依据具体患者情况进行。对症适量补钾。还应每天补充优质蛋白质,一般30~40g/d,同时应尽量补充维生素。同时应用抗生素防治和控制感染并发症。

知识点

多尿期的病理改变

急性肾衰竭患者如能及时祛除病因安全渡过少尿期或无尿期,随着肾小管上皮细胞的修复和再生,便由少尿期进入多尿期,尿量可逐渐增多,每日尿量可达3 000~5 000ml。多尿的原因是再生的肾小管上皮重吸收和浓缩功能尚未健全,同时少尿或无尿阶段身体内蓄积的大量尿素起渗透利尿作用,电解质和过多的水潴留也加重利尿现象,如不及时纠正,此期间内容易发生水、电解质和酸碱平衡紊乱,危及患者生命。

要点解析：

1. 急性肾衰竭的诊断要点是突发少尿、肾功能的急剧恶化及原发病因。

2. 少尿出现时可应用补液试验，对区分肾前性和肾性 ARF，以及预防肾性 ARF 有帮助。

3. 肾后性肾衰竭梗阻解除后，需要每日监测尿量，视情况酌情应用利尿剂等，并定期复查肾功能、电解质等指标。

4. 高钾血症的诊断和处理对急性肾衰竭的患者至关重要。

5. 透析的指征和泌尿外科双侧上尿路处理原则对肾后性急性肾衰竭治疗有重要治疗意义。

6. 多尿期易发生水、电解质和酸碱平衡紊乱，如不及时纠正，容易危及患者生命。

急性肾衰竭诊疗流程见图 4-6-3。

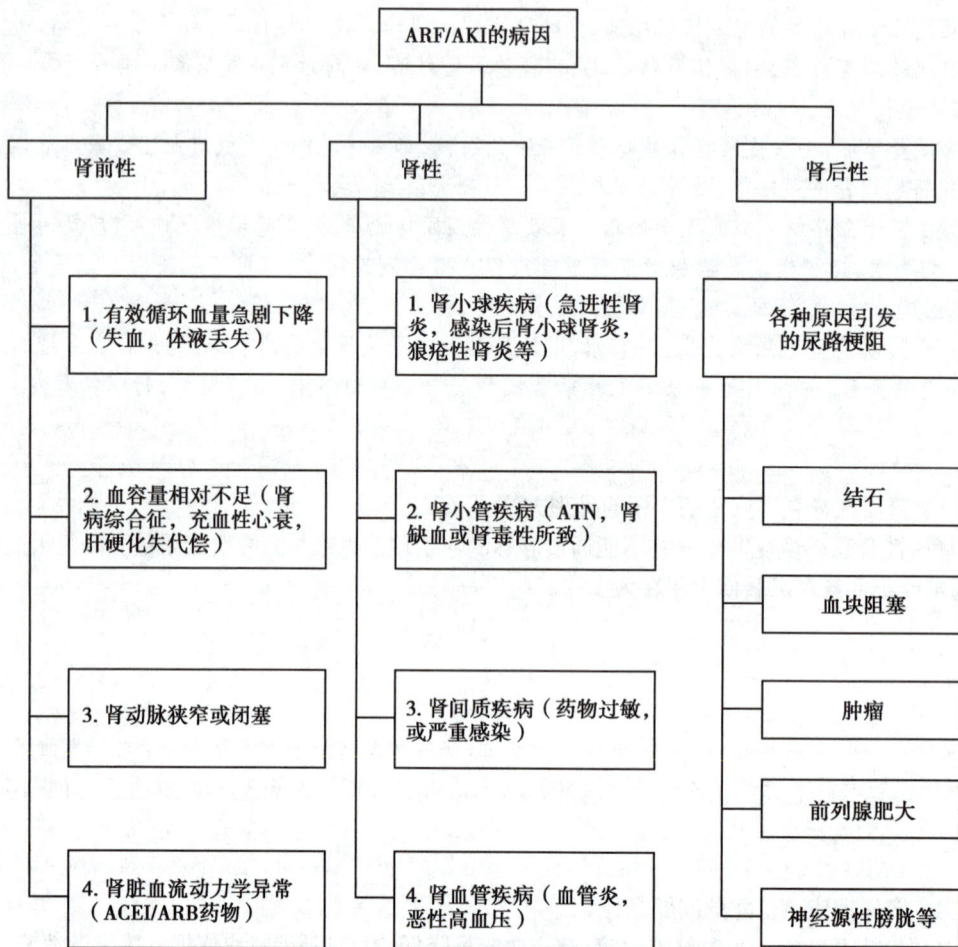

图 4-6-3 急性肾衰竭诊疗流程

（孔垂泽）

第五章　泌尿系统及男性生殖系统感染和炎症

第一节　前列腺炎

前列腺炎是男性青壮年的常见病、多发病。虽然前列腺炎不是一种直接威胁生命的疾病,但严重影响患者的生活质量。前列腺炎分为四型:Ⅰ型为急性前列腺炎,Ⅱ型为慢性细菌性前列腺炎,Ⅲ型为慢性非细菌性前列腺炎,又可分为ⅢA(炎症性)和ⅢB(非炎症性),Ⅳ型为无症状性前列腺炎。国外报道发病率为2.2%~16.0%,我国最近一项大样本流行病学调查显示中国男性前列腺炎样症状发生率为8.4%。前列腺炎患者在泌尿外科门诊患者中约占25%,而约有50%的男性一生中会不同程度地出现过前列腺炎样症状。由于目前对慢性前列腺炎(Ⅲ型)的发病机制、病理生理学改变还不十分清楚,临床缺乏客观的诊断及疗效评判标准,治疗效果欠佳,该病复发率高,治愈率低,通常的抗感染治疗效果不佳,使患者背负严重的经济和心理负担。因此,有必要加强对慢性前列腺炎的研究,特别是流行病学及发病机制的研究。

临床病例

患者男性,28岁,已婚,出租车司机。会阴部疼痛不适3个月余。患者3个月来反复出现会阴部、下腹部隐痛不适,有时腰骶部、耻骨上、双侧腹股沟区也有不适,疼痛可持续存在,也可间断发生。尿频、尿不尽感及排尿时尿道不适或灼热感,有时会有白色分泌物自尿道口流出。性生活常有勃起功能障碍及早泄。无明显畏寒、发热等不适,偶有出现头昏、失眠、疲倦、情绪低落等,饮食可,大便正常,偶有乏力,体重无明显下降。既往无特殊病史,有抽烟史7年余,每天约10支。

门诊:患者尿常规提示:红细胞正常,白细胞正常,尿培养(−)。门诊泌尿系B超提示未见明显异常。

【问题1】通过上述病史介绍,该患者的最可能诊断是什么?

根据患者的主诉、症状以及门诊的小便常规结果和泌尿系B超,有长期久坐史及抽烟史,应该初步诊断为慢性前列腺炎。

思路1:中青年男性,有会阴部疼痛不适、排尿异常(尿频及尿不尽感)以及性功能障碍症状,有长期久坐史,并有多年抽烟史,应该高度怀疑慢性前列腺炎。

知识点

前列腺炎,尤其是慢性前列腺炎的临床症状复杂多样且无特殊性,常常容易合并其他疾病,个别患者可无任何临床症状。前列腺炎分四型:

Ⅰ型:起病急,可表现为突发的发热性疾病,表现为寒战、发热、疲乏无力等症状,伴有持续和明显的下尿路感染症状。

Ⅱ型:占慢性前列腺炎的5%~8%,患者往往有泌尿生殖系统感染疾病史,也可由Ⅰ型治疗不彻底转化而来,有反复发作的下尿路感染症状,持续时间超过3个月。

Ⅲ:约占慢性前列腺的90%以上,主要表现为长期、反复的骨盆区域疼痛或不适,持续时间超过3个月,可伴有不同程度的排尿异常症状和性功能障碍,由于慢性疼痛久治不愈,患者生活质量下降,可能有性功能障碍、焦虑、抑郁、失眠、记忆力下降等。该型又可再分为ⅢA(炎症性CPPS)和ⅢB(非炎症性CPPS)。

Ⅳ型:无症状性前列腺炎,无主观症状,仅在有关前列腺方面的检查时发现炎症证据。

对临床上怀疑慢性前列腺炎的患者,应全面采集病史,包括症状和体征,个人史和可能的诱因等。了解患者的工作环境、个人生活习惯、饮食习惯,以及职业、社会经济状况及心理状况等情况。

思路2: 尽管对前列腺炎的病因及发病机制进行了大量的研究,目前仍然不明,深入研究前列腺炎的发病机制,对其诊断与治疗具有重要作用。

前列腺炎的可能发病机制

Ⅰ型:主要为病原体感染导致。

Ⅱ型:致病因素主要为病原体,但机体抵抗力较强或病原体毒力较弱导致。

Ⅲ型:发病机制未明,病因学十分复杂,并存在广泛争议:可能是由一个始动因素引起的,也可能一开始便是多因素的,其中一种或几种起关键作用。多数认为可能与如下因素有关:病原微生物感染、排尿功能障碍、精神心理因素、神经内分泌因素、免疫反应异常、下尿路上皮功能障碍、盆腔相关疾病因素、氧化应激及遗传易感性等。

【问题2】 为进一步明确诊断,该患者还需要何种检查?

思路1: 该患者尿常规提示:红细胞正常,白细胞正常,尿培养(–),门诊泌尿系B超提示未见明显异常。该患者还需要行前列腺液细菌培养,以了解慢性前列腺炎的类型。慢性前列腺炎的必需检查项目主要包括病史、体格检查(包括直肠指诊)、尿常规检查和前列腺按摩液常规检查;推荐检查项目包括NIH-CPSI和下尿路病原体定位检查,如"四杯法"或"两杯法"、经腹或经直肠B超(包括残余尿测定)。

慢性前列腺炎必须检查项目

1. 病史 多有下腹部及会阴部疼痛不适症状及排尿异常,可有性功能障碍及心理问题。

2. 体格检查(包括直肠指诊) 前列腺直肠指诊检查是对慢性前列腺炎及前列腺疾病诊断和鉴别诊断的重要手段,可以获得临床治疗重要信息,一般慢性前列腺炎的直肠指诊无明显异常。但急性前列腺炎禁忌做直肠指诊。

3. 尿常规检查 尿常规检查是排除尿路感染、诊断前列腺炎的辅助方法。在慢性前列腺炎中,尿常规检查结果往往是正常的。

4. 前列腺按摩液常规检查 前列腺液检查目前是诊断和鉴别诊断慢性前列腺炎的重要方法之一。前列腺液检查包括前列腺液常规检查和前列腺液细菌检查。一般来说,通过直肠按摩前列腺液外观呈现乳白色稀薄液体,pH 6.3~6.5,磷脂酰胆碱小体>+++/HP,白细胞<10个/HP。Ⅱ型的诊断要点是前列腺液细菌培养发现致病菌;ⅢA型是前列腺液细菌培养未发现致病菌,但前列腺液内白细胞数量升高;ⅢB型前列腺液细菌培养未发现致病细菌,且前列腺液内白细胞也正常。前列腺液中的白细胞计数作为判断慢性前列腺炎的方法已长期得到沿用。但是,许多研究都发现前列腺液中白细胞多少与临床症状常常不能对应,白细胞计数与患者症状的严重程度并不一致,因此白细胞计数在慢性前列腺炎诊治中的意义受到挑战。

知识点

慢性前列腺炎推荐检查项目

1. NIH-CPSI 评分　对疾病的严重程度有重要意义。

2. 下尿路病原体定位检查　Ⅱ型和Ⅲ型推荐使用"二杯法"或"四杯法"病原体定位试验,分段尿液检查结合前列腺液检查在慢性前列腺炎的诊断中具有重要临床价值。"四杯法"曾被认为是诊断和鉴别诊断细菌性和非细菌性前列腺炎的"金标准",但是,由于方法烦琐,不便于临床应用;"二杯法"简单、有效,且费用低逐渐取代了"四杯法"(表 5-1-1,表 5-1-2)。

表 5-1-1　"四杯法"诊断慢性前列腺炎结果分析

类型	标本	VB1	VB2	EPS	VB3
Ⅱ型	WBC	–	±	+	+
细菌培养		–	±	+	+
ⅢA 型	WBC	–	+	+	+
细菌培养		–	–	–	–
ⅢB 型	WBC	–	–	–	–
细菌培养		–	–	–	–

表 5-1-2　"二杯法"诊断慢性前列腺炎的结果分析

类型	标本	按摩前尿液	按摩后尿液
Ⅱ型	WBC	±	+
细菌培养		±	+
ⅢA 型	WBC	–	+
细菌培养		–	–
ⅢB 型	WBC	–	–
细菌培养		–	–

3. 经腹或经直肠 B 超(包括残余尿测定)　B 超是作为慢性前列腺炎常用辅助检查,具有无创、简单、经济等特点,虽然对确诊慢性前列腺炎价值有限,但对于排除具有类似慢性前列腺炎症状的疾病有重要价值。

知识点

慢性前列腺炎可选择的检查项目

1. 精液常规、病原体培养、尿细胞学及 PSA　对慢性前列腺炎的诊断和鉴别诊断有参考价值。

2. 尿流率及尿动力学检查　可以发现膀胱出口梗阻、尿道梗阻、膀胱逼尿肌收缩减退或逼尿肌不稳定等膀胱尿道功能障碍。在临床上怀疑有上述排尿功能障碍,需要与慢性前列腺炎相鉴别,可选择尿动力学检查。

3. 膀胱镜。

4. CT 和 MRI　费用贵,且对慢性前列腺炎诊断价值有限。

患者门诊进一步检查情况:该患者前列腺液细菌培养未发现致病细菌,且前列腺液内白细胞也正常。请问该患者考虑是慢性前列腺炎哪种类型?

依据病史及检查结果,需考虑慢性前列腺炎(ⅢB 型)。

思路 2: 由于慢性前列腺炎(ⅢB 型)缺乏客观的、特异性的诊断依据,目前还没有诊断金标准,往往是一种排除性诊断。可用于临床研究的方法学的意义非常有限,诊断须详细询问病史、全面体格检查(包括直肠指诊)、尿液和前列腺按摩液常规检查。推荐 NIH-CPSI 进行症状评分。

知识点

慢性前列腺炎(ⅢB 型)鉴别诊断

以排尿异常为主的患者应明确有无膀胱出口梗阻和膀胱功能异常。

需要鉴别的疾病包括:良性前列腺增生、睾丸附睾和精索疾病、泌尿生殖道的炎症性疾病(尿道炎、膀胱炎、睾丸炎和附睾炎等)、间质性膀胱炎、腺性膀胱炎、泌尿系统结核、膀胱过度活动症、神经源性膀胱、性传播疾病、膀胱肿瘤、前列腺癌、肛门直肠疾病、腰椎疾病、中枢和外周神经病变等。

【问题 3】 该患者如何治疗?

思路: 慢性前列腺炎(ⅢB 型)治疗主要是缓解疼痛、改善排尿症状和提高生活质量,疗效评价应该以症状改善为主,应采取综合治疗及个体化的治疗方式。

虽然前列腺液白细胞计数在慢性前列腺炎诊断及分类中有重要意义,但近年来的多个研究表明,慢性前列腺炎患者前列腺液白细胞计数与临床症状严重程度无相关性,说明前列腺液中白细胞计数不能作为慢性前列腺炎疗效评判的依据,切不可以前列腺按摩液中白细胞消失为目标而造成过度治疗。

知识点

治 疗 原 则

推荐使用 α 受体阻滞剂、非甾体抗炎镇痛药物、某些植物制剂、M 受体阻滞剂、抗抑郁药及抗焦虑药,以及一些中药治疗,不推荐使用抗生素。

1. 一般治疗　健康教育、心理和行为辅导有积极作用;患者应戒酒,忌刺激食物;避免久坐,防寒着凉、力求生活规律,加强体育锻炼及规律性生活有助于改善前列腺炎患者的症状。

2. 综合治疗　慢性前列腺炎的治疗方法众多,包括中医和西医、全身和局部、内服和外用等,抗生素已经不再是最重要的了,但任何一种方法都不是万能的,都有一定的适应证。由于慢性前列腺炎(ⅢB 型)可能存在多种病因,在选择治疗方法的时候往往采用综合治疗,任何单一的治疗方法或药物都难以获得满意的效果。对于具体的患者来说,应该详细地分析患者的病史特点、临床症状、体格检查、化验分析、以往治疗经过等方面,采取个体化的治疗,是避免滥用药物并提高治疗有效率的保障。

3. 调整精神心理状态　慢性前列腺炎(ⅢB 型)患者约有半数以上合并不同程度的精神症状,尤其是多方求医、久治不愈者,精神症状有时大大超过疾病本身的影响,并为此四处求医,往往难以达到有效治疗的目的,又进一步加重病情和思想负担,两者互为因果,形成恶性循环。因此,医患之间的深入交流十分重要,并往往需要适当配合抗抑郁、抗焦虑治疗和心理调整,尤其是对于合并严重精神心理症状的患者。

4. 其他治疗　由于全身用药往往难以达到局部有效的药物浓度,故对全身用药治疗效果不佳的顽固性慢性前列腺炎患者,可采取局部用药和局部治疗的方法,可能有一定的效果。主要包括:①前列腺按摩;②生物反馈治疗;③热疗,经尿道激光、射频、导融以及经直肠前列腺微波热疗;④心理治疗;⑤经会阴体外冲击波治疗,对Ⅲ型前列腺炎症状有一定缓解作用;⑥传统还有前列腺注射治疗/经尿道前列腺灌药治疗,但目前已不推荐使用。

前列腺炎诊疗流程见图 5-1-1。

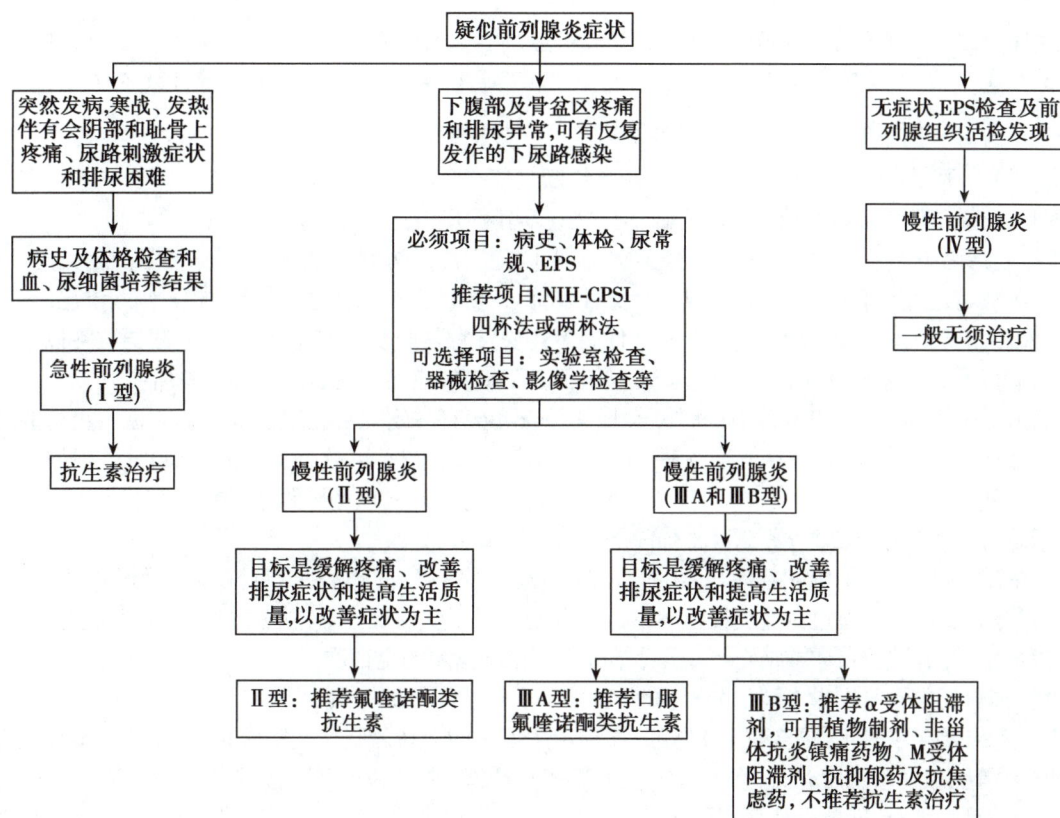

图 5-1-1 前列腺炎诊疗流程

（梁朝朝）

第二节 泌尿系统及男性生殖系统结核

泌尿生殖系统结核是最常见的肺外结核病之一,其中肾结核最为多见。在发展中国家,肺结核患者尿结核分枝杆菌阳性率高达 15%~20%。糖尿病、血液透析、肾移植患者的肾结核患病率明显高于正常人群。不典型临床肾结核的数量增多,致使早期诊治困难,误诊、漏诊常有发生。

泌尿生殖系统结核常无特异性症状,因而导致诊断困难,其诊疗过程通常包括以下环节:

1. 详细的病史采集,包括了解患者症状演变、检验及影像学异常以及治疗过程、了解既往结核感染史。其中患者症状既要关注泌尿系统局部症状,也要了解全身症状。

2. 筛选支持泌尿生殖系结核诊断的临床证据。其中,间接证据包括典型的慢性膀胱炎和/或结核毒素全身中毒病史、既往结核感染史或结核接触史、结核特征性的血尿检验结果及影像学表现、尿查找抗酸杆菌以及 PPD 试验阳性等;直接证据包括尿查找结核分枝杆菌阳性、膀胱镜和/或输尿管镜下活检病理诊断等。

3. 与其他泌尿生殖系疾病相鉴别,包括下尿路症状的鉴别、血尿的鉴别、泌尿系梗阻的鉴别等。

4. 结核诊断确立后,应对结核的严重程度、是否处于活动期,以及结核波及的范围进行进一步的评估。

5. 根据上述评估结果制订治疗方案,包括药物治疗和手术治疗,其中需接受手术治疗的患者应常规在术前进行 2~4 周的药物抗结核,根据病情轻重,术后亦应继续抗结核治疗 6~12 个月。

6. 治疗结束后应常规定期进行随诊。

临床病例

患者女性,50岁,农民。反复尿频、尿急、尿痛6年,间断右腰痛2年。

患者6年前开始,无明显诱因间断出现尿频、尿急、尿痛,无肉眼血尿,无发热,就诊于当地医院,查尿常规提示尿路感染,给予静脉用青霉素治疗。近6年症状反复出现,静脉用抗生素治疗疗效不佳。2年前开始间断右腰部钝痛,与活动无关。20天前在门诊行B超检查提示右肾积水。

【问题1】通过上述病史特点,该患者的初步诊断是什么?应进一步行何种检查?

根据患者B超检查,右肾积水诊断明确,应进一步明确梗阻的位置及病因。

思路1:患者B超提示右肾积水,左肾正常,梗阻位置应位于右侧上尿路,上尿路梗阻的常见病因包括:尿路上皮肿瘤、良性息肉、结石、特异性或非特异性炎症、医源性创伤以及输尿管周围的肿瘤、淋巴结、腹膜后纤维化、盆腔脂肪增多症等病灶压迫,此外,女性患者还应注意盆腔及附件炎症、子宫内膜异位症以及腺肌症等妇科疾病侵及下段输尿管导致梗阻。其中,对于中老年患者,应尤为注意除外恶性肿瘤梗阻。

不同疾病除可能存在相应伴随症状外,影像学检查亦会有一定提示。对于该患者应进一步行静脉尿路造影(IVU)检查,了解梗阻的具体位置及原因,如是否存在阳性结石影或充盈缺损等,同时可根据同侧肾脏的显影情况进一步明确积水程度,并初步了解同侧肾功能情况。如该侧肾积水较重,肾功能受损严重,IVU患侧上尿路可能不显影,此时应考虑行膀胱镜下逆行插管造影。

近年来,泌尿系CT增强扫描及三维重建(CTU)有取代IVU的趋势,CTU除能显示尿路外,也可显示腹盆腔等尿路周围情况,通过对造成梗阻占位性病变增强程度的观察,有助于肿瘤的诊断,此外,还可发现IVU难以显示的阴性结石(尿酸结石等),是肾结核的影像学诊断的金标准。

此外,还可行核素肾图检查评估分肾功能,特别是了解患侧肾脏的功能受损情况。

思路2:患者存在尿频、尿急等下尿路症状,提示患者可能存在膀胱病变。尿频、尿急的最常见病因为尿路感染导致膀胱黏膜敏感度升高,临床问诊应注意有无尿痛、血尿、发热等伴随症状。注意结合B超等影像学检查,除外膀胱结石,膀胱壁病变或膀胱外病变压迫导致膀胱顺应性下降及容量减小,以及神经源性膀胱等。对于中老年患者,还应注意除外膀胱肿瘤侵犯膀胱壁肌层以及膀胱黏膜原位癌导致的刺激症状。患者门诊多次尿常规化验均提示尿白细胞增多,与尿路感染相符,尿频、尿急反复出现,呈慢性膀胱炎表现。但采用口服抗生素治疗疗效不佳,门诊行尿普通细菌培养结果为阴性,应考虑结核菌等特异性感染的可能,加之患者每次尿常规化验均可见红白细胞,符合结核性膀胱炎的表现,因此不除外膀胱结核导致膀胱黏膜敏感度升高、膀胱顺应性下降甚至膀胱挛缩。临床可行尿查找结核分枝杆菌检查(通常连续3天取晨尿送检)进一步明确。

思路3:通常膀胱结核继发于肾结核,结核菌在由患肾通过输尿管下传至膀胱,引起慢性膀胱炎的同时,也可侵犯输尿管形成溃疡和纤维化,导致输尿管梗阻及肾积水。

知识点

肾结核的病理改变

结核病变开始时,在肾皮质发生微脓肿,逐渐形成典型的粟粒性结核灶。以后大多数病灶静止。当机体免疫力下降时,进一步发展,病灶扩大,形成典型的结核结节。结核结节由淋巴细胞、浆细胞、上皮样细胞和langhans巨细胞组成,中央常可见干酪样坏死,边缘为增生的纤维组织。病变进行性发展,结核病灶可融合,形成干酪样脓肿,可累及肾髓质及肾盂。累及肾盂时,干酪样坏死物可溃入肾盂而形成空洞。肾内空洞一旦形成,多不能自行愈合,常常会进行性扩大。病变可经直接蔓延、淋巴、血行等途径扩散到肾脏其余部分,形成多发性空洞或肾积脓。病灶后期常发生纤维化及钙化,纤维化是机体对损害的修复性反应。但严重纤维化导致的梗阻会使梗阻以上病变破坏加重。钙化可导致结构破坏,并有可能导致"肾自截"。但钙化物中的结核分枝杆菌可继续存在数年,如有机会仍会继续发展。

综上所述,此患者同时存在肾积水及慢性膀胱炎,根据疾病一元论的规律,临床诊断应考虑肾结核导致肾积水的可能性。应进一步完善尿查找结核分枝杆菌以及IVU或CTU以及核素肾图等检查。

　　患者行 CTU 检查提示：右肾盂严重积水，肾实质菲薄，其内可见多发高密度影，右侧输尿管上段管壁增厚，下段显示不清（图 5-2-1）。

　　核素肾图提示：左肾血流灌注、肾功能、肾小球滤过率正常，上尿路引流通畅。右肾未显影，右肾基本无功能。GFR：左肾 =67.28（正常）；右肾 =8.93（明显减低）。

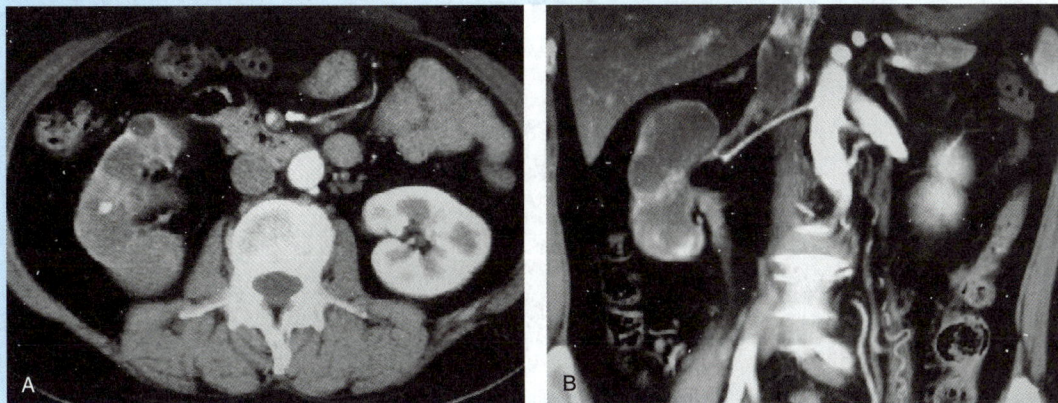

图 5-2-1　患者 CTU
A. 增强 CT 动脉期可见右侧患肾强化程度明显减低，肾盏扩张伴钙化，肾盂扩张；
B. CTU 冠状位重建，可见上段输尿管壁增厚，可增强。

　　【问题 2】患者的影像学检查是否支持结核诊断？应与哪些疾病进行鉴别？还应注意询问哪些病史及完善哪些检查来支持该诊断？

　　思路 1：CTU 提示输尿管壁局部增厚，管腔狭窄，增强扫描管壁增厚处似可见强化，符合输尿管壁炎性改变。患肾重度积水，肾实质变薄，平扫可见多处钙化灶，增强肾实质强化不明显，肾积水以肾盏扩张为主，肾盂扩张不明显，符合肾结核"盏扩盂不扩"的特点。

　　应与输尿管尿路上皮肿瘤相鉴别，应注意是否为老年患者，问诊中注意血尿相关病史，可在尿中找肿瘤细胞（通常连续 3 天晨尿送检），膀胱镜下插管逆行造影，根据造影有无充盈缺损等征象进行鉴别，插管同时也可收集患侧上尿路尿液送检，找结核分枝杆菌及肿瘤细胞，必要时可行输尿管镜探查 + 活检术。

　　知识点

肾结核的影像学特点

　　肾结核的 X 线诊断主要依靠静脉尿路造影（IVU）及逆行泌尿系造影。肾结核的典型表现为肾盏破坏、边缘不整如虫蚀状，或由于肾盏颈部狭窄，肾盏消失变形，严重者形成空洞，肾盏完全不显影。局限的结核性脓肿也可压迫肾盂肾盏使其变形。如果肾脏遭到严重的破坏，则常表现为不显影称为无功能肾，故 IVU 不仅可发现肾结核的形态病理改变，也可作为双侧肾脏的分肾功能检查。CT 不能诊断早期结核，但对晚期病变的观察则优于 IVU，晚期破坏严重无功能的肾脏，IVU 只能表现不显影，而 CT 则能清楚地显示扩大的肾盏、肾盂、空洞、钙化，亦可见到纤维化管壁增厚的肾盂及输尿管，增厚的肾盂及输尿管是结核的病理特点之一，这种病理改变，现有的其他检查方法都不能表达出来。CT 还可观察到肾实质的厚度，反映结核破坏的程度，为选择采用肾脏切除还是施行整形手术、保留肾脏提供客观的依据。CT 对于发现钙化和伴随的淋巴结病变更敏感，对于肾内异常空洞的清晰显示是 CT 的一个突出优点。CTU 可提供三维重建图像，其增强后的延迟相可模拟 IVU，从而清晰显示整个泌尿系轮廓，准确判断肾、输尿管、膀胱及其周围组织结构的变化。

知识点

结核血尿的特点及原因

血尿是肾结核的重要症状之一,多在尿频、尿急、尿痛等膀胱刺激征发生后出现,部分患者血尿也可是最初的症状。血尿的来源可为肾脏,也可是膀胱,而以后者为主。临床表现以终末血尿居多,终末血尿是因排尿膀胱收缩时,膀胱结核性溃疡出血所致。血尿也可为全程血尿,不伴有任何症状,在膀胱炎症之前出现,血尿来自肾脏。

思路 2:应注意患者年龄,泌尿系统结核在儿童中很少见,因为肾结核的症状在原发感染后的 3~10 年或更长时间内并不出现。患者往往以结核波及膀胱产生的脓尿及下尿路症状为主,而肾脏原发病灶引起的腰腹部疼痛较少见,北京大学泌尿外科研究所的顾方六教授将上述特点概括为"病在肾而症状在膀胱"。应注意询问患者既往有无结核病史或结核接触史,有无低热、盗汗等全身症状,注意尿常规化验除有红、白细胞外是否存在尿蛋白及 pH 偏酸性。在行尿查找结核分枝杆菌的同时可行晨尿或 24 小时尿沉渣抗酸染色,但由于可能受到包皮垢内抗酸杆菌的污染,其结果可靠程度低于尿查找结核分枝杆菌,应查红细胞沉降率,行PPD 试验,影像学检查除常规行泌尿系统 B 超外,应摄胸部及脊椎 X 线片,除外陈旧性或活动性肺结核及脊柱结核,血肌酐升高难以行 IVU 及 CTU 者可行 MRU,膀胱镜检查亦是诊断膀胱结核的重要手段,但应特别注意:膀胱挛缩为膀胱镜检查的禁忌证。有条件的单位还可行血结核抗体、尿结核菌 DNA 检测等检查。

知识点

膀胱结核膀胱镜下特点

在肾结核的早期,膀胱镜检可见到浅黄色的粟粒样结核结节,多散在位于输尿管口附近及三角区,较重的病例可见到黏膜水肿、充血、溃疡。溃疡处的肉芽组织可误诊为肿瘤,应取活检进一步明确诊断,最好做诊断性电切。膀胱镜检时,可经输尿管口插入输尿管导管,收集肾盂尿液找结核分枝杆菌,并可注入造影剂行肾盂输尿管逆行造影。当膀胱容量过小或已有严重膀胱病变肾盏膀胱挛缩时,应避免膀胱镜检查。

患者尿常规提示:LEU(+++)、BLD(+)、WBC 30~40/HP、RBC 6~8/HP。尿查找结核分枝杆菌(+)。

【问题 3】临床肾结核诊断确定后,如何评价结核的菌量、严重程度以及结核波及的范围?

思路 1:患者临床症状及影像学检查符合结核表现且尿中找到结核分枝杆菌,肾结核诊断较明确,此时应评价结核的严重程度以及是否处于结核活动期,从而制订更为合理的治疗方案。应注意患者有无消瘦、乏力、发热、盗汗等全身中毒症状。此外,红细胞沉降率较快及尿红、白细胞满视野等,均提示患者结核症状较重。此时,不宜考虑手术治疗,以免围手术期结核播散加重,应先行药物抗结核治疗,待全身症状消退,尿常规化验仅以白细胞为主时再行手术。

思路 2:泌尿系统结核可由肾脏 - 输尿管 - 膀胱 - 尿道进行播散,男性患者还可通过射精管、输精管逆行累及前列腺及附睾、睾丸,形成男性生殖系结核,因此对于男性肾结核患者,体格检查时应特别注意触诊睾丸、附睾、输精管,并行直肠指诊了解前列腺有无皱缩硬化;由于附睾结核可在肾结核症状发生之前出现,因此对于男性生殖系统结核患者,也应注意常规对双肾进行影像学筛查。

知识点

睾丸附睾结核特点

附睾结核一般发展缓慢,附睾逐渐肿大,无明显疼痛,肿大的附睾可与阴囊粘连形成寒性脓肿,如寒性脓肿有继发感染,则局部红肿疼痛,脓肿破溃流出脓汁及干酪样坏死组织后,形成窦道。个别患者,起病急骤、高热、疼痛、阴囊迅速增大,类似急性附睾炎,待炎症消退后,留下硬结、皮肤粘连、阴囊窦道。附睾结核的压痛多不明显,严重者附睾、睾丸分界不清,输精管增粗,呈串珠状,偶有少量鞘膜积液。

思路 3:当临床出现贫血、水肿、酸中毒等肾功能不全表现,影像学检查提示双肾积水时,需鉴别双侧肾结核或一侧肾结核对侧肾积水。临床双肾结核较为少见,应注意患者有无膀胱容量减小,辅以大剂量静脉肾盂造影、CTU 等影像学检查。对于肾功能不全者,可行膀胱反流造影,膀胱镜逆行造影检查需在除外膀胱挛缩后方可进行,必要时可行肾穿刺造瘘顺行造影检查。

知识点

一侧肾结核对侧肾积水发病机制

结核分枝杆菌经血液进入双侧肾皮质,若患者的免疫力较高,细菌数量少,则病灶限于皮质内,形成多个皮质部微小肉芽肿,以后可完全愈合,不发展成临床肾结核,如果细菌量较大,毒性强,患者免疫力下降,则细菌可经过肾小球过滤后到达髓袢或经血运抵达肾髓质,引起临床症状,成为临床肾结核,临床肾结核多为单侧,双侧较少见。1953 年,吴阶平院士根据 248 例肾结核的分析总结,发现双侧肾脏有病变的病例,大部分为肾结核对侧积水,发病率在较晚的患者中高达 15% 左右,由于对肾结核的病理有了进一步的认识,不少垂危的患者得到了正确的诊断和治疗,挽救或延长了患者的生命。

肾结核对侧肾积水发病机制包括:

1. 输尿管口狭窄及闭合不全　膀胱结核从患侧输尿管口开始,逐渐蔓延到三角区及对侧输尿管口,病变若侵及肌层,引起纤维组织增生,输尿管口就可能由于瘢痕形成而发生狭窄,引起输尿管及肾积水。正常输尿管膀胱连接部具有括约肌的作用,膀胱收缩时,尿液不会反流至输尿管、肾盂。输尿管口周围的结核病变可破坏这种括约肌作用,出现输尿管口闭合不全,致使膀胱尿液经常反流到输尿管、肾盂,发生输尿管肾积水。输尿管口闭合不全常与输尿管口狭窄及挛缩膀胱同时存在。

2. 膀胱挛缩　膀胱容量小于 50ml 时,临床上称为挛缩膀胱。由于严重的膀胱结核,膀胱肌肉为大量纤维组织所取代,膀胱失去了正常肌肉的舒缩功能及在充盈过程中逐渐增大容积以维持正常压力的能力。故膀胱内的压力经常较高,加上结核溃疡的刺激,膀胱压力更为增高,致使对侧肾的尿液引流不畅或反流引起输尿管积水。膀胱挛缩虽是引起对侧肾积水的最重要因素,但也并非都由膀胱挛缩引起,结核性膀胱炎由于炎症、水肿、痉挛、膀胱压力增高,也可造成对侧肾积水,待炎症治愈后可以恢复。

因此,肾结核对侧肾积水是由于输尿管下端梗阻,输尿管口闭合不全,及膀胱压力增高尿液引流不畅等多种因素引起的。

【问题 4】患者的治疗方案如何?

思路 1:肾结核为全身结核的一部分,治疗时应注意营养、休息、避免劳累。临床肾结核为进行性疾病,不经治疗不能自愈,应尽早行药物抗结核治疗。

知识点

药物治疗的原则

药物治疗是泌尿男性生殖系统结核的基本治疗手段,其他包括手术在内的任何治疗方法必须在药物治疗的基础上进行。泌尿男性生殖系统结核的抗结核药物治疗的原则与肺结核相同,为了达到理想疗效,必须贯彻合理化治疗的五项原则,即早期、联用、适量、规律、全程使用敏感药物。

知识点

药物治疗的适应证

1. 围手术期用药　为了防止手术促成结核菌播散,手术前必须应用抗结核药物,一般用药2~4周,手术后继续用抗结核药物短程化疗。

2. 单纯药物治疗　适用于男性生殖系统结核及早期肾结核或已发生空洞破溃,但病变不超过1~2个肾盏,且无输尿管梗阻者。

知识点

药物治疗常用的一线药物及推荐方案

一线药物有5种(表5-2-1):异烟肼(H)、利福平(R)、吡嗪酰胺(Z)、链霉素(S)、乙胺丁醇(E)。除乙胺丁醇为抑菌药外,其余均为杀菌药。

表5-2-1　推荐用于抗结核药物治疗的一线药物

抗结核药物	剂量 / [mg/(kg·BW)]	体重 /kg	每日剂量
异烟肼(INH)	5	<50	300mg
利福平(RFP)	10	<50	450mg
		>50	600mg
吡嗪酰胺(PZA)	25~35	<50	1.5g
		>50	2.0g
		>75	2.5g
链霉素(SM)	15~20	<50	0.75g
		<50	1.0g
乙胺丁醇(EMB)	25		2.0g

　　根据WHO推荐,现代短程抗结核药物方案在所有结核都有效。因此,泌尿系统结核的标准化方案是6个月短程化疗。它是由一线抗结核药物组合而成,其基本原理是初始2个月每日3~4种药物的强化治疗,包括利福平、异烟肼、吡嗪酰胺及乙胺丁醇(或链霉素),目的是破坏几乎所有结核分枝杆菌。随后4个月仅2种药物维持治疗,多数采用利福平和异烟肼。在维持治疗期间,药物可每周2次或3次。国际防结核和肺病联合会(IUATLD)推荐的标准短程化疗方案(三联化疗)是:2HRZ/4HR,即:前2个月为强化阶段,每日口服异烟肼、利福平和吡嗪酰胺,后4个月为巩固阶段,每日口服异烟肼和利福平。对于复发性结核,巩固阶段应为6个月。少数病情严重者及复杂病例(复发性结核、免疫抑制及HIV/AIDs)可适当延长巩固阶段至9~12个月。

　　链霉素虽是一线抗结核药物,但因为有耳、肾毒性,而且不能增强化疗效果,故现在一般不作为首选药物,仅在结核菌对常规药物耐药时使用。传统的分次给药法往往只能达到亚治疗水平,临床推荐顿服给药,可以明显提高血中药物浓度,从而增强治疗效果,减少耐药发生。需注意药物治疗特别是顿服给药过程中的肝脏毒性作用,应常规同时给予保肝药物并定期监测肝功能。当转氨酶升高并伴有恶心、乏力、厌食、黄疸等临床症状时,应予以停药。

　　思路2:对于单纯药物治疗难以治愈的患者,应早日手术清除感染灶。该患者右肾重度积水,肾图提示右肾基本无功能。应考虑行肾切除术,术前常规抗结核治疗2周。

知识点

1. 手术指征　一般情况下,只要全身情况稳定,肾结核应在药物治疗至少 2 周后择期手术。肾结核病变广泛、结核性脓肾导致患者高热而药物不能控制时应及时手术。行肾切除术的适应证见表 5-2-2。

表 5-2-2　肾切除术适应证

广泛破坏、功能丧失的肾结核
肾结核伴肾盂输尿管梗阻,继发感染
肾结核合并大出血
肾结核合并难以控制的高血压
钙化的无功能肾结核
双侧肾结核一侧广泛破坏,对侧病变较轻时,可将重患侧切除

2. 肾切除的手术方式　①开放肾、输尿管切除术;②后腹腔镜下肾、输尿管切除术;③粘连重,不易与周边组织分离的,可以行包膜下肾切除术。切除范围应尽量包括肾周脂肪和病变的输尿管。术中应充分暴露以便减少对脓肾的挤压,从而避免结核扩散。此外,对于病灶局限于部分肾脏或输尿管的患者,也可考虑行肾部分切除术或输尿管整形手术。

手 术 情 况

患者拟于全麻下行腹腔镜右肾切除术。麻醉后取左侧卧位,升高腰桥,常规消毒铺巾,于腰大肌前缘第 12 肋下做向下纵向切口 2cm,分开肌肉和腰背筋膜,钝性分离至后腹腔,手指分离扩张后腹腔空间,置入扩张气囊,注入空气 800ml 扩张 5 分钟,再在腋前线肋缘下和腋中线髂嵴上做另两个小切口,于腰大肌前 2cm 缘第 12 肋下切口置入 13mm Trocar,于腋前线切口置入 5mm Trocar,于髂嵴上切口置入 11mm Trocar,建立 CO_2 气腹,气腹压力维持于 12mmHg。沿腰大肌前缘用超声刀切开侧椎筋膜,沿腰大肌表面将肾脏背侧 Gerota 筋膜后层游离,肾门处及肾周组织粘连紧密,分离困难,遂决定中转开放手术。做第 11 肋间切口,切口长度 20cm 左右,切开皮肤、皮下、肌肉组织,打开腰背筋膜,推开腹膜,进入后腹膜区域。沿脂肪囊表面游离肾脏,肾脏与周围组织粘连紧密,分离困难。遂沿肾脏表面游离,肾周与周围组织亦有粘连。将肾脏外侧背侧大部游离。沿腰大肌表面向肾门背侧游离,肾门处钝性游离出肾蒂,上三把肾蒂钳后断,近心端断端以 7 号线双重结扎,并以 7 号线缝扎。将肾脏于脂肪囊外游离,肾下极游离出输尿管,长约 8cm,结扎后切断。探查肾上腺区无异常,将右肾完整切除。充分止血,放置肾周引流管,清点纱布器械无误,依层次关闭切口,手术结束。

手术后标本见图 5-2-2。

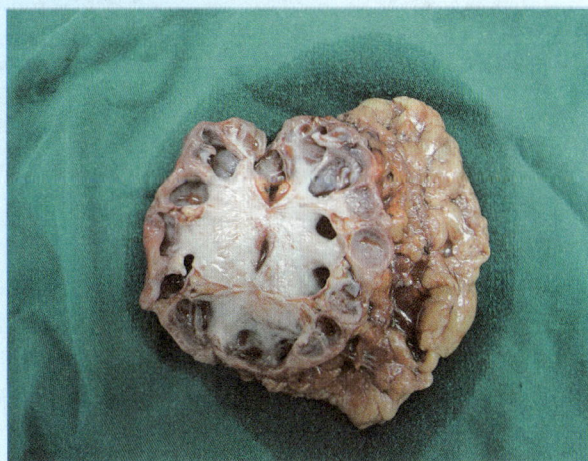

图 5-2-2　术后大体标本,可见患肾以肾盏扩张为主

知识点

肾结核对侧肾积水的治疗

肾结核对侧肾积水是结核的晚期并发症,病情比较复杂,需要解决的问题有:肾结核的治疗,膀胱结核、膀胱挛缩的治疗,对侧肾和输尿管积水的治疗。

由肾结核引起的对侧肾积水危及患者生命,所以如何保留和恢复对侧积水肾的功能是处理的核心,治疗的顺序应根据积水肾的功能情况来决定。对于结核肾梗阻较重,积水明显者,应注意区分哪一侧为原发肾结核,哪一侧为继发肾积水,避免错误切除。

如果对侧肾积水轻,肾功能及一般情况较好,能耐受手术,血尿素氮在 18mmol/L 以下,则可在抗结核治疗下先行结核肾切除,待膀胱结核好转后,再处理对侧肾积水。如果肾积水梗阻严重,伴肾功能不全或继发感染,则应先解除梗阻挽救肾功能,待肾功能及一般情况好转后再行结核肾切除。对侧肾和输尿管积水的治疗取决于引起梗阻的原因,最关键的问题在于有无膀胱挛缩。如果无膀胱挛缩,而仅有输尿管口或下段狭窄,则治疗同输尿管下段狭窄。如果有膀胱挛缩,则应先处理膀胱挛缩处。对侧肾、输尿管积水严重,肾功能不全或已发生无尿,挛缩膀胱不适合行膀胱扩大手术的患者,可采用尿流改道术。

常用的尿流改道术有输尿管皮肤造口和肾造口术。肾造口术多为暂时性的,待切除结核肾,膀胱结核愈合后,再治疗输尿管下段狭窄。膀胱挛缩时因输尿管口狭窄及反流引起的对侧肾功能不全,只要肌酐清除率不小于 15ml/min,可行膀胱扩大手术,在有效的抗结核药物治疗的基础上,膀胱感染或未愈合的结核不列为膀胱扩大手术的禁忌证。尿道结核引起的尿道狭窄可先采用药物治疗,待结核治愈后再行尿道扩张。一般患者需多次定期扩张。如狭窄局限可行狭窄切除尿道吻合术,或尿道镜下尿道内切开术。狭窄段较长难以处理且合并膀胱挛缩者,可采用回肠膀胱术等方法行尿流改道。

知识点

男性生殖系统结核的治疗

治疗原则与肾结核相同,前列腺及精囊结核一般采取全身及药物治疗。生殖系结核药物治疗效果较好,治疗时间可酌情缩短,早期附睾结核药物治疗即可治愈,如果局部干酪样坏死严重,侵犯了睾丸,病变较大并有脓肿形成药物治疗效果不明显,则可行附睾切除。若睾丸有病变,病变靠近附睾,则可连同附睾将睾丸部分切除。术中应尽量保留睾丸。附睾切除后,精囊和前列腺结核多能逐渐愈合。如果手术前精液检查无精子,说明对侧输精管远端已有病变并有蔓延到附睾的可能,故应予以结扎,防止对侧附睾、睾丸发生病变,如果对侧输精管通畅,则可不作处理,依靠药物治疗。

要点解析:

1. 肾结核的典型病理改变为干酪样坏死,累及肾髓质及肾盂,形成空洞或积脓。后期纤维化及钙化,导致梗阻及"肾自截"。

2. 肾结核的典型影像学(IVU 或 CTU)表现为肾盏虫蚀状破坏、肾盏颈部狭窄,肾盏扩张变形,如果肾脏遭到严重的破坏,则呈无功能肾表现。

3. 结核血尿的特点为终末血尿或全程血尿,多在尿路刺激症状以后发生。

4. 男性肾结核患者体格检查应注意检查外生殖器并行直肠指诊,以除外附睾结核、输精管结核、前列腺结核。

5. 肾结核对侧肾积水的发病机制,包括结核导致的对侧输尿管下端梗阻、对侧输尿管口闭合不全,以及膀胱结核继发膀胱压力增高等。

6. 泌尿生殖系统结核的药物治疗原则,包括早期、联用、适量、规律、全程使用敏感药物。治疗方案为异烟肼、利福平和吡嗪酰胺三联抗结核。顿服给药可以提高血药浓度,增强治疗效果,减少耐药发生。需注意药物治疗特别是顿服给药过程中的肝脏毒性作用,应常规同时给予保肝药物并定期监测肝功能。

7. 当肾结核伴肾盂输尿管梗阻,继发感染,肾脏广泛破坏、钙化无功能,或肾结核继发对侧肾积水、高血压、大出血时应考虑患肾切除,术前应常规药物抗结核两周。

8. 肾结核对侧肾积水的治疗:如果对侧肾积水轻,肾功能及一般情况较好,可在抗结核治疗下先行结核肾切除,待膀胱结核好转后,再处理对侧肾积水。如果肾积水梗阻严重,伴肾功能不全或继发感染应先解除梗阻挽救肾功能,待肾功能及一般情况好转后再行结核肾切除。如果有膀胱挛缩可在有效抗结核基础上行膀胱扩大术。

泌尿系统结核诊治流程见图 5-2-3。

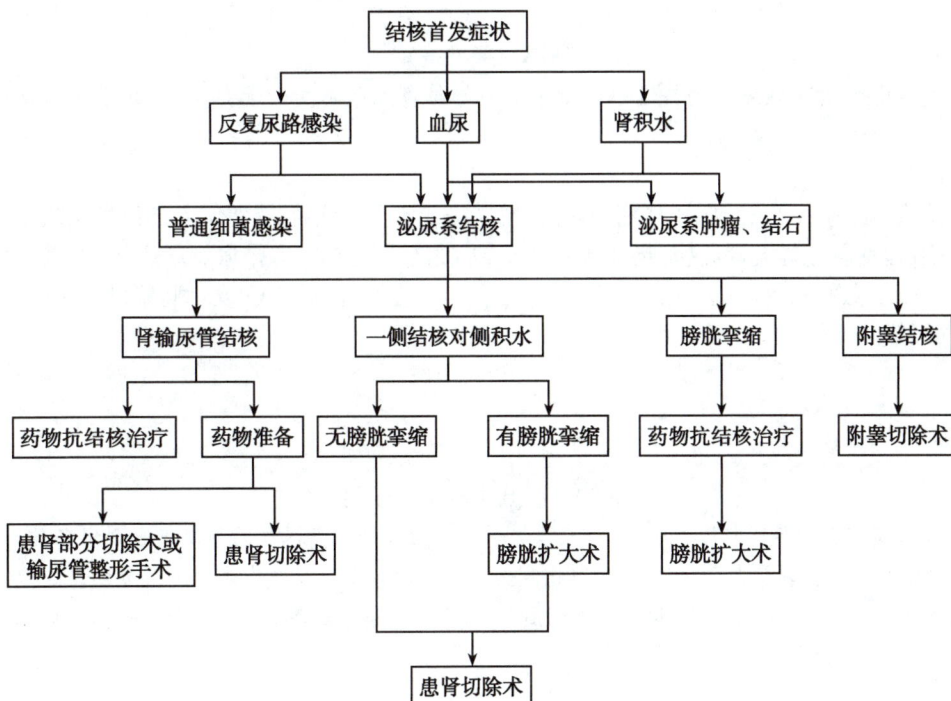

图 5-2-3　泌尿系统结核诊治流程

(马潞林)

第三节　膀胱尿道炎性疾病

膀胱尿道炎性疾病是泌尿系统最常见的疾病,在多数病例中不是作为一个独立的疾病出现,而是泌尿系统感染的一部分或是泌尿系统其他疾病的继发情况。膀胱炎(cystitis)作为该类疾病的典型代表,主要由特异性(如结核菌)和非特异性细菌感染引起,还有其他特殊类型的膀胱炎(如间质性膀胱炎、腺性膀胱炎、化学性膀胱炎、放射性膀胱炎等)。一般而言的膀胱尿道炎性疾病多是非特异性,常由大肠埃希菌、金黄色葡萄球菌等感染所致,临床上分为急性与慢性两种。急性时得不到彻底治疗可迁延成慢性,而慢性炎症在机体抵抗力降低或局部病变因素加重时,又可急性发作。

膀胱尿道炎性疾病的诊疗过程包括以下环节:

1. 了解患者的现病史、个人史和既往史,明确有无感染诱因或危险因素。

2. 完善相关检查,明确炎症的诊断及判断类型。

3. 根据不同的炎症类型进行相应的治疗。

4. 治疗后的随访。

临 床 病 例

患者,女性,28岁。婚后1周,主因"尿频、尿急、尿痛并下腹部不适3天"来我院门诊就诊,偶伴有淡红色小便,无发热、畏寒、腰痛等其他不适。体格检查:双肾区无叩击痛,耻骨上膀胱区轻压痛。既往无结石病史或其他特殊病史。

【问题1】通过上述病史,该患者最可能的诊断是?

根据该患者的症状、体征、既往史以及个人史,考虑急性膀胱炎的可能性大。

思路1:年轻女性,婚后1周,为尿路感染的高发人群,其原因可能与新婚后频繁的性生活有关。

知识点

尿路感染发病率

尿路感染被认为是最常见的细菌感染。大多数单纯性膀胱炎发生于女性,并且超过半数的女性在其一生中至少有过一次尿路感染。

思路2:膀胱刺激征(尿频、尿急、尿痛)是急性膀胱炎最常见的症状,尚需与其他以排尿改变为主要症状的疾病相鉴别,包括急性肾盂肾炎(膀胱刺激征伴发热、腰痛)、阴道炎(有排尿刺激症状、阴道刺激症状以及阴道异常分泌物)、尿道炎(膀胱刺激征不如膀胱炎明显,伴尿道脓性分泌物)、女性膀胱过度活动综合征(以尿急为主要特征)等。

知识点

急慢性膀胱炎的不同表现

急性膀胱炎定义为膀胱黏膜的表浅感染,以尿道内口及膀胱三角区最明显。可表现出多种局部症状,通常包括膀胱刺激征和耻骨上区疼痛等,也可出现血尿等症状。慢性膀胱炎表现为反复发作或持续存在膀胱刺激征及耻骨上膀胱区不适,膀胱镜表现为膀胱黏膜苍白、变薄或肥厚,有时呈颗粒或小囊状,偶见溃疡。

知识点

急性膀胱炎的鉴别诊断

在急性膀胱炎时,忌行膀胱镜检查,但尚需与其他类型的膀胱炎进行鉴别。①结核性膀胱炎呈慢性膀胱炎症状,对抗菌药物治疗反应不佳,尿液检查及尿路造影可找到结核感染的证据。②间质性膀胱炎尿液清晰,极少数患者有少量脓细胞,无细菌,膀胱充盈时有剧痛,耻骨上膀胱区可触及饱满而有压痛的膀胱。③嗜酸性膀胱炎临床表现与一般膀胱炎相似,区别在于其尿中有嗜酸性粒细胞并大量浸润膀胱黏膜。④腺性膀胱炎根据临床表现难以诊断,主要依靠膀胱镜检查和病理组织活检明确。⑤化学性膀胱炎及放射性膀胱炎的诊断重点在于既往疾病史及用药史。

思路3:问诊时应注意既往史、个人史资料的收集,尽量寻找尿路感染的诱因或危险因素,明确其感染途径或方式,为进一步的治疗提供参考。

知识点

尿路感染的诱发因素

1. 梗阻因素 包括先天性异常、肿瘤、结石、狭窄、前列腺增生等,引起尿液滞留,降低尿路上皮防御细菌的能力。

---

2. 机体抗病能力减弱　包括糖尿病、贫血、慢性肝病或肾病、长期应用免疫抑制剂等。

3. 医源性因素　在进行导尿、尿道扩张、膀胱镜检查等操作时,引入致病菌而诱发或扩散感染。

4. 解剖因素　女性尿道较短,易致上行感染,经期、更年期、性交时更易发生。妊娠时由于内分泌与机械性原因使输尿管口松弛扩张,尿液排出滞缓,易上行感染。尿道外口畸形或尿道外口附近有感染灶等也易诱发泌尿系感染。

知识点

泌尿系感染的途径

1. 上行性感染　最常见,好发于妇女新婚期、妊娠期以及尿路有梗阻的患者。

2. 血源性感染　不多见,致病菌多为金黄色葡萄球菌。

3. 淋巴管途径。

4. 直接感染　由邻近器官感染直接蔓延所致。

【问题2】为进一步明确诊断,哪项实验室检查最为重要?

思路1:该患者目前最重要的实验室检查项目是尿液分析,明确有无脓尿、血尿等情况。

知识点

尿液感染的诊断标准

尿液和尿路正常情况下是不存在细菌和炎症的。推定尿路感染的诊断靠直接或间接的尿液分析,并经尿液培养确诊。①尿液镜检:每高倍镜视野白细胞 ≥5 个提示白细胞尿。②细菌培养:中段尿培养菌落计数 ≥10^5CFU/ml 提示尿路感染。

知识点

尿液标本的采集要点

正确采集尿标本是诊断泌尿系感染的关键。采集尿标本常用方法:①清洁外阴后,采用中段尿,此方式最常见;②导尿,多用于女性患者;③耻骨上膀胱穿刺,适用于新生儿和截瘫患者,此法最可靠。此外,中段尿培养于使用抗生素治疗前即应留取。

思路2:对于急性单纯性膀胱炎,尿液分析提示脓尿、菌尿或血尿的一个或全部阳性就已足够证明存在尿路感染,通常没有必要做常规尿液培养,因为在获得培养结果之前多数已作出治疗决定并完成了治疗。此外,急性单纯性膀胱炎时不推荐常规行相关影像学检查。

知识点

尿培养的重要性

当症状及尿液检查结果无法明确膀胱炎的诊断,或存在复杂感染相关危险因素,或近期使用过抗生素治疗尿路感染的患者,于治疗前进行尿细菌培养是有必要的。

> **知识点**
>
> 尿路感染的诊断　大多数尿路感染的病例根据临床表现和实验室检查结果就能作出正确的诊断并足够确定大多数患者的治疗方案,而不依赖于影像学检查。但反复的尿路感染、有尿路梗阻的症状或体征以及合理治疗无效等的尿路感染都需要用影像学手段来明确潜在的异常,如泌尿系彩超、腹部X线片、排泄性尿路造影或CT等,再行进一步的干预治疗。

【问题3】如该患者的尿液分析结果提示 WBC(3+),RBC(+),我们应采取何种抗感染治疗方案? 疗程应为多长?

思路1:急性膀胱炎的致病菌主要是大肠埃希菌,选用青霉素、头孢类或喹诺酮类等抗菌药进行经验性单一用药,对于大多数患者即可达到良好的治疗效果。

> **知识点**
>
> 膀胱炎致病菌的类型
>
> 以大肠埃希菌属最为常见,其次为葡萄球菌、变形杆菌、克雷伯菌等。

思路2:该女性患者为无并发症的急性单纯性膀胱炎,可选择敏感的抗菌药物,采用短程疗法并随访观察。

> **知识点**
>
> 膀胱炎的治疗
>
> 1. 女性单纯性膀胱炎国外提倡抗生素单次剂量或3日疗程,目前国内采用最多的治疗方案是3日短程疗法,加上对症支持治疗(如饮水、碱化尿液、减轻膀胱刺激征等)。
>
> 2. 对男性非复杂性膀胱炎、复发性(细菌持续存在或再感染)膀胱炎或复杂性膀胱炎(伴有增加获得感染或治疗失败风险的情况,如留置导尿管、支架管,膀胱出口梗阻,神经源性膀胱,膀胱结石等),应根据尿细菌培养及药敏选择抗生素,治疗上需去除诱因,并适当延长抗生素治疗时间(多推荐7天方案)。

【问题4】该患者经门诊使用抗生素治疗后,十分关心其随访方案,如何确定?

思路1:如该患者经治疗后症状消失,并不需要门诊随访或尿培养,告知其注意性生活卫生,消除尿路感染的诱因。

> **知识点**
>
> 膀胱炎的随访
>
> 绝大多数患者在开始抗生素治疗后72小时内症状消失,对治疗后症状消失的年轻女性不要求进行随访或尿培养,但推荐对老年女性及具有潜在危险因素的患者进行治疗后随访。

思路2:若经治疗后症状不消失,尿脓细胞持续存在、培养仍为阳性应考虑细菌耐药或有感染诱因,需及时调整更换合适的抗菌药物,延长应用时间以期早日达到治愈。

> **知识点**
>
> 急性膀胱炎的治疗转归
>
> 急性膀胱炎若治疗不彻底,或有异物、残余尿、上尿路感染等情况,炎症可转为慢性。

要点解析：

1. 膀胱尿道炎性疾病是泌尿外科最常见的疾病类型，其诊断主要依据下尿路症状结合尿液的检查。

2. 尿路感染的常见诱因包括梗阻性、医源性、解剖性以及机体自身免疫力低下等因素。

3. 泌尿系感染最常见的致病菌是大肠埃希菌。

4. 目前对于女性单纯性膀胱炎多采用抗生素短程疗法（单次剂量或 3 日疗程），而对男性非复杂性膀胱炎、复发性膀胱炎或复杂性膀胱炎（伴有增加获得感染或治疗失败风险的情况，如留置导尿管、支架管，膀胱出口梗阻，神经源性膀胱，膀胱结石等），应适当延长抗生素治疗时间。

急性膀胱炎治疗流程见图 5-3-1。

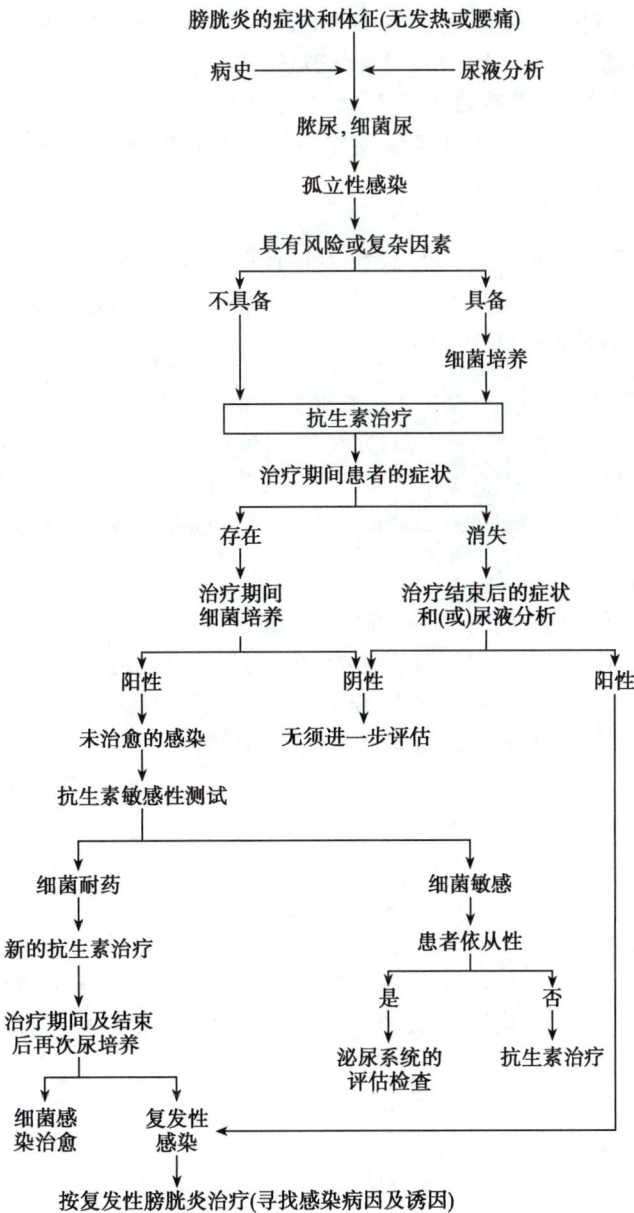

图 5-3-1　急性膀胱炎治疗流程

（丘少鹏）

第四节　阴 囊 坏 疽

阴囊坏疽是一种可危及生命的发生在男性外生殖器及会阴部的坏死性筋膜炎,也称 Fournier 坏疽、阴囊特发性坏疽、自发性暴发性阴囊坏疽等。该疾病以阴囊疼痛为主要临床表现,并表现为阴囊皮肤红肿,继而快速进展为坏疽伴组织坏死剥脱。本病通常继发于直肠周围或者尿道周围组织损伤后感染、外科手术或其他泌尿系疾患。

阴囊坏疽临床较为少见,但自 1950 年至今,仍有超过 1 500 例病例见诸报道。绝大多数罹患该病者为成年男性,平均发病年龄 50 岁,但在儿童中仍有报道。本病为泌尿外科急症,需早期诊断并应用抗菌药物进行冲击治疗,辅以外科清创术以降低发病率和死亡率。

1. 致病菌　本病是由球菌、杆菌、厌氧菌等多种细菌混合感染引起的阴囊皮下组织急性感染。常见的革兰氏阳性球菌有金黄色葡萄球菌、溶血性链球菌、粪链球菌等。革兰氏阴性杆菌有大肠埃希杆菌、克雷伯菌属、变形杆菌属等,厌氧菌主要为类杆菌属。

2. 易感因素　糖尿病、营养不良、免疫缺陷、免疫力低下、局部创伤、包皮嵌顿、尿道周围尿外渗、尿道直肠或肛门周围感染以及手术,如包皮环切或疝修补术。

3. 感染来源

(1)皮肤源性:急性和慢性阴囊感染、广泛复发的化脓性汗腺炎、龟头炎等。

(2)尿道源性:近期侵入性检查、前尿道结石、感染性尿道狭窄、尿道皮肤瘘

(3)直肠源性:直肠出血、肛裂病史、肛周脓肿等。

> 男性,55 岁,因"肛周脓肿切开引流术后 1 天,阴囊红肿胀痛 3 小时,伴高热"就诊。1 天前患者因"高热伴肛周跳痛"在外院诊断为"肛周脓肿",行肛周脓肿切开引流术,术后患者症状缓解。3 小时前,患者突发阴囊及疼痛伴红肿,进行性加重且向会阴部蔓延,伴高热,体温最高可达 40.2℃。患者平素有糖尿病病史 15 年,目前使用低精蛋白锌胰岛素控制血糖,空腹血糖波动于 10~12mmol/L。体检:阴囊及会阴部皮肤红肿、肿胀,局部变黑、坏死伴异味。可触及捻发音。

【问题 1】对于阴囊坏疽的病史询问及体检需要注意哪些细节?

思路:对于阴囊坏疽的病史采集,需要分局部症状和全身症状进行病史询问。同时需要注意患者的相关合并症,易感因素及可能的感染来源。在体检中,需要对外生殖器、阴囊或会阴部进行仔细望诊及触诊,并注意是否存在软组织捻发音;肿胀区是否存在局部变黑、坏死伴异味。

知识点

阴囊坏疽检查

1. 血常规　血常规检查中白细胞计数明显增多,中性粒细胞百分比显著上升,核左移。

2. 创面分泌物培养　可培养出致病菌,药敏试验对指导抗生素应用非常重要。

3. 影像学检查　B 超、X 线、CT 可见组织内气泡,用以观察病变范围,但典型病例不应因影像检查而影响外科干预的时机。

【问题 2】阴囊坏疽的临床特点是什么?

思路:阴囊坏疽的临床特点包括以下几个方面。

1. 多见于 50 岁以上男性,常有糖尿病、免疫缺陷、恶性肿瘤等合并症。

2. 病变范围主要分布于外生殖器、会阴(可扩散至下腹壁、腹股沟区、大腿内侧)。

3. 局部软组织感染,伴疼痛、肿胀、捻发音,进展极其迅速。

4. 全身症状明显,高热,白细胞计数明显升高,严重者出现呼吸急促、心动过速。

5. 影像学检查发现组织内气泡。

知识点

阴囊坏疽的临床表现

　　阴囊坏疽的临床表现为局部蜂窝织炎伴显著的全身中毒症状。其中全身症状表现为发热、全身不适；局部表现包括外生殖器、阴囊或会阴部红肿、肿胀，伴捻发音。肿胀区局部变黑、坏死伴异味，同时红肿范围迅速向周围扩散，局部疼痛明显。在病情严重的患者，组织坏死可由外生殖器及会阴部向大腿、下腹壁甚至胸壁蔓延。在罹患该疾病的患者中，很多患者伴有糖尿病、免疫缺陷、过度肥胖、肝硬化或恶性肿瘤等其他合并症。

【问题3】阴囊坏疽的鉴别诊断主要有哪些疾病？
　　思路：需要同阴囊坏疽进行鉴别诊断的主要有：附睾炎、睾丸炎及气性坏疽。

知识点

阴囊坏疽的鉴别诊断

　　1. 附睾炎　是附睾实质的化脓性炎症，患者通常伴有附睾和睾丸的疼痛肿胀。在有些情况下，感染可以仅累及附睾，而睾丸实质完全正常。患者可有发热、乏力等全身症状及阴囊疼痛、肿胀及红肿（红斑）等局部表现。附睾炎大多由尿道炎、尿道内操作等逆行感染所致。

　　2. 睾丸炎　是睾丸实质的炎症，通常由感染引起。睾丸炎可能由细菌和／或病毒感染所致，常常继发于附睾炎。其中细菌感染多于病毒感染。病毒相关性睾丸炎最常见的致病原是腮腺炎病毒。大约30%的腮腺炎患者会在疾病过程中罹患睾丸炎，在青春期后的男孩中最常见（10岁以前罕见）。它通常在腮腺炎发病后4~6天出现。在1/3的由腮腺炎引起睾丸炎的男孩中，将出现导致睾丸萎缩。

　　3. 气性坏疽　通常由厌氧菌感染引起，如产气荚膜梭菌等。也可由A族链球菌和金黄色葡萄球菌和创伤弧菌感染引起。患者早期出现神情不安、口唇皮肤苍白、脉快，在数小时内变为忧虑、恐惧或精神欣快。在感染发展到严重状态以前，伤员神志一直清醒，有时表情淡漠，面色灰白，并大量出汗，体温可高达38~39℃，体温与脉搏可不成比例，脉搏100~140次/min，细弱无力，节律不齐。随着感染的发展，毒血症加重，体温可高达41℃左右。血压在早期正常，后期则下降。伴有血红蛋白下降，白细胞计数增高。晚期有严重贫血及脱水，有时有黄疸，致循环衰竭。伤口周围水肿，指压留有白色压痕。后期肢体高度肿胀，皮肤出现水疱，肤色呈棕色有大理石样斑纹或黑色。肌肉由伤口膨出者，呈砖红色而至橄榄绿色，最后呈黑色腐肉。伤口内有浆液血性渗出液，可含气泡。分泌物涂片可查出革兰氏阳性粗大杆菌。以产气荚膜梭状芽孢杆菌为主者，产气早而多；以水肿梭状芽孢杆菌为主者，则气体形成晚或无气体。产气时X线片可见深层软组织内存有气体影。

【问题4】阴囊坏疽的治疗原则是什么？
　　思路：早期给予广谱、强效、联合抗生素抗感染，待创面分泌物细菌培养结果报告后即改用敏感抗生素；早期清创，广泛切开皮肤、皮下，切除坏死组织，敞开伤口；维持水、电解质和酸碱平衡，保护重要脏器功能。

知识点

阴囊坏疽的治疗

　　1. 全身治疗　早期给予广谱、强效、联合抗生素抗感染，待创面分泌物细菌培养结果报告后即改用敏感抗生素。

　　2. 局部治疗　早期清创，广泛切开皮肤、皮下，切开范围应超过受累组织直至发现正常筋膜，切除坏死组织，敞开伤口，必要时可在24~48小时后再次清创；精索外筋膜以内多不受累，保护精索筋膜完整，防止感染通过腹股沟管扩散至腹膜后。

3. 并发症治疗　维持水、电解质和酸碱平衡,高热者应降温,注意保护心肌功能;对糖尿病和有肾功能损害者,要积极控制血糖、纠正肾衰竭。对于合并严重菌血症的患者,其血栓栓塞性并发症发生率显著升高,建议对此类患者及早进行下肢深静脉多普勒超声检查,排除下肢深静脉血栓可能。对于已形成下肢深静脉血栓的患者,根据血管外科下肢深静脉血栓诊治原则进行治疗。

4. 植皮术　坏疽范围广,波及下腹壁,创面瘢痕挛缩者,植皮术仍属必要。

(薛 蔚)

第六章　泌尿系统梗阻

第一节　泌尿系统梗阻概论及治疗原则

一、泌尿系统梗阻概论

泌尿系统梗阻也称尿路梗阻(obstruction of urinary tract),造成尿液排出障碍。若不能及时解除梗阻,终将导致肾积水、肾功能损害,甚至肾衰竭。泌尿系统梗阻在泌尿外科最常见,且多继发或并发其他泌尿外科疾病。梗阻可以是泌尿系统本身的疾病所致,也可以是泌尿系统以外邻近病变的压迫或侵犯。梗阻发生在输尿管膀胱开口以上称为上尿路梗阻,上尿路梗阻后积水发展较快,对肾功能影响也较大,单侧多见,亦可为双侧。肾盂肾盏梗阻最常见的原因为肾盂输尿管连接部先天性病变,如狭窄、异位血管压迫等;后天性病变见于结石、结核、肿瘤;重度肾下垂亦可引起梗阻。输尿管梗阻的先天性病因常见输尿管膨出、下腔静脉后输尿管、输尿管异位开口等;后天性疾病以结石最常见,输尿管炎症、结核、肿瘤和邻近器官病变(腹膜后纤维化、腹膜后肿瘤或盆腔肿瘤)的压迫或侵犯均可造成梗阻。除此,医源性损伤也可引起输尿管狭窄或闭塞。其他如妊娠、盆腔脓肿也可以压迫输尿管,影响尿液的排出。梗阻发生在膀胱及其以下部位者称为下尿路梗阻,下尿路梗阻,由于膀胱的缓冲作用,梗阻后对肾功能影响较缓慢,但会导致双肾积水和肾功能损害。膀胱梗阻以良性前列腺增生最常见,其他病因包括膀胱内结石、异物、肿瘤、膀胱颈纤维化、前列腺肿瘤及神经源性膀胱等。尿道梗阻以狭窄最常见,先天性尿道外口及包皮口狭窄。尿道结石、结核、异物、损伤及肿瘤也可引起尿道梗阻。尿道周围或阴道疾病如压迫尿道,亦可造成排尿困难。

二、治疗原则

泌尿系统保持通畅是维持正常肾功能的必要条件,泌尿系统梗阻部位以上压力增高,尿路扩张积水,如梗阻长时间不能解除,终将导致肾功能损害甚至肾衰竭。尿路梗阻的原因很多,治疗方法复杂,因此,必须细致检查,全面考虑,并在此基础上选择治疗方针。

1. 病因治疗　尿路梗阻疾病的治疗应在明确诊断,查明病因的基础上,消除引起尿路梗阻的原因,才能治愈。双侧尿路梗阻的治疗原则为两侧肾功能尚可时,宜先对肾功能较差侧施行手术,使两肾功能均能充分恢复,如两侧肾功能均差时,应选择肾功较好的一侧先行手术,对侧亦应尽快施行手术。

2. 对症治疗　如梗阻病因暂时不能解除,或患者情况不允许作较大手术时,可采用置管或者造瘘的方法,以利尿液引流,使梗阻引起的损害逐渐恢复,待条件许可时,再解除梗阻的病因。上尿路梗阻时行输尿管支架置入术或肾造瘘术。下尿路梗阻时行导尿管术或膀胱造瘘术。

3. 肾切除术　如上尿路梗阻导致严重肾积水,肾功能已极度损害或又合并严重感染时,如对侧肾正常,可将患侧肾切除。

(王行环)

第二节　肾盂输尿管连接部梗阻

肾盂输尿管连接部梗阻(ureteropelvic junction obstruction,UPJO)是指由于各种先天性因素导致肾盂内尿液向输尿管排泄受阻,伴随肾集合系统扩张并继发肾损害的一类疾病,其中肾盂输尿管连接部狭窄是导致先天性肾盂输尿管连接部梗阻最常见原因。由于原发病因、梗阻部位、梗阻程度和持续时间不同,肾盂输尿管连接部梗阻的临床表现也不一样。多数患者可全无症状,发生部位可为单侧或双侧,并可出现于各个年龄段。肾盂输尿管连接部梗阻的治疗应根据梗阻的病因、发病急缓、梗阻的严重程度、有无合并症以及肾功能损害情况等综合考虑。肾盂输尿管连接部梗阻最根本的治疗措施是去除病因,肾功能损害较轻者常可恢复。治疗方法取决于梗阻病变的性质。

肾盂输尿管连接部梗阻的诊疗过程通常包括以下环节:

1. 详细询问患者的症状学特征及相关病史。

2. 体格检查时关注肾积水的体征,以及有助于判断病情严重程度的其他体征。

3. 通过影像学检查明确肾盂输尿管连接部梗阻的原发病因、梗阻部位及程度。

4. 思考肾盂输尿管连接部梗阻的病理生理改变。

5. 明确肾盂输尿管连接部梗阻的原发病因、梗阻部位及程度后,采取相应的手术方式解除积水、通畅尿路、保护肾脏功能。

6. 判断解除肾盂输尿管连接部梗阻的预后。

临床病例

患者,男性,16 岁,高中学生,诉左侧腰背部间断肿胀不适 3 年余。患者近 3 年来间断自觉左侧腰背部间断肿胀不适,无明显尿频、尿急、尿痛及夜尿增多表现,无明显腹痛、发热等不适,精神食欲可,无明显消瘦,大便正常,夜间睡眠好。既往无特殊病史。无烟酒等不良嗜好。

门诊行泌尿系超声检查示左侧肾盂肾盏显著扩张伴左侧输尿管上段增宽(图 6-2-1)。

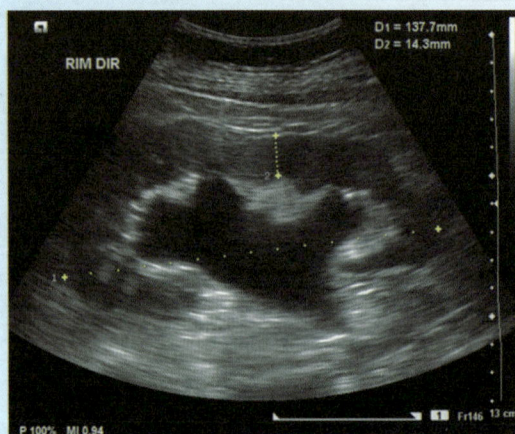

图 6-2-1　左肾积水的超声表现

【问题 1】根据以上病史特点,考虑该患者的可疑诊断是什么?

根据患者的主诉、症状、个人史以及门诊超声检查结果,考虑初步诊断为左肾积水原因待查。

思路 1:患者诉左侧腰背部间断肿胀不适,符合肾积水常见症状。

知识点

肾积水症状可分为无症状肾积水和有症状肾积水。

1. 无症状肾积水　指处于静止状态的肾积水,可多年而无表现症状,直至发生继发感染及造成邻近器官的压迫症状才被发现。

2. 有症状肾积水常见临床表现包括:

(1)疼痛:腰部疼痛是重要症状。在慢性梗阻时往往仅表现为腰部钝痛,症状并不明显。大多数急性梗阻可出现典型的肾绞痛或较明显的腰痛。有个别患者虽发生急性双侧性梗阻或完全梗阻,但并不感到疼痛。在儿童,肾积水常表现腹部肿块,上腹部突发剧烈疼痛或绞痛,继之有多量小便;当疼痛缓解则肿块缩小甚至消失。

(2) 肾肿大与腹块:慢性梗阻可造成肾脏肿大或腹块,但并不一定有其他症状,而长期梗阻者在腹部可扪及囊性肿块。一般的肾积水肿块,无触痛,质不坚,表面光滑无结节;并发感染时则出现疼痛、触痛及全身性感染等症状和体征。

(3) 血尿:上尿路梗阻很少引起血尿,但在肾绞痛的同时出现血尿,则梗阻原因可能为结石或肿瘤。有部分梗阻的病例,当绞痛出现后尿量增多,则表现为间歇性梗阻,并可产生血尿。在有继发感染时也可伴有血尿或脓尿。

(4) 多尿和无尿:多尿在慢性梗阻导致的肾功能损害中比较多见,而双侧完全性梗阻、孤立肾或仅一个肾有功能者完全梗阻可发生无尿。部分梗阻时尿量可大于正常,主要表现为明显的多尿,而肾结石如间歇性阻塞肾盂时,可出现间歇性多尿。在多尿时,伴有腹块消失或腹胀痛缓解。

(5) 继发性顽固性尿路感染:梗阻的尿路一旦继发感染,常很难治愈,易复发,发作时常有畏寒、发热、腰痛,并会延伸至下尿路形成膀胱刺激征。

思路2:患者年龄较小,且无明显不适症状,考虑先天性病理因素致肾积水的可能性大。

知识点

肾积水可出现于胚胎发育期,儿童期或成人期。肾积水的症状因原发病不同而不同。肾区及上腹部可触及包块,有波动感,小儿腹壁薄,透光试验呈阳性等体征可出现于严重肾积水时。49.5%的儿童腹部包块为泌尿科疾病所致,在此类疾患中,肾积水居首位,占40%。先天性梗阻是肾积水最常见的病因,发病率在小儿为1:1 000,约2/3的患儿为男性,左侧病变居多,约20%的患儿双侧肾积水。如肾盂输尿管连接部梗阻,多由先天性狭窄,先天性环状肌纤维缺乏、肾盂高位出口、瓣膜或皱襞、异位血管或纤维条索所致。其他原因还包括多囊肾,海绵肾以及尿酸肾病等。先天性输尿管梗阻病因有畸形,如输尿管瓣膜、输尿管异位开口、输尿管口囊肿、下腔静脉后输尿管、先天性巨输尿管、膀胱输尿管反流(VUR)等;男性婴幼儿尿道梗阻的常见病因则是多见于先天性尿道外口及包茎口狭窄、后尿道瓣膜等。总之,尿路发生梗阻后,梗阻部位愈高,阻塞愈完全,梗阻时间愈长,肾积水程度则愈重,尤其是继发结石和感染时更会影响到肾脏的功能。

思路3:患者超声检查提示左肾积水合并左侧输尿管上段扩张增宽,应首先考虑输尿管梗阻致积水的可能性。

知识点

肾积水是尿路梗阻的临床表现之一,上尿路及下尿路梗阻均可引起不同程度的肾积水征象。梗阻原因则包括尿路管腔内原因、管腔外原因及管腔壁本身原因。上尿路梗阻开始多无症状,待发展到一定程度,出现肾积水或肾衰竭时才被发现,部分患者在偶然情况下(如体检时)被发现。下尿路梗阻会多有排尿的症状。上尿路梗阻又分为单侧和双侧梗阻,如一侧和双侧肾或输尿管结石、狭窄或肿瘤等。膀胱部位的梗阻性病变如结石、肿瘤等可造成一侧或两侧的输尿管梗阻,但造成的梗阻程度常不一致,这些都需诊断清楚。

超声是一种简单方便,无创价廉的检查,并可反复操作,对肾积水及扩大的肾盂显示较好。普遍认为超声对输尿管显示不清,对操作者的技术要求较高,易受肠道积气的影响。对定性和病因诊断有一定局限性;另外,超声也不能反映肾脏功能,故仅可作为肾盂输尿管连接部梗阻的筛选检查。但随着超声显像经验的积累和检查技术的进步,已可对部分肾盂输尿管连接部梗阻作出定位及病因诊断。产前超声检查可以尽早地发现胎儿肾盂输尿管连接部梗阻,从而为早期治疗提供帮助。三维腔内超声显像可以更好地显示解剖结构,对内镜手术有一定指导作用。

患者资料:在门诊对患者进行常规体格检查,结果如下:体温 36.5℃,脉搏 78 次 /min,呼吸 19 次 /min,血压 120/80mmHg。一般情况可,发育正常,皮肤巩膜未见明显黄染,浅表淋巴结未扪及,颈软,甲状腺不大,气管居中。双肺呼吸音清晰,未闻及明显干、湿啰音,心律齐,未闻及心前区杂音。腹部平软,无压痛,肝脾肋下未及,未扪及腹部包块,无移动性浊音,肠鸣音正常,左肾区有轻叩击痛,无明显压痛,右肾区无明显压痛及叩击痛。双侧输尿管走行区无明显压痛及叩击痛,未触及明显肿物。脊柱四肢无异常,生理反射存在,病理反射未引出。

知识点

肾脏检查以触诊最为主要,一般用双手触诊法,触诊肾脏时要注意其大小、形状、硬度、表面状态、敏感性和移动度等。触诊左肾时,左手自患者前方绕过,左手掌托住患者左侧后腰部,右手掌平放于左季肋部,手指微弯,指端位于肋弓下方。如上述触诊右肾法进行检查左肾。若卧位未触到肾脏,可让患者倚床而立,腹肌放松后再进行检查。手法与卧位触诊相同。肾下垂或游走肾,采用立位较易触到。如触诊右肾时,患者仰卧,两腿稍屈起,医师位于患者右侧,右手掌放在患者右季肋部,将右手的手指末端置于肋弓的下方,左手掌托住患者右侧后腰部。随着患者呼吸运动用右手逐渐压向腹腔深部,同时用左手将后腹壁推向前方,当两手相互配合触诊时即可触及肾脏。如仍未触到,则让患者深吸气,使肾脏下降,如果肾脏大部分能被触知,则可将其在两手间夹住。当只能触及肾脏的下极,它常从触诊的手中滑脱。在患者腹壁较厚或配合动作不协调,以致右手难以压抵后腹壁时,可采用下法触诊。当患者吸气时,用左手向前冲击后腰部,如肾脏下移至两手之间时,则右手有被顶举起的感觉;与此相反,也可用右手指向左手的方向做冲击动作,左手也可有同样的感觉而触及肾脏。肾脏肿大见于肾盂积水或积脓、肾肿瘤、多囊肾等。肾盂积水或积脓时,肾的质地柔软而富有弹性,有时有波动感。

【问题 2】为进一步明确诊断,需要进行何种检查?

思路 1:患者目前可接受静脉肾盂造影、逆行尿路造影、CT 及 CT 尿路成像、MRI 及 MRI 尿路成像等检查进一步明确积水的原因、程度及原发病变的位置,行放射性核素肾图检查评估患侧肾脏功能受损状况。

知识点

肾盂输尿管连接部梗阻影像学检查要点:

1. 静脉肾盂造影(推荐项目) 是用以显示包括肾盂肾盏系统、输尿管、膀胱的重要方法,常规拍腹部仰卧位平片(KUB),静脉注射造影剂同时腹部加压观察。可显示尿路形态及结石在尿路分布关系,还可提供双肾的分泌功能等信息(图 6-2-2,图 6-2-3)。

2. 逆行尿路造影(可选择项目) 在膀胱镜的观察下,将输尿管导管插入输尿管并注入造影剂,使肾盏、肾盂、输尿管充盈,用以观察全尿路情况。优点是显影清楚,不受肾脏自然分泌功能影响。主要用于常规静脉肾盂造影观察不满意者、不适合作静脉肾盂造影检查者及需确定平片所见腹内致密钙化影与尿路关系者,能对病变性质作出明确的诊断,指导手术方案的制订,病变定位好,能对尿路全程显示,排除肾盂输尿管连接部梗阻段以下的病变,为手术提供有力的指导,但该检查仍有不足之处,属于有创检查,有时肾盂输尿管连接部梗阻段以下的尿路梗阻可导致逆行插管失败,则诊断难以明确,积水扩张严重的肾盂输尿管还可掩盖该处病变导致漏诊和误诊,也不能显示肾功能和肾实质(图 6-2-4)。

3. CT 及 MRI(可选择项目) 包括 CT 尿路成像及 MRI 尿路成像,可了解梗阻的部位,有助于对梗阻病因的探测,能清晰显示肾、输尿管的扩张程度及肾皮质的厚度,并可同时作两侧的结构与功能的比较(图 6-2-5,图 6-2-6)。

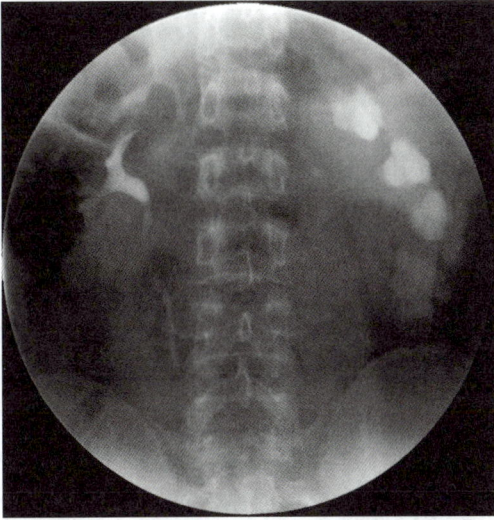

图 6-2-2　左肾积水的静脉肾盂造影表现 1

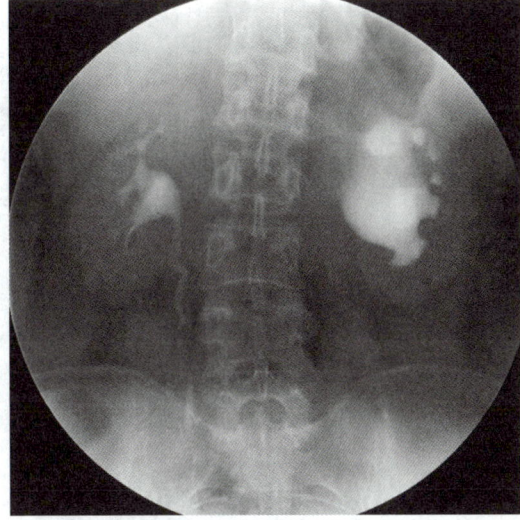

图 6-2-3　左肾积水的静脉肾盂造影表现 2

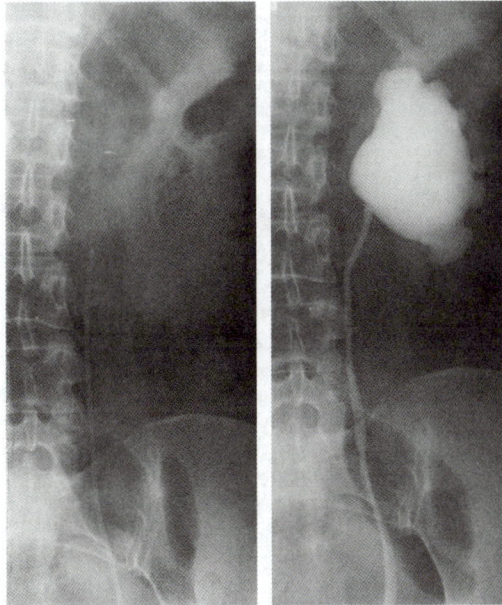

图 6-2-4　左肾积水的逆行尿路造影表现

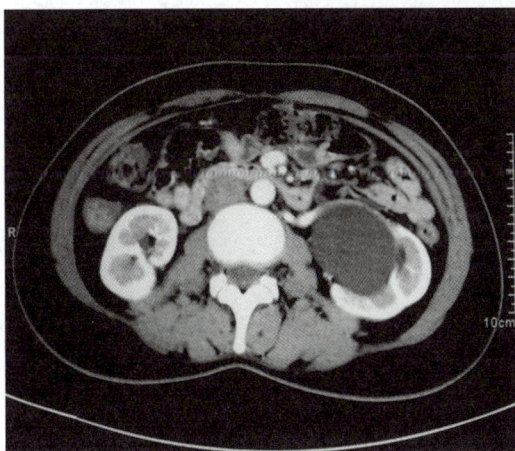

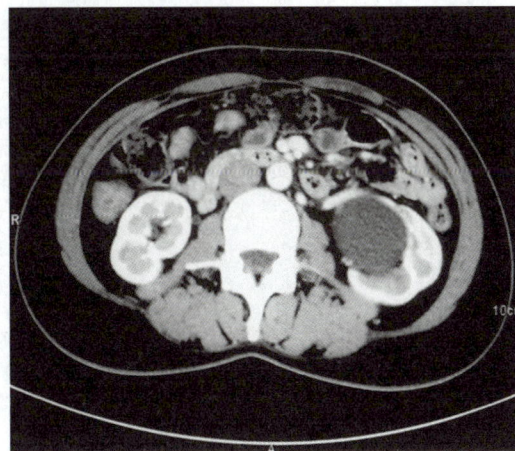

图 6-2-5　左肾积水的 CT 表现

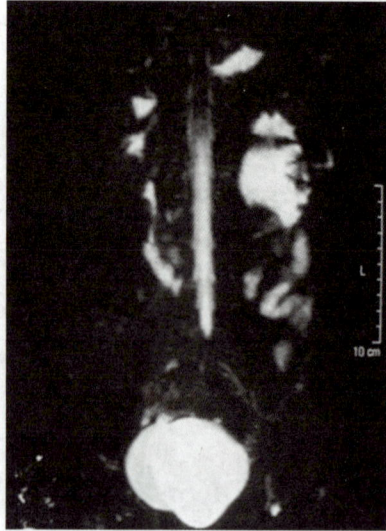

图 6-2-6　左肾积水的 MRI 尿路成像表现

4. 放射性核素肾图（推荐项目）　在梗阻性肾图其血管相与分泌相有一定程度压抑,这与梗阻的严重程度及梗阻时间有关,主要表现为排泄相下降迟缓。肾图有助于估计双肾功能及梗阻程度的差别,但不能作定量分析(图 6-2-7)。

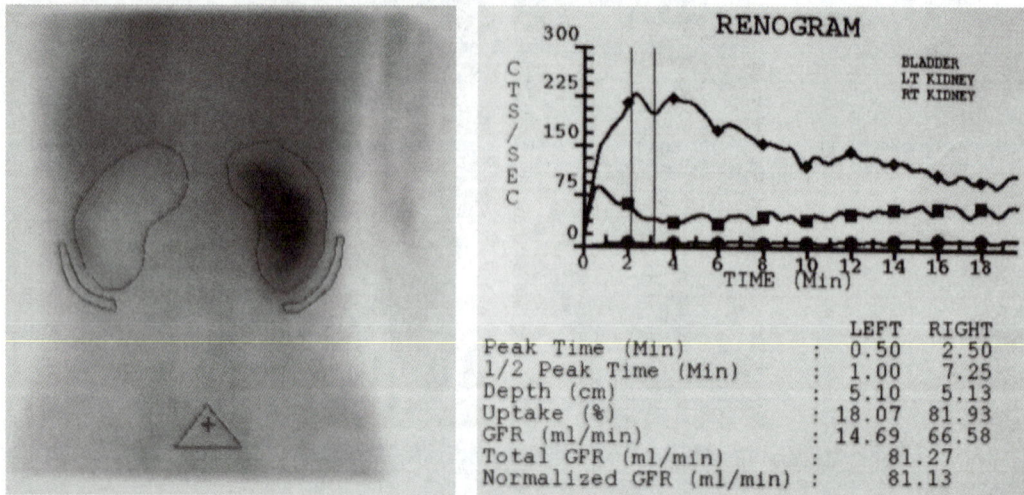

图 6-2-7　左肾积水的放射性核素肾图表现

思路 2:患者需要做的实验室检查。肾积水最常见的并发症是感染和结石,除了血液常规检查,了解有无氮质血症、酸中毒和电解质紊乱以及尿常规检查外,还应行尿培养,甚至要做结核杆菌和脱落细胞检查。

知识点

早期轻度的肾积水患者尿常规可正常,当发展到肾盏扩大时可出现血尿与蛋白尿。大量的蛋白尿与管型在上尿路梗阻性疾病不常见。双侧肾脏受累时肾功能、尿液及电解质检查异常。在双肾积水肾功能减退时出现贫血。

知识点

肾盂输尿管连接部梗阻引起的其他改变:急性单侧输尿管梗阻时能引起高血压,主要因为肾素分泌增加,而慢性单侧肾盂输尿管连接部梗阻则很少发生因肾素分泌增多引起的高血压。当单侧肾盂输尿管连接部梗阻不伴有肾动脉梗阻时引起肾素分泌增加的前提下,手术修复后可以使高血压完全缓解恢复正常。而双侧肾盂输尿管连接部梗阻很少伴有因肾素分泌增加所引起的高血压。在高血压与肾盂输尿管连接部梗阻所致慢性肾积水之间的关系主要是由于水钠潴留容量扩张而引起。在上尿路梗阻后可引起腹腔积液,而自发性腹腔内尿液渗漏是很少见的。

第二次门诊记录

患者接受了相关检查。血常规示 WBC 8.0×10^9/L,Hb 110g/L,血生化示 BUN 9.16mmol/L,Cr 92.4μmol/L,尿沉渣镜检白细胞 0~1/HP。CT 结果示左侧肾盂肾盏中重度扩张,左侧肾盂输尿管连接部梗阻,右肾及输尿管未见异常。放射性核素肾图总肾功能轻度受损,右肾功能正常,左肾皮质明显变薄,其功能中重度受损。GFR:113ml/$(min \cdot 1.73m^2)$。

【问题3】该患者的致病原因是什么? 该如何诊断?

思路:肾盂输尿管连接部梗阻分先天性与后天性两种。从病因上又可以分为机械性梗阻和动力性梗阻两种。

知识点

机械性梗阻是由于管腔内疾病或管腔外压迫引起的肾盂输尿管连接部梗阻,常见的病因有以下几种:①肾盂输尿管连接部狭窄,多为先天性,可因输尿管黏膜皱襞的聚集而发生功能性狭窄,亦可为外鞘膜分离导致黏膜皱襞纵向伸直而发生器质性狭窄。②异位或迷走血管压迫,多为肾下极的迷走血管或副血管,也可以是来自腹主动脉的异常血管,少见为迷走静脉,有报道副肾动脉可引起双侧肾盂输尿管连接部梗阻。③纤维条索压迫,可发生在肾盂输尿管连接部的前方、后方或侧方,可纵向亦可呈帆状粘连,可压迫、牵拉输尿管而致输尿管扭曲、成角或扭结导致狭窄。④膜性粘连或输尿管瓣膜形成,可为先天性,亦可为炎性瓣膜形成。⑤输尿管高位附着,系因胚胎时期输尿管芽进入后肾的上极,并且肾盂继续向足侧发展,导致肾盂内尿液排出不畅,常伴有肾旋转不良。⑥肾旋转不良,系因异常旋转时肾盂输尿管交界处产生扭曲、狭窄,输尿管跨越肾下极处也可受压,而导致蠕动障碍和通过不畅,多为双侧。⑦其他原因,如结石、息肉、肿瘤、炎症等。

动力性梗阻也可称为功能性梗阻,很多肾盂输尿管连接部梗阻无机械性梗阻因素存在,而被认为是功能方面梗阻。正常情况下,肾盂输尿管连接部平滑肌细胞排列成束,细胞间存在缝隙,以短而粗的突起互相嵌合,肌细胞通过缝隙连接接受尿液刺激而产生的电活动在肾盂、肾盏的肌细胞中从上而下传递,引起肾盂及输尿管蠕动而将尿液向下输送,功能性梗阻是指肾盂输尿管连接部黏膜正常,但肌层平滑肌细胞数量减少,结缔组织及胶原增加,围绕并间隔肌细胞,难以经缝隙连接有效地传导来自肾盏、肾盂起搏细胞的电冲动,致使输尿管蠕动障碍,尿液输送受阻,引起梗阻。

【问题4】肾盂输尿管连接部梗阻是如何引起肾脏改变的? 梗阻对肾功能的影响如何?

思路1:无论是何种原因妨碍了正常的尿流,肾盂输尿管连接部均会渐渐形成一个瓣膜状障碍,宛如一个水闸。肾实质逐步伸长变薄,并有充血,肾盏随着肾盂与肾实质的膨胀而渐扩大,肾锥体与肾柱受压变薄最后几乎消失;肾盂也会膨胀成囊肿,逐渐扩大。肾小球仍能维持排尿功能,但因肾小管坏死、失去浓缩功能,造成尿液稀淡。在其发病过程中可造成各种病理变化。

知识点

　　肾积水发生后,一部分尿液仍能从输尿管排空,而另一部分将反流。在正常情况下,肾脏的淋巴容量随尿流增加而增加,如出现于渗透性利尿时或输尿管梗阻时。肾脏淋巴管的急性梗阻,可发生利钠与利尿作用,对肾功能不会引起多大变化,但当双侧肾脏淋巴管被结扎加上输尿管梗阻,则在几天内就可引起肾脏的坏死性改变。在输尿管梗阻开始时,仅有肾小管与肾窦的反流,当压力继续增高则有一部分尿液在相当于肾盂出口部位进入淋巴与静脉系统并开始外渗,慢性肾积水时则尿液大多进入到肾静脉系统,这反而加重了肾脏负担。尿液反流后将产生三方面的改变:①肾盂内压加速了尿液的反流:反流反过来可降低肾盂内压,而使肾能继续分泌尿液;②通过反流,代谢的产物能由此回流到循环系统,再由正常的肾脏排泄出来;③由此途径感染也能进入到肾实质内,引起炎症,或进入循环而产生菌血症。肾积水发生后,正像由其他原因所导致的肾组织丧失功能后一样,余下的组织能产生肥大改变且代偿部分功能,但此种作用随着年龄的增加而减弱,一般在 35 岁后此代偿功能便几乎丧失。

　　思路 2:肾盂输尿管连接部梗阻对肾功能的影响与梗阻的程度、单双侧及急慢性有关。结合该患者体征和病史,可判断该患者为单侧中重度梗阻。

知识点

　　急性完全梗阻后第一个 90 分钟肾血流增高,而 90 分钟~5 小时则肾小球前血管收缩,引起肾脏血流减少,如果梗阻持续存在,输尿管内压力升高,在 5 小时后的双侧肾血流减少和输尿管压力降低是由肾小球前血管的收缩引起,血管有效应的前列腺素会影响到这些梗阻后的肾血流改变机制,它可导致持续的血管收缩。在部分梗阻时,开始几个小时肾小管通过的时间减少,但仍有较好的再吸收,尿液容易减少,渗透压增加,尿钠浓度降低。而在急性完全性输尿管梗阻时,肾小球的滤过率减少,肾小管的功能受到损害。慢性完全性单侧梗阻:其对肾功能的损害在开始第 2 周肾血管收缩,肾小管萎缩,到第 6 周输尿管的压力逐渐下降到 1.99kPa(15mmHg),肾血流量减少到对照肾的 20%。慢性部分梗阻:对肾功能的损害类型类似于完全梗阻,即使是轻度梗阻也能造成严重的损害。单侧与双侧梗阻的不同生理改变:在实验动物中两者的差异 24 小时即能观察到,双侧梗阻时大多数肾单位能被灌注,总的肾血流和肾小球灌注有类似的减少,而单侧梗阻的肾脏有较多的肾单位未被灌注与充盈。单侧与双侧梗阻对肾功能的影响机制不同。单侧梗阻输入动脉的血管收缩,从而减少了血流与肾小球灌注;双侧梗阻时,近曲小管的压力和出球动脉的阻力增加,一旦梗阻缓解,排钠与利尿立即发生,但单侧梗阻则不发生类似改变。对肾脏代谢的改变,主要是表现在对氧的利用减少和二氧化碳的产生增加,逐步形成一个在低氧环境下的代谢,对脂肪酸 α- 谷氨酸酮酶的利用和肾脏中糖的产生均丧失,而在代谢过程中乳酸盐到聚葡萄糖酸盐的比率增加,在肾积水后肾脏内转向厌氧的代谢。当成为持续性梗阻时,肾脏的代谢功能进行性丧失,到 6 周后即表现为明显的不可逆转的改变。

知识点

肾积水分级

　　1. 大剂量 IVU 法　Ⅰ度为肾盂无明显扩张,仅肾盏穹窿部变钝,肾实质厚度无改变。Ⅱ度为肾盂及肾盏轻度扩张,乳头变平或呈杵状改变,肾实质大于正常厚度的 3/4。Ⅲ度为肾盏及肾盂明显扩张,实质变薄,但仍大于正常厚度的 1/2。Ⅳ度为肾盏扩张呈囊状,实质变薄,但大于正常厚度的 1/4。Ⅴ度为肾盂、肾盏极度扩张,与肾盂完全融合,或仅残留薄而不完全的间隔,肾实质萎缩成薄型。

2. B超法　轻度肾积水:肾脏形态大小多无明显异常,肾实质厚度及回声正常,肾集合系统分离2~3cm。中度肾积水:肾体积轻度增大,形态饱满,实质轻度变薄,肾柱显示不清晰,肾盂肾盏均较明显扩张,肾集合系统分离3~4cm。重度肾积水:肾脏体积增大,形态失常,实质显著变薄或不能显示,整个肾区均为液性暗区。其间有受压呈线状分隔肾柱的回声,呈放射状排列,各暗区相互连通,整个图像极似调色碟样。

3. Grignon法　Grignon分级的一级,肾盂轻度扩张<10mm。Grignon分级的二级,肾盂扩张在10~15mm。Grignon分级的三级,扩张程度同上伴肾盏轻度扩张。Grignon分级的四级,肾盂扩张在15mm以上伴肾盏中度扩张。Grignon分级的五级,肾盏中度扩张,肾实质变薄。

入院后进一步检查情况

专科体检左肾区有轻叩击痛,无明显压痛,右肾区无明显压痛及叩击痛。双侧输尿管走行区无明显压痛及叩击痛,未触及明显肿物。脊柱四肢无异常,生理反射存在,病理反射未引出。双侧睾丸及附睾无明显肿大,直肠指诊,前列腺体积正常,质地中等,无压痛及结节,中央沟存在。

血常规、尿常规、出凝血时间及肝肾功能和血电解质均正常,胸片无异常发现。心电图正常。

临床诊断:左侧肾盂输尿管连接部梗阻　左肾积水。

【问题5】患者的治疗方案如何?

思路1:患者为左侧肾盂输尿管连接部梗阻合并左肾积水诊断明确,应收入院,完善相关检查后尽早安排治疗。患者入院后需要进行有关术前常规检查,包括血常规、电解质、出凝血时间、心电图和胸片等。治疗分为对症治疗和对因治疗。对症治疗的目的是尽快解除尿路梗阻,缓解积水及功能损害,为对因治疗创造条件,赢得时间,最常见的治疗手段是输尿管内D-J管置入术以及肾造瘘术。对因治疗则视具体情况而定:若积水侧分肾功能尚可,则应根据积水的原因行手术解除梗阻,力争挽回肾功能;若患侧肾功能已严重受损或已无功能,预测即使解除梗阻亦无可逆性恢复可能,则需行患肾摘除术。具体到该患者,虽左肾积水属中重度,但尚有功能,应行肾盂成形术。

知识点

关于肾盂输尿管连接部梗阻的治疗可分为产前治疗,非手术治疗及手术治疗:

1. 产前治疗　胎儿期肾积水程度的定量评估可能有助于预测出生后是否需要干预治疗。妊娠晚期APD>7mm预测出生后泌尿系统异常的阳性预测值为69%。

2. 非手术治疗　当UPJO合并尿路感染时,需选用敏感抗生素控制尿路感染。

3. 手术治疗　手术目的是解除肾盂出口梗阻,从而最大限度地恢复肾功能和维持肾脏的生长发育。手术指征包括如下情况之一时应手术治疗:$T_{1/2}$超过20分钟;分侧肾功能受损(患侧GFR<40%)、在非手术治疗随访中发现B超下肾盂前后径(APD)增大以及Ⅲ、Ⅳ度扩张。当合并患侧腰痛、高血压、继发结石形成或是反复尿路感染也应考虑手术治疗。若肾功能完全丧失或合并肾积脓应考虑行肾切除术。目前肾盂输尿管连接部梗阻的外科手术方式主要有肾盂成形术(开放小切口手术、腹腔镜手术或机器人辅助腹腔镜手术等)和腔内肾盂切开术(气囊扩张、冷刀、电刀、钬激光或铥激光等)两大类。

知识点

双侧肾盂输尿管连接部梗阻,治疗应更加慎重,要尽一切可能保留肾脏,一般有几种情况:①一侧梗阻所致积水严重,一侧较轻,可先治疗严重侧,这样手术时可能没有发生肾衰竭的顾虑,手术成功后,可为对侧肾手术时增加安全性,较轻侧要根据具体情况掌握手术适应证,必要时可严密观察其发展。②两侧梗阻所致肾积水均较轻,要仔细分析,严格掌握手术适应证,必要时紧密观察其发展。③两侧梗阻所致肾积水均较严重,可分期治疗,但仍以先处理较轻侧为好。

知识点

手术的原则是梗阻较轻,肾盂肾盏扩张不严重时,做单纯矫形手术;扩张明显者,应及时切除病变的狭窄段及过度扩张的肾盂,再做吻合术(Anderson-Hynes)手术;更严重者应做肾切除术。

知识点

D-J管 输尿管支架管(双猪尾导管或称双J管)。在泌尿外科手术中应用极为广泛,适用于肾积水、输尿管结石、肾结石、肾移植、肾及输尿管良性肿瘤等上尿路手术以及碎石机碎石、输尿管狭窄的扩张等治疗过程中,它植入输尿管后能起到引流尿液、防止输尿管狭窄和粘连堵塞的重要作用。临床应用的D-J管多为硅橡胶或聚氨酯高分子材料制成。

手术治疗情况:在完成相关检查,无明显手术禁忌证后,于气管插管全身麻醉下行后腹腔镜下左肾盂成形+D-J管置入术。术中于扩张之肾盂最低处剪开肾盂(图6-2-8),根据肾盂扩张程度向上裁剪扩的肾盂,使肾盂口成喇叭状(图6-2-9),向下纵向剪开连接部至输尿管上段0.5~1.0cm,保留肾盂壁下角与输尿管壁内侧宽0.2~0.3cm的连接组织,使肾盂仍与输尿管相连(图6-2-10)。间断缝合肾盂瓣下角与输尿管切开处最低位1~2针。离断保留的肾盂输尿管连接组织,并进一步完成肾盂的裁剪,切除肾盂输尿管连接部和裁剪的肾盂壁。之后可吸收线连续缝合进行肾盂成形(图6-2-11)。向输尿管内置入D-J管后行肾盂输尿管吻合。降低气腹压,检查术野和Trocar处有无出血。腹膜后间隙留置引流管,关闭各切口,结束手术。

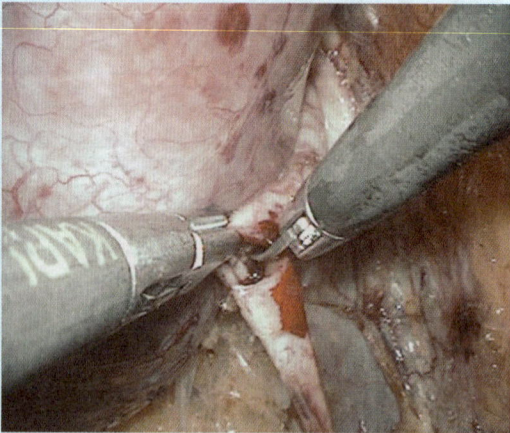

图6-2-8 于肾盂最低处剪开肾盂

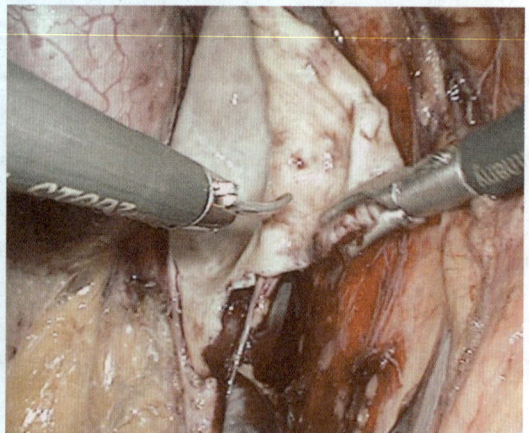

图6-2-9 根据肾盂扩张程度向上裁剪扩张的肾盂,使肾盂口呈喇叭状

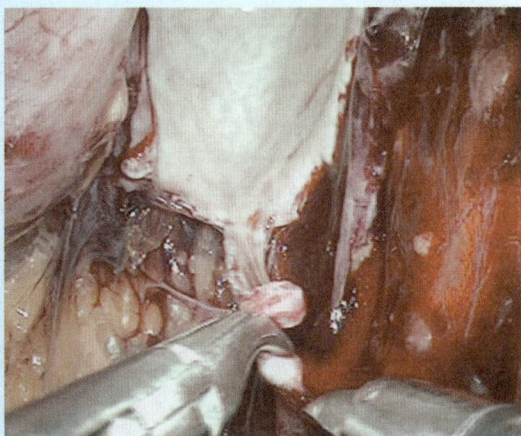
图 6-2-10　保留肾盂壁下角与输尿管壁
内侧宽 0.2~0.3cm 的连接组织

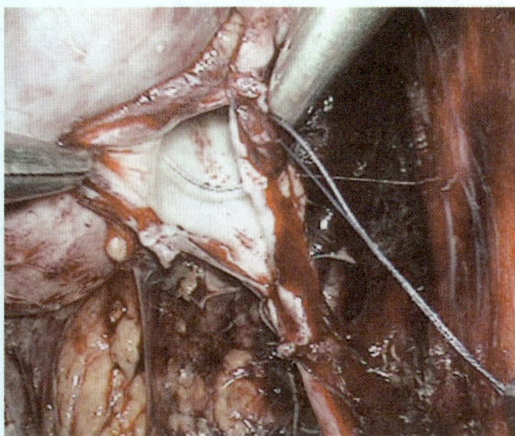
图 6-2-11　可吸收线连续缝合进行肾盂成形

思路 2:病因治疗是最理想的治疗方法。对于肾盂成形或肾切除术,应根据患者的身体状况和病情综合考虑。对于年纪小的患者应尽量保留肾脏,而年龄超过 55 岁或 60 岁者,对于成形手术应持慎重态度,有足够的肾组织,才能保证足够的肾功能,才有行肾盂成形术的价值。不宜进行较大手术的患者可以采取肾造瘘术,如严重感染、肾衰竭、全身情况差者,若病情急,梗阻病因不清楚或一时难以除去梗阻时,可先行肾穿刺造瘘,然后再做进一步检查与治疗;若梗阻病变不能除去,肾造瘘则作为永久性的治疗措施。肾积水严重或继发感染、脓肾、肾实质明显破坏萎缩(实质变薄等小于 0.5cm 厚),以及肾功能已丧失无恢复的可能性而对侧肾功能正常者可行患肾切除,对于年龄小的患者应尽可能保留肾脏,特别在对侧肾功能不健全时,更不能轻易切除有积水的肾脏。

术后处理:①应用抗生素预防感染 3~5 天;②3~5 天拔除尿管,如果腹膜后引流管引流量未增加或 24 小时少于 10ml,则拔除引流管;③术后 8~10 周膀胱镜下拔除双 J 管;④定期复查肾积水和肾功能恢复情况。

【问题 6】术后主要的并发症有哪些?处理措施如何?

思路 1:吻合口漏尿。多为缝合输尿管不够严密或者吻合口远端梗阻、双 J 管移位所致,要保持腹膜后引流管、尿管通畅,必要时行泌尿系平片(KUB)检查判断双 J 管的位置,加强营养,预防感染,一般吻合口漏尿可自愈。

思路 2:吻合口狭窄。多为瘢痕所致,术后 3 个月以上采用输尿管球囊扩张、顺行或逆行内切开术等腔内治疗,必要时开放手术探查。

【问题 7】肾积水解除后患者的随访措施如何?

为了减少双 J 管置入术的并发症,应嘱患者多饮水,减少活动,如发现血尿,应注意观察血尿时间、尿量,是否有下腹绞痛。且治疗成功的标准是症状消失,及肾积水情况减轻,肾功能好转或稳定,影像学显示排空功能正常。

知识点

D-J 管置入术的并发症

1. 尿路刺激征　尿路刺激征是置管后较常见的并发症之一,出现于患者可正常活动后,以儿童较为明显,患者自觉有下腹不适及尿频尿急等膀胱刺激征。可能是由于 D-J 管移动,或 D-J 管过长刺激膀胱三角区或后尿道所致。因此在手术时应选择适当长度的 D-J 管(尤其儿童),可根据下列方法选择 D-J 管:输尿管长度 =0.125×身高 +0.5cm 或腹部 X 线片上第二腰椎至耻骨联合上 2.0cm 的垂直距离。对于轻度尿路刺激症状,嘱患者不要紧张,配合医生向患者说明、解释戴管后的不适,并可通过自行调整体位,多饮水,减少活动,症状可减轻或消失。必要时给予解痉治疗。若不能耐受者,嘱患者及时就医,必要时拔除 D-J 管。

2. 尿液反流　患者排尿时出现患侧腰痛。D-J管放置后,肾盂输尿管圆锥失去充盈刺激,致使输尿管蠕动明显减弱或消失,而尿流方向取决于肾盂、膀胱间压力。正常肾盂压力 0.978~1.467kPa,膀胱压力<0.978kPa。排尿时,由于逼尿肌收缩,膀胱内压力增高,尿液随双J管形成输尿管内反流。当膀胱压力为3.91~4.89kPa时,因尿液反流影响手术切口愈合,甚至伤口漏尿及导致肾功能损害。护理患者时,术后若血压平稳,及时将卧位改为半卧位,保证膀胱内低压,并留置导尿管1周,其间嘱患者多饮水,起自然冲洗尿道的作用。拔出尿管后,取立位或蹲位排尿,增加排尿次数。忌用力排尿,并保持大便通畅,多食蔬菜、水果,去除增加腹压所引起的尿液反流,小儿要注意引导不要憋尿,避免尿液反流。对排尿后腰痛不能缓解者,及时报告医生检查,是否由于D-J管引流不畅所致。

3. 血尿　多在正常活动后出现,表现为淡红色至鲜红色,有时伴凝血块。为避免血尿或血尿加重,嘱患者放松心情,避免重体力活动,发现血尿及时就诊。

4. 管周尿盐结痂　术后3个月拔管时管周可有尿盐结痂。管周尿盐结痂可能与留管时间正相关,以及与D-J管的材质有关。因此应嘱患者多饮水,如病情需要留管者,应定期更换。但间隔时间最长不超过3个月。若留置时间过长,可能结石形成,而且有文献报道,膀胱异物刺激可增加膀胱肿瘤发生的可能,因此应提醒患者定期复诊,及以醒目的方式明示患者拔管时间,以免遗忘。

知识点

随访影像学检查包括:

1. B超检查(推荐项目)　可以大概了解手术后肾积水的改善情况,如果肾积水情况加重,则提示梗阻复发,对UPJO随访有一定价值,但B超对分肾的功能及排空情况辨析不清,在肾积水的判断上可能存在不同意见,有一定主观性。

2. 利尿性肾图(推荐项目)　作为一种无创的检查方法,也是UPJO后期随访以及术后评估一项重要手段,不但能充分了解分肾的功能,更重要的是通过利尿后肾图时间-活性曲线下降的情况,可鉴别出肾盂张力性下降导致的假性梗阻以及是否真正有机械性梗阻存在。

3. 静脉尿路造影(IVU)(可选择项目)　IVU可以了解双肾的功能及排泄情况,但对于肾盂张力性下降及肾功能减退的病例,则因无法获取足够的信息去判断有无梗阻。

4. 肾盂压力-流量测定(Whitaker test)(不推荐项目)　主要可鉴别可疑病例,<12cmH$_2$O可排除梗阻,>20cmH$_2$O说明有梗阻存在。但由于这是一种有创的检查方法,且误差较大,并不适合UPJO的定期随访。

要点解析:

1. 肾盂输尿管连接部梗阻是由于各种先天性因素导致肾盂内尿液向输尿管排泄受阻,伴随肾集合系统扩张并继发肾损害的一类疾病。

2. 超声检查是肾盂输尿管连接部梗阻最常用的初筛检查手段,但对于病因诊断有一定局限性;静脉肾盂造影、逆行肾盂造影、CT、MRI及核素肾图检查可用于肾盂输尿管连接部梗阻的更为精准的定性及定位诊断。

3. 肾盂输尿管连接部梗阻分先天性与后天性两种。从病因上又可以分为机械性梗阻和动力性梗阻两种。

4. 目前肾盂输尿管连接部梗阻的外科手术方式主要有肾盂成形术(开放小切口手术、腹腔镜手术或机器人辅助腹腔镜手术等)和腔内肾盂切开术(气囊扩张、冷刀、电刀、钬激光或铥激光等)两大类。

5. 手术的原则是梗阻较轻,肾盂肾盏扩张不严重时,做单纯矫形手术;扩张明显者,应及时切除病变的狭窄段及过度扩张的肾盂,再做吻合术(Anderson-Hynes)手术;更严重者应做肾切除术;双侧肾盂输尿管连接部梗阻,治疗应更加慎重,要尽一切可能保留肾脏。

肾积水诊治流程见图6-2-12。

```
                          可疑肾积水患者
                                │
                          病史询问+体格检查
                                │
                        泌尿系超声明确有无积水
                                │
              ┌─────────────────┴─────────────────┐
          影像学检查                            实验室检测
              │                                     │
      ┌───────┴───────┐                             │
  KUB、静脉肾盂造影、    放射性核素                 血尿素氮+血清肌酐
  逆行尿路造影(必要时)   肾动态显像                       │
      │                    │                           │
  CT/CTU或MRI/MRU          │                           │
      │                    │                           │
  明确积水原因          明确分肾                    明确总肾
  及梗阻部位           功能状态                     功能状态
      │                    │                           │
      └────────────────────┼───────────────────────────┘
                     进一步明确肾积水
                      的病因诊断
                           │
          ┌────────────────┴────────────────┐
        对因治疗      病情许可时,转为对因治疗      对症治疗
          │                                      │
  ┌───────┼───────┬───────┐            ┌─────────┼─────────┐
先天性    肾及输尿   肾盂及输   输尿管狭窄    内引流    外引流   若患侧肾脏
梗阻      管结石     尿管肿瘤   (炎症、外伤)            已无功能则
  │         │         │         │           │        │     行肾切除术
UPJO→肾盂  碎石取石   肿瘤切除术  输尿管狭窄段  D-J管置   PCN
成形术(腹腔 治疗      或半尿路   内切开或狭窄  入术
镜或开放手  (ESWL/PCNL/ 切除术(遵  段切除+再吻
术)、先天性 URL)      循无瘤原则) 合术
巨输尿管症
→抗返流输
尿管膀胱再
植术
```

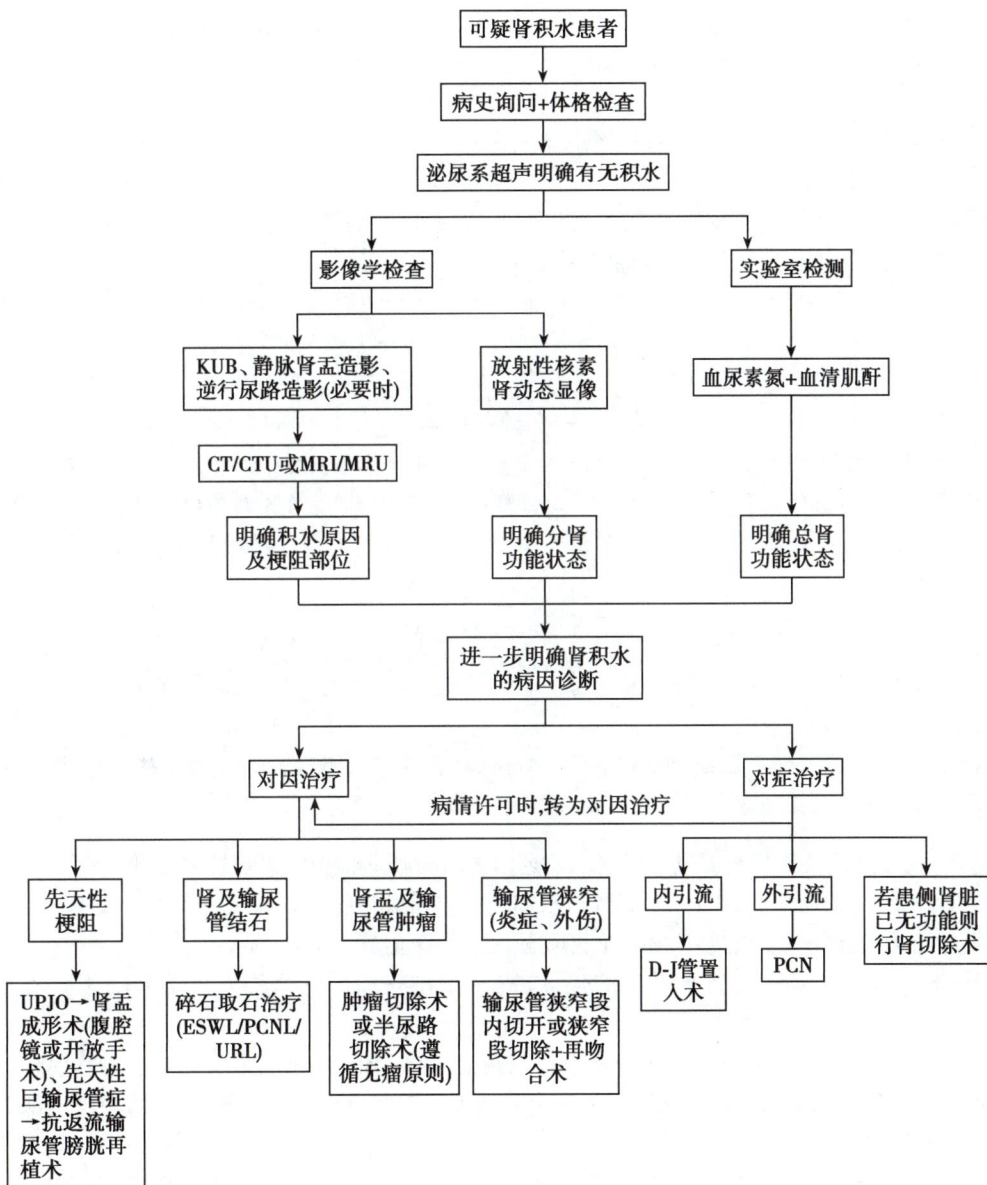

图 6-2-12　肾积水诊治流程

（王东文）

第三节　腹膜后纤维化

腹膜后纤维化(retroperitoneal fibrosis,RPF)是一种少见疾病,发生率约为二十万分之一,发病机制和病因不明,以腹膜后异常增生的纤维包块包绕腹主动脉、髂动脉及其相邻结构如输尿管、下腔静脉为特征。

临床病例

男性,58 岁,主因"间歇性左腰部及下腹痛 1 年,加重伴发热 2 日"来诊。

患者于 1 年前无明显原因出现左侧腰痛及下腹钝痛,可自行缓解,未治疗。两天前疼痛加重,伴有尿频尿急尿痛,发热,最高达 39.1℃,自服"消炎药",效果不佳,来院就诊。无排尿困难,无肉眼血尿。发病以来,精神及饮食差,大便尚可,体重无明显消瘦。既往高血压病史 1 年,口服硝苯地平控释片,血压控制良好。无糖尿病病史,无传染病史及外伤手术史等。生于本地,无外地久居史。

体格检查:体温 37.6℃,脉搏 84 次/min,呼吸 21 次/min,血压 125/85mmHg,腹部平坦,无肌紧张,左下腹轻压痛,未扪及肿物,无反跳痛,肠鸣音存在。双侧肾区叩痛,左侧为著。

【问题 1】通过上述资料,该患者可疑的诊断是什么,应该做哪些基本检查?

首先考虑泌尿道感染,鉴于伴有腰痛、发热和肾区叩痛,在检查尿、血常规的同时,还应排查急性肾盂肾炎和前列腺炎。

思路 1:老年男性,尿频尿急尿痛,首先考虑泌尿道感染;男性泌尿道感染常无发热,出现发热时,应考虑到急性肾盂肾炎、前列腺炎和睾丸附睾炎的可能。本例患者合并腰痛及肾区叩痛,应高度怀疑急性肾盂肾炎。体检中要注意睾丸附睾的检查和前列腺指诊。除血、尿常规外,还需要做超声检查。

思路 2:患者腰腹痛病史一年,难以泌尿系感染解释。

知识点

RPF 流行病学

发病率低,好发于中老年男性,男女比例约为 3:1。可分为原发性和继发性两类,原发性(特发性)腹膜后纤维化(idiopathic retroperitoneal fibrosis,iRPF)约占 2/3,其余 1/3 则多继发于肿瘤、感染、创伤、放疗、手术以及某些药物等。起病隐匿,常没有特异性症状。当疾病进展到腹膜后相邻器官受到压迫才会出现相应症状。

患者完善初步检查后,第二次门诊,前列腺指诊提示前列腺增大,无压痛。血 WBC 12×10^9/L;尿常规 WBC 500/μl。

超声提示双侧肾盂扩张,左侧 1.3cm,右侧 1.1cm,双肾实质厚度 1.6cm。双侧输尿管上段扩张,左侧 0.6cm,右侧 0.5cm;输尿管下段显示不清。

【问题 2】通过上述检查后,初步诊断是什么,还需要进行哪些检查?诊疗计划是什么?

本例患者初步诊断为急性肾盂肾炎,双肾积水,双侧输尿管扩张。

需要立即给予经验性抗生素治疗,并行血液及尿液的细菌培养。

超声检查提示双肾盂和双侧输尿管扩张,应进一步排查原因。增强 CT 或 MRI 具有更高的诊断价值。

思路 1:男性上尿路感染常有诱因。本例患者双侧上尿路扩张,需进一步明确是输尿管梗阻,还是反流所致。导致上尿路扩张的原因可能是急性肾盂肾炎的诱因。单纯抗感染效果不好时,应考虑上尿路引流,包括输尿管支架或经皮肾造瘘。

思路 2:超声检查不能明确积水原因时,建议增强 CT 或 MR 检查,不仅可以反映输尿管腔内的充盈缺损,还可以了解周围毗邻器官。而 MRI 对软组织的成像更有优势,甚至适用于肾功能受损的病例。

思路 3:由于增强 CT 结果受肾功能影响,并且可能加重肾功能损伤。当可疑有肾功能不全时,应首先查验肾功能。本例患者有双侧肾盂扩张,应该了解肾功能状况。

知识点

CT 和 MRI 是诊断 RPF 最主要的非侵入性手段。CT 检查表现为与肌肉等密度的均匀组织,围绕在腹主动脉下段及髂动脉周围,并包绕相邻结构,输尿管常向内侧偏移。MRI 能更好显示 RPF 与周围组织之间的结构关系。在病变静止期,MRI 显示低信号无强化;在活动期显示高信号。

CT/MRI 检查有助于鉴别特发性和恶性 RPF。iRPF 往往以斑块状密度影伴周围浸润,多远离肾门,位于主动脉前或主动脉旁,输尿管被推向内侧;而恶性 RPF 则多表现为结节状、分叶状增生,纤维化包块侵及腰大肌或浸润骨骼,周围淋巴结融合固定。

本例患者经过积极抗感染一周后,排尿刺激症状消失,体温、血和尿常规恢复正常。血生化证实肝肾功能无明显异常,完善泌尿系增强 CT 检查后,进行了第三次面诊。

CT 结果：腹膜后主动脉周围软组织影，包绕主动脉，形态不规则，平扫时 CT 值约 38Hu，增强约 55Hu，病变上方至双肾动脉起始，下方至双侧髂动脉分叉处，与主动脉、髂动脉及双侧输尿管中、下段分界不清。双侧肾盂及输尿管上段扩张（图 6-3-1，图 6-3-2）。

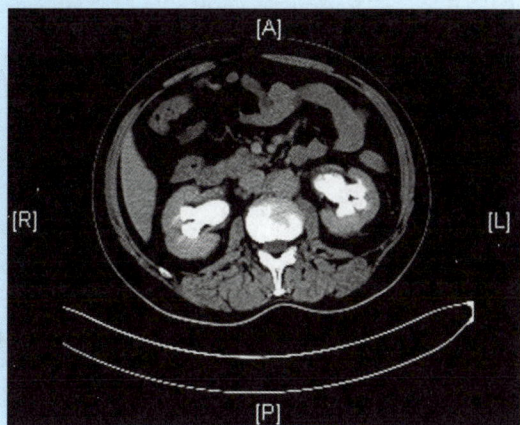

图 6-3-1　双肾积水（排泄期）

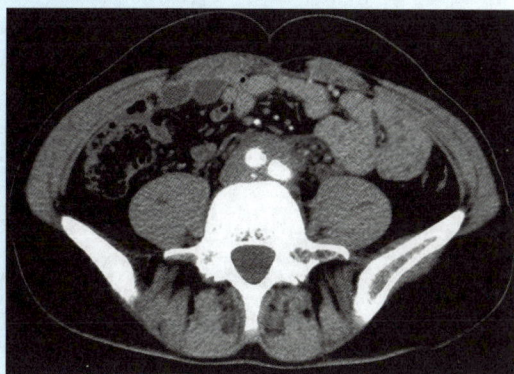

图 6-3-2　腹膜后斑块（动脉期）

【问题 3】通过上述检查，更新诊断是什么，应该关注哪些既往史？还需要进行哪些检查？

思路 1：根据目前的资料，应该补充诊断为 RPF。针对 RPF 的可能病因进一步明确病史，需了解患者职业、既往史尤其是肿瘤、慢性病和自体免疫性疾病、长期应用的药物、是否有放疗、创伤或腹部大手术病史等。

思路 2：RPF 的实验室检查虽非特异性，但可以帮助确定诊断，如 ESR、C 反应蛋白以及自身免疫抗体检查等。

知识点

RPF 病因学

iRPF 可能属于系统性自身免疫性疾病，是 IgG4 相关性疾病的表现之一。石棉暴露和吸烟也可导致 iRPF 的发生。许多因素可导致继发性 RPF，包括药物、感染、外照射以及恶性肿瘤。可能导致 RPF 的药物有麦角碱衍生物（如美西麦角、麦角胺）和多巴胺激动剂。恶性肿瘤也可导致继发性 RPF，是腹膜后转移瘤（如前列腺癌）或原发肿瘤（如淋巴瘤）刺激结缔组织增生的结果。另外，感染、放疗、创伤、腹部大手术，均可诱发 RPF。

知识点

RPF 病理表现

大体表现为质硬包块浸润腹膜后脂肪组织，无包膜。iRPF 纤维组织常包绕肾动脉以下腹主动脉，向下延伸并包绕髂血管。还可包绕下腔静脉和输尿管。iRPF 组织主要有两种成分：纤维化成分和炎性浸润细胞。恶性肿瘤导致的继发性 RPF 以纤维组织中大量新生细胞出现为特征，常见对周围肌肉和骨结构的破坏和浸润。

知识点

RPF 临床表现和实验室检查

症状多为非特异性,表现为疼痛(腰腹部、下肢等)、高血压、乏力、体重下降、压迫下腔静脉致下肢水肿、压迫输尿管导致肾积水。

部分患者有贫血、ESR 和 C 反应蛋白升高,除了 ANA(+),还可有其他自身抗体阳性,如抗甲状腺抗体和抗平滑肌抗体等。

【问题 4】经过进一步排查后,本例患者诊断为 iRPF,双肾积水,双侧输尿管狭窄。下一步治疗计划是什么?

为了保护肾功能,本例患者需要及时解除双侧输尿管梗阻;及早应用针对腹膜后纤维化的药物治疗。

思路 1:本例患者已经出现双肾积水,为了避免上尿路进一步受损,必须及时解除输尿管梗阻,以便为药物治疗争取时间。此类输尿管狭窄段通常比较长,管壁僵硬,管腔狭窄,通过膀胱镜置管会比较困难,有时需要借助输尿管镜。

思路 2:iRPF 的药物治疗主要为皮质激素和免疫抑制剂,通常需要 6~9 个月以上,部分患者甚至可以获得完全治愈。

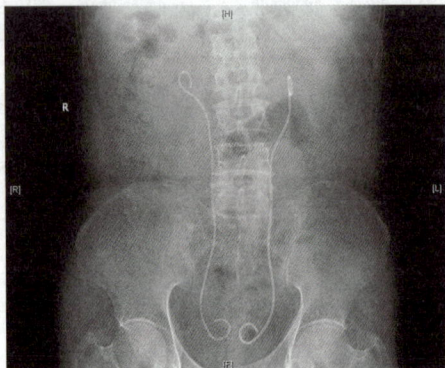

图 6-3-3　双侧输尿管支架管置入后　　图 6-3-4　药物治疗半年后,腹膜后斑块明显缩小

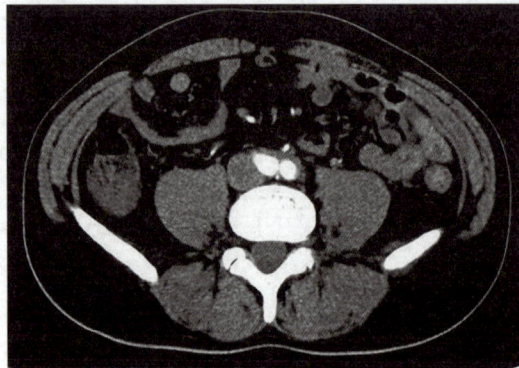

思路 3:iRPF 的药物治疗无效或者复发时,则需要借助手术解除输尿管梗阻。

知识点

药 物 治 疗

iRPF 的治疗原则是诱导缓解纤维化反应、缓解输尿管和其他腹膜后结构梗阻及遏制疾病进展。应尽早开始药物治疗,主要为皮质激素和免疫抑制剂。多数疗效良好,甚至可以取得治愈性效果。

皮质激素起始剂量一般为 30~40mg/d。1 个月后,需重新评估疾病活动性,包括症状、ESR 等炎症指标及肿块形态改变;如有缓解,泼尼松可逐渐减量,3~4 个月内逐渐减至 5~10mg/d,并再维持 6~9 个月。

皮质激素可能导致严重并发症,可联用或单用他莫昔芬。他莫昔芬有抗血管生成的作用,并可下调与成纤维细胞增生和胶原生成有关的生长因子水平,耐受性良好。

知识点

输尿管支架

对于 RPF 致输尿管梗阻者,单纯导管置入往往受益较小,只适用于暂时解除梗阻或姑息治疗。常需要联合药物治疗。

知识点

手 术 治 疗

外科活检是确诊 RPF 的唯一方法。对于输尿管受侵导致肾积水的外科治疗方法主要包括输尿管松解术和移位术,目的是分离输尿管周围纤维,重新将输尿管置于腹膜后脂肪中或用大网膜将其包裹移位于腹腔。但由于输尿管同时受纤维浸润,故单纯输尿管松解不能完全解除梗阻,还要结合药物治疗。

知识点

继发性 RPF 应根据不同病因进行治疗

对于继发于无特效治疗的恶性肿瘤、外伤及放疗的 RPF,目前无明确有效药物治疗,姑息性外科治疗可能是目前唯一可以获益的治疗方法。

知识点

随 访

RPF 复发率较高,即使在治疗终止后,也应终生随访。在开始药物治疗后,患者应在之后 6 个月内至少每个月接受一次肾功能、贫血指标及炎症指标检查,之后每季度检查一次。目前对 iRPF 复发的治疗仍是一个难题。有使用硫唑嘌呤、甲氨蝶呤、环孢素、环磷酰胺等免疫抑制剂治疗 iRPF 的报道,但效果不肯定。

(张小东)

第四节　良性前列腺增生

良性前列腺增生(benign prostate hyperplasia,BPH)是引起中老年男性排尿障碍最为常见的一种良性疾病。主要表现为组织学上的前列腺间质和腺体成分的增生、解剖学上的前列腺增大、尿动力学上的膀胱出口梗阻,在临床症状上以下尿路症状为主要表现。

BPH 的诊疗过程中通常包括以下环节:

1. 分析患者 LUTS 与 BPH 之间的相关性。
2. 评估患者 BPH 的严重程度以及 LUTS 对于患者生活质量的影响。
3. 评估治疗的收益与风险,选择恰当的治疗方式。
4. 随访并评估疗效,必要时更改治疗计划。

临 床 病 例

男性,72 岁,主因"尿频、尿急伴进行性排尿困难 8 年,加重两年"来院门诊就诊。患者 8 年前开始无明显诱因出现尿频、尿急、夜尿增多以及排尿不畅等症状,无尿痛、发热、血尿、腰痛及尿失禁。其间不曾规律就医诊治,曾自服中药(具体不详),症状改善不明显,后自行停药。近两年上述症状显著加重,主要表现为排尿困难较前明显,尿不尽感及排尿后滴沥症状明显,夜尿 3~4 次 / 夜,口服三金片效果不佳。既往无特殊慢性病史;否认手术史及药物过敏史。否认家族遗传疾病史。

【问题 1】通过病史询问,最可能的诊断是什么?
根据患者的主诉、症状、现病史及既往史,初步考虑诊断为良性前列腺增生(BPH)。

　　思路:患者为老年男性,慢性病程,以 LUTS 为主诉,有进行性加重表现。临床上老年男性伴有 LUTS 者应首先考虑 BPH 的诊断,进一步检查需要确定或排除此诊断。

知识点

下尿路症状以及 BPH 的临床表现

　　下尿路症状(lower urinary tract symptoms,LUTS)不是一种独立的疾病,是有关下尿路即膀胱、尿道和 / 或前列腺的综合征,由储尿期症状,排尿期症状和排尿后症状三部分构成。储尿期症状表现为尿频、尿急、尿失禁及夜尿次数增多;排尿期症状则包括排尿踌躇、排尿困难、尿流变细和间断排尿;排尿后症状可定义为排尿不尽,尿后滴沥等。

　　引起 LUTS 的病因很多,下尿路的任何部位如膀胱、膀胱颈、前列腺、尿道及尿道外括约肌等出现功能或器质性病变都会引发 LUTS。LUTS 发病率可随年龄增加而增长。在老年男性中由于 BPH 所导致的膀胱出口梗阻是 LUTS 最为常见的病因。

　　LUTS 可严重影响患者的生活质量,造成其日常生活的诸多不便,尿频、尿急等储尿期症状常会限制患者的活动范围,影响其日常的社交活动;频繁的夜尿不但会导致患者睡眠质量下降,而且增加了跌倒及髋部骨折的风险,有研究表明,夜尿次数增加和老年人群的死亡率呈正相关。

　　老年男性 BPH 患者的主要临床表现为 LUTS,患者常伴有一项或多项 LUTS。除此之外,梗阻严重的患者可能出现急性尿潴留。一些患者可能出现肉眼或镜下血尿。合并泌尿系统感染时可能出现尿频、尿急、尿痛等尿路刺激症状。长期慢性尿潴留导致残余尿量增多可出现充盈性尿失禁,此时患者常有遗尿现象。

　　【问题 2】如何评估患者 LUTS 的严重程度?

　　可以通过国际前列腺症状评分(IPSS)、生活质量指数(QOL)评估患者 LUTS 的严重程度以及对患者生活的影响。

知识点

　　国际前列腺症状评分(international prostate symptom score,IPSS)及生活质量(quality of life,QOL)评分(表 6-4-1)。

　　IPSS 是由美国泌尿外科学会(American urology association,AUA)测量委员会制定的。IPSS 中的每个问题分为 0~5 分,由此其总分范围为 0~35 分。患者的评分在 0~7 分为轻度症状,评分在 8~19 分为中度症状,评分在 20~35 分为重度症状。

表 6-4-1　国际前列腺症状评分和生活质量评分

国际前列腺症状评分						单位:分
症状	无	少于 1/5	少于 1/2	约 1/2	多于 1/2	几乎总是
过去 1 个月排尿不尽感?	0	1	2	3	4	5
过去 1 个月排尿后 2 小时以内又要排尿?	0	1	2	3	4	5
过去 1 个月排尿时中断和开始多次?	0	1	2	3	4	5
过去 1 个月排尿不能等待?	0	1	2	3	4	5
过去 1 个月感觉尿线变细?	0	1	2	3	4	5
过去 1 个月感觉排尿费力?	0	1	2	3	4	5
过去 1 个月夜间睡觉时起床排尿次数?	0	1	2	3	4	5

IPSS 总分 =　　　分。

生活质量评分						单位:分
	0	1	2	3	4	5	6
假如按现在排尿情况,你觉得今后生活质量如何?	非常好	好	多数满意	满意和不满意各半	多数不满意	不愉快	很痛苦

生活质量评分 QOL=　　分。

IPSS 是 BPH 患者 LUTS 严重程度的主观反映,它与最大尿流率、残余尿量以及前列腺体积无明显相关性。

QOL 评分是了解患者对其目前 LUTS 水平的主观感受,其主要关心的是 BPH 患者受 LUTS 困扰的程度及是否能够忍受,因此又叫困扰评分。

IPSS 虽然在临床上得到了广泛的应用,但是文字表述不甚直观,对于一些受教育程度的较低的患者而言,不易理解,从而造成评分误差。近年来,一种称为可视化前列腺症状评分(visual prostate symptom score,VPSS)的量表逐步在临床上得到应用,其优点是直观、易于患者理解,操作方便,可作为 IPSS 的补充。

VPSS 量表见图 6-4-1。

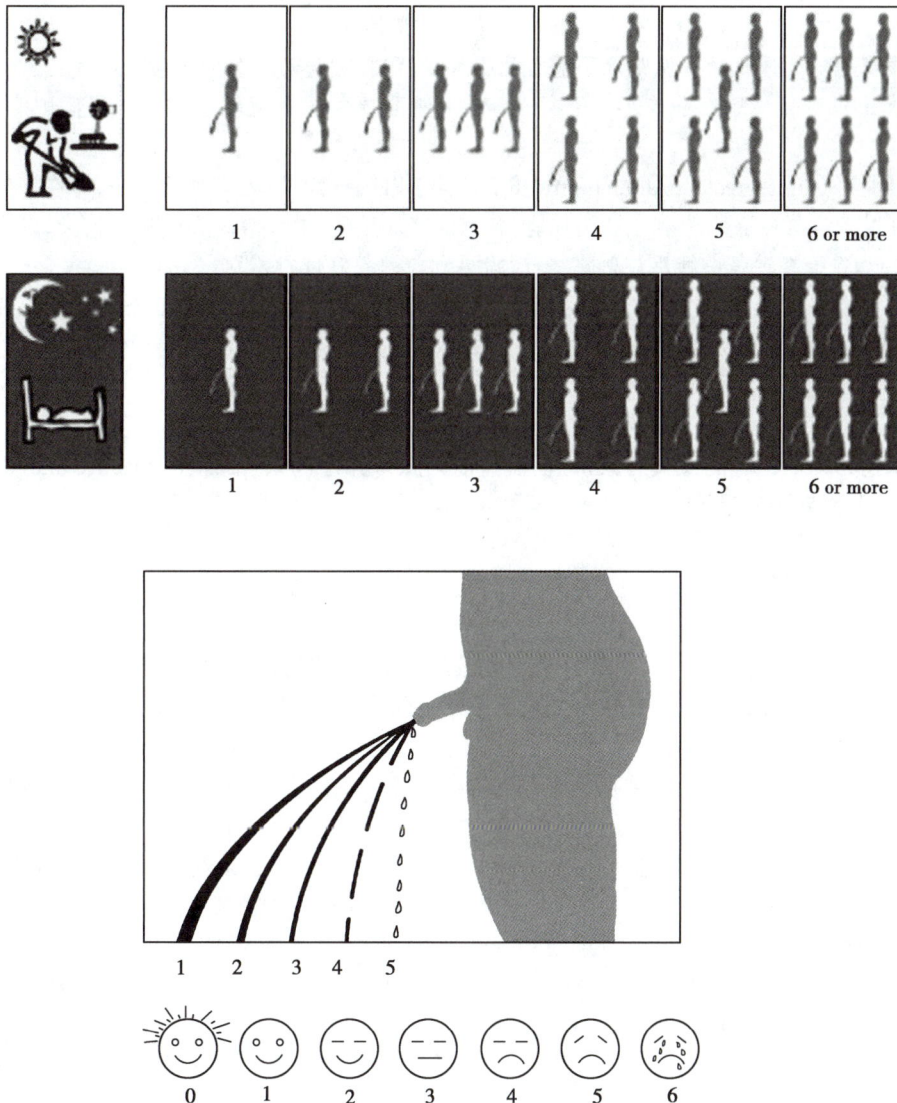

图 6-4-1　VPSS 量表

量表的第一部分用于评价患者白天的排尿次数,第二部分用于评价夜尿次数,第三部分用于评价排尿期症状,主要是尿路梗阻程度,第四部分是对生活质量的评价。

【问题3】病史询问中除 LUTS 外,还有哪些要关注的要点?

在病史中还需了解患者有无血尿、泌尿系感染、糖尿病、神经系统疾病(如帕金森病或卒中等)、尿道狭窄、尿潴留、感冒或应用某些药物后是否存在症状加重的情况。记录患者目前的处方药和非处方药使用情况,了解其是否存在服用导致膀胱收缩力下降的药物(抗胆碱能药物)或加重流出道阻力的药物(α肾上腺素能激动剂)。了解患者既往是否有经尿道手术或操作史,旨在判断是否有尿道狭窄可能。了解患者既往 BPH 治疗史,包括曾经应用哪种药物,治疗效果等。

思路:全面的病史了解有助于确定不同原因所导致的排尿障碍,并且了解是否存在影响治疗的合并疾病。除 IPSS 外还存在一些其他有效的症状评价系统,如 VPSS。

【问题4】进一步的体格检查有哪些,需要注意什么?

进一步的体格检查包括下腹部检查、直肠指诊、外生殖器检查以及局部神经系统检查。

知识点

BPH 患者的体格检查

1. 下腹部检查　通过触诊或叩诊了解有无胀大膀胱,旨在明确急慢性尿潴留的存在。

2. 外生殖器检查　除外尿道外口狭窄或其他可能影响排尿的疾病(如包茎、阴茎肿瘤、前尿道结石等)。

3. 直肠指诊(digital rectal examination,DRE)　是 BPH 患者重要检查项目之一,需在膀胱排空后进行。DRE 可以了解前列腺的大小、形态、质地、有无结节及压痛、中央沟是否变浅或消失,以及肛门括约肌张力情况,如在检查过程中触及前列腺结节,需要和前列腺癌进行鉴别。

4. 局部神经系统检查(包括运动和感觉)　肛周和会阴外周神经系统的检查以提示是否存在神经源性疾病导致的神经源性膀胱功能障碍。

【问题5】根据目前的病史,进一步的检查包括什么?

BPH 患者初始评估推荐的检查有尿常规、血清前列腺特异性抗原(prostate specific antigen,PSA)、前列腺超声、尿流率、膀胱残余尿量等。

知识点

BPH 患者就诊后的初始检查

1. 尿常规　通过尿液分析了解有无泌尿系感染和血尿,若患者存在感染和血尿需考虑患者的症状是否来自 BPH 以外的疾病。

2. PSA　血清 PSA 检查的主要目的是作为前列腺癌的筛查手段。前列腺癌、BPH、前列腺炎都可能导致血清 PSA 升高。另外,泌尿系感染、前列腺穿刺活检、急性尿潴留、尿管留置、直肠指诊、前列腺按摩以及经尿道手术也可以影响血清 PSA 水平。长期服用 5α 还原酶抑制剂则会降低血清 PSA 水平。对于 PSA 异常的患者可能需要进一步进行前列腺穿刺活检以除外前列腺癌。

3. 前列腺超声　超声检查可以了解前列腺形态、大小、有无异常回声、突入膀胱的程度,以及残余尿量。还可以测定前列腺体积,我们一般把前列腺想象成一个规则的椭球体,故可通过公式前列腺体积(ml)=0.52×前后径(cm)×左右径(cm)×上下径(cm)进行计算。

4. 尿流率　可以客观评价患者的排尿情况,为得到更准确的结果,要求排尿量在 150~200ml 之间,有时需 2 次以上检查(图 6-4-2)。

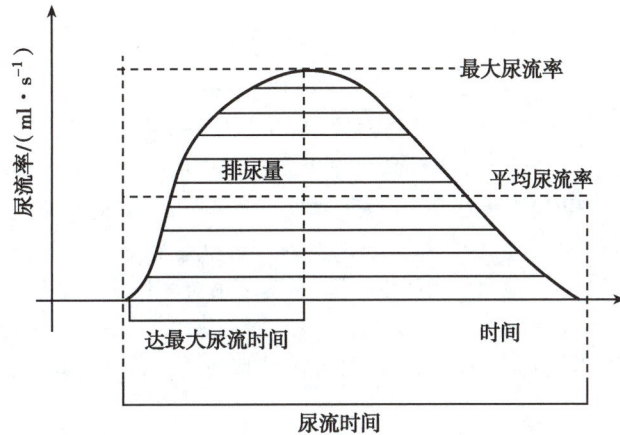

图 6-4-2　尿流率检查结果模式图

5. 膀胱残余尿量　利用超声测量排尿后膀胱的长、宽和高进行计算,大量的残余尿(>200ml)提示可能有膀胱功能异常,此时药物治疗往往效果不佳。

第二次门诊记录

患者接受相关检查和评估:IPSS 22 分;QOL 评分 5 分。

体格检查:下腹平坦,未及胀大膀胱。直肠指诊:前列腺Ⅱ度,中央沟消失,质韧,光滑,无结节,肛门括约肌肌力正常。

尿液常规:未见明显异常。血清 PSA 3.1ng/ml。尿流率:尿量 155ml,最大尿流率 7.9ml/s。

前列腺超声(图 6-4-3):前列腺体积 74.8ml,中叶略突入膀胱,残余尿 45ml。

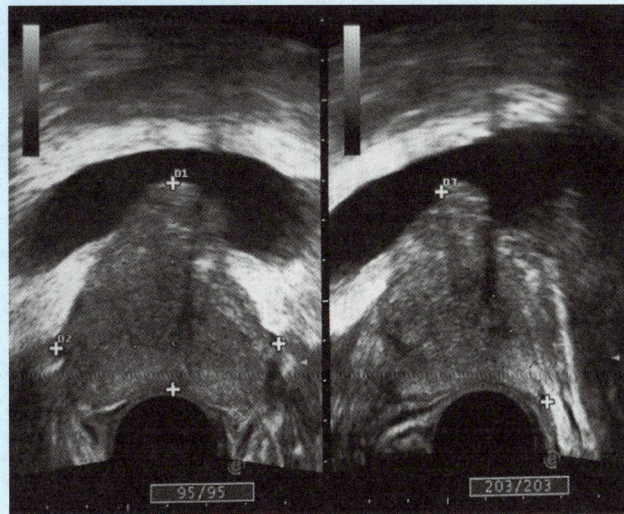

图 6-4-3　前列腺超声

【问题 6】目前的诊断及诊断依据? 应该与哪些疾病相鉴别?

目前的诊断为 BPH,诊断依据包括患者的年龄(老年男性)、症状(典型的 LUTS)、增大的前列腺(直肠指诊及 B 超结果),以及尿路梗阻的客观证据(尿流率中最大尿流率下降,最大尿流率小于 10ml/s)。

思路 1:BPH 的诊断首先应考虑患者年龄,一般在中老年男性中才考虑此诊断;其次在诊断时应综合考虑三方面内容:①增大的前列腺(主要依据直肠指诊及前列腺超声结果);②膀胱出口梗阻(主要依据尿流率结果);③患者症状(以 LUTS 为主)。BPH 并无明确的诊断标准,更多的是进行疾病的评估。

知识点

LUTS 与 BPH 的关系

BPH 是引起中老年男性 LUTS 最常见的病因,但并非唯一的病因。引起 LUTS 的原因有很多,任何下尿路包括膀胱、膀胱颈、前列腺、尿道外括约肌以及尿道中的一个或多个部分出现结构性或功能性的异常都会引起 LUTS,如 BPH、膀胱过度活动症、泌尿系统感染、尿道狭窄等。控制下尿路的神经通路,包括中枢和外周神经系统的异常也会引起 LUTS,如神经源性膀胱等。另外,一些心血管系统疾病、呼吸系统疾病以及肾功能不全等也能引起 LUTS。所以,需要用整体的观念来理解 LUTS。

思路 2:应该鉴别膀胱过度活动症、尿道狭窄、神经源性膀胱、前列腺癌等可能产生 LUTS 的疾病。

知识点

BPH 的鉴别诊断

1. 膀胱过度活动症(over active bladder,OAB) OAB 是一种以尿急为基础的综合征,常伴有尿频及夜尿,可伴或不伴有急迫性尿失禁。在老年男性伴有 LUTS 的患者中,如果以尿急、尿频为主要症状,梗阻症状不明显,或者 BPH 患者在针对 BPH 治疗后尿频、尿急症状持续存在时应考虑 OAB。针对 OAB 患者的评估,可选择排尿日记这一主观评估措施,但目前缺乏客观诊断手段。

2. 尿道狭窄 是泌尿系统常见病,对于既往有尿道外伤、泌尿系统感染或经尿道手术及操作史的患者应考虑尿道狭窄的可能。特别是那些前列腺体积与其梗阻症状不相符的患者。可通过顺行和/或逆行尿道造影以及膀胱镜检查确诊。

3. 神经源性膀胱 对于有明显神经系统病变或糖尿病的患者应考虑神经源性膀胱可能。所有可能累及储尿和/或排尿生理调节过程的神经系统病变,都有可能影响膀胱和/或尿道功能。诊断神经源性膀胱必须有明确的相关神经系统病史,尿动力学检查作为神经源性膀胱的分类基础,能够阐明下尿路病理生理的变化,为制订和调整治疗方案、随访治疗结果提供客观依据,也是主要的鉴别手段。

4. 前列腺癌 前列腺癌可能与 BPH 伴随存在,通过症状很难加以区分。前列腺癌的筛查手段包括直肠指诊与 PSA,这两项中任何一项异常则建议行前列腺穿刺活检以明确是否存在前列腺癌。

思路 3:除了以上介绍的初始检查之外,在一些特殊的情况下,BPH 患者可能需要一些进一步的检查,包括排尿日记、血清肌酐水平测定、静脉尿路造影(intravenous urogram,IVU)、尿道造影、尿动力学检查及膀胱镜等。

知识点

BPH 患者的进一步检查

1. 排尿日记 以夜尿或尿频为主的 LUTS 患者应记录排尿日记,由此可发现由于饮水过量导致的排尿次数增加,有助于鉴别尿崩症、夜间多尿症和膀胱容量减少。

2. 血清肌酐水平测定 由于 BPH 所致的肾功能损害在达到血清肌酐升高之前往往已经出现许多其他的变化(如膀胱残余尿量增加、输尿管扩张反流、肾盂积水等),而这些可以通过超声检查及 IVU 检查得到明确的结果,一般认为如果膀胱排空正常的情况下可以不必检测血肌酐。

3. IVU 检查 如果患者的 LUTS 同时伴有反复泌尿系感染、镜下或肉眼血尿、怀疑肾积水或者输尿管扩张反流、泌尿系统结石应行静脉尿路造影检查。应该注意,当患者造影剂过敏或者肾功能不全时禁止行静脉尿路造影检查,否则可能招致急性肾功能不全。

4. 尿道造影　怀疑尿道狭窄时(如有尿道外伤史、既往经尿道操作或经尿道手术史等)建议此项检查。

5. 尿动力学检查　对引起膀胱出口梗阻的原因有疑问或需要对膀胱功能进行评估时建议行此项检查。BPH 患者拟行手术及微创治疗前如出现以下情况,建议行尿动力学检查:①尿量 ≤150ml;②最大尿流率 ≥15ml/s;③ 50 岁以下或 80 岁以上;④残余尿>300ml;⑤怀疑有神经系统病变或糖尿病所致神经源性膀胱;⑥双侧肾积水;⑦既往有盆腔或尿道的手术史。

6. 膀胱镜检查　怀疑 BPH 患者合并尿道狭窄、膀胱内占位性病变时建议行此项检查。通过尿道膀胱镜检查可了解以下情况:①前列腺增大所致的尿道或膀胱颈梗阻特点;②膀胱颈后唇抬高所致的梗阻;③膀胱小梁及憩室的形成;④膀胱结石;⑤残余尿量测定;⑥膀胱肿瘤;⑦尿道狭窄的部位和程度。

7. 上尿路超声检查　可了解肾、输尿管有无扩张、积水、结石或占位病变。对尿常规分析异常、大量残余尿、肾功能不全或有泌尿系统疾病史的患者推荐该检查。

【问题 7】目前患者的治疗选择?

建议患者首先采用药物治疗,治疗药物选择 5α 还原酶抑制剂联合 α 受体阻滞剂联合药物治疗。

思路 1:患者的 IPSS 评分为 22 分,考虑为重度 LUTS,目前未出现急性尿潴留、血尿、泌尿系感染、膀胱结石或上尿路积水等并发症,此前尚未接受规律的药物治疗,故建议采用药物治疗。

知识点

前列腺增生患者等待观察 / 药物治疗的指征

1. 等待观察及指征　观察等待是一种非药物、非手术的治疗措施,包括患者教育、生活方式指导、定期监测等。轻度 LUTS(IPSS ≤7)的患者,或者中度以上症状(IPSS ≥8)但生活质量尚未受到明显影响的患者可以采用观察等待。接受观察等待之前,患者应进行全面检查(初始评估的各项内容)以除外各种 BPH 相关并发症。

2. 药物治疗的指征　患者有中 - 重度 LUTS 并对其生活质量造成影响时,可采用药物治疗。当患者存在复发性尿潴留、复发性泌尿系感染、双肾积水伴肾功能不全、膀胱结石和复发性血尿时,如果不采取手术治疗可能会出现严重后果,不建议采用药物治疗。药物治疗的短期目标是缓解患者的 LUTS,长期目标是延缓疾病的临床进展,预防并发症的发生。

思路 2:患者目前表现为中度 LUTS,首选 α 受体阻滞剂。此外,患者的前列腺体积为 74.8ml(>40ml),膀胱出口梗阻严重,因此建议联合使用 5α 还原酶抑制剂。

知识点

前列腺增生患者药物治疗的种类及选择

1. 5α 还原酶抑制剂(5ARIs)　通过抑制睾酮向双氢睾酮的转换来治疗 BPII。主要用于治疗中度或重度 LUTS 症状、前列腺体积>30~40ml 的患者,也用于防止 BPH 疾病进展。现已有两种 5ARIs 制剂,一种是选择性 5α 还原酶Ⅱ型抑制剂(非那雄胺),另一种是 5α 还原酶Ⅰ型及Ⅱ型抑制剂(度他雄胺)。5α 还原酶抑制剂的起效时间相对慢,一般使用 6~12 个月后能够获得最大疗效。其最常见的副作用包括勃起功能障碍、射精异常、性欲低下和其他如男性乳房女性化、乳腺痛等。这类药物能够降低血清 PSA 的水平,服用 6 个月以上可使 PSA 水平降低 50% 左右。因此,对于服用 5α-还原酶抑制剂的患者,在判读血清 PSA 水平时应考虑到药物的影响。

2. α 受体阻滞剂　主要是通过阻滞分布在前列腺和膀胱颈部平滑肌表面的肾上腺素受体,松弛平滑肌,达到缓解膀胱出口动力性梗阻的作用。α受体阻滞剂可以改善患者的症状及最大尿流率。常用的治疗 BPH 的 α 受体阻滞剂包括:选择性 $α_1$ 受体阻滞剂(多沙唑嗪、阿夫唑嗪、特拉唑嗪)和高选择性 $α_1$ 受体阻滞剂(坦索罗辛、赛洛多辛、萘哌地尔)等。α受体阻滞剂治疗后数小时至数天即可改善症状,连续使用 α 受体阻滞剂 1 个月无明显症状改善则不应继续使用。

$α_1$ 受体阻滞剂的常见不良反应包括头晕、头痛、乏力、困倦、直立性低血压、异常射精等,直立性低血压更容易发生在老年、合并心血管疾病或同时服用血管活性药物的患者中。服用 $α_1$ 受体阻滞剂的患者接受白内障手术时可能出现虹膜松弛综合征,因此建议在白内障手术前停用 $α_1$ 受体阻滞剂。

3. 植物制剂及中药   治疗 LUTS 已有很长时间,但其疗效缺乏循证医学证据。

4. $α_1$ 受体阻滞剂联合 5α 还原酶抑制剂   联合治疗适用于有中 - 重度 LUTS 并且有前列腺增生进展风险的 BPH 患者。联合治疗在降低前列腺增生临床进展风险方面优于任何一种单独药物治疗,在 LUTS 以及最大尿流率的改善方面有更好的疗效,而且与 $α_1$ 受体阻滞剂相比,联合治疗可以降低患者急性尿潴留或 BPH 需要接受手术治疗的风险。

思路3:BPH 患者接受药物治疗后需接受定期随访,评估其症状变化、治疗效果及进展情况,必要时需调整治疗药物或治疗方式。

知识点

药物治疗的随访

在患者症状没有加剧,没有发展到具有外科绝对手术指征的状况下,随访计划可以是服药后 1~3 个月进行第一次随访,之后每年一次。随访内容主要包括 IPSS、尿流率检查、残余尿测定、直肠指诊和血清 PSA。

1. $α_1$ 受体阻滞剂和 M 受体阻滞剂   对这类患者开始服药后 1 个月内应该关注药物副作用,如果患者有症状改善同时能够耐受药物副作用,就可以继续该药物治疗。

2. 5α 还原酶抑制剂   对这类患者的随访可以在开始服药后 3 个月,应该特别关注血清 PSA 的变化并了解药物对性功能的影响。

进一步病史

治疗 2 年后,患者于某次饮酒后出现排尿困难加重伴尿痛,口服阿莫西林未见明显缓解。2 小时后排尿困难进行性加重直至完全尿闭,下腹胀痛。同时出现发热,体温达 38.0℃,不伴寒战、恶心、呕吐,于急诊就诊。体格检查:膀胱叩诊耻骨上浊音明显,双侧肾区叩痛(-)。患者回顾 3 个月前出现类似排尿困难症状,曾行导尿处理,后拔除尿管后继续服药治疗至今。

【问题8】目前患者的诊断及处理。

目前诊断:BPH,急性尿潴留,泌尿系统感染。

首先留置导尿,处理急性尿潴留,同时抗感染治疗。

思路1:患者既往诊断 BPH 明确,此次在饮酒等诱因后病情加重,出现尿闭、发热,结合病史、体格检查考虑诊断较明确,即患者在 BPH 基础上出现急性尿潴留及泌尿系统感染 2 种并发症。

知识点

BPH 的并发症

BPH 的常见并发症包括急性尿潴留、肉眼血尿、泌尿系统感染、膀胱结石、继发性上尿路积水(伴或不伴肾功能损害)。

思路 2:急性尿潴留必须立即处理,通过置管使膀胱减压。

知识点

急性尿潴留的处理

患者发生急性尿潴留时,应及时引流尿液,首选置入导尿管,置入失败者可行耻骨上膀胱造瘘。一般留置导尿管 5~7 天,同时服用 α 受体阻滞剂,提高拔管成功率。拔管成功者可继续服用抑制前列腺增生药物治疗。拔管后再次出现尿潴留需考虑手术治疗。对于发生急性尿潴留的 BPH 患者,不推荐在数日内立即手术治疗,推荐应用 α 受体阻滞剂后先试行拔除尿管,以后再择期手术。

后 续 病 史

患者经导尿及静脉抗感染治疗后体温正常,复查 B 超前列腺体积 80ml,尿常规正常,肝肾功能正常。

【问题 9】进一步的治疗选择如何?

建议手术治疗,可选择经尿道前列腺电切术。

思路 1:患者在药物治疗过程中出现临床进展,反复出现急性尿潴留(2 次),且合并泌尿系感染,考虑有手术指征。

知识点

BPH 手术治疗的指征

BPH 患者伴中 - 重度 LUTS,药物治疗效果不佳或不愿长期用药者。反复尿潴留;反复肉眼血尿,5α 还原酶抑制剂治疗无效;反复泌尿系感染;膀胱结石;继发性上尿路积水(伴或不伴肾功能损害);BPH 患者合并膀胱大憩室、腹股沟疝、严重的痔疮或脱肛,临床判断不解除下尿路梗阻难以达到治疗效果者,应考虑手术治疗。

思路 2:BPH 的外科治疗包括多种方式,包括一般手术治疗、激光治疗及其他治疗方式。其中一般手术包括经尿道前列腺电切术(transurethral resection of prostate,TURP)、经尿道前列腺切开术及开放前列腺摘除术。前列腺超声显示该患者前列腺体积为 80ml,因此首选 TURP。

知识点

BPH 手术治疗的方式

BPH 手术治疗的“金标准”是 TURP,主要适用于治疗前列腺体积在 80ml 以下的 BPH 患者,技术熟练的术者可适当放宽对前列腺体积的限制。在此基础上出现了使用生理盐水冲洗的经尿道等离子前列腺切除术,其目的为减少经尿道电切综合征的发生率。开放性前列腺摘除手术(经耻骨后途径或耻骨上经膀胱途径)应用已越来越少。各种激光手术(钬激光、绿激光、铥激光等)应用已经越来越广泛,激光手术的操作方式包括经尿道前列腺剜除术、经尿道前列腺汽化术以及经尿道前列腺汽化切除术等。激光手术的共同特点是术中出血相对少及无经尿道电切综合征的风险,尤其适合于高危因素的患者,如高龄、贫血、重要脏器功能减退以及出凝血障碍等。值得注意的是,各种激光的作用原理及其激发波长均不同,因此具有各自的组织作用特性及不同的手术效果。其他微创治疗(如经尿道微波热疗、射频治疗以及前列腺支架治疗等)应用较少。

手术治疗情况

患者入院后完善各项辅助检查和实验室检查,于全身麻醉下行 TURP,术中见前列腺两侧叶明显增生,挤压尿道,中叶略突入膀胱,用前列腺电切镜依次切除增生的前列腺腺体,上至膀胱颈,下至精阜水平,深达前列腺包膜。手术过程顺利,操作时间 50 分钟,出血量小于 100ml。术后持续膀胱冲洗 1 天,尿管留置 7 天后拔除,患者排尿通畅。术后病理报告:切除标本为增生的前列腺组织。

【问题 10】TURP 术后患者的管理及注意事项。

> **知识点**
>
> 患者的术后处理包括:
> 1. 持续膀胱冲洗　冲洗的目的是防止创面渗血形成血块堵塞引流管,应注意管道引流通畅,根据引流液颜色调节冲洗速度,若发现管道堵塞,应及时清除。
> 2. 应用抗生素预防感染。
> 3. 多饮水,食用富含膳食纤维的食物,保持大便通畅。
> 4. 如无出血现象,鼓励早期下床活动,预防下肢静脉血栓、肺部感染等。
> 5. 根据术后出血情况,可在术后 3~7 天拔除尿管。

【问题 11】BPH 手术相关并发症以及术后如何进行随访?
TURP 可出现近期及远期并发症,应积极预防,早期处理。

> **知识点**
>
> ### TURP 相关近期和远期并发症
> 相关并发症包括术中失血、穿孔、经尿道电切综合征(水中毒);远期并发症包括术后尿失禁、膀胱颈挛缩、尿道狭窄、逆行射精、勃起功能障碍等。

思路:患者手术后应定期接受随访,至少 1 年。根据随访情况给予相应治疗。

> **知识点**
>
> ### 手术治疗后随访措施
> 在接受各类外科治疗后,应该安排患者在手术后 1 个月时进行第一次随访。第一次随访的内容主要是了解患者术后总体恢复状况,术后早期可能出现的相关症状。术后 3 个月时就基本可以评价治疗效果,此后随访视患者情况而定。

要点解析:
1. BPH 是引起中老年男性排尿障碍最为常见的一种良性疾病。
2. LUTS 不是一种独立的疾病,是有关下尿路的综合征,由储尿期症状,排尿期症状和排尿后症状三部分构成。在老年男性中由于 BPH 所导致的膀胱出口梗阻是 LUTS 最为常见的病因。
3. IPSS 和 QOL 评分用来评估患者 LUTS 的严重程度以及对患者生活的影响。
4. BPH 的诊断应考虑三方面内容　①增大的前列腺(主要依据直肠指诊及前列腺超声结果);②膀胱出口梗阻(主要依据尿流率结果);③患者症状(以 LUTS 为主)。
5. BPH 应该与 OAB、尿道狭窄、神经源性膀胱、前列腺癌等疾病进行鉴别。
6. BPH 的药物治疗的指征为中 - 重度 LUTS 并对其生活质量造成影响。药物治疗的短期目标是缓解患者的 LUTS,长期目标是延缓疾病的临床进展,预防并发症的发生。

7. BPH 的手术指征包括药物治疗效果不佳或不愿长期用药者,反复尿潴留;反复肉眼血尿,5α 还原酶抑制剂治疗无效;反复泌尿系感染;膀胱结石;继发性上尿路积水(伴或不伴肾功能损害)。

BPH 手术治疗的"金标准"是 TURP,其相关并发症包括术中失血、穿孔、经尿道电切综合征(水中毒);远期并发症包括术后尿失禁、膀胱颈挛缩、尿道狭窄、逆行射精、勃起功能障碍等。

BPH 诊疗流程见图 6-4-4,图 6-4-5。

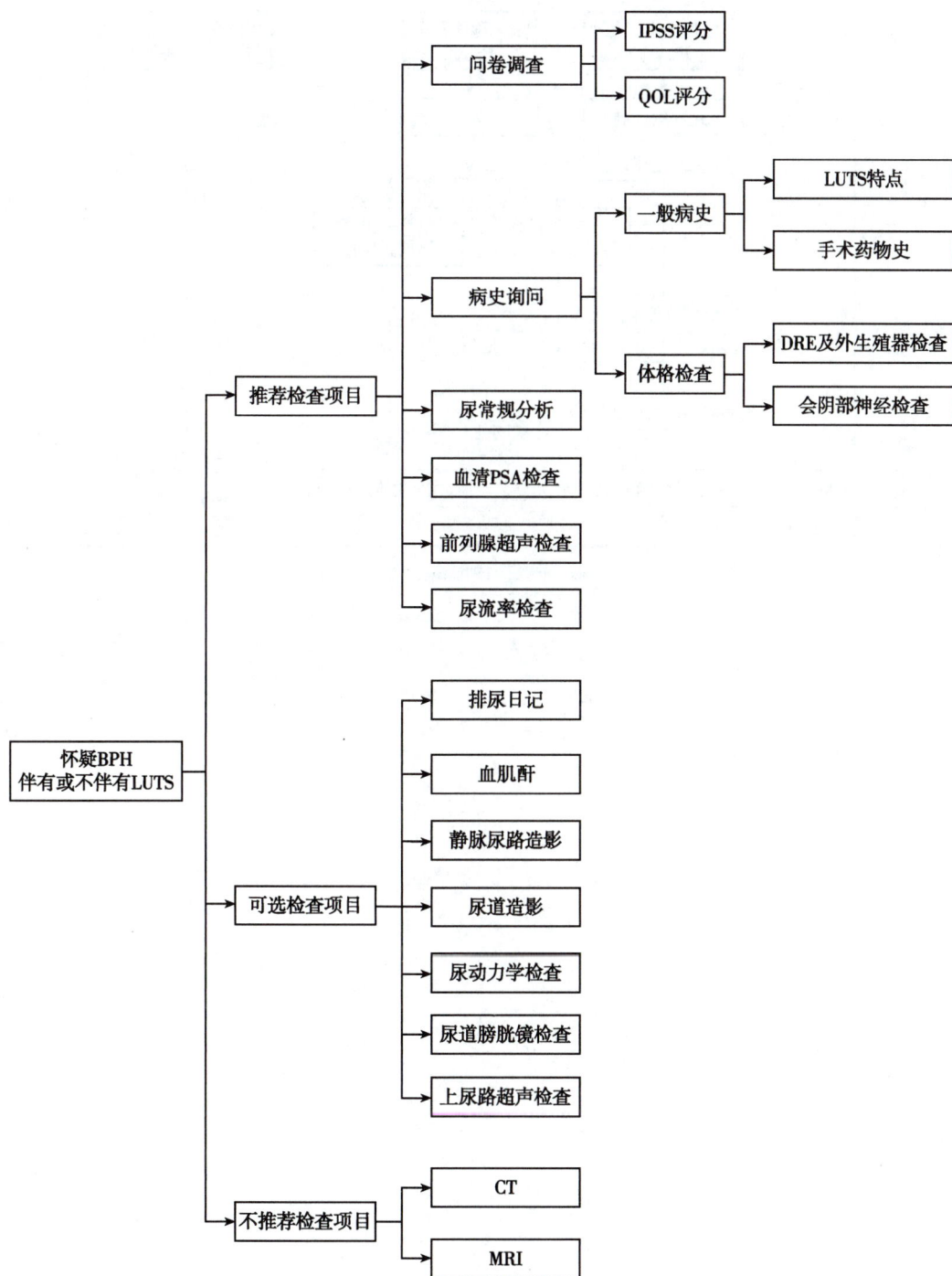

图 6-4-4　良性前列腺增生诊断流程

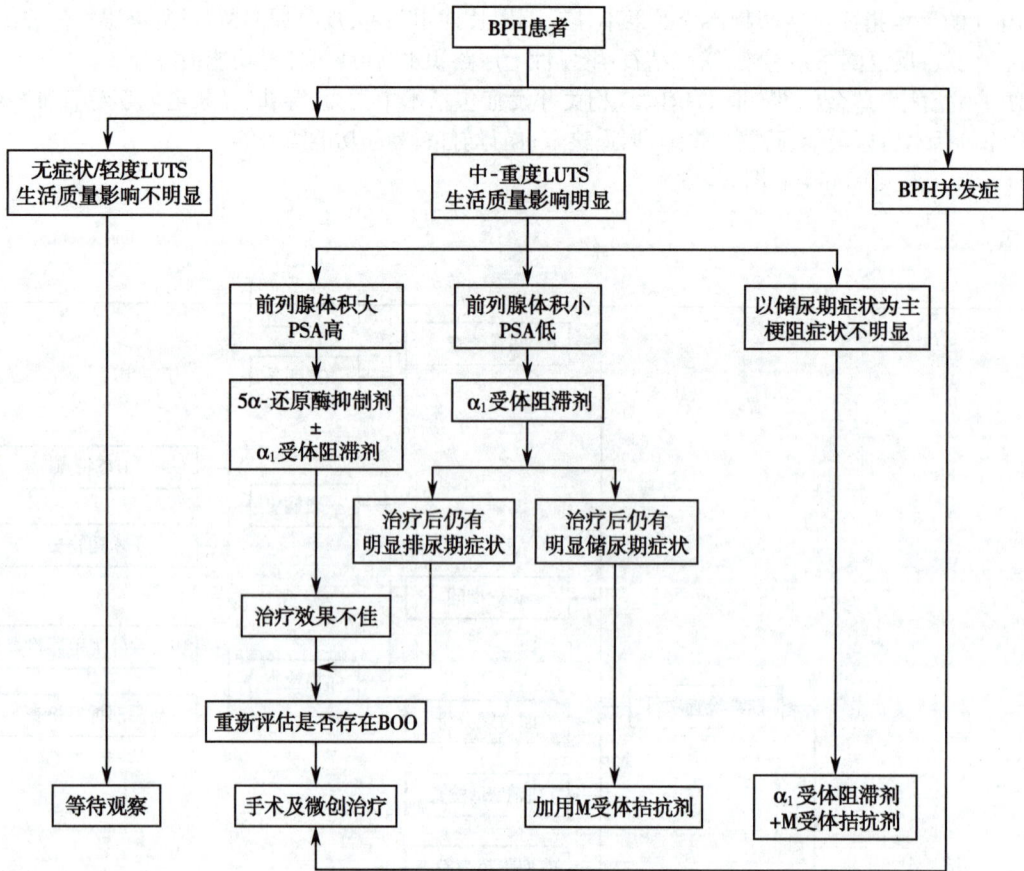

图 6-4-5　良性前列腺增生治疗流程

（王建业　刘 明）

第七章 膀胱尿道功能障碍性疾病

第一节 膀胱过度活动症

膀胱过度活动症（overactive bladder，OAB）是一种以尿急症状为特征的综合征，常伴有尿频和夜尿症状，可伴或不伴有急迫性尿失禁；尿动力学上可表现为逼尿肌过度活动（detrusor instability，detrusor overactivity），也可为其他形式的尿道 - 膀胱功能障碍。

OAB 的诊疗过程中通常包括以下环节：

1. 分析患者下尿路症状与 OAB 之间的相关性。
2. 评估患者 OAB 的严重程度以及下尿路症状对于患者生活质量的影响。
3. 评估治疗的收益与风险，选择治疗方式。
4. 随访并评估疗效，必要时更改治疗方式。

临床病例

患者女，48 岁，主因"尿频、尿急伴急迫性尿失禁 5 年，加重半年"来门诊就诊。患者 5 年前开始出现尿频、尿急、夜尿增多等症状。白天排尿 15~20 次，夜间排尿 3~4 次。无尿痛、发热、血尿、腰痛出现，无排尿困难及尿不尽感。其间未规律就医诊治，曾自服抗生素（具体不详）症状改善不明显，后自行停药。近半年症状加重，出现急迫性尿失禁。既往史否认手术史及药物过敏史，否认糖尿病、盆腔炎、结核等病史，否认家族遗传疾病史。

【问题 1】通过病史询问，最可能的诊断是什么？

根据患者的主诉、症状、现病史及既往史，初步考虑诊断为膀胱过度活动症（OAB）。

思路：患者为中年女性，慢性病程，以下尿路症状为主诉，其中尿急症状明显，有进行性加重病史。临床上中年女性出现尿急、急迫性尿失禁等下尿路症状者应首先考虑 OAB 的诊断，进一步检查需要确定或排除此诊断。

知识点

下尿路症状以及 OAB 的临床表现

1. 下尿路症状（LUTS）是一系列排尿障碍的总称，包括储尿期症状、排尿期症状以及排尿后症状。储尿期症状包括尿频、尿急、尿失禁以及夜尿增多等；排尿期症状包括排尿前踌躇、尿线变细、排尿无力，以及间断排尿等；排尿后症状包括排尿不尽，尿后滴沥等。

2. 膀胱过度活动症（OAB）是一种以尿急症状为特征的综合征，常伴有尿频和夜尿症状，可伴或不伴有急迫性尿失禁；尿动力学上可表现为逼尿肌过度活动，也可为其他形式的尿道 - 膀胱功能障碍。国际尿控学会（ICS）将 OAB 从两个层面上进行定义。

（1）尿动力学角度：膀胱充盈过程中出现的以逼尿肌不自主收缩，同时伴有尿意为特征的一种疾患，源于神经源性疾病的逼尿肌反射亢进，或是非神经源性的逼尿肌不稳定。

（2）症状学角度：以尿频、尿急和急迫性尿失禁为表现的一组综合征，患者没有局部的疾病因素，但可以存在可能导致症状的神经源性因素。

尿急是指一种突发、强烈的排尿欲望,且很难被主观抑制而延迟排尿;急迫性尿失禁是指与尿急相伴随,或尿急后立即出现的尿失禁现象;尿频为一种主诉,指患者自觉每天排尿次数过于频繁。在主观感觉的基础上,成人排尿次数达到:日间≥8次,夜间≥2次,每次尿量<200ml时考虑为尿频。夜尿指患者≥2次/夜以上的、因尿意而排尿的主诉。

OAB与下尿路综合征(LUTS)的鉴别点在于OAB仅包含有储尿期症状,而LUTS既包括储尿期症状,也包括排尿期症状,如排尿困难等。

【问题2】如何评估患者OAB症状的严重程度?

可以通过OAB症状评分(OABSS)、生活质量指数(QOL)评估患者OAB症状的严重程度以及对患者生活的影响。

知识点

膀胱过度活动症状评分(OABSS)及生活质量评分(QOL)(表7-1-1)。

表7-1-1

问题	症状	频率次数	得分
1. 白天排尿次数	从早晨起床到晚上入睡的时间内,小便的次数是多少?	≤7	0
		8~14	1
		≥15	2
2. 夜间排尿次数	从晚上入睡到早晨起床的时间内,因为小便起床的次数是多少?	0	0
		1	1
		2	2
		≥3	3
3. 尿急	是否有突然想要小便,同时难以忍受的现象发生?	无	0
		每周<1	1
		每周≥1	2
		每日=1	3
		每日2~4	4
		每日≥5	5
4. 急迫性尿失禁	是否有突然想要小便,同时无法忍受并出现尿失禁的现象?	无	0
		每周<1	1
		每周≥1	2
		每日=1	3
		每日2~4	4
		每日≥5	5
总得分			

OAB的诊断标准:问题3(尿急)的得分在2分以上,且总分在3分以上
OABSS对OAB严重程度的定量标准:
得分≤5,轻度OAB,6≤得分≤11,中度OAB,得分≥12,重度OAB

1. 基于 OABSS 量表,当问题 3(尿急)的得分 ≥2 分以上,且整个 OABSS 得分在 3 分以上,就可诊断为 OAB。OAB 患者严重程度分级:OABSS ≤5 分,轻度 OAB;OABSS 6~11 分,中度 OAB;OABSS ≥12 分,重度 OAB。

2. QOL 评分是了解患者对其目前 LUTS 水平的主观感受,其主要关心的是患者受 LUTS 困扰的程度及是否能够忍受,因此又叫困扰评分。

【问题 3】病史询问中除了尿急症状外还有哪些要关注的地方?

在病史中还需了解有无如下症状病史:血尿、泌尿系感染、糖尿病、神经系统疾病(如帕金森病或卒中等)、尿道狭窄、排尿困难、尿潴留及感冒或某些用药后症状是否加重。记录患者目前的处方药和非处方药使用情况,了解是否存在导致膀胱收缩力下降的药物(抗胆碱能药物)或加重流出道阻力的药物(α 肾上腺素能激动剂)。了解患者既往是否有经尿道手术或操作病史,以判断是否有尿道狭窄可能。了解患者既往下尿路疾病治疗史,包括曾经应用哪种药物,效果如何等。

思路:全面的病史了解有助于确定不同原因所致的储尿期功能障碍,并且了解是否存在影响治疗的合并疾病。除了 OABSS 症状评分外,还存在一些其他有效的症状评价系统。

【问题 4】进一步的体格检查需要注意什么?

进一步的体格检查包括:下腹部检查、盆底检查、直肠指诊以及局部神经系统检查。体格检查应着眼于发现能导致尿失禁的解剖及神经上的异常,患者在接受检查时应保持膀胱充盈。

知识点

OAB 患者的体格检查

1. 神经检查　应从患者进入诊室时观察其步态及行为举止开始,轻微的跛行,共济失调,说话方式的异常,面部的不对称,或是其他的一些异常可能揭示其神经系统的异常,必要时行神经系统体格检查。

2 腹部检查　应注意有无包块、疝及膨大的膀胱;指诊确定前列腺的大小及硬度;评估肛门括约肌的韧性及控制能力:医师将手指伸入直肠中,要求患者收缩肛门肌肉来挤压医师的手指以测试肛门肌肉的收缩能力。

如果出现括约肌松弛或是不能自主控制收缩,则表明患者可能存在神经方面的损害;球海绵体试验以评估肛周感觉:通过挤压阴茎头或是阴蒂并感觉肛门括约肌及会阴肌肉收缩情况来确定,如果男性患者这种反射消失则大部分伴随有神经系统的损伤,而如果是女性患者则不一定,因为 30% 正常女性中同样存在这种情况。

3. 女性压力性尿失禁多见,体检时应做一些特殊检查来与急迫性尿失禁鉴别。患者处于截石位,保持膀胱充盈,嘱用力咳嗽,观察是否存在与腹压增加伴随的尿失禁。

通过 Q-tip 试验来评价尿道过度活动性的程度:Q-tip 试验即用一个涂有润滑剂的消毒棉签通过尿道插入膀胱,在膀胱颈部遇到阻力而停止,记录棉签相对于水平位置的角度,嘱患者屏气用力,再一次记录旋转的角度。当棉签的旋转角度大于 30° 时可确定为高活动性。

【问题 5】根据目前的病史,进一步的检查包括什么?

OAB 患者初始评估推荐的检查有尿常规、尿培养、血生化、血清 PSA(男性 40 岁以上)、尿流率、泌尿系统超声检查(包括残余尿测定)。

知识点

OAB 患者就诊后的初始检查

1. 尿常规、尿培养　通过尿液分析了解有无泌尿系感染和血尿,若患者存在感染和血尿需考虑患者的 OAB 症状属于继发性 OAB。

2. 血清前列腺特异抗原(PSA)(男性 40 岁以上)　血清 PSA 检查的主要目的是作为前列腺癌的筛查手段。前列腺癌、BPH、前列腺炎都可能使血清 PSA 升高。另外,泌尿系感染、前列腺穿刺、急性尿潴留、留置导尿、直肠指诊及前列腺按摩也可以影响血清 PSA 值。长期服用 5α 还原酶抑制剂可以降低血清 PSA 水平。对于 PSA 异常的患者可能需要进一步行前列腺穿刺活检以除外前列腺癌。

3. 前列腺 B 超(男性患者)　中老年男性患者往往存在前列腺增生合并膀胱过度活动症,超声检查可以了解前列腺形态、大小、有无异常回声、突入膀胱的程度,以及残余尿量。还可以测定前列腺体积[计算公式为体积(ml)=0.52×前后径(cm)×左右径(cm)×上下径(cm)]。

4. 尿流率　由逼尿肌的压力和尿道压力互相作用而产生的测量结果。低尿流率可能是由于膀胱出口梗阻或是由于逼尿肌收缩力减弱导致。此外,当逼尿肌产生足够高的压力以至于高过尿道所增加的压力,这种情况下则尿流率可能保持不变。

为了区分是由于出口梗阻还是由于逼尿肌收缩减弱造成的,要同时测量逼尿肌压力及尿流率。因此,尿流率正常并不代表逼尿肌正常,也不意味着尿失禁手术后患者一定可以正常排尿,此时需要进一步行尿动力学检查明确。

5. 膀胱残余尿量　利用超声测量排尿后膀胱的长、宽和高进行计算,大量的残余尿(>200ml)提示可能有膀胱功能异常,此时 OAB 药物治疗往往效果不佳。

第二次门诊记录

患者接受相关检查和评估:OABSS 8 分,尿急评分 3 分;QOL 评分 5 分。

体格检查:下腹平坦,未及胀大膀胱。盆底检查未见盆腔脏器脱垂(POP),Valsava 动作未见漏尿,肛门括约肌肌力正常。

尿液常规:阴性。

最大尿流率 10ml/s,膀胱残余尿量 25ml。

【问题 6】目前的诊断及诊断依据? 应该与哪些疾病相鉴别?

目前的诊断为膀胱过度活动症,诊断依据包括患者的年龄(中年女性)、症状(典型的储尿期症状,尿急明显)、OABSS 评分明显改变。

思路 1:膀胱过度活动症多发生于中老年,发病率较高。随着我国进入老龄化社会,以及糖尿病、脑血栓等疾病的增多,这个与"老龄化"和神经系统疾病关系密切的疾病应引起重视。OAB 的诊断首先应考虑患者的病史及相关症状。

知识点

OAB 的症状诊断

病史

1. 典型症状　应该向患者详细地询问每一种症状的情况,尽可能准确地进行定量和定性,如:白天和夜里排尿的次数,两次排尿之间的时间间隔,为什么排尿会如此的频繁,是因为强烈的尿意,还是仅仅因为要避免尿失禁;每次排尿前是有一种强烈的尿意吗? 如果有,那么排尿的行为能被延迟多长时间? 如果有尿失禁,则尿失禁的严重程度应该按分级标准进行分级。

2. 其他相关症状包括　①在下列情况时有没有发生压力性尿失禁,咳嗽、打喷嚏、站立时或者正在进行重体力劳动,要关注尿失禁和腹压增加是否相关;了解患者漏尿是仅仅发生在压力增加的一瞬间,还是持续存在不能控制的漏尿情况;另外,患者躺着或者坐着的时候是否有漏尿的情况。②患者是否有排尿困难,在排尿的初始是否感觉到费力,是否需要很费力才能将尿排出,尿流是否很细、中断或排尿后淋漓不尽,患者是否发生过尿潴留。③患者的性功能及排便状况。

3. 为了记录尿失禁的一般状况及严重程度,需要排尿日记及尿垫实验 ①在排尿日志里,应记录以下内容:每日入液的种类、时间、数量;排尿次数及排尿量;漏尿量;是否有一种急迫的尿意;何种情况下出现漏尿。②尿垫实验是在给定时间内对遗尿进行的半客观的测量。在很多文献中都有关于这方面的描述,但是并没有被普遍接受,主要是因为实验的可重复性差。最简单的尿垫实验操作如下:在 24小时内,每 6 小时更换一次衬垫,同时口服尿路抗菌药。可通过尿垫上污染物的总量来粗略估计尿失禁的严重程度;或者将尿垫进行称重,用其总重量减去浸湿之前衬垫的重量,可作为对漏尿量的估计(1g大约等于 1ml 的尿量)。这个实验的主要目的是对尿失禁的严重程度进行粗略定量。

4. 相关病史 ①泌尿及男性生殖系统疾病及治疗史;②女性月经、生育、妇科疾病及治疗史;③神经系统疾病及治疗史。

思路 2:应该与压力性尿失禁、尿道狭窄、神经源性膀胱、前列腺增生等可能产生下尿路症状的疾病相鉴别。

1. 压力性尿失禁(stress urinary incontinence,SUI) 指打喷嚏、咳嗽或运动等腹压增高时出现不自主的尿液自尿道外口漏出。症状表现为咳嗽、打喷嚏、大笑等腹压增加时不自主漏尿。体征是在增加腹压时,能观测到尿液不自主地从尿道漏出。尿动力学检查表现为充盈性膀胱测压时,在腹压增加而逼尿肌稳定性良好的情况下出现不随意漏尿。

2. 尿道狭窄 是泌尿系统常见病,对于既往有尿道外伤、泌尿系统感染或经尿道手术及操作历史的患者应考虑尿道狭窄的可能。特别是那些前列腺体积与其梗阻症状不相符的患者。可通过尿道造影(顺行/逆行)或膀胱镜检查确诊。

3. 神经源性膀胱 对于有明显神经系统病变或糖尿病的患者应考虑神经源性膀胱可能。所有可能累及储尿和/或排尿生理调节过程的神经系统病变,都有可能影响膀胱和/或尿道功能。诊断神经源性膀胱必须有明确的相关神经系统病史,尿动力学检查作为神经源性膀胱的分类基础,能够阐明下尿路病理生理的变化,为制订和调整治疗方案、随访治疗结果提供客观依据,也是主要的鉴别手段。

4. 前列腺增生 良性前列腺增生症是引起中老年男性排尿障碍最为常见的一种良性疾病。主要表现为组织学上的前列腺间质和腺体成分的增生、解剖学上的前列腺增大、尿动力学上的膀胱出口梗阻,在临床症状上以下尿路症状为主要表现,包括尿频、尿急、渐进性排尿困难。

思路 3:除了以上介绍的初始检查之外,在一些特殊的情况下,OAB 患者可能需要一些进一步的检查,包括排尿日记、尿动力学检查等。

知识点

OAB 患者的进一步检查

1. 排尿日记 以储尿期症状为主的下尿路症状患者应记录排尿日记,由此可发现由于饮水过量导致的排尿次数增加,有助于鉴别尿崩症、夜间多尿症和膀胱容量减少。

2. 尿动力学检查

(1)目的:①进一步证实 OAB;②确定有无下尿路梗阻;③评估逼尿肌功能。

(2)指征:①尿流率降低或残余尿量多;②首选治疗失败或出现尿潴留;③在任何侵袭性治疗前;④对筛选检查中发现的下尿路功能障碍需进一步评估。

(3)作用:尿动力学检查可以用来评价逼尿肌的活动性、感觉、容量及顺应性。根据国际尿失禁协会的规定,逼尿肌的活动性可能是正常的也可能是过度活动的。膀胱过度活动的特点是逼尿肌不自主地收缩。这种不自主地收缩可能是自然产生的,也可能是由于膀胱快速充盈、咳嗽、位置改变或其他因素诱发的。

　　当这种逼尿肌不自主地收缩是由神经疾病导致的,则这种状态就叫作逼尿肌反射性亢进。当不能肯定神经因素的存在时,这种逼尿肌不自主地收缩就叫作不稳定膀胱。膀胱的感觉可能是正常的、缺乏的、高反应性的或是低反应性的。

【问题7】目前患者的治疗选择。
　　建议患者首先采用行为治疗联合药物治疗,治疗药物选择 M 受体阻滞剂治疗。
　　思路1:患者的 OABSS 评分为 8 分,考虑为中度 OAB 症状,此前尚未接受规律的药物治疗,故建议采用行为治疗联合药物治疗。

知识点

膀胱过度活动症的一线治疗方式

　　一旦诊断患者可能有 OAB,就要认真考虑是否需要治疗,了解患者是否有治疗的要求。因此,初期的治疗要围绕患者的症状对其生活质量影响的程度来确定治疗的路线。

　　由于 OAB 是一个症状诊断,因此其治疗只能是缓解症状而非针对病因。目前的治疗包括行为治疗、药物治疗、神经调节,以及外科手术等。

　　1. 行为治疗　包括患者健康教育、及时或延迟排尿、膀胱训练、盆底锻炼等。告诉患者下尿路的"工作原理",使患者清楚地知道应对策略。排尿日记不仅可以增强患者的自我防范意识,而且还可以使医师清楚地了解症状何时发生及其严重程度,让患者了解简单的饮食控制知识,制订出定时或预防性排尿及膀胱训练的方法。此外,盆底锻炼可增强盆底肌肉的力量,对不随意的逼尿肌收缩可产生一定的抑制作用。近年来应用生物反馈的方法对盆底肌肉进行物理治疗,在恢复下尿路功能方面具有一定的疗效。

　　2. 药物治疗　目标是增加膀胱容量、延长尿急警报时间、消除尿急症状而不干扰膀胱的排空能力。目前用于治疗 OAB 的药物有:①针对副交感传出神经,作用于逼尿肌上的胆碱能受体,包括胆碱酯酶抑制剂,如索利那新、托特罗定、奥昔布宁、达非那新、曲司氯铵、阿托品、溴丙胺太林等;②作用于膀胱感觉传入神经的药物:辣椒辣素及树胶脂毒素(resiniferatoxin,RTX);③抑制副交感神经胆碱能神经末梢乙酰胆碱的释放:肉毒杆菌毒素 A;④作用于中枢神经系统的药物。

知识点

OAB 患者药物治疗的种类及作用机制

药物主要作用机制:

1. 通过拮抗 M 受体,抑制逼尿肌收缩,改善膀胱感觉功能及抑制逼尿肌不稳定收缩的可能。

2. 对膀胱的 M 受体高选择性作用,从而使此类药物在保证了疗效的基础上,最大限度减少副作用,这一特性是 M 受体阻滞剂作为一线治疗药物的主要依据。研究发现体内广泛分布着不同亚型的毒蕈碱受体(M 受体)。在不同的部位发挥着不同的生理作用。如大脑和唾液腺中的 M_1 受体与认识和唾液的产生有关。心血管系统的 M_2 受体在心率和心排血量的调节方面有重要的作用。眼睛中的 M_5 受体与睫状肌的收缩有关。在膀胱组织中主要含有 M_2 和 M_3 受体,M_2 受体的密度远远大于 M_3 受体(大约为 4∶1),而在功能上 M_3 受体更重要,它直接介导膀胱逼尿肌的收缩,M_2 受体的作用还没有完全弄清楚。

　　抗毒蕈碱药物在体内可与这些受体中的部分或全部以不同的亲和力进行结合,不仅可以改善 OAB 的症状,同时也会引起很多副作用,比如口干、便秘、认知缺损、心动过速、视物模糊等,从而限制了这类药物的长期应用。因此,人们从几个方面对此类药进行了改进,以期降低副作用,提高耐受性,获取最大限度的疗效。①改进剂型:由普通的药物快速释放型改为缓释剂型,使药物的浓度在体内缓慢上升,并保持稳定。②改变给药途径:如奥昔布宁经皮渗透剂,膀胱内给药等。③提高药物与膀胱中 M_3 受体的选择性亲和,对其他器官 M 受体亲和性减低或不具亲和性,如新药索利那新就是 M_3 受体的选择性抑制剂。总之,随着 M 受体阻断剂的不断改进,其副作用会逐渐减少,患者接受药物治疗的顺应性和疗效将会提高。

思路 2: OAB 患者接受药物治疗后需接受定期随访,评估其症状变化、治疗效果及进展情况,必要时需调整治疗药物或治疗方式。

知识点

膀胱过度活动症的二线治疗方式

1. 在早期有人发现动物脊髓横断后,通常 C 型膀胱传入纤维诱发的脊髓排尿反射由不活跃状态转而活跃,膀胱内灌注辣椒辣素可使其逆转。这一观察及其后来的许多研究促使人们将辣椒辣素用于 OAB 的治疗。辣椒辣素是从红辣椒中提取出来的活性成分,它通过耗竭神经肽(如 P 物质),特异性地阻断膀胱中无髓鞘神经传入纤维,使 C 神经元脱敏,降低膀胱的感觉功能,减弱膀胱扩张引起的排尿反射。用于治疗神经源性膀胱逼尿肌反射亢进,而不会阻断正常的排尿反射。但是,膀胱内灌注辣椒辣素可引发急性炎症反应,甚至出现痉挛性疼痛,耻骨上灼烧感等副作用而影响其使用。近年来开发的树胶脂毒素(RTX),辣度是辣椒辣素的 1 000 倍,所用浓度小,副作用轻,患者容易接受。

2. 肉毒杆菌毒素 A　是一种由肉毒杆菌产生的神经毒素,它通过抑制神经肌肉接头处胆碱能神经末梢的乙酰胆碱释放而使肌肉瘫痪。在逼尿肌 - 尿道括约肌协同失调的患者中应用肉毒杆菌毒素,可松弛尿道外括约肌,改善患者的膀胱排空。最近研究显示,肉毒杆菌毒素 A 也能够松弛逼尿肌,减轻脊髓损伤患者的逼尿肌过度活动。因此,应用肉毒杆菌毒素 A 逼尿肌内注射,可有效地松弛神经源性逼尿肌过度活动。

3. OAB 的病理生理学　涉及外周和中枢神经系统,许多中枢性疾病都与 OAB 有关,如卒中、脊髓损伤、帕金森综合征、多发性硬化等。大多数治疗 OAB 的药物都是作用于外周部位,主要影响传入和传出神经递质或逼尿肌本身。因为许多中枢性递质系统都参与排尿控制,新的药物干预靶点可能会在中枢发现。已知 GABA、谷氨酸、阿片类物质、5- 羟色胺、去甲肾上腺素和多巴胺受体都影响排尿功能,已确定的少数药物如丙咪嗪、度洛西汀等,在中枢神经系统发挥作用,可用于排尿障碍的治疗。理论上影响中枢性递质系统的药物都有可能发展成为治疗 OAB 的药物,现在已有一些研究证明了这种可能性。

4. 神经调节治疗　如果非侵入性的行为治疗和药物治疗失败,那么就要考虑是否需要增加药物剂量、更换药物或选择其他治疗方法。

神经调节治疗是通过调节神经功能来调控膀胱和尿道的功能。其中包括通过各种方式调节周围神经来进行调控膀胱和尿道功能。行为治疗和药物治疗是目前 OAB 一线治疗的标准模式,但在这些一线治疗效果不佳或者患者出现较为明显的副作用时,神经调节治疗即可作为 OAB 的二线治疗方式。目前神经调节治疗包括经阴道、经直肠、经皮电或磁刺激,以及利用植入装置进行治疗等方式。

骶神经刺激治疗 OAB 近年来取得了很大进展。应用电刺激骶神经根(S_3),引起阴部传入神经兴奋,同时也可能兴奋其他传入、传出神经纤维,调节感觉和 / 或运动功能,使骶反射平衡及协调得到恢复,从而改善 OAB 的症状。骶神经调节治疗还处在初期阶段,对其适应证及效果的预测还没有完全可靠的指标,据现有的资料报道该方法治疗急迫性尿失禁的效果比较好。目前的刺激系统已经发展成为"双模拟态",即在"on"状态时抑制逼尿肌收缩,而在"off"状态时即触发排尿。随着该治疗系统的不断完善及临床经验的积累,相信会有更多的 OAB 患者受益于此疗法。

5. 外科手术　慢性无反应性 OAB 患者及顽固性 OAB 患者则可能要用外科手术的方式进行治疗,这包括膀胱神经切除术、膀胱壁肌肉切开术、膀胱扩张术、膀胱扩大成形术、盆神经切断术、骶神经根切断术及尿流改道术等。

膀胱神经切除术实际上是去中枢支配,破坏节后副交感纤维,该方法技术要求很高,据目前的经验术后 18~24 个月的复发率高达 100%。因此,已经很少应用。膀胱扩大成形术因有并发膀胱排空失败的危险也较少应用,其他手术方法也主要用于脊髓损伤后痉挛性膀胱,总之手术方法治疗 OAB 是最后的选择,应用范围比较有限。

OAB 诊疗流程见图 7-1-1,图 7-1-2。

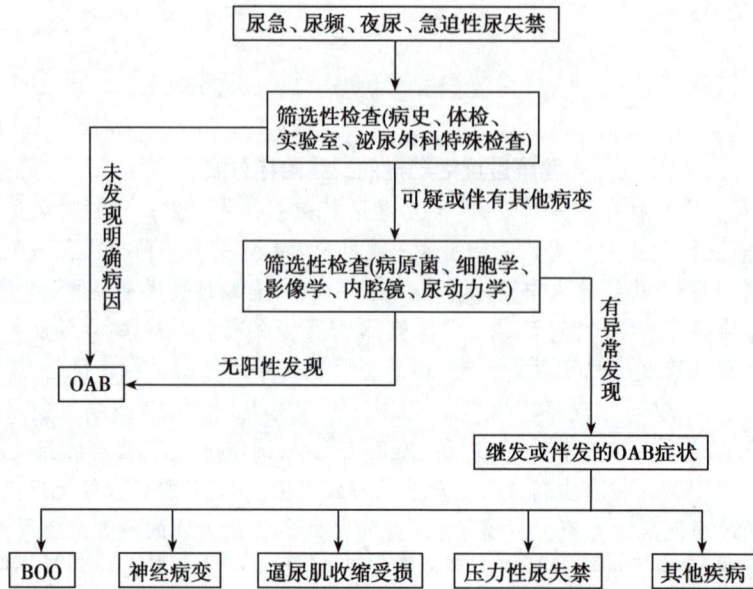

图 7-1-1 膀胱过度活动症诊断流程

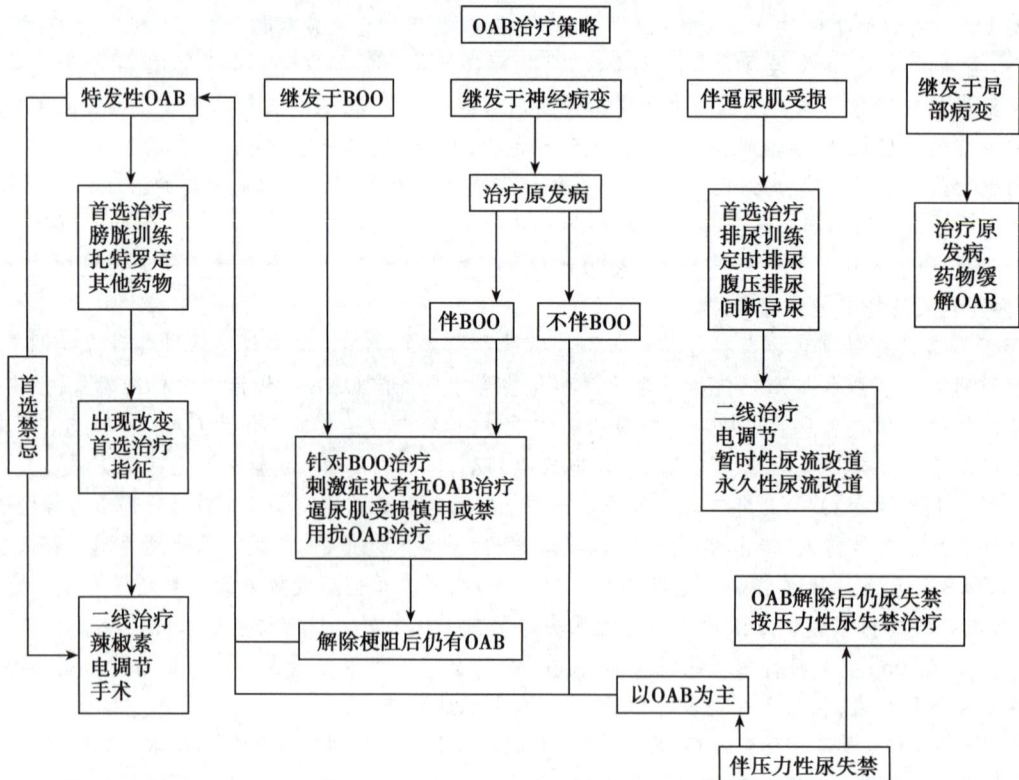

图 7-1-2 膀胱过度活动症治疗流程

（王建业）

第二节　尿　失　禁

尿失禁是泌尿外科常见病,其定义为尿液自尿道外口的不自主漏出,各个年龄段均可发生。从发病原因上区分,尿失禁主要分为3种:压力性尿失禁、急迫性尿失禁和充盈性尿失禁。其中,压力性尿失禁为尿道功能障碍所导致,又分为解剖型(即膀胱颈和尿道活动度过大所引起)和内括约肌缺损型(即膀胱颈原发功能障碍);而急迫性尿失禁和充盈性尿失禁均与膀胱功能障碍有关。

压力性尿失禁指咳嗽、大笑或运动等腹压增高时,尿液不自主自尿道外口漏出。此类尿失禁患者膀胱功能正常,而尿道控尿功能减退。其诱因包括高龄、肥胖、吸烟、盆底脱垂、多次生产史等,好发于女性,也可见于男性前列腺增生症术后,前列腺癌根治术后,外伤及部分神经源性膀胱患者。

急迫性尿失禁的特点是:由各种原因导致的异常性逼尿肌不自主收缩伴尿道括约肌松弛而出现的尿失禁,其本质为膀胱逼尿肌异常不自主收缩,从而启动了一次完整的排尿反射。急迫性尿失禁患者常表现为突发的、难以控制的尿急感,并与尿急感伴发的漏尿。急迫性尿失禁漏尿量一般较压力性尿失禁漏尿量大且不易被控制。

充盈性尿失禁也称"假性尿失禁",其疾病实质是由于膀胱出口梗阻(BOO)或膀胱收缩乏力等原因诱发的膀胱排空障碍,膀胱充盈后的尿液不自主溢出。充盈性尿失禁临床表现同压力性尿失禁及急迫性尿失禁易于混淆,需要仔细鉴别,详细询问病史及尿流率+残余尿检查有助于鉴别诊断。

尿失禁的病因复杂,不同病因之间可交叉或同时存在,临床表现多种多样,这就导致了其治疗方法的多样化,应遵循"无创至有创,简单到复杂"的原则,包括行为治疗、药物治疗、手术治疗等。在临床诊治过程中需要做到以下几点:

1. 详细了解患者的流行病学特征、职业特征、症状特点及生活习惯。

2. 明确尿失禁的可能诱因,尿失禁分类、分型,以及与尿失禁相关的其他可能疾病。

3. 对尿失禁进行明确诊断和鉴别诊断。

4. 按尿失禁的不同类别给予系统性治疗:遵循"无创至有创,简单到复杂"的原则,包括行为治疗、药物治疗、手术治疗等。

5. 对于需要手术处理的不同类型尿失禁患者,要根据不同病因选择正确术式,例如:尿道悬吊术、盆底修补术、膀胱内药物注射,骶神经调节,尿流改道等,并加强术后随访,防止严重并发症的发生。

6. 根据不同尿失禁病因,加强对疾病诱因的治疗,例如:减肥,戒烟,盆底肌肉训练,排尿习惯再训练,定时排尿等。

临床病例

患者,女性,67岁,农村妇女。咳嗽、大笑后漏尿6年,伴尿频,尿急加重2年。患者6年前无明显诱因出现咳嗽、大笑、体力活动后漏尿,漏尿量逐渐增多,平卧,静止时无明显漏尿,无尿频、尿急、尿痛,无排尿困难,无夜尿增多。近2年来站立位即出现明显漏尿,伴尿频、尿急。近一年来自觉阴道内异物膨出,排尿较前费力,排尿不尽,尿频、尿急加重,尿急时伴漏尿。咳嗽、大笑、体力运动后漏尿似较前有所缓解。无明显腰痛、腹痛、发热等不适,无血糖升高、血压升高病史,精神、食欲可,无明显消瘦,大便干燥,夜间睡眠好。既往无特殊病史,无手术、外伤史。有20多年吸烟史,约每天10支,常伴咳嗽;孕3产3,均为自然产,子女体检。

体格检查:患者截石位咳嗽诱发试验阳性,伴阴道前壁膨出Ⅱ度(盆腔脏器脱垂评分:pelvic organ prolapse quantitation,POP-Q评价系统)。

实验室及影像学检查结果:尿流率/残余尿表示方法(VOID):尿流率(ml/s)/尿量(ml)/残余尿量(ml)为15/290/50;尿常规(−);泌尿系统超声:(−)。

【问题1】通过上述病史特点,该患者的可疑诊断是什么?

根据患者的主诉、症状和个人史,以及门诊检查结果,应高度怀疑混合性尿失禁,伴膀胱脱垂的可能。

思路1:老年女性,有多年吸烟史,多次孕产史,为尿失禁及盆底脱垂的高发人群,应引起重视。

> **知识点**
>
> 女性尿失禁确切病因目前尚无定论,年龄、生育次数/生产方式和肥胖是明确的危险因素。除此之外,吸烟、便秘、绝经和雌激素缺乏等因素可能也对尿失禁的发展起到促进作用。

> **知识点**
>
> 压力性尿失禁合并急迫性尿失禁称之为混合性尿失禁。女性人群中约有25%有不同程度的尿失禁,7%左右有明显的尿失禁症状,所有尿失禁人群中约50%尿失禁患者为压力性尿失禁,近1/3患者存在混合型尿失禁症状。

思路2: 准确的尿失禁症状问诊,了解病情变化特点,对于疾病的诊断及鉴别诊断有重要意义,值得反复强调。

> **知识点**
>
> 尿失禁的诊断主要依据主观症状和客观检查,并须除外其他相关疾病(如膀胱阴道瘘、异位输尿管开口等)。诊断步骤应包括确定诊断(高度推荐)、程度诊断(推荐)、分型诊断(可选)和合并疾病诊断(高度推荐)。

> **知识点**
>
> 压力性尿失禁是广义盆底脱垂的一种表现形式,随着盆底脱垂的进一步加重,原有的压力性尿失禁症状可能加重,也可能减轻或者消失。后续可能出现排尿困难,尿急伴急迫性尿失禁甚至充盈性尿失禁的情况。

> **知识点**
>
> 引起女性压力性尿失禁的危险因素也同样是盆底脱垂的诱发因素,因此盆底脱垂也同压力性尿失禁紧密相关。女性盆底脱垂会使解剖结构明显改变,使得膀胱-尿道成角明显,可引起膀胱出口梗阻,继而可能诱发逼尿肌活动过度同时伴急迫性尿失禁,梗阻程度严重时可能引起尿潴留(可表现为充盈性尿失禁),使得既往或已有的压力性尿失禁反而减轻,这种尿失禁可能称之为"隐匿性尿失禁",在纠正盆底脱垂后又可能重现,值得引起大家的警惕。

> **知识点**
>
> 压力性尿失禁临床诊断标准:①典型临床表现;②尿失禁程度,Ⅰ度(咳嗽、打喷嚏及用力、屏气时漏尿),Ⅱ度(行走活动及腹压增加时漏尿),Ⅲ度(站立位或平卧位改变体位时漏尿);③体检,患者于截石位用力咳嗽可见漏尿,诱发试验及膀胱颈抬举试验均为阳性。

压力性尿失禁的发病机制:尿道黏膜封闭作用的减退;尿道内闭合压力减弱;支托膀胱颈及尿道的组织薄弱;膀胱颈及尿道形态和位置的改变。四个环节中,任何一个环节的削弱和减退,都将影响整体环链的稳定性而产生尿失禁(图 7-2-1)。

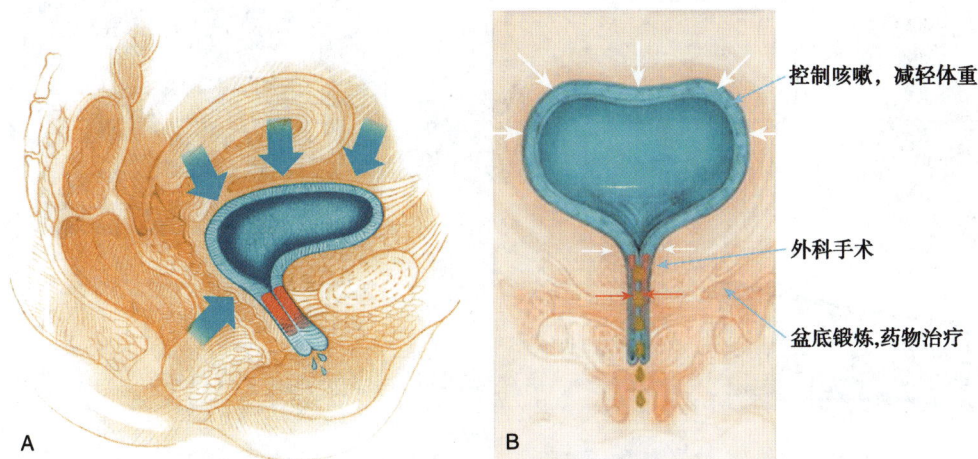

图 7-2-1　压力性尿失禁的病理生理及相关治疗作用位置示意图

A. 尿道过度活动:腹压突然增加时尿道移位,压力传导减弱;B. 压力性尿失禁不同治疗方案作用位置。

思路 3:尿失禁患者,需要重视体格检查,症状评估(各种症状评分表)及相关实验室检查。

患者资料:

在门诊对患者进行常规体格检查,结果如下:体温 36.5℃,脉搏 80 次 /min,呼吸 20 次 /min,血压 130/80mmHg。截石位阴道检查:外阴皮肤呈尿疹样改变,可见阴道前壁脱垂,脱垂最远端接近处女膜环但未超出(POP-Q 系统评价为 Ⅱ 度)。阴道内触诊未及瘘口、未及压痛点;右手示、中指还纳阴道前壁后嘱患者咳嗽可见尿液自尿道外口漏出。肛诊:肛门括约肌收缩力较弱,直肠内无压痛点,指套无血染。

【问题 2】为进一步明确诊断,需要进行何种检查?

思路 1:患者目前最需要明确的是为何种尿失禁,是否存在膀胱出口梗阻及膀胱排空功能如何? 最需要的检查为尿动力检查(有条件者推荐影像尿动力检查)。对于尿失禁症状不典型、尿流率低下伴有残余尿,同时存在尿急、漏尿的患者需要通过压力 - 流率检查明确膀胱、尿道功能,明确尿失禁的原因。

思路 2:除尿动力检查之外,可选择的检查还包括棉签试验、排尿日记、膀胱镜、膀胱尿道造影等。

尿动力检查是通过将测压导管分别置入膀胱及直肠内,通过向膀胱内灌注液体介质,模拟膀胱充盈过程,在该过程中了解膀胱的感觉、容量、顺应性和稳定性,了解尿道的稳定性及位置等信息,观察排尿期时膀胱的收缩功能及膀胱出口位置(包括尿道全长)的阻力及相互协调关系,结合尿流率数据,判断下尿路功能的一项检查。个别复杂性尿失禁可能需要借助便携尿动力才能明确诊断——便携尿动力检查主要用来确诊常规检查方法,包括普通尿动力无法明确诊断的复杂尿失禁患者(图 7-2-2)。

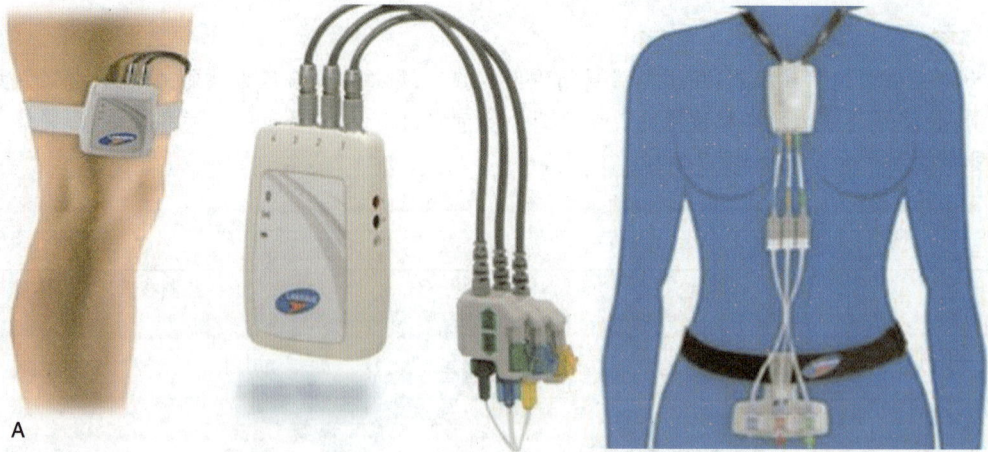

图 7-2-2 便携尿动力检查及普通尿动力检查示意图

A. 便携尿动力检查示意图,患者随身携带尿动力检测仪,通过尿道插管实时测量膀胱 - 尿道压力 - 流率变化;B. 普通尿动力仪示意图。

知识点

棉签试验是测定尿道和膀胱颈偏移角度的简化性检查。患者取截石位,将一涂有润滑油的无菌棉签插入尿道后阻力消失,标志棉签进入膀胱后,嘱患者做 Valsalve 动作(即憋气增加腹压),用量角器测量与水平的最大角度,如果角度大于或等于 30° 则定义为尿道移动度过大,尿道移动度过大是引起压力性尿失禁的一个重要因素(图 7-2-3)。

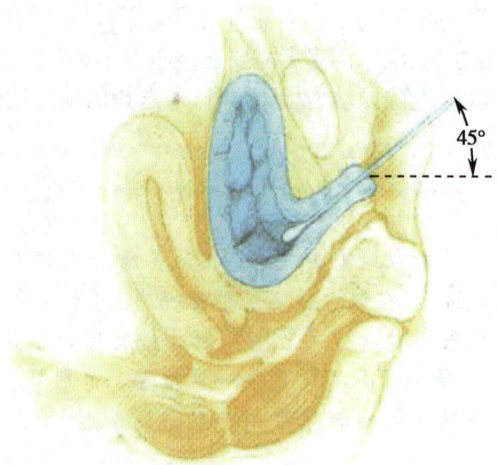

图 7-2-3 棉签试验(Q-tip 试验)示意图

咳嗽时,棉签尾端移动幅度超过 30°,为棉签试验阳性,证明腹压增加后尿道活动度增加,这是诊断压力性尿失禁的常用方法。

思路3：本患者可能存在混合型尿失禁，而且伴有尿流率减低，不能除外膀胱出口梗阻的问题，因此，压力-流率检查必不可少，压力-流率检查过程中：膀胱充盈期证实患者存在逼尿肌活动过度伴急迫性尿失禁，膀胱灌注至200ml时嘱患者咳嗽可见尿道外口漏尿。排尿期显示：最大尿流率（Qmax）：16ml/s，最大尿流率时逼尿肌压力（Pdet Qmax）25cmH₂O，同步影像显示膀胱体下垂。根据Blaivas列线图存在膀胱出口轻度梗阻（图7-2-4）。

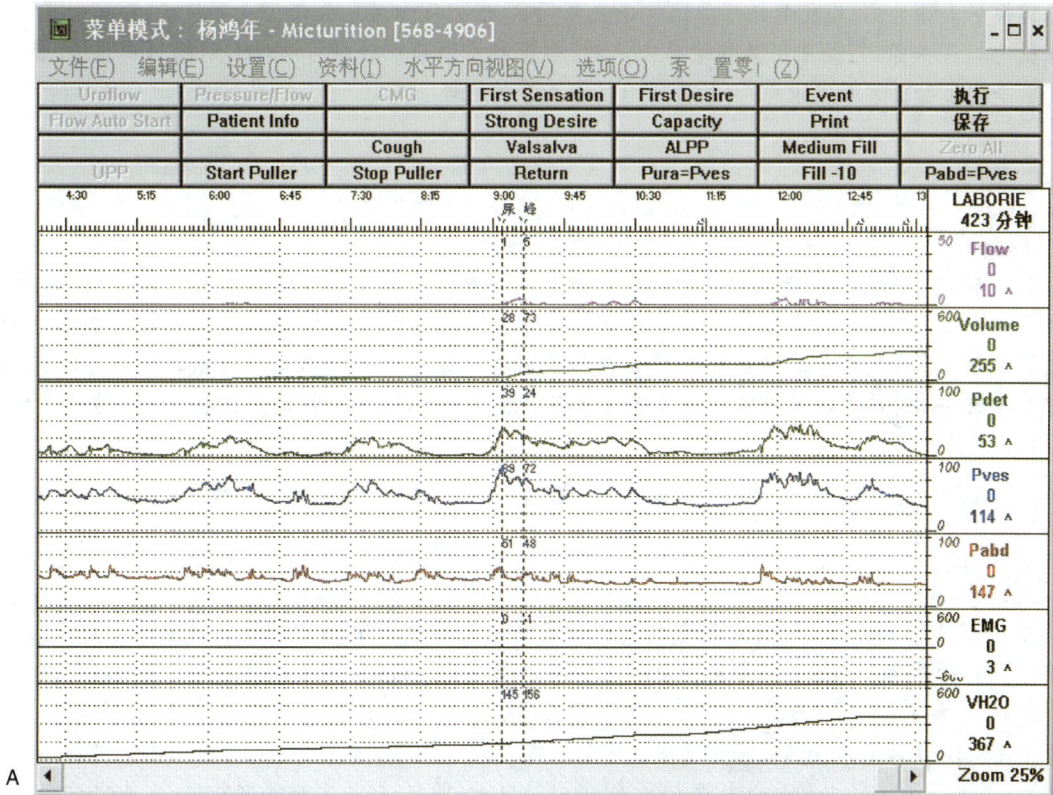

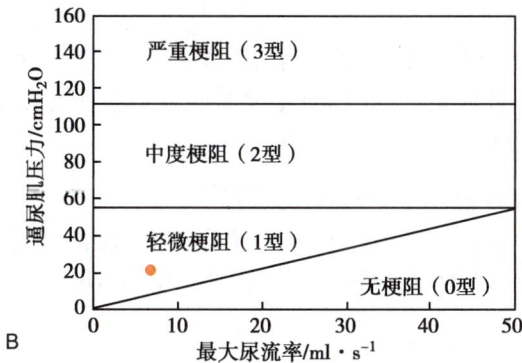
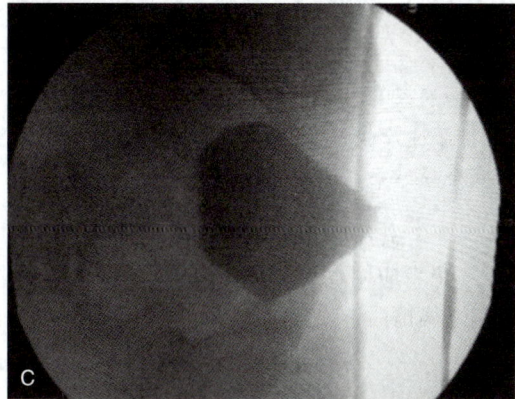

图7-2-4　Blaivas列线图显示：存在膀胱出口轻度梗阻及频繁OAB波，
同步影像显示膀胱底部下垂，证实存在膀胱脱垂。

A. 压力-流率图显示充盈期频繁逼尿肌不自主收缩波；B. 膀胱出口轻度梗阻；
C. 排尿期明显下垂的膀胱颈部，膀胱颈部降低超过耻骨联合下缘。

【问题3】患者的治疗方案如何？

思路：患者既往存在压力性尿失禁症状，随着膀胱脱垂逐渐加重后，出现急迫性尿失禁症状也加重，压力性尿失禁症状减轻，渐进性排尿困难的问题。因此根据尿动力轻度膀胱出口梗阻的诊断，首先考虑应用小剂量 M 受体阻滞剂或者 β₃ 受体激动剂,看是否能够控制尿急症状,同时随访尿流率 + 残余尿,观察药物是否影响排尿功能。暂时不处理压力性尿失禁,观察漏尿量较治疗前是否有变化。

知识点

混合型尿失禁的治疗方法选择需要综合考虑压力性和急迫性两种因素引起漏尿所占比例。如果以急迫性尿失禁为主,应优先治疗急迫性尿失禁问题;若以压力性尿失禁为主要症状,则可以考虑优先治疗压力性尿失禁,但是采用某种治疗方法时,都要考虑到治疗后对另一种疾病的可能影响,例如:抗尿失禁手术后会引起新发尿急,有加重急迫性尿失禁的可能。

知识点

盆底脱垂伴混合性尿失禁患者治疗相对棘手。压力性尿失禁需要增加膀胱出口阻力来处理腹压增加下的不自主漏尿。但腹压增加后会进一步加重患者排尿阻力,从而影响患者排尿,增加残余尿量,同时膀胱为克服额外增加的出口阻力,术后又可能出现新发尿急(即新发的逼尿肌过度活动),这就使得压力性尿失禁治疗后有可能增加急迫性尿失禁和排尿障碍的严重度,因此需要综合考虑膀胱尿道功能来制订治疗方案。

知识点

对于逼尿肌活动过度和由其引起的急迫性尿失禁可通过应用 M 受体阻滞剂或 β₃ 受体激动剂予以治疗。M 受体阻滞剂通过抑制逼尿肌不自主性收缩达到控制尿失禁的效果,此类药物主要副作用包括引起眼干、便秘、排尿困难等,青光眼患者禁用,既往便秘,排尿困难(包括逼尿肌无力、膀胱出口梗阻)患者慎用。β₃ 受体激动剂通过松弛逼尿肌来达到控制急迫性尿失禁的效果,目前国内主要药品是米拉贝隆,此类药物副作用主要是心血管方面,很少引起口干、便秘、排尿困难等副作用,因此更适合应用于继发于梗阻的膀胱过度活动症和急迫性尿失禁患者。

患者口服缓释托特罗定 4mg/QD 一周后,再次门诊就诊。自诉尿急与尿急相关的尿失禁次数及数量明显缓解,排尿速度较前有所减慢,自我能够耐受,但存在明显眼干,便秘情况。更换 β₃ 受体激动剂后,复查尿流率 + 残余尿结果显示:17/330/40,无明显尿不尽感加重趋势。

【问题 4】患者希望更好控制尿失禁症状,后续该采取何种进一步治疗方案?

思路:患者应用 β₃ 受体激动剂能够有效控制尿急及相关的急迫性尿失禁,且无排尿困难加重趋势,同患者详细沟通病情后,行阴道前壁修补术 + 经阴道、经闭孔尿道中段无张力悬吊术,术后继续口服 β₃ 受体激动剂治疗。

知识点

混合型尿失禁合并盆底脱垂可能需要更积极的侵入性治疗恢复局部解剖结构,从而达到更好的治疗效果,但采取一期同时手术,手术风险及并发症均有可能增加,需要同患者及家属详细沟通。对于由于盆底脱垂引起的之前压力性尿失禁症状减轻的患者,建议行盆底修补,同时行尿道中段悬吊术,以避免单独盆底修补术后发生"隐匿性尿失禁"复发的问题。

知识点

文献证实膀胱颈和中段尿道的功能和解剖支持是女性控尿机制中的主要成分,中段尿道是最大压力传递区。手术方法由膀胱颈悬吊术向尿道中段悬吊术发展,尿道中段悬吊术占据主导地位。

知识点

1996 年瑞典医生 Ulmsten 首先应用尿道中段悬吊术 TVT(tension-free vaginal tape)治疗 SUI,并成为治疗 SUI 的"金标准"。TVT 吊带技术的核心是无张力悬吊:吊带在无应力情况下对尿道产生阻力很小,而在应力突然增加的情况下能够施加足够的阻力对抗尿失禁的产生。尿道中段悬吊术分为经耻骨后路径和经闭孔路径,由于耻骨后路径的膀胱损伤并发症和经闭孔路径的大腿根内侧疼痛等并发症较高的问题,目前经阴道的单切口吊带术式已经开始应用,此类吊带可以很大程度上避免以上问题,并取得了较好的疗效。

知识点

尿道中段悬吊术存在多种手术入路及产品,经耻骨后路径主要并发症为术中膀胱、尿道穿孔、腹腔脏器损伤、盆腔大出血等。如下为耻骨后入路模式的不同吊带及术后吊带位置模式图(图 7-2-5)。

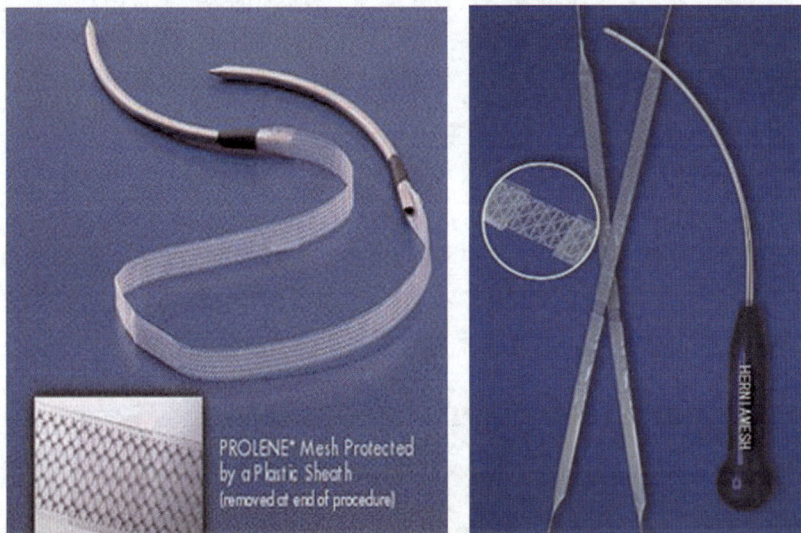

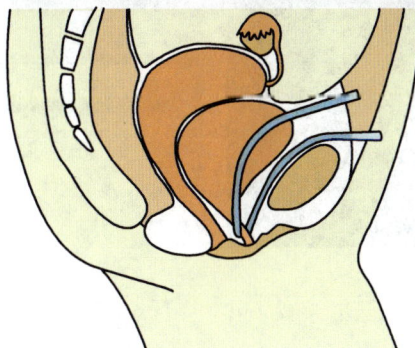

图 7-2-5　手术入路示意图

知识点

第二代尿道中段悬吊术为经闭孔的手术入路,经闭孔路径避免了术中损伤膀胱尿道的风险,其主要并发症为术中闭孔血管损伤、两侧大腿内部顽固性疼痛、阴道旁沟吊带外露、盆腔大出血等。图6显示为经闭孔入路模式的不同吊带及术后吊带位置模式图(图7-2-6)。

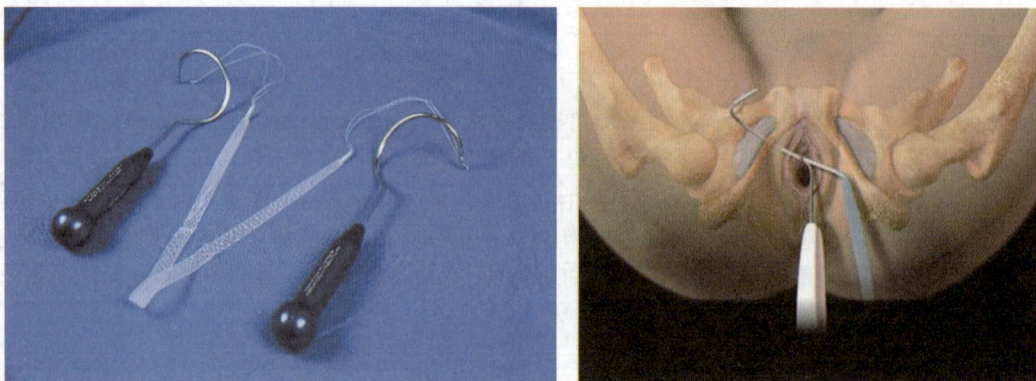

图 7-2-6　经闭孔吊带及手术入路示意图

手术治疗情况:本例患者采用经闭孔入路途径的 TOT 吊带。于阴道前壁、尿道中段位置取长约 2cm 手术切口,分离阴道前壁与尿道之间的间隙,向两侧闭孔方向分离阴道间隙,直至两侧闭孔内肌位置,应用闭孔穿刺导引器穿刺闭孔内肌后沿导引器将吊带穿刺针向两侧大腿内侧穿刺,将吊带从两侧大腿内侧皮肤处引出体外。调节吊带张力,使之无张力地平铺在尿道表面,检查无活动性出血后使用 2-0 可吸收线连续锁边缝合阴道前壁,留置尿管引流,术后第二天拔出尿管,复查尿流率,无明显残余尿后治疗结束。

知识点

第三代单切口吊带有耻骨后路径也有经闭孔路径(图7-2-7),经闭孔路径单切口吊带避免了大腿内部疼痛的问题,吊带长度更短,减少了体内吊带面积,减少体表切口,更加微创,但是部分学者认为单切口吊带长期疗效可能较传统吊带低,目前此类产品术后长期疗效尚存在争议。

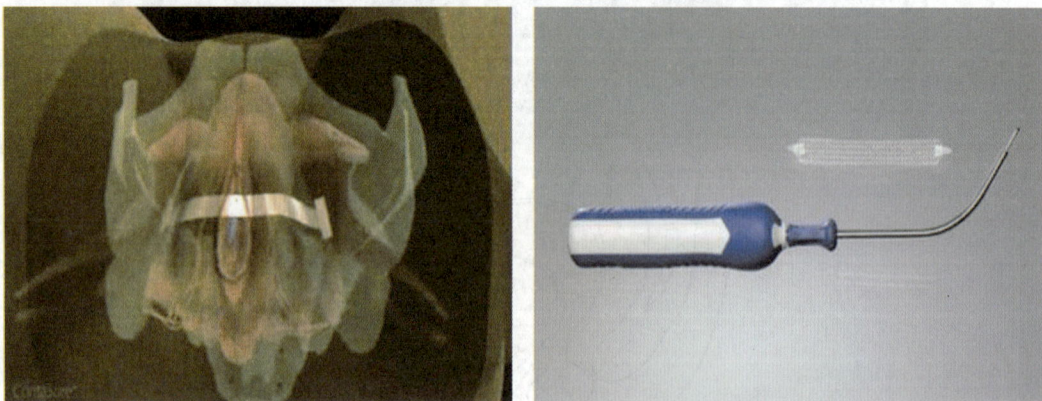

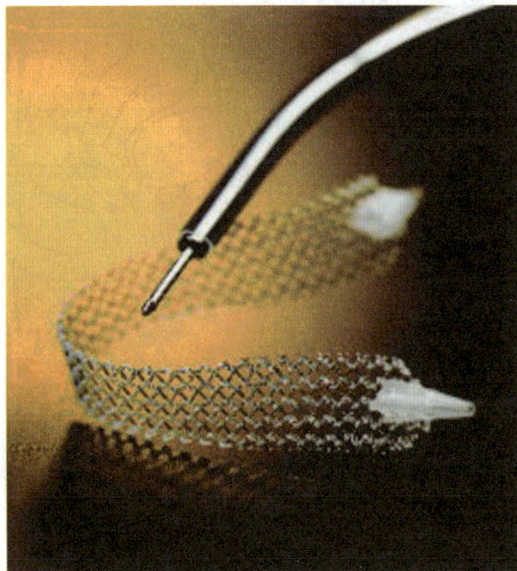

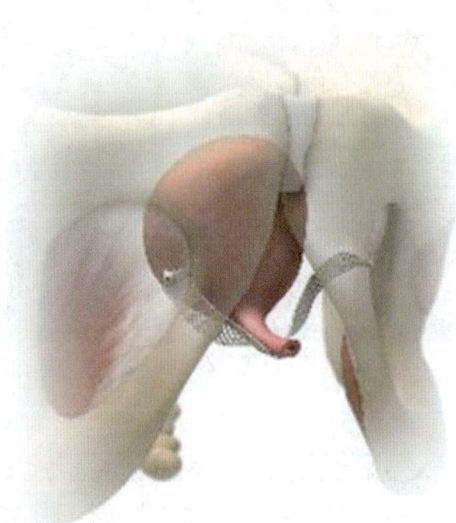

图 7-2-7　第三代单切口吊带治疗压力性尿失禁产品

知识点

对于压力性尿失禁Ⅲ型(即括约肌缺损型)患者,中段尿道悬吊术效果往往欠佳,一般推荐使用后尿道填充剂注射膀胱颈,用以治疗压力性尿失禁,可选用的材料包括戊二醛交联的牛胶原蛋白、聚四氟乙烯、硅氧烷等(图 7-2-8)。或者可以选用人工尿道括约肌植入术治疗。

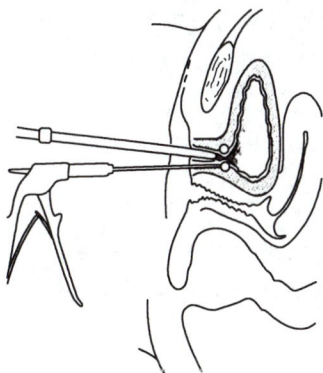

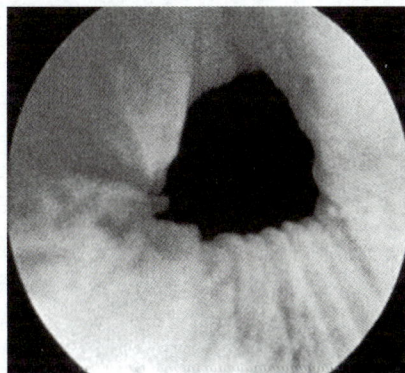

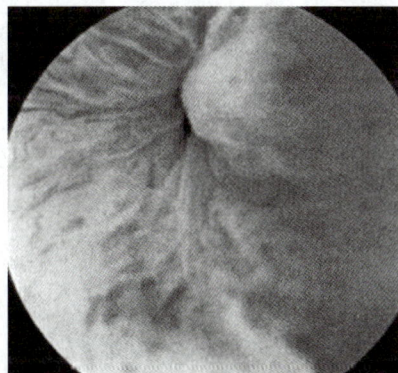

图 7-2-8　后尿道填充剂注射膀胱颈,治疗Ⅲ型压力性尿失禁

知识点

人工尿道括约肌是治疗男、女顽固性压力性尿失禁的一种可选用方法(图 7-2-9)。其作用机制为在男性尿道球部(或者女性膀胱颈部)安装一个类似"袖套"样的装置,在腹腔内安装水囊,在阴囊或阴唇皮下安装控制水泵,三者靠连接管连接,内部充满液体,通过水泵控制,在储尿时膀胱出口的"袖套"关闭以储尿,排尿期"袖套"开放以排尿,从而达到正常储尿 - 排尿的目的。该装置上市 40 余年,是目前治疗重度压力性尿失禁手术的"金标准"。

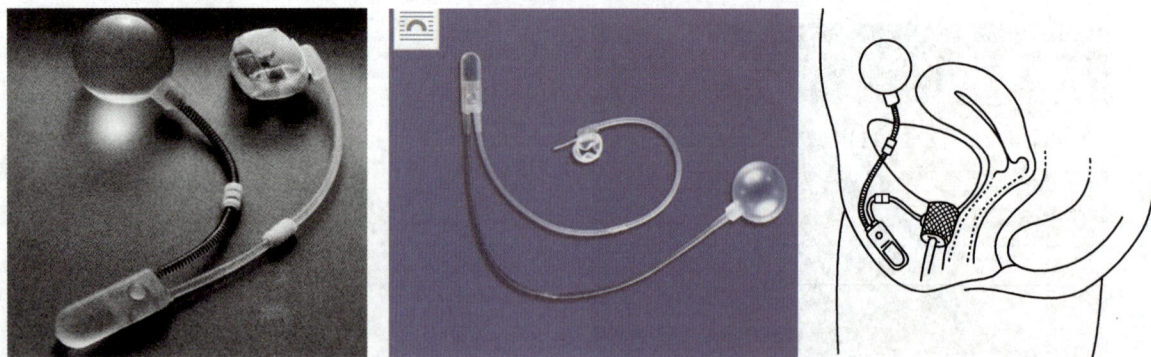

图 7-2-9 人工尿道括约肌治疗重度压力性尿失禁示意图

患者植入吊带后 3 个月,咳嗽、大笑等运动后的漏尿明显减少,但尿频、尿急、急迫性尿失禁症状却较术前加重,排尿困难无明显加重,患者再次前来门诊就诊,门诊尿流率检查示 void:14/240/40。

【问题 5】尿道中段悬吊术后急迫性尿失禁(OAB)症状加重后的后续治疗方案?

思路:尿道中段悬吊术长期疗效确切,术后并发症主要有新发 OAB、排尿困难、吊带侵蚀等。需对术后出现的新发症状加以鉴别,并给予恰当治疗。

知识点

尿道中段悬吊术后新发 OAB 的病因目前尚不明确,可能的原因是吊带相对增加膀胱出口阻力后,膀胱继发产生的代偿反应。全球多中心超过 10 年的随访结果证明,吊带术后新发尿急(急迫性尿失禁)是该术式主要术后并发症之一,治疗原则遵循膀胱出口梗阻(BOO)合并 OAB 的治疗,在准确评估 BOO 的前提下,对于此类 OAB 采取"从无创到有创"的治疗原则,顽固病例可以考虑吊带剪除,膀胱注射肉毒毒素或骶神经调节等微创治疗手段。

知识点

骶神经调节是一种微创治疗方法,经腰骶部小切口将电极植入骶神经孔,通过持续弱电脉冲调节神经功能,达到治疗顽固性 OAB 的治疗目的。顽固性急迫性尿失禁是 FDA 推荐的骶神经调节的最佳适应证之一(图 7-2-10)。

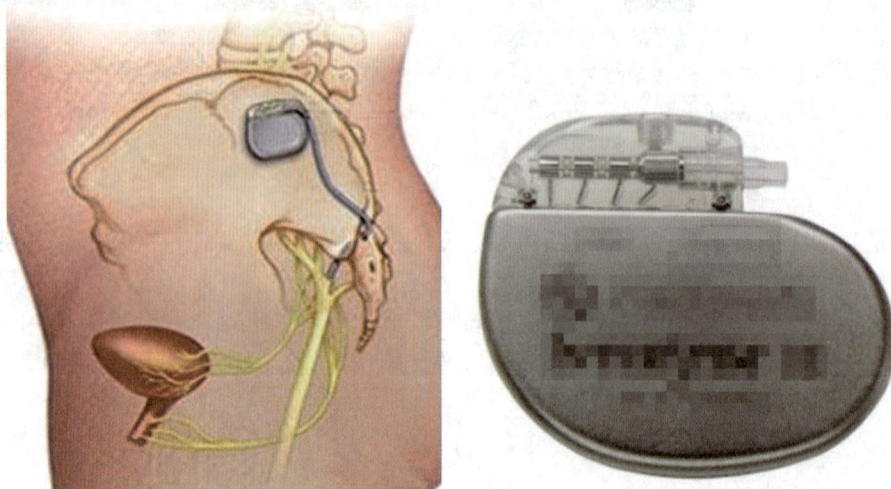

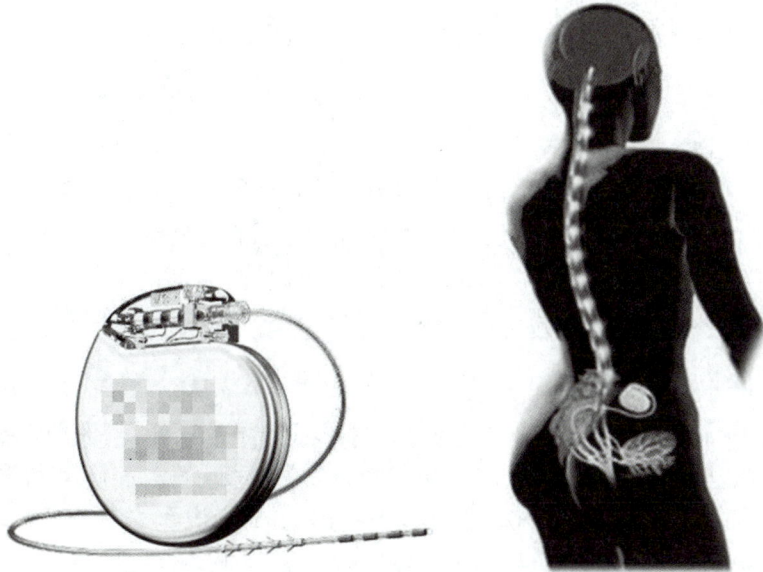

图 7-2-10　骶神经治疗顽固性急迫性尿失禁示意图

知识点

　　膀胱注射 A 型肉毒毒素是治疗顽固性急迫性尿失禁的可选择方法之一,该方法被国际很多学术组织(包括美国泌尿协会 -AUA,欧洲泌尿协会 -EAU)推荐(证据水平 1,推荐等级 A)。其机制是:A 型肉毒毒素注射于靶器官后作用在神经肌肉接头部位,通过抑制周围运动神经末梢突触前膜乙酰胆碱释放,引起肌肉的松弛性麻痹,是一种暂时的、可逆的"化学性"去神经支配过程术后疗效平均维持 6~9 个月,重复注射可能不影响疗效,注射后组织学超微结构未发现变化。但是国内目前尚没有 A 型肉毒毒素治疗急迫性尿失禁的适应证批文,随着近期国内学者已经完成此类药品的Ⅲ期临床研究,相信国内在不久的将来会应用合法化(图 7-2-11)。

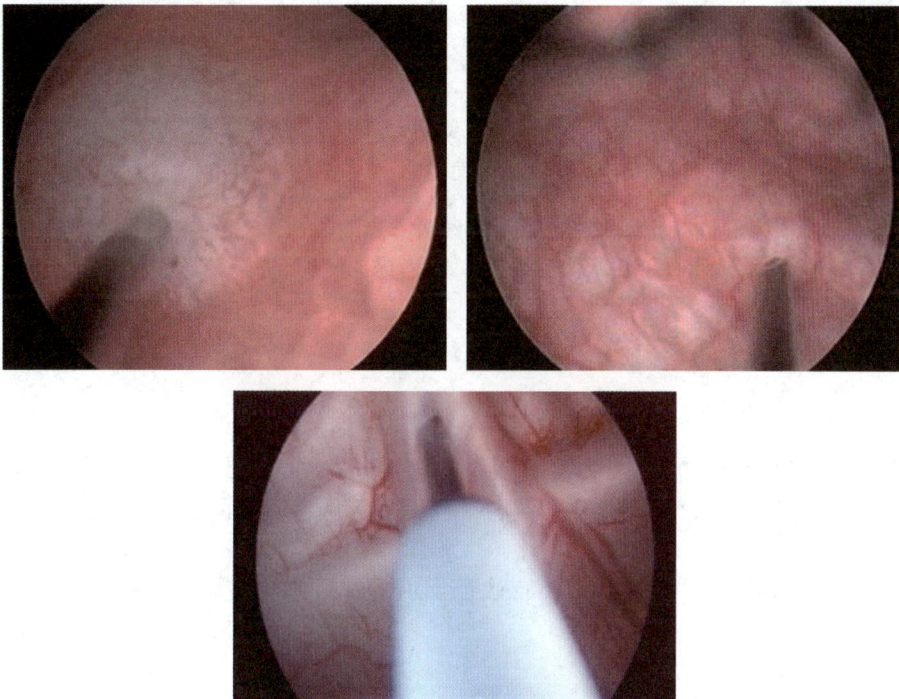

图 7-2-11　膀胱注射 A 型肉毒毒素治疗顽固性急迫性尿失禁示意图

153

【问题6】如何处理治疗后的各种可能并发症?

思路:术后1~3个月复查尿流率+残余尿,检查阴道内切口愈合情况。

> **知识点**
>
> 尿道中段悬吊术的并发症包括:①术后排尿困难及尿潴留;②阴道伤口愈合不良及局部穿孔和糜烂;③尿道感染、伤口感染、排斥反应等;④大腿内侧肌肉不适;⑤阴道侵蚀和尿道侵蚀。

> **知识点**
>
> 密切的术后随访对于保证手术疗效至关重要。例如:①对于吊带阴道侵蚀的患者,及时发现后可首先给予阴道内雌激素软膏治疗,若术后3个月内阴道上皮仍未能覆盖吊带,则需要行吊带取出术。②术后出现吊带张力过紧引起的排尿困难,可首先采取尿道扩张方法治疗,若吊带张力持续过紧,排尿困难加重,残余尿增多,需将吊带取出,但一般术后1个月以上的吊带取出后,尿失禁复发概率较少,也有一定的控尿效果。

(张小东)

第三节　神经源性膀胱

神经源性膀胱(Neurogenic bladder)是一类由于中枢和/或周围神经系统病变导致膀胱和/或尿道功能障碍(即储尿和/或排尿功能障碍),进而产生一系列下尿路症状及并发症的疾病总称。下尿路症状不仅严重影响患者的生活质量,有些情况下还会导致上尿路毁损,威胁患者的生命。不同神经疾病中,下尿路功能障碍的发生率变异很大。常见引起神经源性膀胱的脑干及脑干以上神经病变包括脑血管意外,脑外伤,脑肿瘤,脑瘫,帕金森病,多系统萎缩,痴呆等;主要累及脊髓的疾病包括多发性硬化,脊髓损伤,脊髓炎,神经管闭合不全,脊髓拴系综合征;脊髓远端疾病包括椎间盘疾病,椎管狭窄,根治性盆腔手术,疱疹病毒感染,糖尿病,吉兰-巴雷综合征等。

> **临 床 病 例**
>
> 男性,38岁,因高处坠落导致胸背疼痛,双下肢感觉运动丧失,小便无知觉,伤后无尿液排出。入住脊柱外科病房,影像学检查显示胸4,5,6椎体骨折伴脊髓受压。

【问题1】从泌尿外科的角度,该患者可能的诊断是什么?

思路1:脊柱骨折伴有脊髓受压,伤后不能排出小便,考虑尿潴留,神经源性膀胱诊断。

> **知识点**
>
> #### 脊髓损伤患者神经源性膀胱的发病率
>
> 几乎所有脊髓损伤性病变都可以影响膀胱尿道功能,造成神经源性膀胱。不同节段、不同程度的脊髓损伤会导致不同类型的膀胱尿道功能障碍,在损伤后的不同时间段临床表现也有所不同。

思路2:体检时应注意神经异常体征,双下肢感觉运动丧失,反射消失,肌张力低下。耻骨上尿潴留的体征,会阴部尿道等局部情况。

知识点

脊髓休克

脊髓休克指的是脊髓突然横断失去与高位中枢的联系,断面以下脊髓暂时丧失反射活动能力进入无反应状态,临床表现为发汗、排尿,排便无法完成,骨骼肌紧张性降低或消失,血管的紧张性也降低,血压下降。脊髓休克是暂时现象,损伤不久后可逐渐恢复,一般持续1~6周,但也可能持续数月。只有当脊髓休克期后,根据神经功能的恢复情况和程度,判断脊髓损伤的平面和程度(不完全性损伤还是完全性损伤)。

【问题2】为明确诊断,还需要进行哪些检查?
思路:患者没有排尿不等于就是尿潴留,也可能是无尿。对于诊断不明确的患者,可做超声检查明确。

知识点

尿　潴　留

尿潴留是指膀胱内充满尿液而不能正常排出。常见原因包括各种器质性病变造成膀胱出口的机械性梗阻,如尿道结石、损伤、狭窄;膀胱颈挛缩、急性前列腺炎或脓肿、前列腺增生、前列腺肿瘤;此外盆腔肿瘤、妊娠子宫等也可以引起尿潴留。由于排尿动力障碍所致的动力性梗阻,常见原因为中枢和周围神经系统病变造成的神经源性膀胱。还有松弛平滑肌的药物如阿托品、溴丙胺太林、东莨菪碱等偶尔可引起尿潴留。

【问题3】该患者目前泌尿系的处理策略?
思路:在脊髓损伤后急救阶段及脊髓休克早期,患者需静脉输液且出现尿潴留一般要留置导尿管持续膀胱引流。可间断夹闭尿管充盈膀胱,但要避免过度充盈造成逼尿肌的损伤,影响膀胱功能的恢复。

知识点

留 置 尿 管

留置尿管指经由尿道插入导尿管到膀胱引流尿液,导尿管一直留置在患者体内。留置尿管的适应证主要包括:①重症或虚弱患者的膀胱排空不全、尿潴留或尿失禁;②适合间歇性导尿但又做不到;③上尿路有损害或有膀胱输尿管反流;④不宜采用其他手术或保守疗法的完全性尿失禁女性患者。

应注意留置导尿的并发症:尿路感染发生率较高,易形成膀胱结石,可产生阴茎阴囊并发症如尿道狭窄、憩室、尿瘘和附睾炎,刺激膀胱痉挛挛缩或癌变。

第二次泌尿科会诊访视

患者行脊柱骨折内固定术后2周,早期卧床行各种功能康复,无输液治疗。留置尿管,否认尿道外口处尿管旁漏尿。更换尿管时仍不能排出尿液。

【问题4】脊髓休克期,患者不能排尿的尿动力学机制?
思路:尿动力学检查是评估下尿路症状的最有力的工具,其可以通过精确的测量膀胱和尿道的一系列参数来努力再现患者的下尿路症状,并对患者存在的问题作出病理生理学的解释。脊髓休克期,自主活动和躯体活动受抑制,膀胱是无张力和疲软的,在放射学上,膀胱轮廓光滑,没有小梁形成。如果无既往手术史或者无潜在的胸腰段和交感神经损伤,膀胱颈通常是闭合的和有功能的。在横纹肌性括约肌处可记录一些肌电活动,并且最大尿道闭合压力低于正常水平但仍然维持控尿在外括约肌水平,正常防护反射(充盈期横纹肌性括约肌反应)消失,也没有随意控制。由于括约肌张力仍然存在,除膀胱严重过度扩张导致充溢后漏尿外,尿失禁通常不会发生。

休克期尿动力学表现见图 7-3-1。

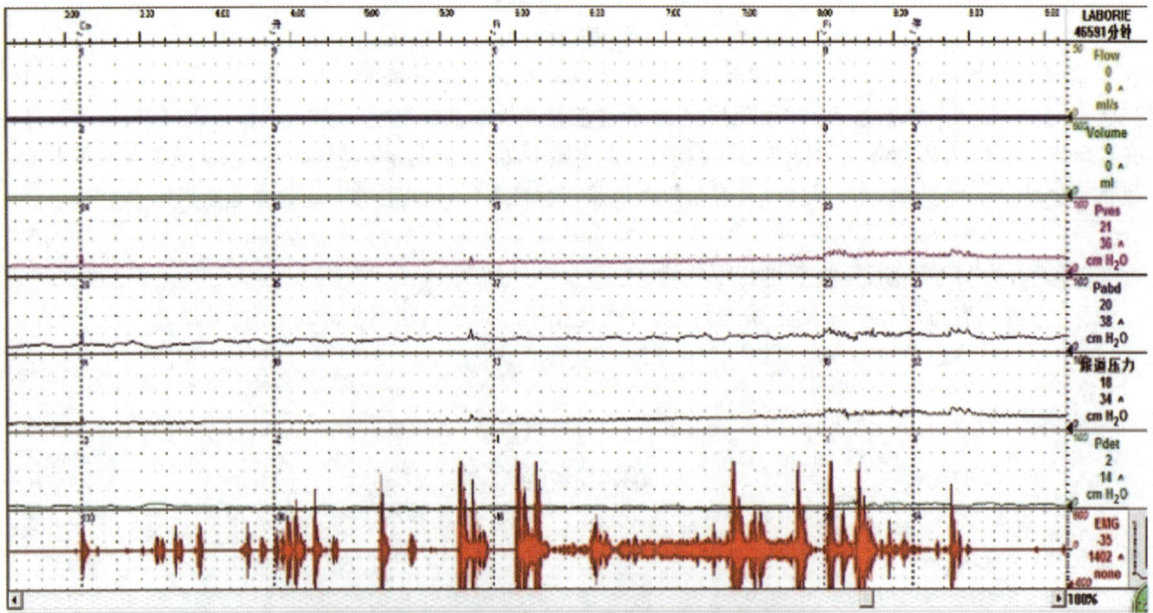

A

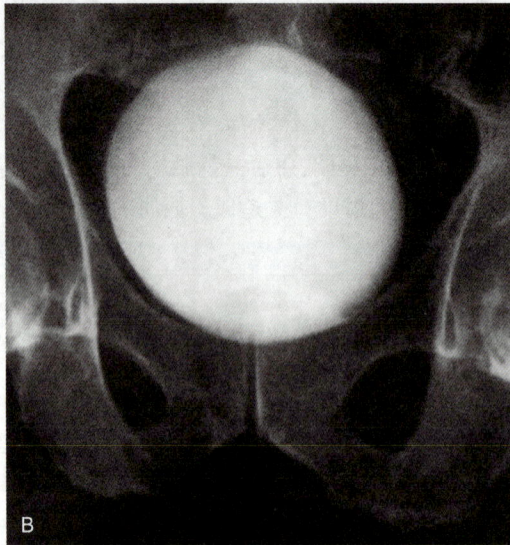

B

图 7-3-1　脊髓休克期逼尿肌无反射,膀胱光滑无小梁形成
A. 尿动力学图;B. 影像尿动力学图。

【问题 5】目前阶段泌尿系的处理?
　思路:脊髓损伤病情稳定,停止输液后,建议拔出留置导尿管改用间歇导尿的方式进行膀胱康复。

知识点

间歇性导尿

　　留置尿管的一系列并发症促使研究者们努力寻找避免留置导尿的方法,由此提出了间歇性导尿的概念。间歇性导尿(intermittent catheterization,IC)指经由尿道插入导尿管到膀胱引流尿液,在膀胱排空后即将导尿管拔出。最早于 1844 年由 Stromeyer 提出并临床上使用。1947 年 Guttmann 提出了用于脊髓损伤患者的无菌性间歇导尿术。1971 年 Lapides 等介绍了间歇性清洁导尿术(clean intermittent catheterization)的概念。他们认为大多数尿路感染患者是由于尿路中某种潜在的异常,降低了组织抵御细菌入侵的能力,其中最常见的原因是膀胱过度膨胀使膀胱壁血流减少,所以无菌导尿并非必需,只需应用清洁性导尿即可解决问题,导尿管带入的细菌可由机体自身的抵抗力加以清除。自家清洁导尿的意义在于患者掌握了这种导尿技术后才能很好地回归社会、自我护理、独立生活。

对无张力膀胱或逼尿肌反射低下同时又有足够的膀胱容量者是最佳适应证,而对于低顺应性膀胱是否适合间歇导尿取决于膀胱储尿期压力的高低、有无膀胱输尿管反流和膀胱安全容量的大小。逼尿肌过度活动者经抗胆碱能药物治疗后符合间歇性导尿条件也可应用间歇性导尿。

间歇导尿的禁忌证包括尿道畸形、严重尿道炎及尿道周围脓肿等。

间歇性导尿最好有专人负责,每4~6小时导尿一次,要求每次导尿量不超过500ml。因此患者每日液体入量要适当。

间歇导尿是目前公认的科学的尿路管理方法,使膀胱规律性定期充盈与排空以接近生理的状态,预防膀胱过度充盈,避免膀胱内高压状态,有助于维护膀胱顺应性,保护肾功能。间歇导尿的优点有降低感染和尿路结石的发生率,减轻自主神经反射障碍,刺激逼尿肌反射早期恢复,男女患者均能继续正常的性生活,阴茎阴囊并发症少,心理上对患者有好处。

第三次泌尿科会诊访视

患者术后6周,体格检查最低正常感觉平面在胸4水平,双下肢感觉丧失,主动运动丧失(肌力0级),屈肌反射,膝反射恢复,肌张力增高。间歇导尿期间出现不自主漏尿现象。

【问题6】患者出现漏尿的原因和机制是什么?

思路:根据患者的体格检查表现,考虑脊髓休克期已过,一些比较原始简单的反射如屈肌反射、膝反射恢复,内脏反射也慢慢恢复,考虑漏尿原因为膀胱反射部分恢复,机制为逼尿肌过度活动。如果远端脊髓完整仅与高级中枢离断,通常会出现反射性逼尿肌收缩能力恢复。起初这种反射活动很难持续并只产生低压性改变,但这种无意识收缩强度和持续时间会逐步增加,从而产生无意识排尿,常伴膀胱排空不全。这种反射性膀胱活动的恢复,通常表现为导尿管插入的间期有无意识排尿,并伴随下肢深腱反射(DTR)恢复而出现。

膀胱反射恢复的尿动力学表现见图7-3-2和图7-3-3。

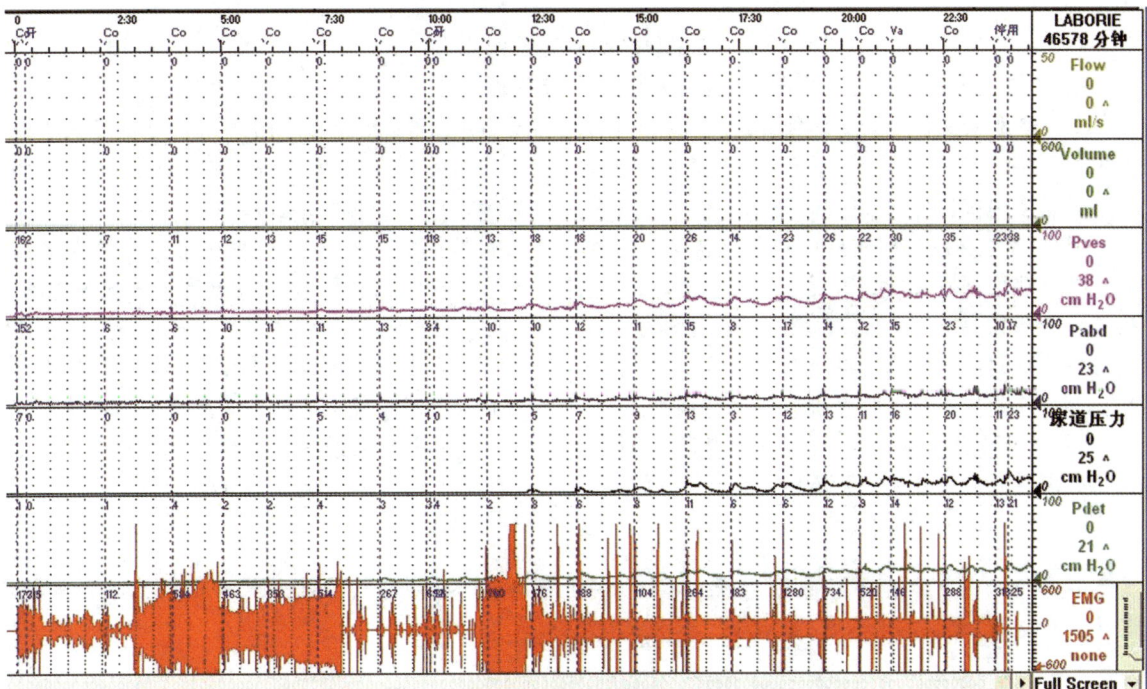

图7-3-2　逼尿肌曲线出现微小的收缩波不伴有漏尿发生

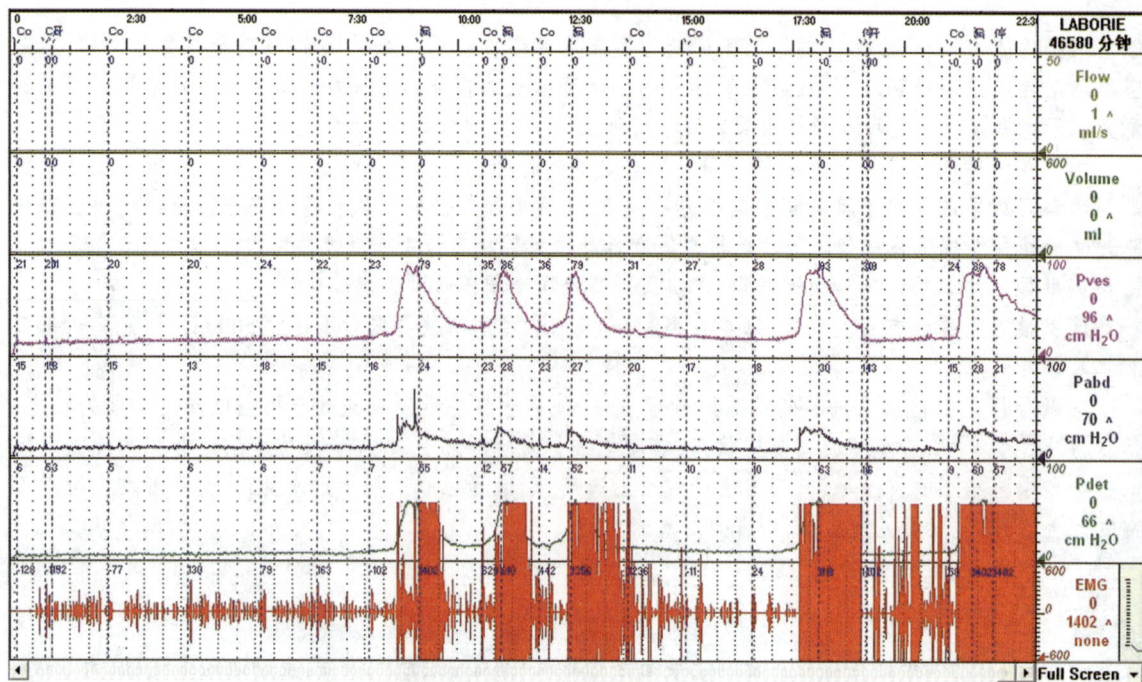

图 7-3-3　同一患者之后复查尿动力逼尿肌无抑制性收缩幅度增大伴有漏尿

第四次泌尿科会诊访视

患者脊髓损伤后 5 个月,憋尿时出现头痛、面颈部皮肤潮红、出汗等现象。当时测量血压高达 200mmHg。

【问题 7】该现象的机制和处理方法有什么?

思路:该现象考虑膀胱刺激引起的自主(植物)神经反射亢进,处理上要妥善处理脊髓损伤后泌尿外科并发症。

知识点

自主(植物)神经反射亢进

自主神经反射亢进是脊髓损伤患者(多发生于 T_6 平面以上)特有的一种血管反射,损伤平面以下部位受到各种刺激产生的交感神经过度反应的现象。由于 T_6 以上脊髓损伤后,胸腰段交感神经失去脊上中枢神经系统的抑制作用,来自下尿路等任何刺激会引起交感神经过度兴奋。典型症状有出汗、损伤水平以上部位出现潮红、严重高血压和心动过缓等。如处理不及时有致命危险。

防止自主神经反射障碍的理想方法是妥善处理脊髓损伤后泌尿外科并发症,防止尿路感染和结石。对一些轻度自主神经反射亢进的患者,应了解有无逼尿肌括约肌协同失调、膀胱高压排尿等情况,应采取积极的措施(M 受体阻滞剂)降低膀胱内压力防止自主神经反射障碍的发生。任何有可能出现自主神经反射障碍的患者在进行膀胱镜、导尿等泌尿外处理时都应预防性口服或舌下含服钙通道阻滞剂。自主反射亢进的紧急处理是迅速控制血压(以防止脑血管意外的发生),迅速使患者坐起或扶起站立,如果不能消除头痛症状,可迅速采取药物降压,如静脉滴注硝普钠或酚妥拉明等急诊静脉抗高血压药物。应避免应用 β 受体阻滞剂。

患者出院回当地继续康复,未能很好地进行泌尿系管理,导尿不规律,经常出现尿液浑浊、发热等症状,尿常规检查 WBC 明显高于正常,尿培养大肠埃希菌阳性。

【问题 8】脊髓损伤患者泌尿系感染的诊断和处理原则?

思路:尿路感染是脊髓损伤的最重要并发症。脊髓损伤患者泌尿系统感染时多无明显尿频、尿急、尿痛等症状,诊断主要依靠尿常规化验和尿培养。如发现尿常规脓细胞计数大于 10 个 / 每高倍视野,细菌计数大于等于 100 000/ml,应考虑泌尿系统感染。严重的感染可有寒战、发热、肉眼脓血尿、腰痛、膀胱痉挛漏尿等症状。

要根据感染的不同状态采取针对性的处理,减少抗生素的使用量,减少细菌耐药的比例。间歇导尿治疗的患者,一般都有无症状菌尿,研究发现无症状菌尿对泌尿系和肾功能并未产生有害的影响,而且有学者认为预防性应用抗生素并无必要,只有在患者合并膀胱输尿管反流或产尿素酶细菌感染时才有必要使用抗生素。

任何形式的下尿路功能障碍或损伤,如膀胱过度充盈、输尿管反流、高压排尿、大量残余尿、泌尿系统结石、梗阻或间歇导尿所致的尿道损伤,均可使无症状菌尿发展为临床症状明显的泌尿系感染如发热、腰痛、肉眼脓尿或血尿等,需立即治疗。治疗原则包括:根据细菌培养结果和药敏试验结果选择敏感抗生素;保持排尿通畅,必要时留置尿管;在排尿通畅的基础上多饮水,膀胱冲洗的效果不能肯定。

用于泌尿系感染的抗生素有抑菌剂和杀菌剂。抑菌剂能有效抑制细菌生长繁殖,但不能杀死细菌,因此这类药物在抑菌同时还需要机体本身防御机制将细菌杀灭,抑菌剂最适用于免疫力正常者或非严重性感染。肾盂肾炎、感染结石、菌血症,甚至败血症等应该采用杀菌剂,这类药物可以杀死和溶解细菌,疗效不依赖于机体的免疫力。

知识点

尿路感染的危险因素

正常情况下除远端泌尿道外尿路为无菌状态。尿道表面存在一层屏障能防止细菌侵犯尿路系统,还有尿液的冲洗,抗细菌酶、抗体的存在和尿路上皮抗黏附作用等均有抗感染作用。脊髓损伤患者患尿路感染常见的易感因素包括:长期卧床,生活不能自理,不敢多饮水;机体抵抗力低下,免疫力降低,尿中分泌型免疫球蛋白 A 含量减少;脊髓损伤后膀胱尿道功能改变,逼尿肌括约肌协同失调导致排尿梗阻,基础内压超过安全压,残余尿增多,膀胱过度充盈;合并尿路结石、肾积水、膀胱输尿管反流等病变;辅助性排尿措施如留置尿管、间歇导尿、腹压排尿、佩戴外部集尿器等。

患者脊髓损伤后 2 年,在当地行彩超检查发现双肾积水,建议患者膀胱造瘘处理,患者不能接受,转来泌尿外科。

【问题 9】如何较好的评估患者上下尿路功能?

思路:脊髓损伤后泌尿系功能的评定主要包括上尿路和下尿路功能的评定。上尿路评定的具体方法包括 B 超、CT、静脉肾盂造影、磁共振尿路水成像、核素肾图或肾动态、肾功能的化验等。其中 B 超和磁共振尿路水成像主要了解上尿路的形态,核素肾图或肾动态可了解分肾功能,CT(平扫＋增强)和静脉肾盂造影除可了解上尿路形态外还可了解分肾功能,血肌酐和尿素氮的化验一般反映的是双肾的总体功能。

下尿路评定的具体方法主要有排尿日记,尿流动力学检查和膀胱尿道造影。排尿日记主要了解饮水量,排尿量(对于导尿的患者即每次导尿量),以及尿失禁事件等,对于指导尿动力学检查有较大意义,结合尿动力学测定的安全膀胱容量有助于判断间歇性导尿的合理性。影像尿动力学检查对于脊髓损伤后下尿路功能的评定具有极其重要的意义,有助于明确损伤后的下尿路病理生理改变,评估对上尿路的危险性,检测出膀胱输尿管反流、膀胱结石、膀胱憩室等解剖畸形,制订合理的治疗方案以及疗效评估和随访。

患者入院评估结果显示肌酐正常,尿路 MRU 显示输尿管轻度迂曲,肾盂轻度积水,影像尿动力学显示逼尿肌过度活动,膀胱颈开放,逼尿肌括约肌协同失调(图 7-3-4,图 7-3-5)。

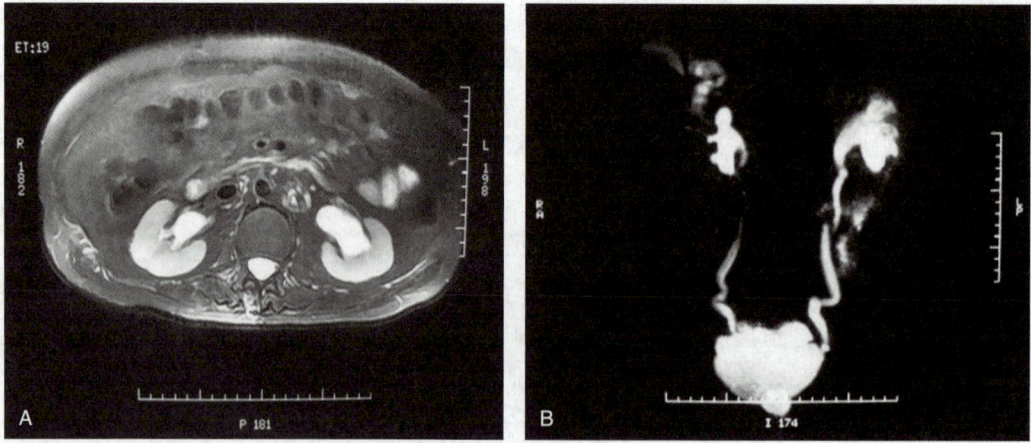

图 7-3-4 尿路磁共振水成像结果肾盂轻度积水,双侧输尿管轻度扩张迂曲
A. 轴位;B. MRU 重建。

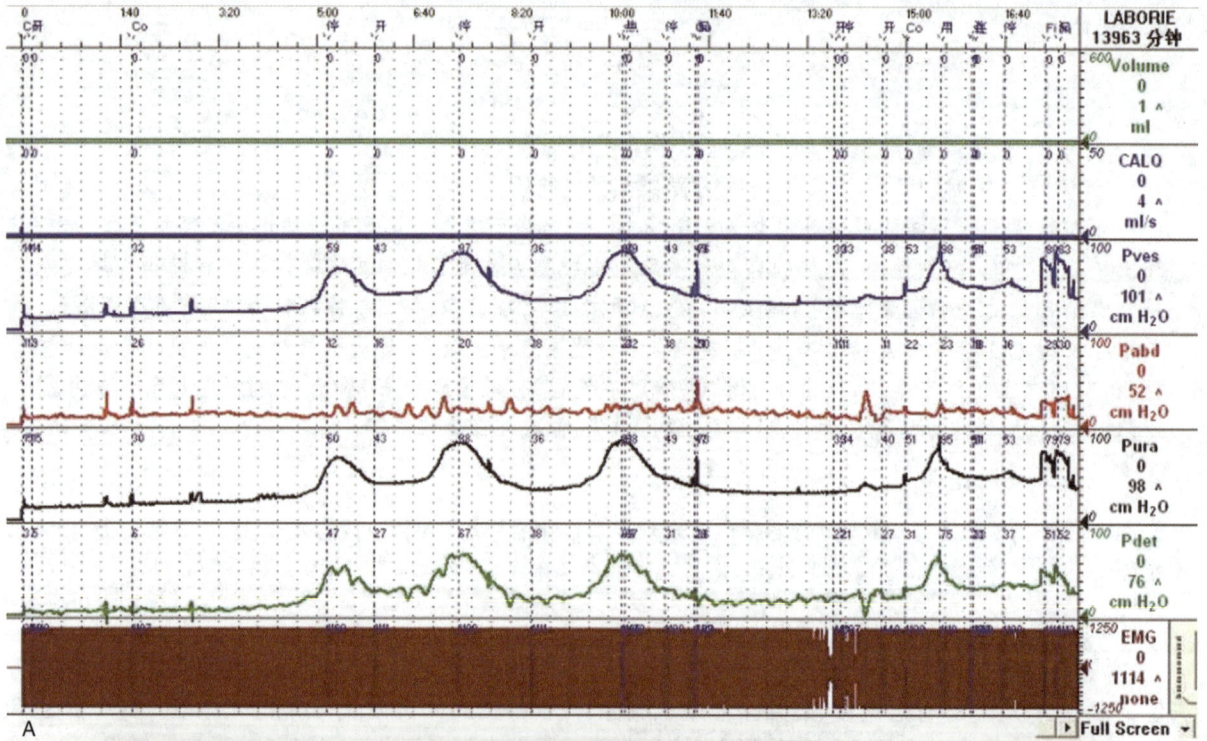

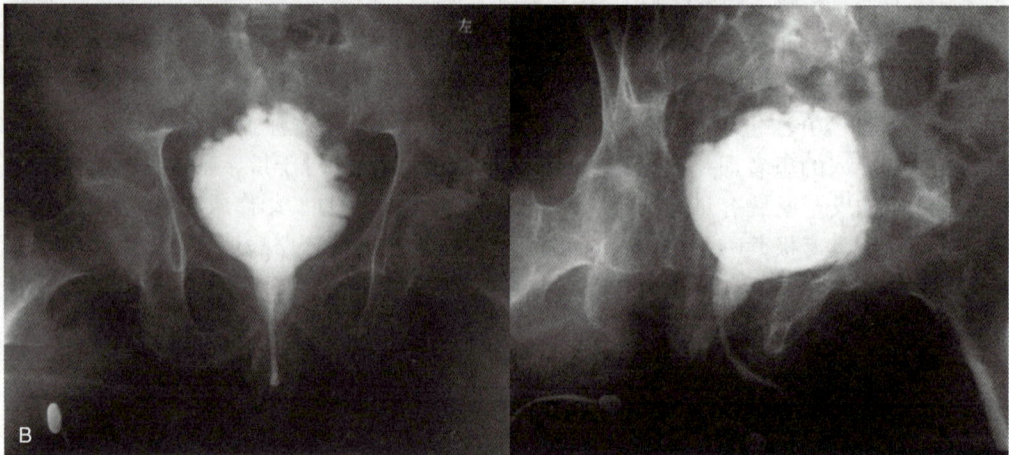

图 7-3-5 影像尿动力学结果逼尿肌过度活动,逼尿肌外括约肌协同失调
A. 尿动力学图;B. 影像尿动力学图。

【问题 10】根据患者的评估结果,下一步的处理措施?

思路:引起脊髓损伤肾积水最常见的原因依次为低顺应性膀胱、逼尿肌外括约肌协同失调、膀胱输尿管反流和泌尿系统结石。

低顺应性膀胱、逼尿肌外括约肌协同失调引起肾积水的处理主要是降低储尿期压力或降低流出道阻力。降低储尿期压力常用的方法有口服抗胆碱能药物或膀胱壁注射肉毒毒素或膀胱扩大手术,需配合间歇导尿。降低流出道阻力的方法有阴部神经切断、外括约肌切断、括约肌支架或注射肉毒毒素、留置尿管或膀胱造瘘等。

知识点

神经源性膀胱治疗目标包括首要和次要目标。

1. 首要目标为保护上尿路功能(保护肾脏功能),保证患者长期存活。

2. 次要目标为恢复 / 部分恢复下尿路功能,提高控尿能力,减少残余尿量,预防泌尿系感染,提高患者生活质量。

神经源性膀胱的治疗原则包括:①首先要积极治疗原发病,在原发的神经系统病变未稳定以前应以保守治疗为主。②选择治疗方式应遵循逐渐从无创到微创、再到有创的原则。③单纯依据病史、症状和体征、神经系统损害的程度和水平不能明确尿路功能状态,影像尿动力学检查对于治疗方案的确定和治疗方式的选择具有重要意义。制订治疗方案时还要综合考虑患者的性别、年龄、身体状况、社会经济条件、生活环境、文化习俗、宗教习惯、潜在的治疗风险与收益比,结合患者个体情况确定个性化治疗方案。④部分神经源性膀胱患者的病情具有临床进展性,因此对神经源性膀胱患者治疗后应定期随访,随访应伴随终生,病情进展时应及时调整治疗方案。

患者口服 M 受体不能耐受,行经尿道膀胱壁注射肉毒毒素治疗后 3 个月复查。结果显示上尿路积水明显减轻,漏尿改善明显,生活质量大大提高(图 7-3-6,图 7-3-7)。

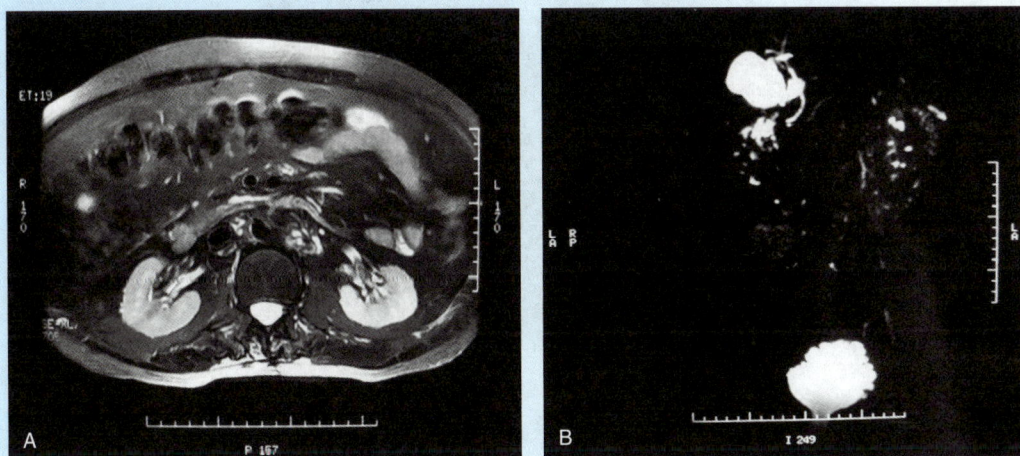

图 7-3-6　泌尿系磁共振水成像显示肾盂积水消失,输尿管未见扩张迂曲
A. 轴位;B. MRU 重建。

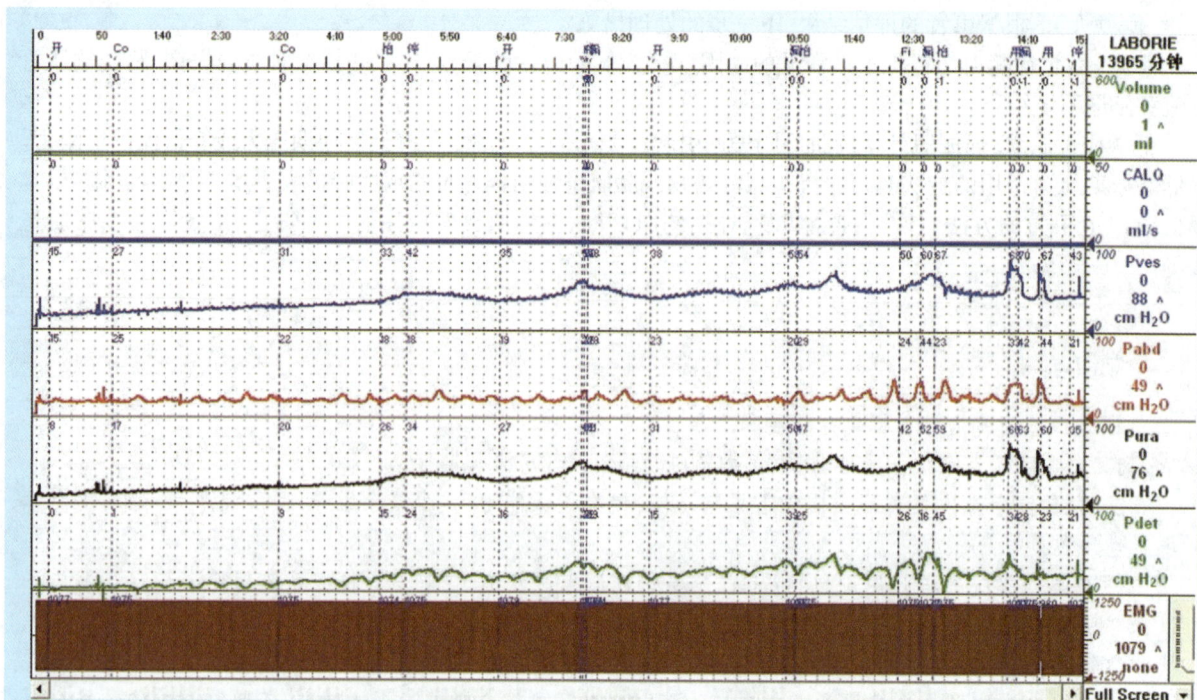

图 7-3-7　尿动力学检查显示逼尿肌过度活动明显得到控制,过度活动性尿失禁减少

患者脊髓损伤后 5 年,反复出现高热,脓尿,检查肾积水复发,当地留置尿管后转来院。再次检查评估肌酐尚正常,尿路磁共振水成像和影像尿动力学结果如图 7-3-8、图 7-3-9 所示。

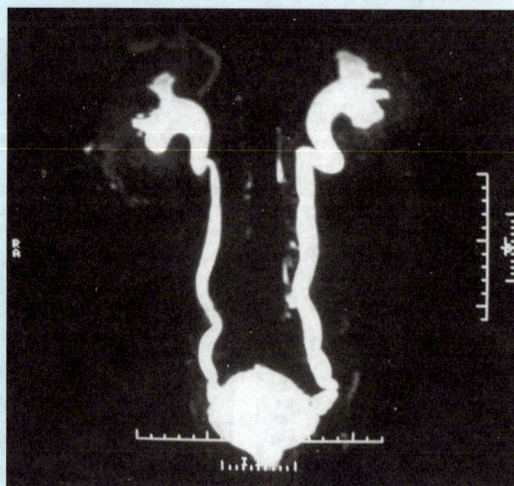

图 7-3-8　尿路 MRU 显示肾盂输尿管
扩张积水,输尿管迂曲

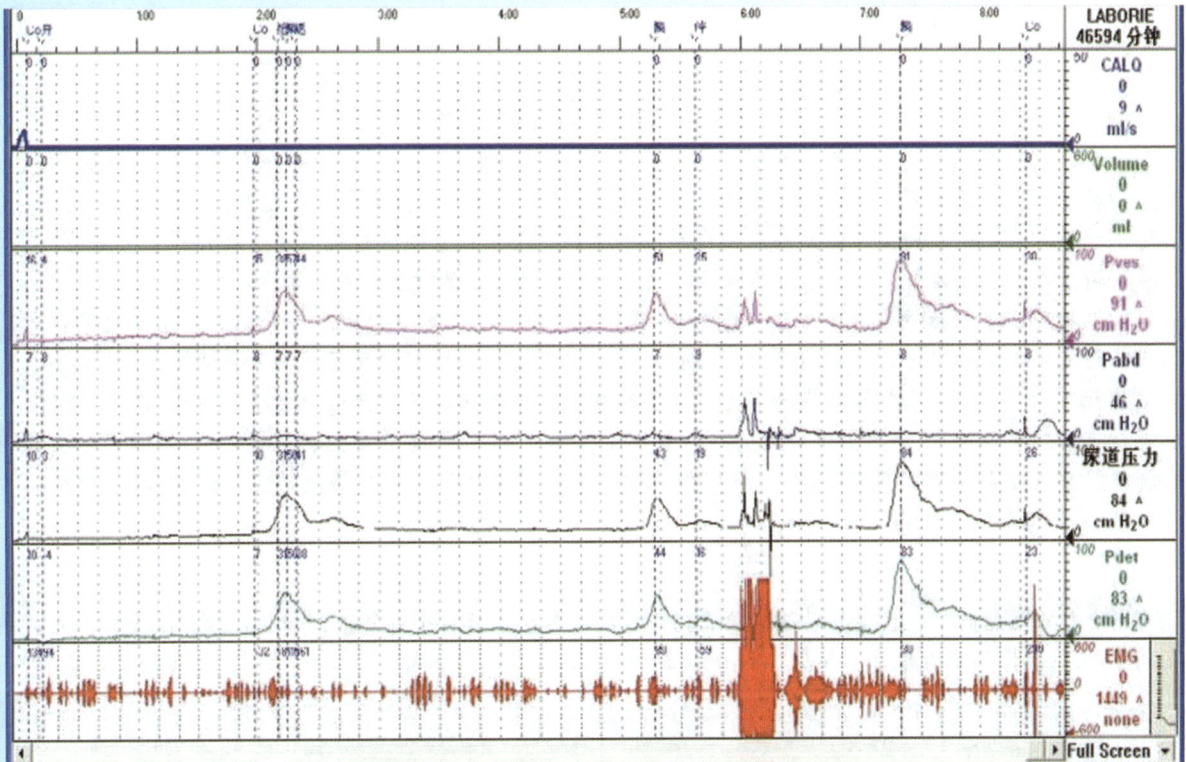

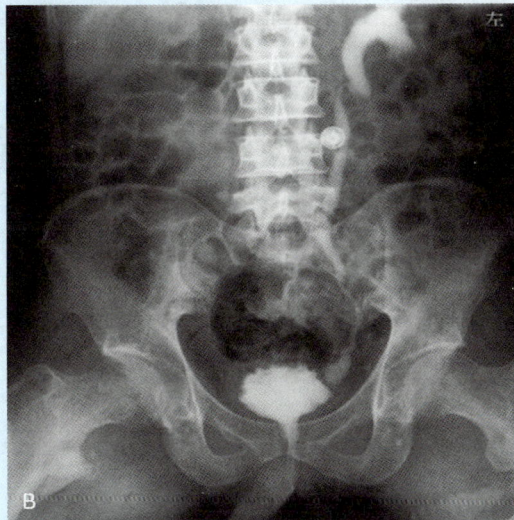

图 7-3-9　影像尿动力学结果膀胱明显萎缩,容量小 40ml
出现漏尿,左侧膀胱输尿管 4 级反流
A. 尿动力学图;B. 影像尿动力学图。

【问题 11】目前阶段,患者如何处理?

思路:神经源性膀胱晚期,双肾积水,左侧输尿管反流,膀胱萎缩,肌酐尚正常,单纯抗反流手术将很容易复发,需要在输尿管膀胱抗反流吻合的同时行膀胱扩大手术。

知识点

脊髓损伤后膀胱输尿管反流

正常膀胱输尿管交界处存在天然抗反流机制,脊髓损伤后抗反流机制受损与大肠埃希菌性尿路感染和膀胱内压过高有关。大肠埃希菌释放的内毒素是影响输尿管蠕动的主要因素,一旦蠕动停止,即可出现输尿管扩张及内压增高。膀胱内压过高的主要原因是频繁的逼尿肌过度活动和膀胱低顺应性。膀胱输尿管反流伴菌尿使得泌尿系感染、结石、肾积水和肾衰竭的危险性明显增加。

膀胱输尿管反流的保守治疗包括抗感染、抗胆碱能制剂以及膀胱引流。部分患者经保守治疗后反流减轻或消失。如在进行保守治疗时仍存在严重的膀胱输尿管反流和反复性泌尿系感染,应考虑输尿管膀胱再吻合术。由于脊髓损伤患者出现膀胱输尿管反流的原因多为低顺应性膀胱所致,在手术前应进行尿动力学检查,充分了解反流时的压力和反流程度分级,以及膀胱安全容量的大小,如低顺应性膀胱伴膀胱安全容量的明显减低,在行膀胱输尿管再吻合术之时应同时行肠道膀胱扩大术,以增加膀胱容量,降低储尿期膀胱内压力。

患者行乙状结肠膀胱扩大加左侧输尿管膀胱抗反流再植术后 6 个月复查,肾积水消失,规律自我间歇导尿,不漏尿。影像尿动力学复查如图 7-3-10 所示。

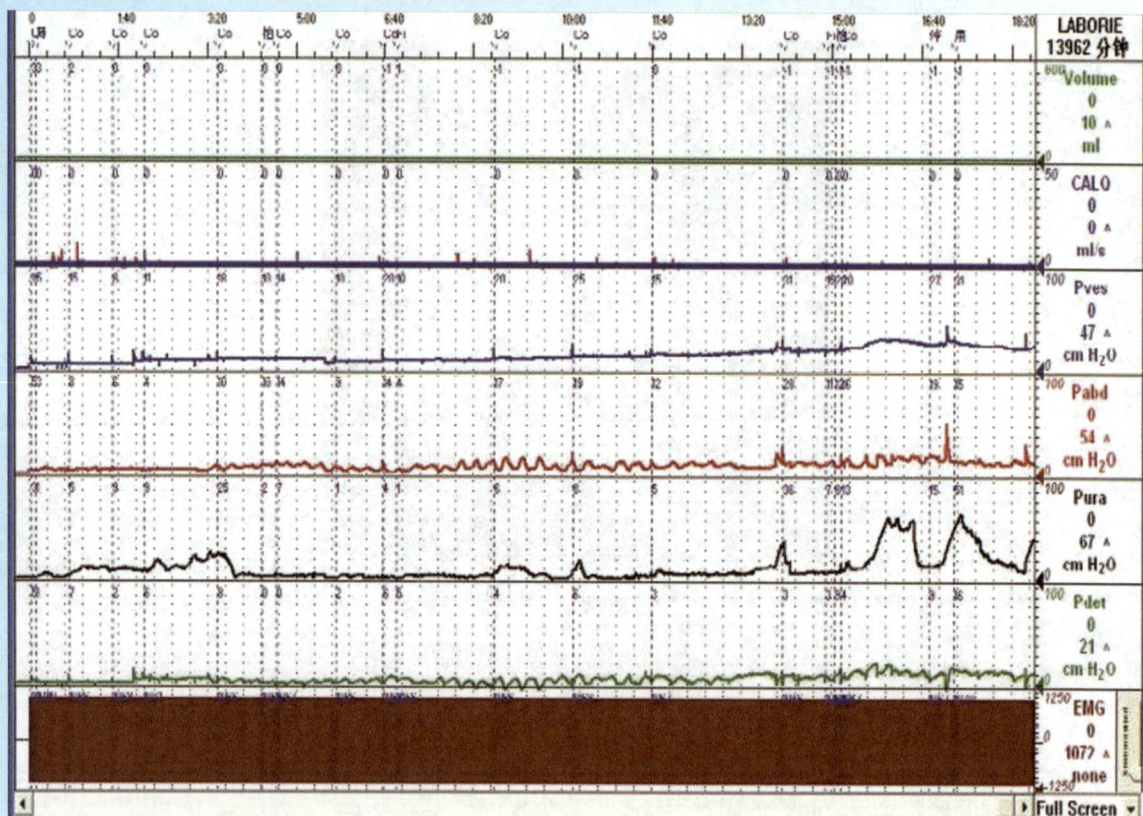

A

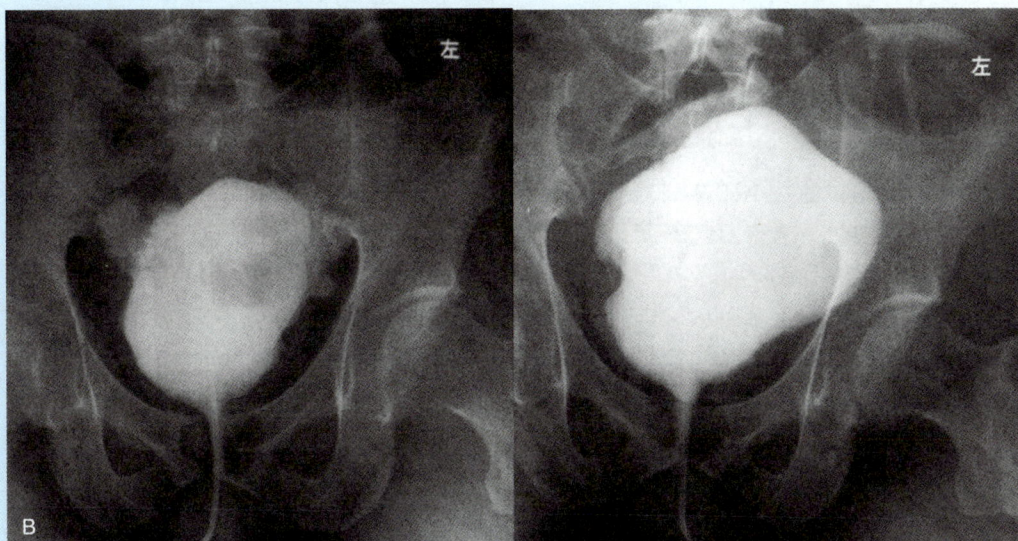

图 7-3-10 影像尿动力学复查显示膀胱容量明显增大,顺应性良好,逼尿肌过度
活动基本消失,充盈期未见漏尿出现,未见膀胱输尿管反流
A.尿动力学图;B.影像尿动力学图。

要点解析:

1.神经源性膀胱并非单病种疾病,所有可能影响有关储尿和/或排尿神经调节过程的神经性病变(包括中枢性、外周性以及外伤和炎症等),都有可能影响膀胱尿道功能。病因隐匿者,应尽力寻找神经病变的病因。

2.神经源性膀胱临床症状及严重程度的差异,并不总是与神经系统病变的严重程度相一致,因此不能单纯根据神经系统原发病变的类型和程度来臆断膀胱尿道功能障碍的类型。神经源性膀胱的分类应采用基于尿动力学检查结果的 ICS 下尿路功能障碍分类系统。尿动力学检查作为神经源性膀胱的分类基础,能够阐明下尿路病理生理的变化,为制订和调整治疗方案、随访治疗结果提供客观依据。

3.神经源性膀胱的诊断应包括导致膀胱尿道功能障碍的神经系统病变的诊断,下尿路功能障碍及泌尿系并发症的诊断,以及其他相关器官、系统功能障碍的诊断三大方面。

4.抗胆碱能药物是治疗神经源性逼尿肌过度活动的首选药物,其通过减少逼尿肌过度活动,改善膀胱顺应性。高度推荐应用临床有效性好的 M 受体阻断剂治疗神经源性 DO。高度推荐用于治疗神经源性 DO 的术式有 BTX-A 膀胱壁注射术、肠道膀胱扩大术;推荐的术式有自体膀胱扩大术。

5.高度推荐间歇导尿作为协助排空膀胱的标准办法。推荐使用 12~14Fr 的导管,导尿频率 4~6 次/d,导尿时膀胱容量小于 400ml,推荐导尿时使用润滑剂。

6.选择手术治疗方式前应综合考虑患者的全身状态、治疗意愿与期望值、意识状态、肢体功能、治疗依从性、生活环境、经济状态、文化宗教背景等诸多因素,与患者充分沟通后,将患者的期望值控制在合理的范围内,术后需重视长期规律随访。

7.膀胱扩大术可以解决程度较轻的输尿管反流问题(低等级反流和/或高压反流),但对于程度较重的反流(高等级和/或低压反流)推荐在行膀胱扩大术的同期行输尿管抗反流再植术。

8.神经源性膀胱患者病程演进复杂,因此高度推荐进行长期规律的随访。通过随访可以了解膀胱尿道功能状况和泌尿系统有无并发症发生,并根据随访结果对治疗方案作出相应调整。

(廖利民)

第八章　泌尿系统结石

第一节　泌尿系统结石概论及治疗原则

泌尿系统结石是泌尿系统最常见的疾病之一,欧美国家的流行病学资料显示,5%~10%的人在其一生中至少发生1次泌尿系统结石,其年发病率为100~400/10万人。我国也是世界上3大结石高发区之一,近年来随着生活方式、饮食习惯的改变及医疗条件的进步,我国泌尿系统结石的发病率有增加趋势,在泌尿外科住院患者中居首位。我国泌尿系统结石发病率为1%~5%,南方高达5%~10%;其中肾结石的患者在5年内有1/3会复发,而10年的复发率约为50%。年新发病率为150~200/10万人,其中25%的患者需住院治疗。

一、泌尿系统结石的病因及发病机制

影响结石形成的因素很多,如性别、年龄、体重和体重指数、种族、遗传、职业、饮食习惯、环境因素等,均可对泌尿系统结石的形成产生影响,总的来说可以分为个体因素和环境因素两大类,个体因素指各种机体代谢异常、尿路梗阻、感染和异物等,环境因素主要指气候、饮食习惯和药物等因素。

(一) 代谢异常

尿路结石大多是由人体代谢产物构成,不同成分的结石可反映体内相应成分的代谢异常。尿液内常见的成石成分主要包括钙、草酸、尿酸、胱氨酸等。

1. 含钙结石　包括草酸钙、磷酸钙、碳酸磷灰石及碳酸钙结石。其中最多见的是草酸钙结石。

(1)高钙尿症:高钙尿症是含钙结石患者中最常见的异常,35%~65%。尿钙每天排泄超过4mg/kg,或超过7mmol/d(男),6mmol/d(女)定义为高钙尿症,但结石患者和非结石患者间尿钙水平有交叉,即非结石患者也可出现高钙尿症。可分为吸收性高钙尿症(20%~40%)、肾性高钙尿症(5%~8%)、重吸收性高钙尿症(3%~5%)及其他原因引起的高钙尿症:①吸收性高钙尿症指多种原因引起的小肠钙吸收增加,导致口服钙负荷后,尿钙排泄增加。常见的小肠钙吸收增加的原因包括维生素D受体(VDR)基因多态性,使其对维生素D的敏感性增加,及肾磷丢失导致继发性活性维生素D增加等。②肾性高钙尿症指肾小管钙重吸收受损导致尿钙升高,这时机体会代偿性增加钙的肠吸收和继发性PTH分泌增加及活性维生素D_3的合成增加,维持血清钙正常。③重吸收性高钙尿症多见于原发性甲状旁腺功能亢进,导致骨骼过度重吸收,血清和尿钙水平升高、血磷水平降低。④其他原因引起的高钙血症常见于肿瘤相关高钙血症(肺癌及乳腺癌占60%)、糖皮质激素引起的高钙血症(Cushing综合征)等。

(2)高草酸尿症:尿中草酸排泄量高于40mg/d。泌尿系统结石中有60%~80%为草酸钙结石,最重要的成石原因是高草酸尿症。按病因可分为:①肠源性高草酸尿,炎症性肠病、慢性腹泻、小肠切除、空肠回路,这些均导致脂肪吸收不良,脂肪酸与钙、镁在肠道发生皂化反应,草酸钙络合减少,草酸重吸收增多。②原发性高草酸尿症,少见的常染色体隐性疾病,乙醛酸代谢异常,向草酸的氧化转化反应增多,产生明显的高草酸尿(100mg/d)。可分为1型:丙氨酸乙醛酸转氨酶(AGXT基因)突变,50%的患者15岁之前会出现终末肾衰竭,需肝肾联合移植;2型:乙醛酸还原酶(GRHPR基因)突变,高草酸尿性肾结石,进展缓慢,不易肾衰竭。③食源性高草酸尿症,食用富含草酸的食物引起,如坚果、巧克力、茶、菠菜、草莓、维生素C。④特发性高草酸尿症,原因不明。

(3)高尿酸尿症:尿中尿酸超过600mg/d。据统计约10%的含钙结石患者只有高尿酸水平一项指标异常。常见的原因包括饮食中嘌呤摄入增加、获得性遗传性疾病如痛风、多发性骨髓瘤、珠蛋白生成障碍性贫血、溶血性疾病等,可伴有高尿酸尿症。其成石机制为高尿酸尿症可增加尿中尿酸钠的水平,促使草酸钙结石形成,

当 pH<5.5 未解离的尿酸占优势,导致尿酸和 / 或草酸钙结石形成,当 pH>5.5 尿酸钠通过异质成核促进草酸钙结石形成。此外,尿酸可降低结晶抑制剂如肝素、黏多糖等的效力。

(4)低枸橼酸尿症:尿中枸橼酸水平低于 320mg/d。枸橼酸为重要的结石形成抑制物,单独一种异常见于 10% 的含钙结石患者,与其他异常同时存在于 20%~60% 的患者。其原因多与代谢性酸中毒有关,如远端肾小管酸中毒、长期腹泻状态、高蛋白低碳水化合物饮食。

(5)尿液低 pH:pH<5.5。尿液 pH 低于 5.5 时,未解离尿酸占优势,导致尿酸和 / 或含钙结石形成。同时导致尿 pH 的疾病也可通过其他途径引发结石,如长期代谢性酸中毒导致尿低 pH,高钙尿症和低枸橼酸尿症。

(6)肾小管酸中毒(RTA):由于肾小管泌氢障碍或碳酸氢根重吸收障碍,导致的阴离子间隙正常的高氯性代谢性酸中毒。分为三种类型:1 型、2 型和 4 型。

1)1 型(远端 RTA)为最常见类型,占 RTA 的 70% 以上,与结石形成关系最密切,超过 50% 的病例因肾结石相关症状而首诊为 RTA。其典型表现:低钾、高氯、阴离子间隙正常的代谢性酸中毒、尿 pH>6.0 常伴有肾结石、肾钙质沉着症。不完全型 RTA 患者电解质正常,但肾排酸障碍,酸性饮食后无法将尿 pH 降至 5.5 以下。远端 RTA 的病因包括:①遗传性,常染色体显性遗传,儿童早期表现为呕吐、腹泻、生长停滞、发育延迟、维生素 D 缺乏症、肾钙化,已发现的基因异常有 H^+ATP 酶转运体基因、Cl^-/HCO_3^- 转运体基因。②特发性,常见于自身免疫性疾病如干燥综合征和系统性红斑狼疮,多见于女性。③继发性,梗阻性肾病、甲状旁腺功能亢进、肾盂肾炎、急性肾小管坏死。肾小管酸中的成石机制为酸中毒促进骨骼去矿化,导致继发性甲状旁腺功能亢进和高尿钙,枸橼酸排泄障碍导致低枸橼酸尿,其结石成分常为磷酸钙及碳酸磷灰石。

2)2 型 RTA 的特征为碳酸氢根重吸收缺陷伴初期高 pH 尿,但当血中碳酸氢根降低和滤过量下降时尿 pH 正常。其临床多表现为代谢性骨病、低钾血症,儿童可表现为生长延迟,枸橼酸排泄正常,此型肾结石不常见。

3)4 型 RTA 的尿 pH 降低,尿钙排泄减少,肾结石形成并不增加。

2. 尿酸结石　尿酸是体内嘌呤代谢的最终产物,正常情况下尿酸是经过肾排出体外,尿液中尿酸溶解度下降及过饱和化是尿酸结石形成的前提。尿酸结石形成的三个主要决定因素:低尿 pH、尿量少和高尿酸尿症,其中低 pH 占主要因素。大多数尿酸结石患者尿中尿酸水平正常,尿 pH 低。

3. 胱氨酸结石　胱氨酸结石临床较少见,在美国和欧洲的发病率分别为 1/1 000 和 1/17 000。占儿童结石病因的 10% 以上。其发病机制为胱氨酸尿症,这是一种常染色体隐性遗传疾病,*SLC3A1* 和 *SLC7A9* 基因异常导致异源氨基酸转运体(HAT)缺陷。特征为小肠和肾小管对二元氨基酸包括胱氨酸、赖氨酸、鸟氨酸和精氨酸的重吸收缺陷,导致其在尿中过度排泄,但只有溶解度差的胱氨酸会形成结石。其他因素:如高钙尿、低枸橼酸尿,参与胱氨酸和草酸钙混合结石的形成。

(二)局部因素

尿路梗阻、感染和异物是诱发泌尿系统结石的主要局部因素,而梗阻、感染、结石这三大因素可以相互促进、互为因果,从而导致并促进结石的发生。临床上容易引起尿路结石形成的梗阻性疾病包括机械性梗阻和动力性梗阻两大类。其中,肾盂输尿管连接部狭窄、膀胱颈部狭窄、海绵肾、肾输尿管畸形、输尿管口膨出、肾囊肿、肾盏憩室和马蹄肾等是常见的机械梗阻性疾病。此外,肾内型肾盂及肾盏颈狭窄可以引起尿液滞留,从而诱发肾结石的形成。神经源性膀胱和先天性巨输尿管则属于动力梗阻性疾病,后两者同样可以造成尿液的滞留促进结石的形成。

(三)环境因素

包括气候、饮食及药物等。气候可直接或间接诱发结石形成,气温高、湿度大可导致人体通过出汗和呼吸丢失的水分大为增加,结果导致尿液浓缩,使成石物质浓度增高。饮食方面水分摄入不足可导致尿液浓缩。高蛋白饮食可降低尿 pH,尿酸排泄量增加,形成尿酸结石,而且高尿酸尿还可诱发草酸钙结晶沉淀。药物引起的肾结石占所有结石的 1%~2%,分为 2 大类:一类为尿液的浓度高而溶解度比较低的药物,包括氨苯蝶啶(triamterene)、治疗 HIV 感染的药物(如茚地那韦)、硅酸镁和磺胺类药物等,这些药物本身就是结石的成分。另一类为能够诱发结石形成的药物,包括乙酰唑胺、维生素 D、维生素 C 和皮质激素等,这些药物在代谢的过程中导致了其他成分结石的形成。

二、泌尿系统结石的分类

泌尿系统结石的分类可根据结石位置、影像学特点、病因和化学组成的不同进行分类。①根据位置可分为肾结石、输尿管结石、膀胱结石、尿道结石。肾结石包括肾实质结石、肾乳头结石、肾盏结石、肾盂结石等，可以占据部分结石，也可以是全部，如鹿角形结石。②根据影像学特点可分为阴性结石、阳性结石。③根据病因可分为感染性结石、先天性代谢性结石和药物性结石等。④根据结石成分的不同可分为草酸盐结石、磷酸盐结石、尿酸和尿酸盐结石、胱氨酸结石、黄嘌呤结石等。

三、泌尿系统结石的诊断方法

泌尿系统结石的诊断不能只依靠影像学检查和实验室检查，还应详细询问病史、临床表现、既往泌尿系统结石发病史和家族史，必要时进行详细系统的体格检查，这对鉴别诊断也尤为重要。为明确病因，患者职业、饮食、服药史、系统疾病史也应详细了解。

(一) 影像学检查

1. B 超 超声检查简便、经济、无创伤，可以发现 2mm 以上 X 线阳性及阴性结石。此外，超声检查还可以了解结石以上尿路的扩张程度，间接了解肾实质和集合系统的情况。对膀胱结石，超声检查能够同时观察膀胱和前列腺，寻找结石形成的诱因和并发症。但是，由于受肠道内容物的影响，超声检查诊断输尿管中下段结石的敏感性较低。超声可作为泌尿系统结石的常规检查方法，尤其是在肾绞痛时作为首选方法。

2. 尿路平片（KUB 平片） 尿路平片可以发现 90% 左右的 X 线阳性结石，能够大致地确定结石的位置、形态、大小和数量，并且初步地提示结石的化学性质。因此，可以作为结石检查的常规方法。在尿路平片上，不同成分的结石显影程度依次为：草酸钙、磷酸钙和磷酸镁铵、胱氨酸、含尿酸盐结石。单纯性尿酸结石和黄嘌呤结石能够透过 X 线（X 线阴性），胱氨酸结石的密度低，后者在尿路平片上的显影比较淡。

3. 静脉尿路造影（IVU） 静脉尿路造影应该在尿路平片的基础上进行，其价值在于了解尿路的解剖，确定结石在尿路的位置，发现尿路平片上不能显示的 X 线阴性结石，鉴别平片上可疑的钙化灶。此外，还可以了解分侧肾脏的功能，确定肾积水程度。在一侧肾脏功能严重受损或者使用普通剂量造影剂而肾脏不显影的情况下，采用加大造影剂剂量（双剂量或大剂量）或者延迟拍片的方法往往可以达到肾脏显影的目的。肾绞痛发作时，由于急性尿路梗阻往往会导致尿路不显影或显影不良，因此对结石的诊断会带来困难。

4. 非增强 CT 扫描（non-contrast CT, NCCT） CT 检查分辨率较 KUB 高，可发现 1mm 的结石，解决了 KUB 成像的组织重叠问题，不易受肠道内气体干扰，不受结石成分、肾功能和呼吸运动的影响，而且螺旋 CT 能够同时对所获得的图像进行二维或三维重建，将横切面图像转换成类似 IVU 图像，可以清楚地显示包括阴性结石在内的结石的形态和大小。此外，还可以通过结石的 CT 值来初步判断结石的成分，通过增强 CT 显示肾积水的程度和肾实质的厚度，同时还能评估肾脏炎症情况。螺旋 CT 进行三维重建可以更准确地估计出结石体积，术前准确判断结石负荷，从而对治疗方法的选择提供重要的参考价值，由于 CT 检查不需要做肠道准备，不受肾功能限制，检查所需时间短，对结石的显示非常敏感，可以明确梗阻部位及梗阻原因，对肾绞痛患者的病因诊断具有重要意义。

5. CT 增强 + 三维重建（CTU） CTU 是将螺旋 CT 扫描与 IVU 检查相结合的一种检查方法，可以准确判断结石的有无、大小、多少、部位及梗阻、积水的情况。对于合并有肾结石且需要同时治疗的患者可行 CTU 检查评估肾脏情况，可作为 IVU 的替代检查。但 CTU 的价格较昂贵，并且较 IVU 需要接受更高的放射剂量。

6. 逆行或经皮肾穿刺造影 属于有侵入性操作的检查方法，不作为常规检查手段，仅在静脉尿路造影不显影或显影不良以及怀疑是 X 线阴性结石、需要做进一步的鉴别诊断时应用。

7. 磁共振水成像（MRU） 磁共振对尿路结石的诊断效果极差，因而一般不用于结石的检查。但是，磁共振水成像（MRU）能够了解上尿路梗阻的情况，而且不需要造影剂即可获得与静脉尿路造影同样的效果，不受肾功能改变的影响。因此，对于不适合做静脉尿路造影的患者（例如造影剂过敏、严重肾功能损害、儿童和妊娠妇女等）可考虑采用。

8. 放射性核素 放射性核素检查不能直接显示泌尿系统结石，但是它可以显示泌尿系统的形态，提供肾脏血流灌注、肾功能及尿路梗阻情况等信息，因此对手术方案的选择以及手术疗效的评价具有一定价值。此外，肾动态显影还可以用于评估体外冲击波碎石对肾功能的影响情况。

（二）实验室检查

1. 尿常规　尿液标本必须是禁食的清晨新鲜尿，分析内容包括尿 pH、白细胞、菌尿检测、尿液培养等，怀疑胱氨酸尿症则需行尿胱氨酸检测。尿常规常见红细胞，少量白细胞常提示炎症，不一定是感染，尿结晶形态可提示结石成分类型，尿 pH 常因结石类型而不同，尿细菌培养可明确病原菌类型，结合大量脓尿出现，有助于明确尿路感染，药敏试验可为指导抗生素应用提供参考。

2. 血液检测　结石梗阻伴感染的患者，血常规可见白细胞升高，血生化中肌酐、尿素氮和电解质检测也是评估肾功能和代谢的重要指标。检测人血清白蛋白及血钙可矫正白蛋白结合钙对血钙浓度的影响，也可以直接测定离子钙浓度。若血钙浓度高（>2.6mmol/L），则应测定甲状旁腺激素水平，以确诊或排除甲状旁腺功能亢进。检测血尿酸可供考虑尿酸/尿酸盐结石时作选择分析，高尿酸血症患者的 X 线阴性结石应考虑尿酸结石。

3. 结石分析　任何首次患结石者均应进行结石成分分析，适合评估复发风险较高的结石。结石成分分析首选红外光谱分析（IRS）或 X 射线衍射分析（XRD），也可用偏振光显微镜分析结石成分。临床上如出现以下情况之一，均需重复进行结石成分分析：①防治结石药物治疗后复发的结石；②经有创治疗完全清除结石后早期复发的结石；③较长时间未长结石后复发的结石。

4. 24 小时尿液分析　对于结石反复复发、有肾内残石和特别危险因素的负责性肾结石患者，可选择 24 小时尿液分析，包括尿钙、草酸、枸橼酸、尿酸、镁、磷酸、尿素、钠、钾、肌酐及尿量等。测定镁和磷酸可估算草酸钙和磷酸钙离子活度积，测定尿素、磷酸盐、钠及钾可评估患者的饮食习惯。禁食晨尿 pH>5.8 时可考虑完全性或不完全性肾小管酸中毒，应同时作酸负荷试验，并且完成血 pH、钾、碳酸氢盐和氯化物测定。

四、泌尿系统结石的处理原则

1. 合并尿路感染的结石的处理原则　由于结石使尿液淤滞易并发感染，同时结石作为异物促进感染的发生，感染可加速结石的增长和肾实质的损害，两者形成恶性循环，对肾功能造成严重破坏。值得注意的是，在未去除结石之前感染不易控制，严重者可并发菌血症或脓毒血症，甚至危及生命。

所有结石患者都必须进行菌尿检查，必要时行尿培养。当菌尿试验阳性，或者尿培养提示细菌生长，或者怀疑细菌感染时，在取石之前应该使用抗生素治疗。对于梗阻表现明显、集合系统有感染的结石患者，需进行置入输尿管支架管或经皮肾穿刺造瘘术等处理。

结石梗阻并发感染，尤其是急性炎症期的患者不宜立即碎石，否则易发生炎症扩散甚至出现尿性脓毒血症。因此，必须先控制感染，而此类患者单用抗生素治疗又难以奏效，此时不宜行输尿管镜取石。通过经皮肾微穿刺造瘘或双 J 管置入及时行梗阻以上尿路引流可减轻炎症，使感染易于控制，避免感染及梗阻造成肾功能的进一步损害。

2. 双侧上尿路结石的治疗原则

（1）双侧输尿管结石，如果总肾功能正常或处于肾功能不全代偿期，血肌酐值<178.0μmol/L，先处理梗阻严重一侧的结石。如果总肾功能较差，处于氮质血症或尿毒症期，先治疗肾功能较好一侧的结石，条件允许，可同时行对侧经皮肾穿刺造瘘，或同时处理双侧结石。

（2）双侧输尿管结石的客观情况相似，先处理主观症状较重或技术上容易处理的一侧结石。

（3）一侧输尿管结石，另一侧肾结石，先处理输尿管结石，处理过程中建议参考总肾功能、分肾功能与患者一般情况。

（4）双侧肾结石，一般先治疗容易处理且安全的一侧，如果肾功能处于氮质血症或尿毒症期，梗阻严重，建议先行经皮肾穿刺造瘘，待肾功能与患者一般情况改善后再处理结石。

（5）孤立肾上尿路结石或双侧上尿路结石致急性梗阻性无尿，只要患者情况许可，应及时外科处理，如不能耐受手术，应积极试行输尿管逆行插管或经皮肾穿刺造瘘术，待患者一般情况好转后再选择适当治疗方法。

（6）对于肾功能处于尿毒症期，并有水、电解质和酸碱平衡紊乱的患者，建议先行血液透析，尽快纠正其内环境的紊乱，并同时行输尿管逆行插管或经皮肾穿刺造瘘术，引流肾脏，待病情稳定后再处理结石。

3. 结石残留常见于 ESWL 术后，也可见于 PCNL、URS 术以及复杂性肾结石开放取石术后，最多见于下组肾盏。结石不论大小，经 ESWL 治疗后都有可能形成残石碎片。结石残留的直径不超过 4mm，定义为残余碎片,大于或者等于 5mm 的结石则称为残余结石。

临床无意义残石(clinically insignificant residual fragments,CIRF)是指治疗后结石残余物直径 ≤ 4mm,无尿路感染或者其他任何症状者。长期随访研究表明,随着时间延长,CIRF 可逐渐增大,导致结石复发。因此,对于 CIRF 应尽早使用排石机或改变体位等方式进行排石。若 CIRF 未能通过上述方法排出时,需尽早针对结石病因进行预防,尤其对有结石高危因素的患者尤为重要。

(李建兴)

第二节　尿源性脓毒血症

尿源性脓毒血症(urinary sepsis)是由泌尿系统感染引起的脓毒血症,其临床特征表现为全身炎症反应、多器官功能障碍综合征、持续性低血压及组织缺氧。尿源性脓毒血症十分凶险,患者的死亡率高达 17.9%~27.8%,是泌尿外科疾病中常见的急危重症。普通的泌尿系统感染在一些高危因素的多重影响下可以迅速发展成尿源性脓毒血症。相关高危因素有全身因素和局部因素,全身因素包括高龄、糖尿病、免疫抑制(器官或骨髓移植后、化疗后、长期使用糖皮质激素),局部因素包括泌尿系统结石、泌尿系梗阻、神经源性膀胱和泌尿内镜手术。近年来随着人们对尿源性脓毒血症的研究的逐渐深入和治疗措施的不断改进,尿源性脓毒血症的死亡率呈逐年下降趋势。

临 床 病 例

患者女,50 岁,因"反复左腰痛伴发热半年余,加重 3 天"来院,患者半年多前无明显诱因下出现左腰部胀痛,伴畏寒发热、恶心呕吐,体温最高 39.5℃,于当地医院查 B 超提示"左输尿管上段结石伴左肾积水,左肾多发结石",经抗感染对症治疗好转后,未行进一步检查及治疗。之后反复左腰痛伴低热,患者均未重视。2 天前患者在劳累后突发左腰痛,伴高热寒战,体温约 40℃,神志模糊,当地医院予以抗感染对症治疗后未见明显好转,遂来我院急诊就诊。既往有糖尿病 5 年,未行正规监测,治疗不详,否认高血压、心脏病等病史,否认手术外伤史,否认药物食物过敏史。

【问题 1】通过上述问诊,该患者可疑的诊断是什么?

思路:根据患者的主诉、症状、既往史等,患者中老年女性,存在左输尿管上段结石伴左肾积水、左肾多发结石、尿路感染,且合并有糖尿病可能,同时伴高热寒战、神志模糊,应高度怀疑存在尿源性脓毒血症的可能性。

知识点

尿源性脓毒血症的高危因素

一般的泌尿系统感染在一些危险因素的影响下可以迅速发展成尿源性脓毒血症,其中全身因素包括高龄、糖尿病、免疫抑制(器官或骨髓移植、化疗后、长期使用糖皮质激素),局部因素包括泌尿系统结石、泌尿系梗阻、神经源性膀胱和泌尿内镜手术。大约 1/10 的尿源性感染性休克与泌尿系梗阻有关,而输尿管结石是泌尿系梗阻最常见的原因。存在梗阻的尿源性感染性休克患者的死亡率为 27.3%,无梗阻的患者为 11.2%。

【问题 2】该患者急诊就诊后需要哪些检查及处理?

思路:患者高热、神志模糊,病情较重,高度怀疑尿源性脓毒血症,需要急诊留观,予以心电监护、广谱抗生素抗感染及补液对症治疗,同时为了明确患者原发病及全身感染的严重程度等情况,予以急诊查血常规血型、超敏 C 反应蛋白、降钙素原、血培养、尿培养、血糖、肾功能、电解质、凝血功能、术前四项、全腹 CT 平扫等。

入院体格检查:体温 39.5℃,呼吸 20 次/min,脉搏 94 次/min,血压 90/61mmHg。平车入院,神志尚清晰,能简单对答,双侧瞳孔等大等圆,对光反射存在,轻度贫血貌,巩膜无黄染,颈部未及肿大结节,心肺听诊无特殊,腹部平软,触诊未及腹部肿块,肠鸣音无亢进,3~5 次/min,移动性浊音阴性。左肾区叩痛阳性,输尿管路径无压痛,膀胱无充盈,四肢无水肿。

检验检查:血常规 WBC 28.8×10^9/L,N 91.7%,RBC 3.11×10^{12}/L,HGB 89.2g/L,PLT 105×10^9/L,超敏 C 反应蛋白 126mg/L,降钙素原 11.9ng/ml,血糖 16.8mmol/L,肾功能、电解质、凝血功能等基本正常,全腹 CT 平扫提示左输尿管上段结石伴左肾中重度积水,左肾多发结石,左肾周渗出明显。

【问题 3】根据检查结果,患者的临床诊断及下一步的治疗方案?

思路:患者左输尿管上段结石伴左肾积水、左肾多发结石、尿路感染、糖尿病的诊断明确,根据症状及检验结果,患者已继发尿源性脓毒血症。尿源性脓毒血症的治疗需要联合治疗,包括维持循环、呼吸等生命体征的稳定、抗感染治疗以及去除病因(解除泌尿系梗阻)等。

知识点

尿源性脓毒血症大致分为三个阶段

1. 第一阶段,全身炎症反应综合征(systemic inflammatory response syndrome,SIRS)　SIRS 是各种原因(感染、烧伤、胰腺炎等)引起的全身临床综合反应,满足以下 2 个或以上条件即可诊断为 SIRS:①体温>38℃或<36℃;②心率>90 次/min;③呼吸频率>90 次/min 或 PaCO$_2$<32mmHg(<4.3kPa);④白细胞计数>12×10^9/L 或<4×10^9/L 或未成熟细胞>10%。

2. 第二阶段,脓毒血症(sepsis)　脓毒血症由 SIRS 发展而来,由于感染或其他因素导致全身炎症反应进一步扩大或加重而出现威胁生命的多器官功能障碍综合征,临床表现有收缩压≤100mmHg、呼吸频率≥22 次/min、意识改变等。

3. 第三阶段,感染性休克(septic shock)　感染性休克是指在脓毒血症的基础上合并严重的循环、细胞、代谢紊乱,其死亡率远高于脓毒血症。其临床特征主要为动脉血压需血管活性升压药物维持下才能达到 65mmHg 以上,有效循环血容量减少、组织器官灌注异常,血清乳酸水平>2mmol/L 或 18mg/dl 等。

知识点

脓毒血症的治疗

1. 维持循环呼吸的平稳　起病 6 小时之内是治疗的黄金时间,务必在该时间段内改善脓毒血症所致的循环低灌注状态,需要达到以下指标平均动脉血压 65~90mmHg、中心静脉压 8~12mmHg、中心静脉氧饱和度>70%、血细胞比容>30%、尿量>0.5ml/(kg·h)。具体治疗措施包括:①补液首先考虑使用等渗晶体维持血压,如果单用晶体不能有效维持血压,建议使用白蛋白、血浆、低分子右旋糖酐等胶体联合进行治疗;②血管活性升压药物首选去甲肾上腺素,在心功能不全时选用多巴酚丁胺,患者低血压症状较轻时也可使用多巴胺和间羟胺联合升压;③血红蛋白低于 7~9g/dl 时应考虑输注红细胞等血液制品;④机械通气装置,尽量保证患者呼吸道通畅,如患者需要使用机械通气,建议潮气量 6ml/kg 和压力≤30mmH$_2$O,高呼气末正压通气。

2. 抗感染治疗　在没有病原学依据前,经验性抗感染用药应选择广谱抗生素,对于尿源性脓毒血症,临床最常用的是碳青霉烯类的亚胺培南,剂量应足够。应在考虑为尿源性脓毒血症后的 1 小时内,尽早使用有效抗生素,以改善生存率。后期可根据血培养和尿培养的病原学及药敏结果调整抗生素。

3. 去除病因　解除梗阻,引流集合系统积液,有利于症状的恢复和缓解,这是治疗的关键组成部分,也是非常紧急的。存在梗阻的尿源性脓毒血症单纯依赖药物极难控制,即使在生命体征不稳定的情况下及时解除梗阻,感染也能得到迅速控制,但患者处于休克状态时行输尿管支架置入和肾造瘘手术均风险较大,操作前需得到患者家属充分的理解和配合。

4. 激素的使用　激素作用机制如下:①稳定溶酶体膜,阻止或减少蛋白水解酶和炎症介质的释放;②降低血管对某些血管活性物质的敏感性;③增强心肌收缩力、增加心排血量、扩张痉挛血管、增加肾血流量;④提高机体对细菌的耐受能力。在有效抗感染的基础上适量使用激素可改善尿源性脓毒血症的症状,但激素需在循环稳定、平均动脉压≥65mmHg 下使用,通常可使用氢化可的松和地塞米松。

5. 其他治疗措施　①镇静药物应使用最低剂量,不使用神经肌肉阻滞药;②血糖水平目标≤180mg/dl(10mmol/L);③由于患者较长时间卧床,使用低分子量肝素进行皮下注射预防深静脉血栓;④使用质子泵抑制剂预防应激性溃疡;⑤肠内营养应及早开始(<48小时)。

　　患者经过生命支持、抗感染及对症治疗后体温下降,生命体征趋于稳定,为去除病因解除尿路梗阻,予以尝试膀胱镜下留置左侧输尿管支架,但因输尿管结石较大且嵌顿时间较长,置管失败。操作后患者再次出现高热、寒战、意识模糊,体温38.5℃,血压波动在84~68/61~43mmHg。

【问题4】输尿管支架置入失败后该如何处理?

思路:解除尿路梗阻的主要引流方式是输尿管支架置入术和经皮肾穿刺造瘘术,目前应选择经皮肾穿刺造瘘术。

知识点

上尿路内镜手术与脓毒血症

　　对于合并梗阻的尿源性脓毒血症患者应在12小时内尽快进行引流,引流方式主要是输尿管支架置入术和经皮肾穿刺造瘘术,根据患者的梗阻严重程度和患者的一般身体状况以及医生擅长的方式来选择合适的方法,争取以最短时间、最小损伤达到引流效果。肾周渗出在引流通畅的情况下会逐渐吸收,如合并肾周或输尿管周围脓肿,则需同时引流。

　　尿源性脓毒血症的发生率每年增加约8.7%,这与上尿路内镜手术的广泛开展有密切联系。输尿管镜手术的脓毒血症发生率为0.3%~2.9%,输尿管软镜手术的发生率为0%~4.5%,经皮肾镜手术的发生率为0.3%~2.1%。其高危因素包括结石合并感染、结石内细菌的释放、黏膜损伤致黏膜屏障功能破坏、肾盂压力过高致病原菌入血、手术时间过长、术后引流不畅、围手术期未使用抗生素或使用不当、糖尿病、免疫抑制等。

　　避免术后严重感染的注意事项:①术前抗生素的使用是预防的关键,对降低术后严重感染的发生至关重要。②对于存在明确的尿路感染且合并梗阻的患者,可先行输尿管支架置入或经皮肾穿刺造瘘术引流,待感染控制后再二期手术治疗结石。③术中应遵循"见脓就停"的原则,即发现脓性絮状物应立即停止手术,同时置管引流。如果患者生命体征稳定,已经经过一段时间抗感染治疗,结石负荷也较小(输尿管上段结石嵌顿或小于2cm肾结石),可在保证冲水较少、肾盂内压较低的情况下使用标准通道经皮肾镜尽快在15分钟内冲净脓液,击碎并清除结石。④术中使用较大口径软镜输送鞘、标准通道或大通道的经皮穿刺鞘,有助于降低肾盂内压力。⑤术中冲洗水灌注的原则是在维持视野清晰的前提下,尽量低流量灌注,保持低压。⑥有些患者,即使术前尿培养无菌或术前进行预防性抗生素应用,术后仍有可能发生全身炎症反应综合征,因此术中行结石碎块细菌培养和药敏试验,对于术后选择敏感抗生素,进行有效抗感染治疗非常重要。⑦控制手术时间,对于负荷很大的大结石或鸟肠石,应采取分期手术以缩短手术时间,降低术后感染发生率,建议手术中碎石的时间<90分钟。⑧保持术后导尿管、造瘘管及输尿管支架的引流通畅。

　　患者在全麻下行左肾造瘘术,留置F16造瘘管,引流出较多白色脓液,术后体温下降,血压心率平稳,拟两周后择期行经皮肾镜碎石取石术。

　　尿源性脓毒血症是急危重症,需时刻保持高度警惕,尽早抗感染和解除梗阻是治疗的关键步骤。泌尿内镜手术较容易诱发尿源性脓毒血症,术前仔细评估、围手术期抗生素的应用、控制手术时间、及时尽早终止手术、术后保持引流通畅、术后早期发现休克前期症状并尽早干预可有效降低尿源性脓毒血症的发生和避免严重后果。

(谢立平)

第三节　肾　结　石

肾结石(Renal Calculi)是泌尿外科的常见病之一,我国泌尿系统结石发病率为 1%~5%,南方高达 5%~10%,年新发病率为 150~200/10 万人,约 25% 的患者需住院治疗。影响结石形成的因素众多,而身体的代谢异常、尿路的梗阻、感染、异物和药物的使用是结石形成的常见病因。根据肾结石的大小、部位以及病因的不同,其治疗方法也不同。体外冲击波碎石术、经皮肾镜碎石术、输尿管镜碎石术、腹腔镜取石术的陆续出现,使得肾结石的治疗逐渐向微创发展。此外,随着结石病因研究的深入,肾结石复发的预防也已成为尿石症临床工作的重点。

肾结石的诊疗及预防通常包括以下环节:

1. 通过病史、家族史、患者的代谢特征及结石特征等,了解肾结石形成的危险因素。

2. 肾结石临床表现多样,其症状往往与结石的大小并不一致,有条件情况下,尽可能取出肾结石。

3. 不同影像学检查及实验室检查的目的及侧重面不同,应结合肾结石特点综合考虑,灵活选择。

4. 肾结石的治疗应采取个体化方案,具体方法包括镇痛及排石治疗、体外冲击波碎石术、经皮肾镜碎石术、输尿管镜碎石术、腹腔镜取石术或开放手术等。

5. 尽可能取尽肾结石,对残留的肾结石,应进行密切随访。

6. 肾结石是一种终身性疾病,取尽结石并不意味着治疗的结束,而应该对患者进行积极的随访,针对结石形成的高危因素采取合理的措施减少结石的复发。

临床病例

患者女,46 岁,司机。左侧腰部胀痛伴间断发热 1 个月余。患者 1 个月来反复间断发热伴左侧腰部胀痛。有尿频、尿急、尿痛症状,偶见肉眼血尿。精神食欲较差,无明显消瘦,大便正常,睡眠好。既往有右肾绞痛及慢性膀胱炎病史,8 年前因右肾结石曾多次行体外冲击波碎石术治疗。无烟酒嗜好,但平时饮水较少,自诉有憋尿的习惯。父亲曾患肾结石。

门诊:患者体温 39℃,小便常规提示:红细胞(+++),白细胞(++),蛋白尿(+)。左肾区叩击痛(+)。门诊肾脏 B 超提示左肾可见多个强回声,其中最大一个直径约 2.2cm×1.2cm,左肾轻度积水,右肾萎缩。

【问题 1】通过上述病史介绍,该患者的可能诊断是什么?

根据患者的主诉、症状以及门诊的小便常规结果和肾脏 B 超,既往有肾绞痛及体外冲击波碎石术的病史,应初步诊断为左肾结石伴左肾积水。

思路 1:中年女性,有腰痛、血尿及发热的症状,职业司机,自诉平时饮水较少,经常有憋尿的情况。8 年前因右肾结石曾多次行体外冲击波碎石术治疗。有肾结石家族史。B 超发现左肾强回声光团伴声影,应高度怀疑左肾结石。

知识点

肾结石的临床表现

肾结石临床表现多样,常见症状包括腰痛和血尿,以及发热、无尿、肾积水、肾功能不全及胃肠道反应等临床表现。40%~50% 肾结石患者有腰部症状,原因是结石造成肾盂的梗阻。通常表现为腰部的酸痛、胀痛甚至剧烈绞痛。血尿是肾结石的另一常见临床表现,约 80% 患者可出现血尿,但大多数只表现为镜下血尿,部分患者可以只出现无痛性肉眼血尿,所以需要与泌尿系统肿瘤等其他疾病相鉴别。由于结石、梗阻和感染可互为因果,肾结石造成的梗阻可继发感染,出现腰痛伴发热甚至寒战,感染严重时还可导致败血症发生。部分患者可以没有任何临床症状,只在体检时偶然发现。

对所有怀疑肾结石的患者,应全面采集病史,包括家族史、个人史和既往结石症状的发作和治疗等。了解患者的工作环境、个人生活习惯、饮水饮食习惯,以及有无痛风、甲状旁腺功能亢进、长期卧床、结节病、维生素 D 中毒等情况。

思路2:门诊工作中更常见的是结石并发的急性肾绞痛,往往需要紧急处理。肾绞痛发作时,患者呈急性病容,发作常持续几分钟到数小时不等。经对症治疗后,肾绞痛可自行缓解,患者既往常有同样发作史。对于少数较小的尿路结石,可以选择药物排石。

知识点

肾绞痛的治疗

肾绞痛的治疗包括药物治疗和外科干预两大方面。目前缓解肾绞痛的药物较多,包括非甾体类镇痛消炎药(双氯芬酸钠和吲哚美辛等)、阿片类镇痛药(布桂嗪、哌替啶或曲马多等)和 α 受体阻滞剂等。首次发作的肾绞痛治疗,应该先从非甾体类镇痛消炎药开始,若镇痛效果不理想,才可考虑加用其他类药物。一般情况下,阿片类药物与解痉药物联用可缓解大多数肾绞痛。

当肾绞痛的药物治疗效果不理想,患者临床症状加重,或结石直径大于 6mm 时,应采取外科干预治疗。其中包括急诊行体外冲击波碎石术、输尿管内放置支架管,结石梗阻合并严重感染导致剧烈肾绞痛时还可考虑经皮肾造瘘穿刺引流。

知识点

肾结石的排石治疗

肾结石的排石治疗只针对较小的结石,一般结石直径小于 6mm,且结石未引起完全性的尿路梗阻,结石停留于局部少于 2 周。对于直径小于 1.5cm 的纯尿酸结石(不含尿酸钠或尿酸铵)和胱氨酸结石推荐采用药物排石。尿液 pH 和 X 射线特征可以提供结石成分类型的相关信息。排石方法包括大量饮水、体位排石、双氯芬酸钠塞肛、口服 α 受体阻滞剂及利尿通淋的中药、口服枸橼酸氢钾钠或碳酸氢钠片碱化尿液等。口服药物溶解结石是基于服用碱性枸橼酸盐或碳酸氢钠碱化尿液,pH 应调整至 7.0~7.2。在较高的 pH 下化学溶解更有效,但同时也可能会促进磷酸钙结石的形成。

【问题 2】为进一步了解该患者右肾结石的情况,还需做哪些检查?

思路:该患者目前有发热,体温 39℃,小便常规提示:红细胞(+++),白细胞(++),蛋白尿(+),尿 pH 7.0,左肾区叩击痛(+),考虑左肾结石合并感染,应立即收住院检查血常规、腹部 X 线片(图 8-3-1)及 CT 扫描(图 8-3-2),从而确定感染的程度,肾结石的位置、形态、大小和数量,并且初步了解结石的化学性质。

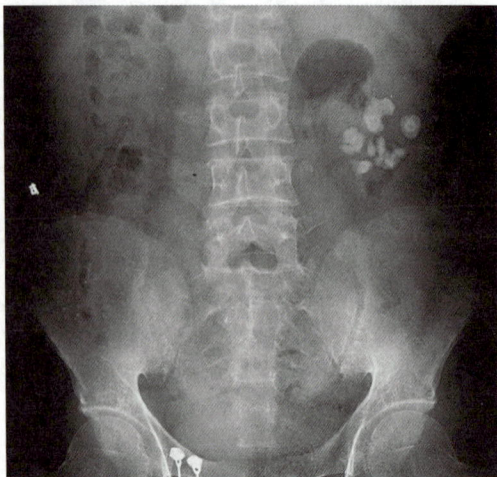
图 8-3-1 腹部 X 线片提示左肾多发结石

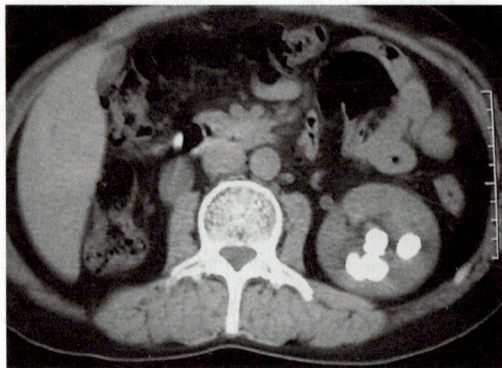
图 8-3-2 CT 平扫示右肾萎缩,左肾多发性结石

知识点

肾结石影像学检查

1. B超　超声检查简便、经济、无创伤,可以发现2mm以上X线阳性及阴性结石。超声可以识别位于肾盏、肾盂、肾盂输尿管连接处、输尿管膀胱连接处以及上尿路扩张处的结石。超声诊断肾结石的敏感性为45%,特异性为88%。B超可作为泌尿系统结石的常规检查方法,尤其是在肾绞痛时作为首选方法。

2. 尿路平片(kidney-ureter-bladder,KUB)　尿路平片可以发现90%左右X线阳性结石,能够大致地确定结石的位置、形态、大小和数量,初步地提示结石的化学性质,并且可以用于患者的随访。在尿路平片上,不同成分的结石显影程度依次为:草酸钙、磷酸钙和磷酸镁铵、胱氨酸、含尿酸盐结石。单纯性尿酸结石和黄嘌呤结石能够透过X线(X线阴性),胱氨酸结石的密度低,后者在尿路平片上的显影比较淡(图8-3-1)。

3. 静脉尿路造影(intravenous urography,IVU)　静脉尿路造影应该在尿路平片的基础上进行,它能发现尿路平片上不能显示的X线阴性结石,鉴别平片上可疑的钙化灶。此外,还可以了解分侧肾脏的功能,确定肾积水程度。

4. 非增强CT扫描(non-contrast computed tomography,NCCT)　NCCT检查分辨率较KUB高,可发现1mm的结石,螺旋CT能够同时对所获得的图像进行二维或三维重建,可以清楚地显示包括阴性结石在内的结石的形态和大小,结石的密度,结石的内部结构,结石到皮肤的距离以及周围的解剖结构,对泌尿系统结石诊断敏感性为93.1%,特异性为96.6%(图8-3-2)。

5. CT增强+三维重建(computed tomography urography,CTU)　CTU是将螺旋CT扫描与IVU检查相结合的一种检查方法,可以准确判断结石的有无、大小、多少、部位及梗阻、积水的情况。对于合并有肾积水且需要同时治疗的患者可行CTU检查评估肾脏情况,可作为IVU的替代检查。

6. 逆行或经皮肾穿刺造影　属于创伤的检查方法,不作为常规检查手段,仅在静脉尿路造影不显影或显影不良以及怀疑是X线阴性结石、需要做进一步鉴别诊断时应用。

7. 磁共振水成像(magnetic resonance urography,MRU)　磁共振对尿路结石的诊断效果不理想,因而一般不用于结石的检查。但是,对于不适合做静脉尿路造影的患者(例如造影剂过敏、严重肾功能损害、儿童和妊娠妇女等)可考虑采用MRU,了解上尿路梗阻情况。

8. 放射性核素　放射性核素检查可以显示泌尿系统的形态,提供肾脏血流灌注、肾功能及尿路梗阻情况等信息,对手术方案的选择以及手术疗效的评价具有一定价值。

入院后进一步检查情况

体温39.6℃,脉搏85次/min,呼吸20次/min,血压132/85mmHg。患者发育正常,营养中等,皮肤巩膜未见明显黄染,浅表淋巴结未扪及,颈软,甲状腺不大,气管居中。双肺呼吸音清晰,未闻及明显干、湿啰音,心律齐,未闻及心脏杂音。腹部平软,无压痛,肝脾肋下未及,肠鸣音正常。左肾区有叩击痛。脊柱四肢无异常,生理反射存在,病理反射未引出。

常规检查:血常规WBC 16.2×10^9/L,HB 110g/L。血电解质正常,血肌酐和尿素氮正常。小便常规:红细胞(++),白细胞(+++),蛋白尿(++),尿pH 7.0。凝血机制正常。

【问题3】患者入院后首先该如何处理?

思路:目前患者全身症状较重,血常规偏高,泌尿系感染严重,应立即行逆行输尿管双J管置入或经皮肾穿刺造瘘,血、尿细菌培养+药物敏感试验,并使用广谱抗生素进行抗感染、补液对症治疗。

知识点

合并尿路感染的结石的处理原则

由于结石使尿液淤滞易并发感染,同时结石作为异物促进感染的发生,感染可加速结石的增长和肾实质的损害,两者形成恶性循环,对肾功能造成严重破坏。值得注意的是,在未去除结石之前感染不易控制,严重者可并发菌血症或脓毒血症,甚至危及生命。

所有结石患者都必须进行菌尿检查,必要时行尿培养。当菌尿试验阳性,或者尿培养提示细菌生长,或者怀疑细菌感染时,在取石之前应该使用抗生素治疗。对于梗阻表现明显、集合系统有感染的结石患者,需进行输尿管支架管置入或经皮肾穿刺造瘘术等处理。

结石梗阻并发感染,尤其是急性炎症期的患者不宜立即碎石,否则易发生炎症扩散甚至出现尿性脓毒血症。因此,必须先控制感染,而此类患者单用抗生素治疗又难以奏效,此时不宜行输尿管镜取石术。通过经皮肾微穿刺造瘘或双J管置入及时行梗阻以上尿路引流可减轻炎症,使感染易于控制,避免感染及梗阻造成肾功能的进一步损害。

知识点

双侧上尿路结石的治疗原则

1. 双侧输尿管结石,如果总肾功能正常或处于肾功能不全代偿期,血肌酐值<178.0μmol/L,先处理梗阻严重一侧的结石。如果总肾功能较差,处于氮质血症或尿毒症期,先治疗肾功能较好一侧的结石,条件允许,可同时行对侧经皮肾穿刺造瘘,或同时处理双侧结石。

2. 双侧输尿管结石的客观情况相似,先处理主观症状较重或技术上容易处理的一侧结石。

3. 一侧输尿管结石,另一侧肾结石,先处理输尿管结石,处理过程中建议参考总肾功能、分肾功能与患者一般情况。

4. 双侧肾结石,一般先治疗容易处理且安全的一侧,如果肾功能处于氮质血症或尿毒症期,梗阻严重,建议先行经皮肾穿刺造瘘,待肾功能与患者一般情况改善后再处理结石。

5. 孤立肾上尿路结石或双侧上尿路结石致急性梗阻性无尿,只要患者情况许可,应及时外科处理,如不能耐受手术,应积极试行输尿管逆行插管或经皮肾穿刺造瘘术,待患者一般情况好转后再选择适当治疗方法。

6. 对于肾功能处于尿毒症期,并有水、电解质和酸碱平衡紊乱的患者,建议先行血液透析,尽快纠正其内环境的紊乱,并同时行输尿管逆行插管或经皮肾穿刺造瘘术,引流肾脏,待病情稳定后再处理结石。

患者入院后治疗的情况

入院当天急诊行左侧输尿管逆行插管,插管失败后立即B超定位下行左肾穿刺造瘘,引流出较多脓性黏稠液体,留取引流物送细菌学培养+药物敏感试验,留置左肾造瘘管充分引流,并使用头孢哌酮/舒巴坦钠抗感染治疗。血培养结果提示为大肠埃希菌(+)。经过7天抗感染、补液、对症治疗后,患者体温逐渐恢复正常,体温36.8℃。复查血常规:WBC 7.6×10⁹/L。尿常规:RBC(++),WBC(−),蛋白尿(−),尿pH 6.4。左肾造瘘管引流液淡黄清亮,每日引流量约1 000ml。复查尿细菌学培养,未检测出任何细菌。

【问题4】目前患者一般情况好转,应做哪些检查?

思路:对于反复复发、儿童结石或鹿角形结石等复杂性结石患者,在处理肾结石前首先应进行结石病因学诊断。内容包括24小时草酸、尿酸、枸橼酸、胱氨酸及24小时尿钙、镁、磷含量的测定,以及血液中草酸、尿酸、钙、磷、镁及甲状旁腺激素水平的检测等代谢评估。处理完结石后,取出的结石还应行结石成分分析,再根据代谢评估和结石成分分析的结果,判明结石病因,以行针对性的治疗和预防。该患者入院时存在较重的泌尿系感染,尿常规中有较多的白细胞,且尿细菌培养出大肠埃希菌。经过左肾穿刺造瘘引流及广谱抗生素积极抗感染后,患者一般情况好转,体温恢复正常,尿液变清亮,此时才可行24小时尿液分析。

结石的病因诊断

需要进行结石病因诊断,包括结石发病年龄早(特别是儿童和青少年)、感染性结石、尿酸结石、二水磷酸氢钙结石、泌尿系统结石家族史、复发性结石、孤立肾等。结石病因诊断前应仔细询问病史,包括饮食习惯、家族史、既往结石病史和用药史。饮水少,喜食富含草酸、钙、磷、嘌呤的食物,复发性结石患者和有结石家族史者更容易诱发结石。长期大量服用维生素D、磺胺类药物、乙酰唑胺、肾上腺皮质激素等也可导致结石形成。

尿液中结晶形成相关成分分析是尿石症病因诊断和治疗的基石,在结石成分分析和尿结晶显微镜检查粗略明确结石主要成分的基础上,只有进一步明确导致该种结石形成的尿液相关成分异常,才能真正实行个体化的病因诊断和防治。

结石形成的危险因素中,除梗阻和感染外,机体代谢异常也是其发病的重要机制之一。代谢异常包括甲状旁腺功能亢进、高钙尿症、高草酸尿症、高尿酸尿症、胱氨酸尿症、低枸橼酸尿症以及低镁尿症等。结石病因诊断的内容应该包括尿液pH、24小时尿、草酸、尿酸、枸橼酸、胱氨酸、钙、镁、磷含量的测定(24小时尿液分析前一定要进行酸化),血液中钙、磷、镁、尿酸、草酸水平的检测,以及术后结石的成分分析。若血钙浓度高(>2.60mmol/L),则应测定甲状旁腺激素水平,以排除甲状旁腺功能亢进。

【问题5】该肾结石患者应如何治疗?

思路1:该患者为左肾多发结石,最大结石直径大于2cm,且已行一期经皮肾穿刺造瘘,现感染基本控制。根据肾结石治疗原则,应首选标准通道经皮肾镜碎石术。

肾结石治疗策略

体外冲击波碎石术(extracorporeal shockwave lithotripsy,ESWL)、经皮肾镜碎石术(percutaneous nephrolithotomy,PCNL)、逆行肾内手术(软性输尿管肾镜)(retrograde intrarenal surgery,RIRS)都是可选择的肾结石处理方式。ESWL对20mm以下的结石可获得理想的碎石效果(不包括肾下盏结石),可作为首选处理方式。而对于大于20mm的大结石,应该首选PCNL。RIRS不推荐作为处理大于20mm结石的一线治疗(图8-3-3)。

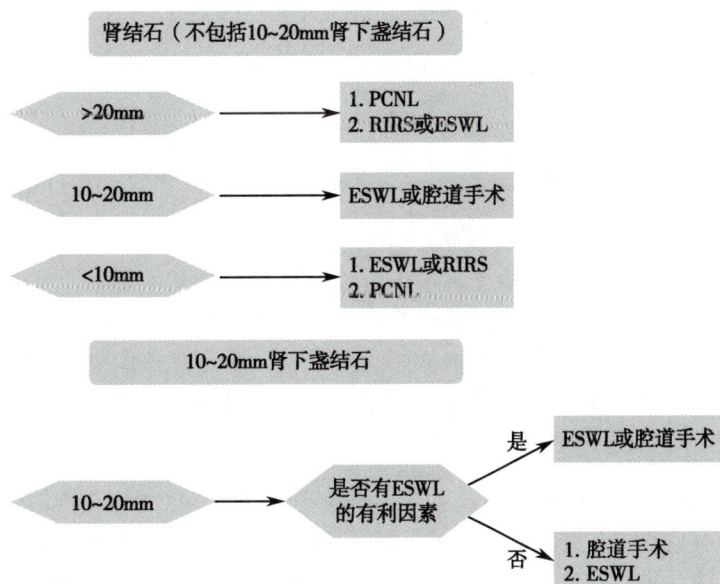

图 8-3-3　肾结石治疗策略

> **知识点**
>
> 对于肾下盏的结石,ESWL 效果往往不理想,因此腔内治疗(PCNL 及 RIRS)常被推荐为大于 15mm 的肾下盏结石的处理方法。若存在影响 ESWL 治疗效果的不利因素,即使是小结石,也可合理采用 PCNL 和 RIRS 等方法进行碎石。在处理复杂的肾结石时,联合顺行和逆行腔内治疗可能更合适,但有时需要分期处理。

> **知识点**
>
> **鹿角形结石治疗**
>
> 完全性鹿角形肾结石可分期多次取石,对巨大的结石可采用多通道取石,但手术的次数不宜过多(一般单侧取石 ≤3 次),每次手术的时间不宜过长。必要时需视患者的耐受程度和医师的经验,联合应用 ESWL 辅助或"三明治"疗法("三明治"疗法又称联合疗法,就是将 PCNL 与 ESWL 结合起来的治疗方法。先行 PCNL,然后通过 ESWL 粉碎 PCNL 难以达到部位的结石,最后再次行 PCNL,以便清除所有的结石碎片)。若无很好的条件和经验开展 PCNL,鹿角形结石可采用开放性手术治疗。可以选择的手术包括扩大的肾盂肾盏切开取石术、无萎缩性肾实质切开取石术、复杂的放射状肾实质切开术和低温下的各种改良肾脏手术。

> **知识点**
>
> **肾结石开放手术**
>
> 1. 肾结石开放手术的适应证
>
> (1)ESWL、URS 和 / 或 PCNL 作为肾结石治疗方式存在禁忌证。
>
> (2)ESWL、PCNL、URS 手术治疗失败,或上述治疗方式出现并发症需开放手术处理。
>
> (3)存在同时需要开放手术处理的疾病,例如肾内集合系统解剖异常、漏斗部狭窄、肾盂输尿管交界处梗阻或狭窄、肾脏下垂伴旋转不良等。
>
> 2. 可供选择的手术方式
>
> (1)单纯性肾盂或肾窦内肾盂切开取石术。
>
> (2)肾盂肾实质联合切开取石术。
>
> (3)无萎缩性肾实质切开取石术。
>
> (4)放射状肾实质切开取石术。
>
> (5)肾脏部分切除术和全切除术。

手术治疗情况:在完善相关检查,无明显手术禁忌证后,于连续硬脊膜外麻醉下行左肾标准通道经皮肾镜碎石术。患者麻醉成功后,取俯卧位,常规消毒铺巾,沿原造瘘管置入斑马导丝进入肾集合系统后,拔除肾造瘘管。顺斑马导丝方向用筋膜扩张器逐步扩张至 24F 后,置入输尿管肾镜,利用 EMS 气压弹道联合超声碎石清石系统进行碎石。碎石结束后,放置 7.5F 双 J 管一根,并留置肾造瘘管。取出的结石做红外光谱结石成分分析。术后继续抗感染、止血、补液对症治疗。

思路 2: 该患者由于术前感染严重,肾脏有积水,遂先行经皮肾穿刺造瘘,待感染控制后二期行 PCNL 碎石。若患者术前没有明显梗阻或感染,肾脏积水不明显,可直接行 PCNL 碎石。与开放手术相比,PCNL 损伤小,且能直视下发现结石并碎石取石。当结石较小时,可一次性将结石击碎并全部取出;当结石较为复杂时,可分期手术。

患者术后资料:患者术后左肾造瘘管及尿管颜色清亮,无发热及腰部疼痛不适。术后第7天复查腹部X线片,提示左肾下盏1.0cm残余结石。术后结石成分分析提示为磷酸镁铵结石。

【问题6】该残余结石应如何处理?

思路1:结石残留可导致血尿、疼痛、感染、输尿管梗阻及肾积水等并发症的发生。无症状的肾脏残余结石增加了结石复发的风险,残石可以为新结石的形成提供核心。该患者经皮肾镜碎石术后复查发现肾下盏1.0cm残余结石。感染性结石的患者在进行治疗后,如伴有结石残留,则结石复发的可能性更大。使用药物或体外冲击波碎石的方式很难将其排出,可选择输尿管软镜碎石术、体外冲击波碎石术或微通道经皮肾镜碎石术,尽量将结石取净。

> **知识点**
>
> **结石残留的相关概念**
>
> 结石残留常见于ESWL术后,也可见于PCNL、URS术以及复杂性肾结石开放取石术后,最多见于下组肾盏。结石不论大小,经ESWL治疗后都有可能形成残石碎片。结石残留的直径不超过4mm,定义为残余碎片,大于或者等于5mm的结石则称为残余结石。

临床无意义残石(clinically insignificant residual fragments,CIRF)是指治疗后结石残余物直径≤4mm,无尿路感染或者其他任何症状者。长期随访研究表明,随着时间延长,CIRF可逐渐增大,导致结石复发。因此,对于CIRF应尽早使用排石机或改变体位等方式进行排石。若CIRF未能通过上述方法排出时,需尽早针对结石病因进行预防,尤其对有结石高危因素的患者尤为重要。

> **知识点**
>
> **逆行输尿管镜**
>
> 逆行输尿管镜(retrograde intrarenal surgery,RIRS)治疗肾结石以输尿管软镜为主,配合钬激光治疗肾结石(<2cm)和肾盏憩室结石能取得良好的效果。其适应证包括:①ESWL定位困难的、X线阴性肾结石(<2cm);②ESWL术后残留的肾下盏结石;③嵌顿性肾下盏结石,ESWL治疗的效果不好;④极度肥胖、严重脊柱畸形,建立PCNL通道困难;⑤结石坚硬(如一水草酸钙结石、胱氨酸结石等),不利于ESWL治疗;⑥伴盏颈狭窄的肾盏憩室内结石。
>
> 输尿管软镜治疗肾结石的禁忌证有:①不能控制的全身出血性疾病;②严重的心肺功能不全,无法耐受手术;③未控制的泌尿道感染;④严重尿道狭窄,腔内手术无法解决;⑤严重髋关节畸形,截石位困难。

思路2:该患者术后结石成分分析为磷酸镁铵结石,属感染性结石,残余小结石可考虑辅助局部灌注溶石治疗。局部灌注溶石需建立流入道和流出道,并密切监测集尿系统压力,否则可导致电解质紊乱或败血症等风险。溶石治疗常作为体外冲击波碎石、经皮肾镜碎石、输尿管镜碎石及开放手术取石后的辅助治疗。特别是对某些部分或完全性鹿角形结石的病例,化学溶石与取石手术联合治疗是一种可行的治疗选择。

> **知识点**
>
> **肾结石的溶石治疗**
>
> 感染性结石由磷酸镁铵、碳酸磷灰石和尿酸铵组成,在酸性溶液中溶解度增高,故能被Suby's G溶液(10%的溶肾石酸素,pH=3.5~4)所溶解。溶石时间的长短取决于结石的负荷,完全性鹿角形结石往

往往需要比较长的时间才能被溶解,故不推荐单独使用。冲击波碎石后结石的表面积增加或者形成结石残渣,增加了结石和溶石化学液的接触面积,有利于结石的溶解。

感染性结石口服药物防治结石的方法:①短期或长期的抗生素治疗。②使用氯化铵1g,每天2~3次,或者甲硫氨酸200~500mg,每天1~3次,以酸化尿液。③对于严重感染者,可以考虑使用尿酶抑制剂,例如乙酰羟肟酸和羟基脲等,但该种治疗方式尚未在国外普遍推行,建议乙酰羟肟酸的首剂为250mg,每天2次,服用3~4周,如果患者能耐受,则可将剂量增加到250mg,每天3次。

胱氨酸结石和尿酸结石,在碱性溶液中溶解度增加,残余小结石可通过碱化尿液及经皮灌注化学溶石剂等方法进行溶石。

患者第二次手术治疗情况:连续硬脊膜外麻醉成功后,取截石位,常规消毒铺巾。经尿道取出双J管。向输尿管插入斑马导丝,经输尿管软镜镜鞘(12~14F)扩张后,直视下放置输尿管软镜,随导丝进入肾下盏并找到结石,使用钬激光将结石击碎,碎片可用套石篮将其取出,留置7.5F双J管,术毕。5天后患者安全出院。

【问题7】患者出院后应该如何预防结石复发和随访?

思路1:肾结石容易复发,目前结石的五年复发率为21%~53%,约50%的复发性结石患者一生只复发一次,而超过10%的复发性结石患者为高度复发型。结石类型和疾病的严重程度决定了复发的风险。对于有复发可能的结石,必须进行病因诊断,去除病因,包括泌尿系感染与梗阻等局部病因,高钙尿、高草酸尿、高尿酸尿、低枸橼酸尿等代谢异常,诱导结石形成药物如阿昔洛韦、甲氨蝶呤、环丙沙星等用药史以及环境因素如慢性铅暴露等,以防止结石复发。

知识点

感染性结石的防治

推荐低钙、低磷饮食。氢氧化铝或碳酸铝凝胶可与小肠内的磷离子结合形成不溶的磷酸铝,从而降低肠道对磷的吸收和尿磷的排泄量。对于由尿素酶细菌感染导致的磷酸铵镁和碳酸磷灰石结石,应尽可能用手术方法清除结石。推荐根据药物敏感试验使用抗生素治疗感染。强调抗感染治疗需要足够的用药疗程。要注意每月做细菌培养,如有发现细菌或患者有尿路感染症状,则将药物恢复至治疗量,以更好地控制感染。酸化尿液能够提高磷酸盐的溶解度,可以用氯化铵1g,每天2~3次或甲硫氨酸500mg,每天2~3次。

严重感染的患者,应该使用尿酶抑制剂。推荐使用乙酰羟肟酸和羟基脲等,建议乙酰羟肟酸的首剂为250mg,每天2次,服用3~4周,如果患者能耐受,可将剂量增加250mg,每天3次。

知识点

代谢异常所引起结石的防治

各种代谢异常所引起的肾结石的预防治疗,应按照结石病因诊断的结果,进行个体化治疗(图8-3-4)。

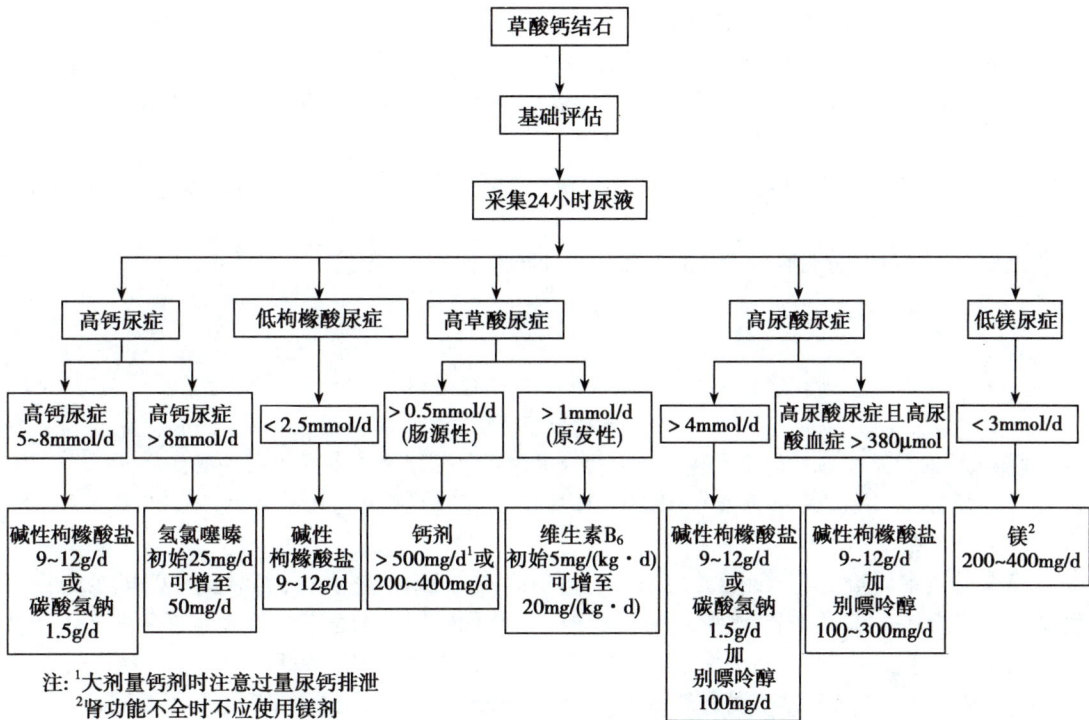

注：¹大剂量钙剂时注意过量尿钙排泄
　　²肾功能不全时不应使用镁剂

图 8-3-4　代谢异常所引起的肾结石预防治疗流程图

知识点

药物诱导性结石的防治

药物诱导形成的结石分为两种类型：

1. 药物的化合物在尿液中结晶形成的结石。
2. 药物治疗造成尿液成分不利变化而形成的结石。

诱导结石形成的药物见表 8-3-1。

表 8-3-1　诱导结石形成的药物

在尿液中结晶的活性化合物	改变尿液成分的化合物
别嘌醇	乙酰唑胺
氨苄西林	别嘌醇
头孢曲松钠	氢氧化铝镁
喹诺酮类	维生素 C
麻黄碱	钙
茚地那韦	呋塞米
三硅酸镁	泻药
磺胺类药物	甲氧氟烷
氨苯蝶啶	维生素 D
唑尼沙胺	托吡酯

药物诱导的结石的治疗主要依赖于停用药物。当结石形成依赖于 pH 时,结石一般体积小,表面光滑,且晶体易溶解;此时通过增加液体摄入量,改变尿液 pH,往往足以促成结石自发排出。阻塞性结石或结晶尿伴少尿肾衰竭时,输尿管支架置入术或输尿管镜检查是首选,因为很少有药物诱导的结石可被体外冲击波碎石治疗。

预防主要是在使用已知的致结石药物治疗期间保持高尿量。适当改变尿液 pH 亦是有效措施之一。

思路 2: 肾结石的随访分为临床治疗后的随访和预防性治疗后的随访。

知识点

肾结石的随访

无石率、远期并发症的发生情况和肾功能的恢复情况是临床随访复查的主要项目。

1. 无石率方面 定期复查 X 线片、KUB、B 超或者 CT 扫描,并与术前对比,可以确认各种治疗方法的无石率。

2. 远期并发症方面 不同的治疗方法可能出现的并发症种类不一样,其中:①PCNL 的远期并发症主要是肾功能丧失、肾周积液、复发性尿路感染、集合系统狭窄、输尿管狭窄和结石复发等。②联合治疗的远期并发症主要是肾功能丧失、复发性尿路感染、残石生长和结石复发等。③单纯 ESWL 的远期并发症包括肾功能丧失和结石复发等。④开放性手术的远期并发症有漏尿、输尿管梗阻、肾萎缩、结石复发和反复发作的尿路感染等。术后注意定期复查有利于尽早发现并发症的存在。肾功能方面,术后 3 个月至半年复查排泄性尿路造影,以了解肾功能的恢复情况。

3. 肾结石预防性治疗后的随访 可以分为不复杂的和相对复杂的两类(表 8-3-2)。①第一类包括初发结石而结石已排出的患者以及轻度的复发性结石患者;②第二类包括病情复杂、结石频繁复发、经治疗后肾脏仍有残留结石,或者有明显的诱发结石复发的危险因素存在的患者。其中,第一类患者不需要随访,第二类患者应该进行随访。随访的内容主要是进行结石活动的代谢性监测。

表 8-3-2 尿路结石患者的随访监测项目

监测项目	不复杂结石	复杂性结石
结石	每位患者至少应做 1 次结石成分分析	每位患者至少应做 1 次结石成分分析
血液	血清钙(包括离子钙和结合钙)	相同
	肌酐	相同
	尿酸(选择性测定)	相同
		钾
尿液	空腹晨尿标本	空腹晨尿标本
	pH 测定	相同
	白细胞	相同
	细菌学检查	相同
		尿胱氨酸检查(如果未排除胱氨酸尿症)
		24 小时尿液标本或某一时点尿液标本必须测定的项目:钙、草酸盐、枸橼酸、尿酸盐、肌酐
		选择性测定的项目:镁、磷酸盐、尿素、钠、氯、钾总量

在多数情况下,肾结石必须被视为慢性疾病进行随访监测。提供患者可用的监测工具是防控结石复发的重要手段,对于尿液 pH 异常的患者,尿试纸以及新近研发的 ISFET 等电子设备都是值得推广的工具。

要点解析：

1. 肾结石临床表现多样，常见症状包括腰痛和血尿，以及发热、无尿、肾积水、肾功能不全及胃肠道反应等临床表现。部分患者无临床症状，只在体检时偶然发现。

2. 肾结石的排石治疗只针对较小的结石，一般结石直径小于 6mm，且未引起完全性的尿路梗阻，结石停留于局部少于 2 周。

3. B 超可作为泌尿系统结石的常规检查方法，尤其是在肾绞痛时作为首选方法。NCCT 可清楚显示包括阴性结石在内的结石，对结石诊断特异度及敏感度接近 100%。

4. 结石梗阻并发感染，急性炎症期不宜碎石，易发生炎症扩散甚至出现尿源性脓毒血症。应及时行梗阻以上尿路引流，控制感染，避免造成肾功能的进一步损害。

5. 结石形成的危险因素中，除梗阻和感染外，机体代谢异常也是其发病的重要机制之一。

6. ESWL、PCNL 和 RIRS 都是可选择的肾结石处理方式。

7. CIRF 可逐渐增大，导致结石复发。对于 CIRF 应尽早使用排石机或改变体位等方式进行排石。

8. 溶石治疗常作为手术取石后的辅助治疗。对某些部分或完全性鹿角形结石，化学溶石与取石手术联合治疗是一种可行的治疗选择。

9. 对于有复发可能的结石，必须进行病因诊断，去除病因。

（王少刚　叶章群）

第四节　输尿管结石

由于输尿管自身的蠕动以及尿液的冲刷作用，原发于输尿管的结石很少见，多数输尿管结石来自肾内，从肾内进入输尿管，小的结石可排出至膀胱，稍大的结石常停留在输尿管或在排出的过程中，因腰痛、血尿等检查而发现，诊断为输尿管结石。输尿管结石可同时合并输尿管的病变，如输尿管狭窄或输尿管息肉等。

输尿管结石在输尿管内形成梗阻，可引起明显的腰痛、血尿，长时间的梗阻可导致肾积水、肾功能损害。结合病史、泌尿系 B 超、静脉肾盂造影、泌尿系 CT 是输尿管结石诊断的常用手段。在治疗方式上，可选用药物溶石或排石治疗、体外冲击波碎石术（extracorporeal shock wave lithotripsy，ESWL）、输尿管硬镜取石术、输尿管软镜碎石术（retrograde intrarenal surgery，RIRS）、经皮肾镜取石术（percutaneous nephrolithotomy，PCNL）、腹腔镜或开放输尿管切开取石术等。在输尿管结石的诊疗过程中，应熟知输尿管解剖，准确判断输尿管结石的大小、硬度、部位，掌握治疗方法的选择依据，然后针对不同的个案，选择适宜的治疗方式。

临床病例

患者女，60 岁，退休工人。因"左侧腰痛伴间歇肉眼血尿 2 周"入院。患者 2 周前无明显诱因出现左侧腰痛不适，向下腹部及会阴放射，休息后可好转，但疼痛反复发作；伴有全程肉眼血尿，暗红色，无明显血块，活动后加重，休息及饮水增多则血尿减轻，无尿频、尿急、尿痛和发热等不适。起病以来，精神食欲可，大便正常，睡眠可，体重无明显变化。

既往无特殊病史及手术史。

体格检查：双肾区无隆起，无红肿，未扪及明显包块等；左肾区叩击痛(+)，右肾区无叩击痛，左上输尿管点压痛(+)，余输尿管行程无压痛；膀胱区不胀，无压痛。

【问题 1】通过上述病史，该患者的可疑诊断是什么？

根据患者的主诉（腰痛伴血尿）、症状和体格检查（肾区叩击痛及输尿管行程压痛），应高度怀疑输尿管结石的可能。

思路 1：根据临床表现，腰痛伴血尿，是典型的尿路结石表现。结石移动刺激引起输尿管痉挛，梗阻致肾包膜张力增加，均可以引起腰痛不适。结石活动损伤输尿管黏膜，合并炎性水肿时更易出血，表现为全程肉眼血尿。

尿路结石患者多为镜下血尿，也可形成肉眼血尿，需要注意与尿路上皮癌的血尿相鉴别。结石梗阻合并感染，以及结石物理刺激，引起黏膜下血管损伤出血，多为镜下血尿，也可形成全程肉眼血尿，严重出血者甚至形成蚯蚓状条形血块。血尿的轻重与结石对尿路黏膜损伤程度有关。轻者休息后，血尿常好转；或饮水增多,尿量增加,血尿颜色变淡甚至难以察觉。

知识点

输尿管结石的临床表现

1. 疼痛 腰痛是一个很模糊的概念,有些患者所讲的腰痛,并不是指肾区痛,而是泛指整个腰背部,甚至包括了腰骶部的疼痛。尿路结石引起的腰痛主要在肾区,相当于两个肾脏在腰背部的体表投影,即从脊柱外侧起向外 5cm、上至第 11 胸椎、下至第 3 腰椎之间的区域。肾实质并无感觉神经分布,是无痛感的。而所谓的肾区痛,是由肾被膜、输尿管及肾盂等受牵扯而发生的疼痛。肾区痛可分为三种:肾绞痛、肾区钝痛、肾区胀痛。①肾绞痛是肾盂输尿管连接部或输尿管阻塞、肾内压增高而引起的痉挛性疼痛,表现突发间歇性肾区剧痛,常沿输尿管方向放射到同侧下腹部、会阴部及大腿,伴恶心、呕吐、大汗淋漓等。②肾区钝痛为一种隐痛,多为持续性,常有肾区叩击痛,多见于急性肾炎、急性肾盂肾炎、肾积水等。③肾区胀痛则为一种持续性剧烈疼痛,常伴明显全身症状及肾区叩击痛,多见于肾周疾病,如肾周脓肿、肾周围炎、肾囊肿破裂、肾周血肿等。但肾区痛(腰痛)也可以由其他原因引起,如腰肌劳损、腰椎骨质增生、腰部扭伤等。

2. 血尿 输尿管结石作为异物,表面粗糙,在移动的过程中,可引起输尿管黏膜损伤出血,轻微者可只有镜下血尿,严重者可有明显的全程肉眼血尿,甚至有蚯蚓状血条。合并尿路感染时,输尿管黏膜炎性水肿,更容易受损出血。

3. 其他 输尿管膀胱壁段结石可引起尿急、尿频,这可能因为输尿管下端肌肉与膀胱三角区肌肉相连,并直接附着于后尿道所致;输尿管结石合并尿路感染,膀胱炎性充血,也可引起尿频、尿急。

肾积水及肾功能损害:输尿管管腔较小,结石容易造成梗阻,引起同侧肾积水和感染,致肾功能损害、肾功能不全,有的患者可出现胃肠道症状、贫血等。

思路2:输尿管结石患者的体格检查可有阳性发现,主要表现为输尿管压痛点的深压痛或肾区叩击痛。输尿管结石引起梗阻致近端输尿管以及肾内压增加、肾包膜紧张,叩击肾区可有疼痛、输尿管压痛点深压痛。

知识点

输尿管形成 3 个压痛点:上输尿管点位于腹直肌外缘平脐处;中输尿管点位于髂前上棘水平腹直肌外缘,相当于输尿管第二狭窄处;下输尿管点可通过直肠或阴道进行检查。

【问题2】为进一步明确诊断,需要进行何种检查?

怀疑存在输尿管结石,可以通过一系列物理检查,明确是否存在输尿管结石以及由于输尿管结石存在而带来的其他并发疾病,如肾积水等。

泌尿系 B 超、腹部 X 线正位片、静脉肾盂造影是最常用的物理检查,CT 扫描可用于以上检查不明确的患者。

思路1:泌尿系 B 超具有简便、经济、无创伤等特点,可以发现 2mm 以上的输尿管结石(包括阴性结石),了解结石的位置和大小、集合系统的扩张程度、肾皮质厚度等,可以作为输尿管结石的常规检查方法。对肾绞痛、碘造影剂过敏、妊娠合并结石、无尿、慢性肾功能不全等不能行静脉尿路造影或 CT 尿路造影者,可首选 B 超检查。由于腹腔脏器的干扰,B 超诊断输尿管中下段结石或较小的上段结石敏感性较低,此时需结合病史或其他检查方法以明确诊断。

思路2:腹部正位片(X-ray plain of kidney,ureter and bladder,KUB):90% 以上的输尿管结石可以在 KUB 上显影。通过 KUB 检查,可以大致确定结石的位置、形态、大小和数量。KUB 上的高密度影有时需与胆囊结石和腹腔内的一些钙化影,如肠系膜淋巴结钙化、静脉石和髂血管淋巴结钙化等相鉴别,此时可行侧位 X 线片或静脉尿路造影(intravenous urogram,IVU)辅助鉴别。

思路3:静脉尿路造影(IVU,intravenous urogram):IVU 一般应结合 KUB 进行,此项检查可以了解尿路的解剖结构,进一步明确结石在输尿管的位置、结石引起的尿路梗阻情况,以及对肾功能的影响。此外,IVU

还可以发现 KUB 上不能显示的阴性结石,并可与腹腔内的钙化影相鉴别。

知识点

结石的阳性或阴性是指在 X 线检查下是否可以显示致密影而言。大部分的结石成分主要含钙盐,在 X 线透视下为不透光结石,可以看到密度较深的影像,就是平时所称的阳性结石。有些结石对 X 线无阻挡,透视下表现为透 X 线结石,不显影,称为阴性结石。阴性结石的成分多为尿酸结石、胱氨酸结石。B 超、CT 对不透 X 线及透 X 线结石均能检查到,但后者灵敏度更高。

知识点

IVU 是临床诊断的一种常用技术,是通过有机碘液经静脉注射后,经肾小球滤过排入尿路而使肾盏、肾盂、输尿管及膀胱显影的一种方法。它不但可显示尿路的形态,还可了解肾脏的排泄功能。凡需了解泌尿系统器官功能、形态、位置、通畅情况及其与周围结构关系者,均适用该检查。适应证:①肾脏、输尿管及膀胱结核、肿瘤等;②原因不明的血尿;③泌尿系统结石,确定结石的部位,了解有无阴性结石;④输尿管狭窄等。禁忌证:①肾衰竭,造影剂可对肾脏产生毒性,导致肾功能恶化,另外由于尿液内造影剂浓度低、显影差,达不到检查效果,因此肾衰竭患者不宜作此项检查。②碘过敏,对碘过敏的患者,可使用不含碘的造影剂。③妊娠妇女,避免 X 线对胚胎发育的影响。④多发性骨髓瘤,该病患者作静脉尿路造影时,可能发生尿闭,故不宜进行此项检查。⑤肾绞痛时,患肾血管痉挛,IVU 常不显影,因此不适宜在肾绞痛急性期接受 IVU 检查。

【问题3】如果 B 超、IVU 检查存在矛盾,或均不明确,可选择什么影像学检查?

由于 B 超及 X 线检查均存在一定的局限性,输尿管结石在以上检查中可能漏诊,CT 检查具有更高的敏感性,可用于进一步明确诊断。

思路:CT 检查分辨率较 B 超、IVU 要高,不易受肠道内气体干扰,不受结石成分、肾功能和呼吸运动的影响,而且螺旋 CT 能够同时对所获得的图像进行二维或三维重建,将横切面图像转换成类似 IVU 图像,可以清楚地显示包括阴性结石在内的结石的形态和大小。对肾绞痛患者,如果有条件可首选 CT 平扫。CT 增强能够发现是否合并有尿路肿瘤。

知识点

CT 是用 X 线束对人体检查部位一定厚度的层面进行扫描,由探测器接收透过该层面的 X 线,转变为可见光后,由光电转换器转变为电信号,再经模拟 / 数字转换器(analog/digital converter)转为数字信号,输入计算机处理,即构成 CT 图像。为了提高 CT 扫描的分辨率,可给患者静脉注射造影剂,增加病变组织和正常组织间的密度对比,提高诊断率。

第二次门诊记录

患者接受了泌尿系 B 超、IVU、CT 检查。

泌尿系 B 超:左肾集合系统扩张,暗区深约 30mm,内未见强光团。左输尿管上段内径约 13mm,距肾门 15mm 处见强光团,大小约 15mm×11mm,后伴声影(图 8-4-1)。

KUB+IVU:左输尿管上段(平第 3 腰椎下缘水平)有一粒约 1.1cm×0.6cm 大小结石伴不全性梗阻,梗阻以上输尿管和左肾盂肾盏积液扩张,左肾区有肠气遮盖。梗阻以下输尿管显影、通畅,未见梗阻扩张(图 8-4-2,图 8-4-3)。

泌尿系 CT:左肾略增大,肾盂肾盏轻度扩张,皮质略薄,肾盂肾盏未见明显结石。左侧输尿管上段扩张,可见结石,大小约 0.5cm×0.6cm×1.2cm,CT 值为 837Hu(图 8-4-4)。

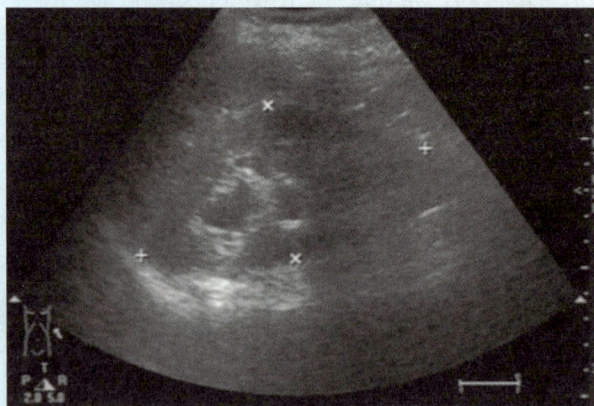

图 8-4-1　输尿管结石 B 超影像

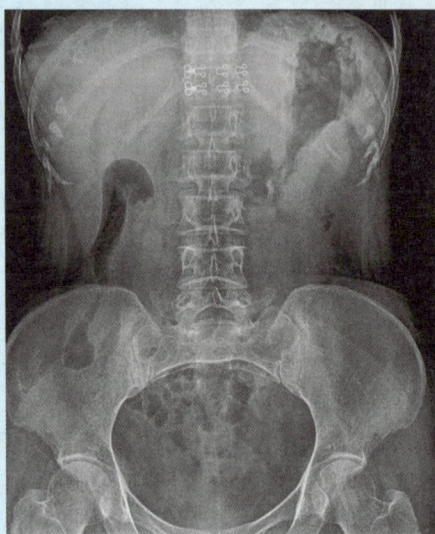

图 8-4-2　输尿管结石 KUB 影像

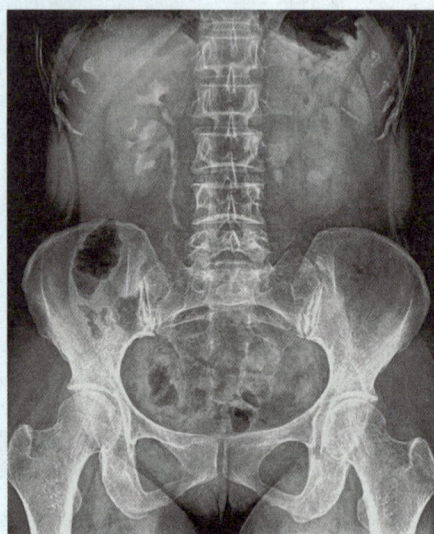

图 8-4-3　输尿管结石 IVP 影像

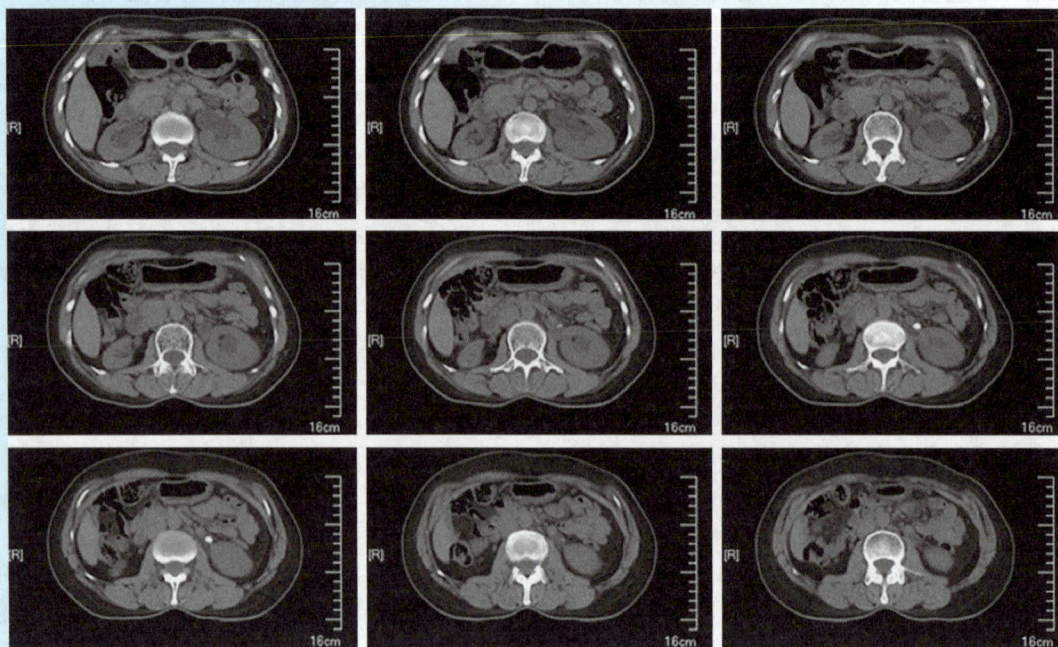

图 8-4-4　输尿管结石 CT 影像

【问题4】该患者目前诊断是什么？

从病史以及体格检查上初步怀疑输尿管结石；泌尿系B超明确输尿管强光团,同时伴有肾积水；KUB+IVU发现输尿管上段结石,左肾盂肾盏积液扩张；泌尿系CT可见左肾盂肾盏轻度扩张,左侧输尿管上段结石。综合考虑,左输尿管上段结石并左肾积水诊断明确。

知识点

输尿管为细长的肌性管道,长度平均男性为26.5cm,女性为25.9cm,管径为0.5~0.7cm。输尿管的三个生理狭窄部:①肾盂与输尿管移行处;②与髂血管交叉处;③壁内段。这些狭窄处常是输尿管结石滞留的部位。依此三个狭窄,可将输尿管分为上、中、下三段,称为腹段、盆段、膀胱段。腹段,自肾盂输尿管交界处到跨越髂动脉处;盆段,自髂动脉到膀胱壁;膀胱段,自膀胱壁内斜行至膀胱黏膜、输尿管开口。

输尿管另一种分段为影像学分段,以骶髂关节为界,也将输尿管分为三段:第一段即输尿管上段,从肾盂输尿管连接处到骶髂关节的上缘;第二段即输尿管中段,从骶髂关节上缘到骶髂关节下缘;第三段即输尿管下段,从骶髂关节下缘处开始穿过盆腔终于膀胱。这也是临床中常用的分段方法。

【问题5】该患者是否适合门诊药物排石治疗？

输尿管上段结石1.1~1.2cm,肾积水轻度,腰痛伴血尿2周以上,考虑自行排出的机会较小;且患者目前主观症状明显,不适合药物排石治疗。

知识点

排石治疗的适应证

1. 结石直径≤0.6cm。
2. 结石表面光滑。
3. 结石以下尿路无梗阻。
4. 结石未引起尿路完全梗阻,停留于局部时间少于2周。
5. 特殊成分的结石,对尿酸结石和胱氨酸结石推荐采用排石疗法。
6. 经皮肾镜、输尿管镜碎石及SWL术后协助治疗。

该患者收治住院

入院后术前常规检查,包括血常规、出凝血时间、电解质、生化、胸片和心电图等,均正常。尿常规提示WBC(+++),进一步行中段尿培养及药物敏感试验。术前给予抗生素抗感染治疗,复查尿常规转阴。

【问题6】该患者采取何种治疗方式？

该患者输尿管上段结石1.1~1.2cm,合并轻度肾积水,外科有多种治疗方式可选。按照临床诊疗指南,直径<1.0cm上段结石首选体外冲击波碎石(ESWL),而直径>1.0cm上段结石可选ESWL、输尿管镜取石(URL)或经皮肾镜取石(PCNL)。因此,该患者需要在ESWL、URL、PCNL中选择一种安全有效的方式。综合考虑手术的风险以及各自的成功率,初步选择输尿管镜取石术。

思路1:体外冲击波碎石术(extracorporeal shock wave lithotripsy,ESWL)是通过体外碎石机产生冲击波,由机器聚焦后对准结石,经过多次释放能量而击碎体内结石。结石击碎后,经过尿路自然通道排出体外。

思路2:输尿管镜取石术(ureteroscopic lithotripsy,URL)是通过输尿管镜直接接近输尿管结石,使用碎石工具,常用气压弹道碎石或钬激光,将结石击碎,并使用异物钳取出至体外。

思路3:经皮肾镜取石术(percutaneous nephrolithotomy,PCNL)是指在腰背部皮肤穿刺进入肾集合系统,建立经皮肾通道,随后内镜进入肾集合系统及输尿管上段,寻找到尿路结石,使用碎石工具击碎后取出至体外。

输尿管镜取石术
(视频)

187

知识点

ESWL 碎石时，冲击波在传播中碰到密度相差较大的介质时，如从软组织到结石时，因阻力突然增大，在结石的向波面产生巨大压力，当冲击波从结石背波面穿透时，因阻力突然降低而产生巨大拉力，结石经过这样反复多次拉压后而终将碎成细粒。ESWL 碎石过程受到多种因素的影响，冲击波的聚焦及穿透力、结石的大小、结石是否被包裹等。因此，ESWL 主要用于直径 10mm 以内的上尿路结石治疗，对于较大的结石可分期碎石。禁忌证：妊娠妇女，未纠正的全身出血性疾病，结石以下尿路有梗阻，严重肥胖或骨骼畸形，高危患者如心力衰竭，严重心律失常等，未接受治疗的急性尿路感染或泌尿系活动性结核。

输尿管镜分为输尿管硬镜及输尿管软镜，前者更为常见，主要用于输尿管结石、狭窄等的处理。输尿管硬镜临床常用规格：8/9.8F 输尿管硬镜，前端 8F 外径，后端 9.8F 外径；另一种，4.5F 或 6.5F 输尿管硬镜，前后端差异不大，也称小儿输尿管镜。输尿管软镜，又称软性输尿管肾镜，镜体纤细，前段柔软可弯曲，经尿道通过输尿管可达肾脏，观察和处理输尿管硬镜不能达到的肾盂、肾盏结石。

经皮肾镜取石术需要经皮穿刺建立经皮肾通道，主要风险在于肾实质的损伤出血。PCNL 治疗输尿管结石的适应证：①输尿管上段第 4 腰椎横突水平以上的结石；②ESWL 无效或输尿管镜逆行失败的输尿管上段结石，包括尿流改道患者；③结石长径在 1.0cm 以上、息肉包裹或梗阻较重；④合并肾结石、肾盂输尿管连接部梗阻（UPJO）等需要顺行经皮穿刺肾造瘘（PCN）一并处理者。禁忌证：①未纠正的全身出血性疾病；②严重心脏疾病或肺功能不全，无法耐受手术者；③未控制的糖尿病或高血压病；④结石近端输尿管扭曲严重者；⑤服用抗凝药物者，需要停药 2 周，复查凝血功能正常者才能安排手术。

【问题 7】择期于连续硬脊膜外麻醉下行输尿管镜取石术，术中使用 8/9.8F 输尿管镜，可能会出现哪些情况，又该如何处理？

输尿管镜取石术中常发现输尿管狭窄，难以通过常规输尿管镜，其次对于输尿管上段结石，碎石过程中，结石容易反流进入肾内，造成碎石取石失败。前者，可以换用更细的输尿管镜尝试，而后者，主要在于操作时预防结石反流进入肾内，一旦结石反流进入肾内，输尿管硬镜常常无法处理，可辅助 ESWL 或即刻更换输尿管软镜碎石。

思路 1：逆行输尿管镜手术 8/9.8F 输尿管镜受阻，可选择口径更小的输尿管镜，如 6.5F 或 4.5F 输尿管镜，结合钬激光碎石，能处理输尿管较窄的病例。

思路 2：如果 4.5F 输尿管镜仍无法通过，可考虑留置输尿管内支架被动扩张输尿管，待输尿管扩张后择期再行输尿管镜取石治疗。

思路 3：逆行手术失败，可考虑作顺行经皮肾镜取石术，或腹腔镜（开放手术）输尿管上段切开取石术进行处理。该患者输尿管上段结石 1.1~1.2cm，输尿管镜碎石术已经取出部分结石，考虑反流进肾的结石较小，可 ESWL 辅助治疗。

【问题 8】患者术后结石成分分析为磷酸镁铵，术后 KUB 提示左输尿管内支架位置好，出院指导有哪些？

尿路结石的治疗不仅仅是取出结石去除梗阻，还需要进一步的饮食控制等方式来预防结石的复发。

思路 1：磷酸镁铵结石为感染性结石，在尿路感染未控制的情况下极易复发，因此应注意尿路感染的控制，抗生素的选用依据是中段尿培养及药物敏感试验。

知识点

泌尿系统结石成分主要有一水或二水草酸钙、尿酸、磷酸镁铵、胱氨酸、碳酸磷灰石、碳酸钙、磷酸氢钙等。

感染性结石指由持续性或复发性尿路感染引起的尿路结石，通常指分解尿素细菌感染而形成的磷酸镁铵和磷酸钙结石（即鸟粪石和磷灰石）。主要病原体是变形杆菌。病原体产生的尿素酶使尿中尿素分解，致尿铵、碳酸氢离子浓度增加，尿液变碱性，尿中磷酸镁铵和碳酸磷灰石的成分达超饱和状态，结晶析出，从而形成感染性结石。

思路 2:输尿管镜取石术手术操作可引起输尿管黏膜水肿,术后留置内支架引流尿液,防止梗阻引起肾绞痛。该患者合并肾积水,且为感染性结石,内支架引流对恢复有一定的帮助。但不宜留置时间过长,以免形成继发结石,因此嘱患者术后 1~2 周复诊拔除内支架。其间避免剧烈活动引起血尿、腰痛等不适。

输尿管结石的诊断和治疗基本流程见图 8-4-5。

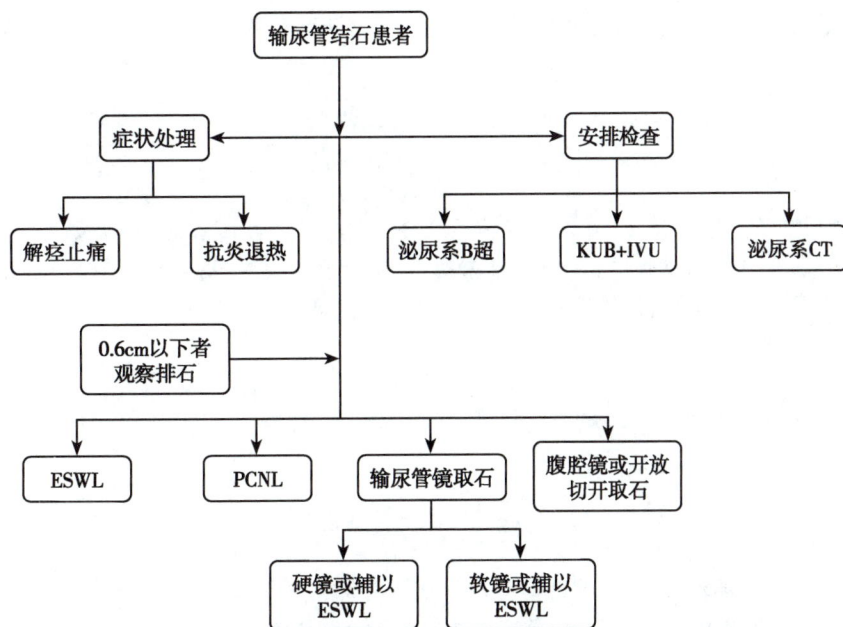

图 8-4-5　输尿管结石的诊断和治疗基本流程

(曾国华)

第五节　膀胱及尿道结石

膀胱结石占泌尿系统结石的 5%。原发性膀胱结石指的是在结石发展过程中,不存在任何功能性、解剖性及感染性因素。目前的发病率多呈现地方性,多发于男孩,与营养不良和低蛋白有关。继发性膀胱结石通常由膀胱出口梗阻、膀胱憩室、神经源性膀胱、尿路感染、异物或肾、输尿管结石排入膀胱所致。研究报告显示仅有 3%~17% 的膀胱结石患者有上尿路结石病史,因此继发性膀胱结石主要以膀胱内新生结石为主。膀胱出口梗阻是非神经源性膀胱患者膀胱结石的主要发病因素。有 45%~79% 的膀胱结石患者存在膀胱出口梗阻的病因。尿道结石占尿路结石的 2% 以下,可分为原发性及迁入性。

解除膀胱出口梗阻、治愈尿路感染、清除异物对于治疗膀胱结石全关重要。而对于儿童膀胱结石患者最好的治疗方法是提高生活水平,预防结石形成。要根据结石成分、身体状态以及设备器械来决定治疗方案。治疗尿道结石取决于结石的大小、位置及尿道情况。目的是解除梗阻和在不损伤尿道及周围组织的情况下取出异物。

临床病例

患者,男性,64 岁。尿频、尿急、排尿不畅 2 年,排尿中断伴血尿 1 个月。患者 2 年前开始出现尿频,每日排尿十余次,每次尿量不多,伴有尿急,夜尿 4~6 次。后逐渐出现排尿不畅,尿流变细,排尿等待时间延长。无血尿,无发热,无明显腰痛。外院诊断为前列腺增生,对症用药后症状无明显改善。1 个月前自觉下腹部钝痛不适,排尿时尿流分叉,并有尿流中断现象,抖动身体后又可排尿。排尿终末期会阴区剧烈疼痛,并出现血尿,鲜红色,无血块。睡眠质量较差,精神食欲可,无明显消瘦,大便正常。既往无特殊病史。无吸烟、饮酒嗜好。已婚已育,育有一子。无家族病史。

【问题 1】通过上述病例特点,该患者的可能诊断是什么?

根据患者的主诉、症状和个人史,应高度怀疑前列腺增生继发膀胱结石的可能。

思路 1:不同年龄人群的膀胱结石其原因往往不同,老年男性人群中有排尿中断表现的,应引起重视。

早在公元前 4、5 世纪,医师就已经认识到尿路结石的存在,《希波克拉底宣言》中曾提到过膀胱切开取石术。最早的尿路结石是在公元前 4 800 年埃及一个木乃伊男孩中发现的。在 19 世纪的欧洲,膀胱结石通常出现在儿童中。随着工业革命的进展,营养水平的提高以及抗菌药物的应用,西方国家中儿童的膀胱结石已基本消失。然而,在不发达国家中,儿童仍然遭受地方性膀胱结石的困扰。现在,西方国家中膀胱结石占泌尿系统结石的 5%。

知识点

饮食、排尿困难以及解剖异常(后尿道瓣膜、膀胱输尿管反流)等因素是儿童膀胱结石形成的诱因。成人的膀胱结石几乎没有原发性的,多由于排尿困难、膀胱出口梗阻、感染或异物(手术缝线、导尿管、自行置入的异物等)导致,或肾、输尿管结石排入膀胱所致。患有前列腺增生的老年男性是膀胱结石的好发人群之一。

思路 2:膀胱内为什么会形成结石?

知识点

与肾小管中尿液快速流动不同,膀胱储存的尿液和其沉淀物相对静止。感染和膀胱出口梗阻可以造成尿液过饱和和异质成核,结晶进一步聚集造成结晶生长和结石形成。

地方性的膀胱结石主要累及 10 岁以下儿童,发病率高峰在 3 岁左右。缺乏镁、磷、维生素 A、维生素 B_6 以及低蛋白高碳水化合物饮食与儿童膀胱结石的形成有关。另外,脱水、腹泻、发热和感染造成尿液生成减少并容易形成结晶。

膀胱结石的构成受尿液 pH 及饱和度的影响。大多数结石由多种成分混合而成。尿路感染存在时,磷酸镁铵是主要成分。由于膀胱炎比上尿路炎症更为常见,因此膀胱磷酸镁铵结石更为多见。

思路 3:尿频、尿急、尿痛、血尿、排尿中断等是膀胱结石最常见的临床表现,问诊时需要对排尿特点进行收集病史,仔细鉴别。病史中要询问有无上尿路结石史,有没有肾绞痛史,以排除由于肾结石经输尿管排至膀胱后停留,久而久之,使膀胱里的小结石变大。

知识点

膀胱结石的典型症状是排尿突然中断,间断性尿痛和终末血尿。非排尿期的不适表现为下腹钝痛,运动或突然活动后加重。排尿结束时结石卡在膀胱颈部会造成剧痛。疼痛可沿着第 2、第 3 骶神经放射至阴茎头和阴囊。儿童则会沿着第 3、第 4 骶神经放射至会阴部。

膀胱结石患者活动后出现尿频。40%~50% 出现尿急,30%~40% 有排尿中断现象。

知识点

并发感染时,膀胱刺激征加重,可有脓尿,排尿终末期疼痛更明显。儿童可出现遗尿和阴茎异常勃起。

若结石位于膀胱憩室内,仅表现为尿路感染。

门 诊 检 查

体温 36.9℃,脉搏 70 次/min,呼吸 20 次/min,血压 110/80mmHg。一般情况可,发育正常,皮肤巩膜未见明显黄染,浅表淋巴结未扪及,颈软,甲状腺不大,气管居中。双肺呼吸音清晰,未闻及明显干、湿啰音,心律齐,未闻及心前区杂音。腹部平软,无压痛,肝脾肋下未及,未扪及腹部包块,无移动性浊音,肠鸣音正常,双侧肾区无明显叩击痛。脊柱四肢无异常,生理反射存在,病理反射未引出。双侧睾丸及附睾无明显肿大。直肠指诊:肛门括约肌无松弛,前列腺体积Ⅱ度大,质地中等,无压痛及结节,中央沟消失。

【问题 2】为进一步明确诊断,需要进行何种检查?
思路 1:怀疑膀胱结石的老年男性患者,体格检查注意有无前列腺增生。

知识点

男性膀胱结石的诱因多为尿道狭窄、前列腺增生、膀胱憩室、膀胱疝出和神经源性膀胱。另外,虽然前列腺切除术、憩室切除术等手术使用的可吸收缝线减少了膀胱结石形成的风险,但仍可能产生结石。女性膀胱结石多继发于子宫脱垂、盆腔术后、神经源性膀胱和异物。

脊髓损伤会导致膀胱结石形成。留置双腔导尿管可造成泌尿系感染、尿路上皮糜烂和结石形成。同样地,留置输尿管双 J 管也会导致管周形成石壳。

该患者老年男性,排尿困难,可能已经有良性前列腺增生,膀胱出口梗阻,导致继发性膀胱结石形成。

思路 2:实验室检查注意有无尿路感染、血清前列腺特异抗原(PSA),此外还要做哪些影像学检查?

尿常规:红细胞(++),白细胞(+)。
肾功能:正常。
PSA:3.8ng/ml。
B 超:膀胱内 2cm 结石,前列腺增生。
KUB:膀胱结石(图 8-5-1)。

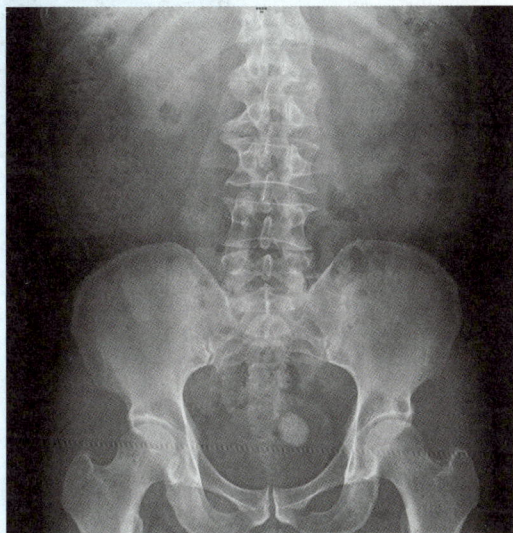

图 8-5-1　KUB 膀胱结石

知识点

虽然在腹部 X 线片上可以看到膀胱结石,但相当多的结石因为重叠的肠道气体、软组织阴影以及结石透光性而被漏诊。超过 50% 的膀胱结石在平片上不能被发现。

超声检查可以发现膀胱结石,还可同时发现膀胱憩室、良性前列腺增生等,除非结石位于膀胱憩室内,一般膀胱结石会随体位变化而滚动。

膀胱镜是膀胱结石最准确的检查方法,能直视下发现结石,并可评估前列腺增生、膀胱憩室或尿道狭窄等病变。

【问题3】膀胱结石的危害是什么?

思路:膀胱结石是否会增加膀胱癌的风险。

知识点

膀胱结石的长期存在是膀胱癌的诱因之一,结石会造成慢性炎症、感染、水肿、充血及溃疡。持续的黏膜损伤、黏多糖保护层破坏以及膀胱结石导致的炎症会增加膀胱癌的发病风险。

入院后进一步检查情况

专科体检:双肾未扪及,双肾区无明显叩击痛。腹部平软,无压痛及肌紧张,肝脾肋下未及,未扪及腹部包块,腹部叩诊呈鼓音,未见膀胱区隆起。外生殖器正常。直肠指诊,前列腺Ⅱ度大,质地中等,无压痛及结节,中央沟消失,未扪及前列腺区包块,指套无血染。

血常规、出凝血时间及肝肾功能和血电解质均正常,仍有尿常规RBC(++)。

胸片无异常发现。心电图正常。

CT:膀胱结石,前列腺增生(图8-5-2~图8-5-4)。

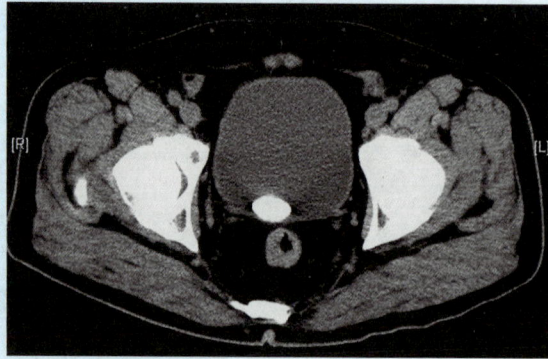

图8-5-2　CT平扫横截面,膀胱结石

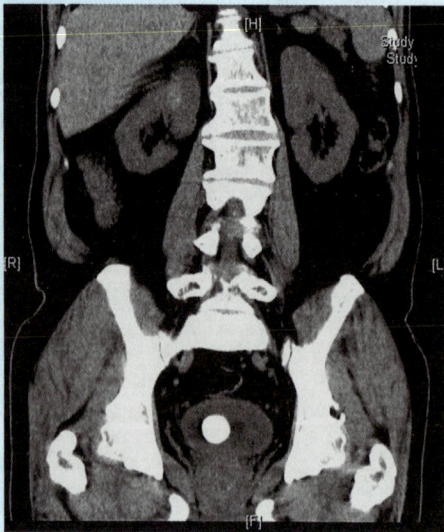

图8-5-3　CT平扫冠状面,膀胱结石

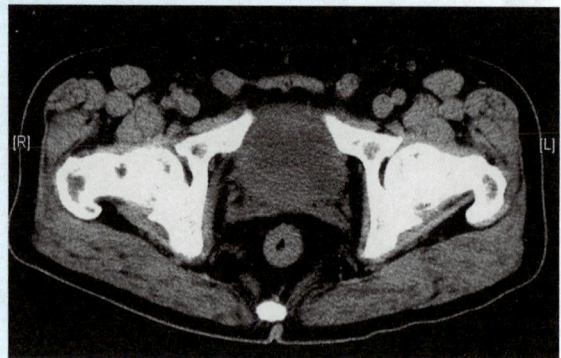

图8-5-4　CT平扫横截面,前列腺增生突向膀胱

临床诊断:膀胱结石、前列腺增生。

【问题4】患者的治疗方案如何？

思路1:患者为膀胱结石、良性前列腺增生确诊病例,应收入院,完善相关检查后尽早安排手术。入院后的常规检查应关注哪些项目?

知识点

患者入院后接受手术,因此需要进行有关术前常规其他检查,包括尿常规、血常规,出凝血时间和心电图等。由于有良性前列腺增生,因此需要进行IPSS评分、尿流率测定、上尿路的B超检查,胸片了解有无肺部病变。同时由于最佳的治疗措施为手术方式是经尿道膀胱镜取石或碎石术+经尿道前列腺电切(TURP),术前需要了解有无膀胱感染,若无感染,可以安排手术,有明显的膀胱感染,需要控制感染后再手术治疗。膀胱结石的治疗中重要的是要解除膀胱出口梗阻、治愈尿路感染以及精细的手术操作。最近的前瞻性研究表明,膀胱结石并非良性前列腺增生症的手术绝对适应证,手术治疗膀胱结石时可以不同时进行TURP术。另外,结石的大小和成分、伴随疾病、既往手术史、患者身体状况和依从性、手术花费和器械都应该在治疗前充分权衡考虑。

手术治疗情况

在完成相关检查,无明显手术禁忌证后,于连续硬脊膜外麻醉下行经尿道膀胱镜钬激光碎石术。术中见圆形膀胱结石,予钬激光碎石,将结石粉碎后经膀胱镜鞘吸出,收集碎片进行结石成分分析。3天后结石成分分析示:磷酸镁铵。

术后留置导尿管2天。

思路2:不同治疗方法的选择。

知识点

保守治疗

在儿童的饮食当中增加磷、蛋白质、维生素、镁的摄入量可以降低膀胱结石的发病率。对儿童患者进行全面的代谢评估很有益处。成人膀胱结石患者中应用Suby G或M溶液溶石治疗取得了不错的效果,但这需要很长的时间,几乎不被采用。溶肾石酸素可用于溶解磷酸镁铵或磷酸盐结石,或预防性地防止导尿管外石壳的形成。10%的溶肾石酸素会造成轻度的膀胱刺激。每天用2~3次0.25%或0.5%的醋酸溶液可以预防长期留置导尿管上反复发生的磷酸镁铵。另外,尿酸结石可被碱性溶液溶解。

知识点

开放或经尿道手术

早在1963年,膀胱切开取石术已成为膀胱结石的最佳治疗方案。现在经典的治疗方案是经尿道膀胱镜下碎石术。可在内镜下应用机械碎石、碎石洗出、超声、液电、气压弹道、钕激光、钬激光等方式碎石。钬激光的应用成为尿路结石治疗历程中的里程碑,特别是在使用新型导光束后。很多研究证实钬激光比其他治疗方式有更多的优点,它安全、有效,容易操作。而气压弹道碎石对于粉碎大而硬的结石很有效,并且组织创伤的概率较小。使用侧方或末端发射激光纤维能够接触并粉碎结石。手术中,为预防黏膜损伤,光纤至少与尿路上皮保持0.5mm。

耻骨上膀胱切开取石术曾经是治疗膀胱结石的"金标准",但是随着内镜碎石技术的突飞猛进,医患双方都逐渐倾向于损伤更小的内镜碎石。但是,结石过大、过硬、大于4cm的膀胱结石,或伴有膀胱憩室病变时,宜采用开放手术进行治疗。

目前,多种碎石手段已用于治疗继发于肾移植的膀胱结石。研究发现,钬激光既有效又安全。应用液电碎石和碎石取出术可导致黏膜出血,需要电灼止血。

使用电切镜可以清除大的结石碎片,有研究者已试验对男性巨大膀胱结石患者插入尿道 Amplatz 鞘后应用膀胱镜碎石术,取得了不错的效果。

知识点

体外冲击波碎石

冲击波碎石简单有效,高危患者也可以承受。冲击波碎石突出的优点包括不需要麻醉、留置导尿时间短、无须住院。膀胱结石可能需要多次冲击波碎石。但是,冲击波碎石不针对结石病因,并且不能排出所有的结石碎片,碎石效率会受到结石大小的影响。因此,冲击波碎石不应作为大多数成人膀胱结石的一线治疗方案。

知识点

经 皮 途 径

新的经皮膀胱取石术已经在临床中开展,它是一种微创手术,不经过尿道和膀胱颈部。适用于尿道狭窄的儿童患者以及预计手术时间较长的结石巨大和多发患者。经皮穿刺点选择耻骨联合上或既往耻骨上造瘘管的位置,防止损伤肠道和血管。应用筋膜扩张器时,在经尿道膀胱镜的引导下可以便于指导穿刺和扩张。

知识点

尿 道 结 石

尿道结石占尿路结石的 0.3% 以下,多见于男性。女性尿道短而直,排出结石碎片的效率较高,因此女性尿道结石发病率极低。发病年龄多在幼年时期或 40 岁左右。尿道结石可分为原发性及迁入性。原发性结石是膀胱内的新生结石,与诱发尿流停滞和感染的解剖畸形有关,尿道狭窄,尿道憩室伴慢性感染和异物可致尿道结石。大多数男性尿道结石属于迁入性结石,来自肾盂、输尿管和膀胱,排出时在尿道受阻。虽然小于 10mm 的结石可经正常尿道排出,但可能于前列腺部尿道、球部尿道、近端阴茎部尿道、舟状窝和尿道外口处受阻。

原发性尿道结石因形成和生长缓慢一般不会引起急性症状。但是,迁入性尿道结石在下降到尿道之前可能体积已经相当大,常引起急性症状,典型症状为排尿困难、点滴状排,伴尿痛,重者可发生急性尿潴留及会阴部剧痛。结石引起的疼痛可非常剧烈。结石嵌顿在后尿道时疼痛放射到会阴或直肠,位于前尿道时疼痛局限在受阻部位。前尿道结石可沿尿道扪及,后尿道结石经直肠指诊可触及。B 超和 X 线检查有助于明确诊断。

治疗尿道结石取决于结石的大小、位置及尿道情况。目的是解除梗阻和在不损伤尿道及周围组织的情况下取出异物。急性尿潴留患者最好通过耻骨上造瘘进行处理,尿道镜碎石并取出结石碎片。前尿道结石可用血管钳取出。操作前在结石近端的尿道加压,避免其后移,轻轻按摩或向外挤压小结石,使结石能排出,如果结石嵌顿于舟状窝或尿道外口可行尿道外口切开后取石,当狭窄阻碍结石通过时,需先行尿道扩张或尿道内切开术。后尿道结石可在原位处理或推回膀胱,再按膀胱结石处理。

膀胱结石诊治流程见图 8-5-5。

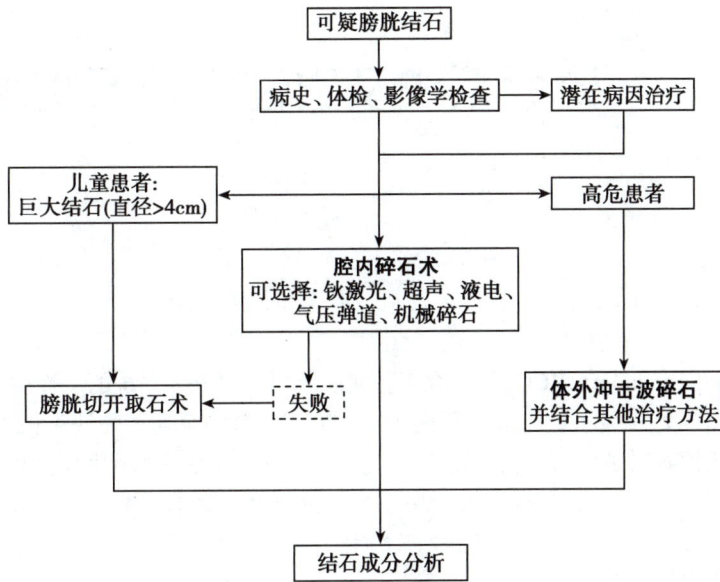

图 8-5-5　膀胱结石诊治流程

（郭剑明）

第九章 泌尿系统及男性生殖系统肿瘤

第一节 肾 癌

肾细胞癌（renal cell carcinoma，RCC）是起源于肾实质泌尿小管上皮系统的恶性肿瘤，简称"肾癌"，占成人恶性肿瘤的 2%~3%，男女比例为 2:1，高发年龄为 41~70 岁。肾癌早期往往缺乏临床表现，超过一半的患者在体检或作其他疾病检查时被发现，称为无症状肾癌。但血尿、腰痛和腹部肿块仍然是其主要临床表现。外科手术是治疗肾癌的主要方法，包括根治性肾切除术和肾部分切除术。术后病理分期是影响预后的主要因素，其次是组织学类型。

肾癌的诊疗过程通常包括以下环节：

1. 了解肾癌患者的临床表现，职业特征和生活习惯。
2. 哪些辅助检查可以帮助医生进行初步诊断，各个检查项目的临床意义是什么。
3. 明确肾癌患者的临床分期，并采取相应的治疗方案，了解不同治疗方案的适应证。
4. 了解围手术期的注意事项，例如术前谈话的内容，术中基本操作过程和要点，以及术后观察要点和并发症的处理。
5. 通过最终的病理结果获得重要信息，来指导医生判断患者的预后情况和制订下一步诊疗措施。
6. 医生应如何做好患者的随访工作。

临床病例

男性，53 岁。主因"体检发现左肾占位 1 个月"来院门诊就诊。患者 1 个月前于外院体检行超声提示：左肾上极探及一直径 3.5cm 近似球形低回声肿物，内部回声欠均匀，其内可见血流信号。无尿频、尿急、尿痛，无肉眼血尿，无腰背部不适，无发热，无恶心、呕吐。患者自发病以来精神饮食可，睡眠可，大小便正常，体重无明显变化。既往吸烟史 20 余年，10 支/d；无嗜酒。无手术外伤史。其父母健在，家族史无特殊。

【问题 1】通过上述问诊，该患者可疑的诊断是什么？

根据患者的主诉、症状、辅助检查，应高度怀疑肾癌可能。

思路 1：中年男性，体检发现左肾占位，无明显临床表现，应引起重视。

知识点

肾癌占原发性肾脏恶性肿瘤的 80%~90%，在我国泌尿生殖系统恶性肿瘤中仅次于膀胱癌，高发年龄在 41~70 岁，男女发病率之比约为 2:1。

思路 2：肾癌早期往往缺乏临床表现，超过一半的肾癌在体检或作其他疾病检查时被发现。既往经典血尿、腰痛和腹部包块的"肾癌三联征"已经在临床上很少出现。问诊时还应特别注意询问有无血尿，要和肾盂癌相鉴别。

知识点

肾癌的临床表现：早期肾癌多数患者无明显症状，有时出现腰背部不适、发热、高血压等非特异性的临床症状。随着病情发展，腰痛为最常见的症状，大多数腰痛表现为钝痛或隐痛，主要是由于肿瘤生长牵拉肾包膜或侵犯腰肌或邻近脏器所致。间歇无痛肉眼血尿表明肿瘤已侵入肾盏、肾盂。出血量较多时，可因血块通过输尿管而出现肾绞痛。肿瘤较大时可在上腹部扪及光滑、质硬和无压痛肿块。大多数仅出现上述症状的一项或两项，三项都出现者仅占 6%~10%，出现任何一项上述症状都是病变发展到较晚期的临床表现。

思路 3：问诊时应注意的几个特殊症状，发热、咳嗽、咯血、高血压、贫血、体重减轻、精索静脉曲张等，以除外副瘤综合征和远处转移可能引起的症状或合并症。

知识点

肾癌的特殊表现：10%~40% 的肾癌患者可出现副瘤综合征，主要是指发生于肿瘤原发病灶和转移病灶以外由肿瘤引起的综合征，这容易与其他全身性疾病症状相混淆，必须注意鉴别。常见有发热、高血压、红细胞沉降率增快等。发热可能因肿瘤坏死、出血、毒性物质吸收所引起。研究发现，肿瘤能异位分泌白细胞介素 -6，可能为内生致热原。高血压可能因瘤体内动静脉瘘或肿瘤压迫肾血管，肾素分泌过多引起。其他的肾外表现有贫血、体重减轻、恶病质、肝功能异常（Stauffer 综合征）、高钙血症、红细胞增多症、高血糖等改变。阴囊内可发现精索静脉曲张，平卧位不消失，提示肾静脉或下腔静脉内癌栓形成。临床上约有 1/3 的肾癌患者在初次就诊时就已发现有转移，表现为病理性骨折、咳嗽、咯血、神经麻痹及转移部位出现疼痛等。另有 20%~40% 初次诊断为局限性肾癌的患者最终发展为远处转移。

Stauffer 综合征又称肾源性肝功能异常综合征（nephrogenic heptic dysfunction syndrome），1961 年由 Stauffer 首次报道，指肾肿瘤引起的肝功能异常，但肝内无转移瘤。

思路 4：问诊时应注意既往史、个人史、家族史的收集。肾癌的病因尚不明确，主要与吸烟、肥胖、高血压以及遗传等因素有关。该患者有吸烟史，无家族史，考虑为非遗传因素引起的肾癌。

知识点

肾癌的病因未明

1. 吸烟是引起肾癌的主要原因，男性中至少有 39% 病例与之有关。

2. 随着体重指数（BMI）的增加，患肾癌的危险性也升高，BMI 为 25~30kg/m² 者，患肾癌的危险性增加 50%。在欧洲，25% 的肾癌系因肥胖所致。

3. 高血压患者，肾癌的发生率明显上升，并且与肥胖和吸烟无关。

4. 长期使用含非那西丁的镇痛药可使肾癌发病率升高，这类药物还可引起肾盂癌。

5. 某些职业如石油、皮革、石棉等产业工人患病率高。

6. 大多数为非遗传因素引起的散发性肾癌，遗传性或家族性仅占肾癌总数的 2%~4%。

思路 5：早期肾癌的患者，体格检查常无明显阳性体征。

在门诊对患者进行常规体格检查，结果如下：体温 36.8℃，脉搏 76 次 /min，呼吸 20 次 /min，血压 130/85mmHg。一般情况可，发育正常，皮肤巩膜未见明显黄染，浅表淋巴结未扪及，颈软，甲状腺不大，气管居中。双肺呼吸音清晰，未闻及明显干、湿啰音，心律齐，未闻及心前区杂音。腹部平软，无压痛，肝脾肋下未及，未扪及腹部包块，无移动性浊音，肠鸣音正常，脊柱四肢无异常，生理反射存在，病理反射未引出。双侧肾区无明显叩击痛。双侧睾丸及附睾无明显肿大，双侧精索静脉无曲张；直肠指诊，前列腺体积Ⅱ度大，质地中等，无压痛及结节，中央沟存在。

正常人肾脏一般不易触及,要触诊肾脏的最好方法是嘱患者仰卧,膝关节屈曲,检查者用一只手在受检者的相应侧背部脊肋角将肾脏托起。当受检者做深吸气动作时,检查者的另一只手在前腹部的肋下缘作深部触诊。脊肋角的叩诊能够判断该侧肾脏的疼痛情况,叩诊要轻柔,因为有炎症的肾脏对叩击震动极为敏感。

【问题2】为进一步明确诊断,需要进行何种检查?

对怀疑肾癌的患者,应进行影像学检查了解肾肿瘤大小、位置、生长方式、强化特征、与肾盂、肾血管及肾周组织的关系、有无周围淋巴结肿大(肾门、下腔静脉和腹主动脉周围)等。患者目前首选的检查为腹部平扫和增强 CT 检查。增强 CT 充分利用肾实质肿瘤血供丰富和对比增强的特征进行评估。一般情况下,CT 强化超过 15Hu 则应该考虑为肾癌。

知识点

肾肿瘤影像学检查要点

1. 超声检查　超声是最简单而无创伤的检查方法,发现肾癌的敏感性高,在常规体检中经常发现临床无症状,尿路造影无改变的早期肿瘤。超声常表现为不均质的中低回声实性肿块,体积小的肾癌有时表现为高回声,需结合 CT 或 MRI 诊断。肾囊肿界限清楚,内部为无回声液性暗区。肾错构瘤的脂肪成分表现为强回声,容易和肾癌鉴别。

2. X 线检查　泌尿系平片可观察肾脏外形异常及钙化性改变。静脉尿流造影或逆行肾盂造影的异常变化多发生于肿瘤生长至一定大小时将其周围的肾小盏破坏、压迫,或牵拉变长、变形、变细、扭曲,甚至数个小盏破坏、闭锁或分离等,较大肿瘤可以使肾盂及输尿管异位。当肿瘤侵犯肾盂后,肾盂内可出现充盈缺损,甚至引起积水。

3. CT 扫描　CT 对肾癌的确诊率高,能显示肿瘤大小、邻近器官有无受累,是目前诊断肾癌最可靠的影像学方法。CT 表现为肾实质内不均质肿块,平扫略低于或与肾实质相似,增强扫描后,肿瘤整体仍较肾实质低,这主要是因为肾癌组织内没有正常的肾小管结构,因而肿瘤部分增强的程度没有正常肾组织高。CT 显示肾蒂或腹膜后淋巴结直径等于或大于 1.5cm 者应考虑转移的可能性。肾囊肿表现为一圆形或椭圆形低密度病灶,CT 密度与水近似,无对比增强,壁很薄而光滑。肾错构瘤中含有脂肪性低密度灶,其间夹杂着不同数量的软组织成分,呈网状或蜂窝状分隔,增强后部分组织强化,尤其是血管组织,而脂肪组织不强化。

4. MRI 检查　MRI 对肾癌诊断的准确性与 CT 相仿。T_1 加权像上常表现为不均质的低信号或等信号,T_2 加权像上则表现为高信号改变。MRI 检查主要适用于局部进展期肿瘤、静脉可能受累、肾功能不全,以及对血管造影剂过敏的患者。

第二次门诊记录

患者接受了相关检查。腹部 CT 结果提示:双肾形态正常,左肾上极背侧可见类圆形等密度影,凸出于肾轮廓外(外凸程度<50%),最大径 3.4cm。CT 平扫:软组织密度的实性病灶,伴低密度坏死,不伴高密度出血;增强:不均匀强化;平扫、皮质期、髓质期 CT 值:33Hu、67Hu、112Hu。肿瘤局限于肾脏。印象:左肾癌($cT_{1a}N_0$)。

【问题3】患者的病变的生物学特点如何?

思路1:从患者的 CT 检查结果来看,为左肾脏单发肿瘤,位于肾脏左侧上极。根据肿瘤强化特点,考虑肾癌的可能性大。

知识点

绝大多数肾癌发生于一侧肾脏,常为单个肿瘤,10%~20% 为多发病灶,多发病灶病例常见于遗传性肾癌以及肾乳头状腺癌的患者。肿瘤多位于肾脏上、下两极,典型的瘤体为类球形,自肾皮质呈圆形突出。肿瘤与周围肾组织界线清楚,由一层被压缩的肾实质和纤维组织构成的假包膜包裹。双侧发病者(先后或同时)仅占散发性肾癌的 2%~4%。

思路 2:综合影像学检查结果考虑患者临床分期为 $T_{1a}N_0M_0$,属于局限性肾癌。

知识点

肾癌的分类:目前采用的肾癌的病理组织学类型是 2004 年 WHO 推荐的分类标准,病理类型与肾癌的预后相关。肾癌包括肾透明细胞癌、肾乳头状腺癌(Ⅰ型和Ⅱ型)、肾嫌色细胞癌,未分类肾细胞癌、多房囊性肾细胞癌、Bellini 集合管癌、髓样癌、Xp11 易位性肾癌、神经母细胞瘤伴发的癌、黏液性管状及梭形细胞癌。

知识点

肾癌的分期:肾癌的 TNM 分期是决定治疗方式和影响预后的主要因素。综合影像学检查结果评价临床分期(clinical stage grouping,cTNM 分期),根据 cTNM 分期初步制订治疗方案。依据术后组织学确定的侵袭范围进行病理分期(pathological stage grouping,pTNM)评价,如 pTNM 与 cTNM 分期有偏差,则采用 pTNM 分期结果。目前主要推荐采用 2017 年 AJCC 的 TNM 分期和 AJCC 分期组合(表 9-1-1,表 9-1-2)。

表 9-1-1　2017 年 AJCC 肾癌的 TNM 分期

分期	标准
原发肿瘤(T)	
T_X	原发肿瘤无法评估
T_0	无原发肿瘤的证据
T_1	肿瘤局限于肾脏,最大径 ≤ 7cm
T_{1a}	肿瘤最大径 ≤ 4cm
T_{1b}	4cm<肿瘤最大径 ≤ 7cm
T_2	肿瘤局限于肾脏,最大径 >7cm
T_{2a}	7cm<肿瘤最大径 ≤ 10cm
T_{2b}	肿瘤最大径 >10cm
T_3	肿瘤侵及肾段静脉或肾静脉或下腔静脉,或侵及肾周围组织,但未侵犯同侧肾上腺、未超过肾周筋膜
T_{3a}	肿瘤侵及肾段静脉分支或肾静脉,或侵犯肾盂肾盏,或侵犯肾周围脂肪和 / 或肾窦脂肪,但未超过肾周筋膜
T_{3b}	肿瘤侵及横膈膜下的下腔静脉
T_{3c}	肿瘤侵及横膈膜上的下腔静脉或侵犯下腔静脉壁
T_4	肿瘤浸透肾周筋膜,包括侵及邻近肿瘤的同侧肾上腺
区域淋巴结(N)	
N_X	区域淋巴结无法评估
N_0	无区域淋巴结转移
N_1	有区域淋巴结转移
远处转移(M)	
M_0	无远处转移
M_1	有远处转移

表 9-1-2　2017 年 AJCC 肾癌分期组合

分期	肿瘤情况		
Ⅰ期	T_1	N_0	M_0
Ⅱ期	T_2	N_0	M_0
Ⅲ期	T_3	N_0 或 N_1	M_0
	T_1, T_2	N_1	M_0
Ⅳ期	T_4	任何 N	M_0
	任何 T	任何 N	M_1

知识点

局限性肾癌(localized RCC)是指 TNM 分期中 $T_1 \sim T_2 N_0 M_0$ 期肾癌,临床分期为 Ⅰ、Ⅱ 期。

局部进展性肾癌(locally advanced RCC):伴有区域内淋巴结转移和 / 或肾静脉瘤栓和 / 或下腔静脉瘤栓和 / 或肿瘤侵及肾周脂肪组织和 / 或肾窦脂肪组织(但未超过肾周筋膜),无远处转移的肾癌,临床分期为 Ⅲ 期。

转移性肾癌(metastatic RCC)是指临床分期为 Ⅳ 期。

【问题 4】患者的下一步治疗方案?

患者初步诊断为左肾癌($cT_{1a}N_0M_0$),应收入院,完善相关检查后限期手术治疗。

入院后进一步检查情况

专科体检:双肾区无异常隆起,双肾未扪及,双肾区无叩击痛,无压痛;双侧输尿管走行区无压痛;耻骨上区无压痛,膀胱未充盈;外生殖器发育正常,无包茎,尿道外口无狭窄,无分泌物,阴茎无硬结。双侧睾丸、附睾未及肿物,双侧精索静脉无曲张;会阴部皮肤感觉正常,肛门括约肌张力正常,前列腺Ⅱ度大,中央沟存在,光滑、质中、无结节、无压痛,球海绵体肌反射引出,指套无血染。

胸片无异常发现。ECG 正常。

血常规、出凝血时间及肝肾功能和电解质均正常(Cr 74.9μmol/L;BUN 6.17mmol/L)。

临床诊断:左肾癌($cT_{1a}N_0M_0$)。

【问题 5】入院后的常规检查应关注哪些项目?

思路 1:实验室检查作为对患者术前一般情况、肝肾功能以及预后的评价指标,确诊则需要依靠病理学检查。目前推荐的实验室检查包括尿素氮、肌酐、肝功能、全血细胞计数、血红蛋白、血钙、红细胞沉降率、碱性磷酸酶和乳酸脱氢酶。

知识点

实验室检查指标的异常与肾癌的预后相关:

1. 约有 20% 的肾癌患者出现贫血,营养不良及肿瘤性消耗是造成贫血的主要原因;另外,肿瘤产生的铁结合性蛋白与红细胞竞争性结合血清铁,导致铁进入肿瘤细胞而不能被红细胞利用合成血红蛋白,也是造成贫血的因素之一。

2. 部分患者表现为单纯红细胞增多,这主要是肿瘤细胞分泌的红细胞生成素(EPO)增多所致。

3. 约有一半肾癌患者可出现红细胞沉降率加快,红细胞沉降率升高提示肿瘤恶性度较高且预后较差。

4. 高钙血症的发生主要与肿瘤细胞分泌甲状旁腺激素类似物相关,通过增加骨钙释放及肾小管钙的重吸收,引起血钙升高。

5. 碱性磷酸酶升高要注意肾癌骨转移的可能。

思路 2:患者还可以参考选择做哪些影像学检查项目?

1. 胸部 X 线检查可以提示有无肺部转移,如怀疑有转移病灶,可进一步行胸部 CT 检查,结合腹部 CT 平扫和增强是肾癌术前临床分期的主要依据。

2. 对于无法行增强 CT 的患者,核素肾图可以评价对侧肾功能。

3. 对于下列情况应选择核素骨扫描:有相应骨症状;碱性磷酸酶高;临床分期 ≥ Ⅲ期。

4. 有头痛或相应神经系统症状患者应行头部 MRI、CT 扫描检查。

【问题 6】该患者应选择何种治疗方法?

思路:外科手术是局限性肾癌的首选方法,包括根治性肾切除术和保留肾单位手术。肾癌临床分期是确定治疗方案的基础,同时需结合一般状况及伴随疾病等进行考虑。鉴于患者肿瘤单发,位于肾上极,突出肾包膜,临床分期为 T_{1a},没有远处转移,无明显手术禁忌证,一般状况可耐受手术,建议行保留肾单位手术。

知识点

根治性肾切除术是公认的治愈肾癌的方法。对于临床分期 Ⅰ 期($T_1N_0M_0$)不适于行肾部分切除的患者、临床分期 Ⅱ 期($T_2N_0M_0$)和局部进展期肾癌($T_1N_1M_0$、$T_2N_1M_0$、$T_3N_0M_0$ 及 $T_3N_1M_0$ 期)的患者,根治性肾切除术是首选的治疗方案。手术方式有开放性手术、传统腹腔镜手术(经腹或经后腹腔)、机器人腹腔镜手术、单孔腹腔镜手术以及小切口腹腔镜辅助手术等。切除范围包括患肾、肾周筋膜、肾周脂肪、区域肿大的淋巴结。术前 CT 检查发现肾上极异常或术中发现同侧肾上腺异常考虑肾上腺转移或直接侵犯时,需切除同侧肾上腺组织。若术中发现增大淋巴结或 CT 扫描发现增大淋巴结时,为明确病理分期可行肿大淋巴结切除术。肾静脉或下腔静脉内癌栓应同时取出。肿瘤体积较大时,术前行肾动脉栓塞治疗可以减少术中出血。

知识点

保留肾单位手术的疗效同根治性肾切除术,主要根据肿瘤的大小、位置、患者情况、医师经验来决定。手术方式包括开放性手术或腹腔镜手术。只要术中完整切除肿瘤,手术切缘的厚度不影响肿瘤复发率。

1. 绝对适应证　肾癌发生于解剖性或功能性的孤立肾,根治性肾切除术会导致肾功能不全或尿毒症的患者,如先天性孤立肾、对侧肾功能不全或无功能者、遗传性肾癌患者以及双侧肾癌等。

2. 相对适应证　肾癌对侧肾存在某些良性疾病,如肾结石、慢性肾盂肾炎或其他可能导致肾功能恶化的疾病(如高血压、糖尿病、肾动脉狭窄等)患者。

3. 可选择适应证　对侧肾功能正常,临床分期 T_{1a} 期(肿瘤 ≤4cm),肿瘤位于肾脏周边,单发的无症状肾癌患者。临床分期 T_{1b} 期(肿瘤最大径 4~7cm)也可以选择保留肾单位手术。

知识点

转移性肾癌(临床分期Ⅳ期)的治疗

肾癌的转移最多发生在肺,其次是骨、肝脏、肾上腺、皮肤和脑等。转移性肾癌应采用综合治疗。外科手术主要为转移性肾癌辅助性治疗手段,极少数患者可通过外科手术而治愈。靶向药物的临床应用,明显提高了患者的生存。

1. 手术治疗 可以切除肾脏原发病灶(减瘤手术),孤立的转移灶也可选择外科手术切除。

2. 药物治疗 ①细胞因子(IFN-α 和 IL-2)治疗一直作为转移性肾癌的一线治疗方案,但客观反应率仅为 5%~27%,中位无进展生存期仅为 3~5 个月,不能获得满意疗效;②靶向治疗(索拉菲尼、舒尼替尼、依维莫司等)更能显著提高患者客观反应率,延长中位无进展生存期和总生存期;③化疗只作为转移性非透明细胞癌患者或转移性透明细胞癌伴显著肉瘤样变患者的基本治疗推荐;④放疗对骨转移、局部瘤床复发、区域或远处淋巴结转移患者,姑息放疗可以达到缓解疼痛、改善生存质量的目的。

知识点

术前谈话记录

后腹腔镜下左肾部分切除术是对左肾肿瘤的治疗方法之一。但由于医学科学的特殊性和个体差异性,在治疗过程中及后期有可能出现:

1. 麻醉意外。

2. 术中、术后出现心律失常、心脑血管意外、肺水肿、肺栓塞、肺不张、应激性溃疡;术后呼吸道阻塞、呼吸、心搏骤停。

3. 操作部位大出血,可能发生创伤性休克,输血反应引起的过敏性休克或大出血性休克而危及生命。

4. 术中损伤邻近脏器,如肝脏、脾脏、肠管、血管,导致大出血、胰瘘、肠瘘、肠梗阻等,必要时改为开放手术。

5. 术中腔镜下不能完成手术,改为开放手术等。

6. 术中切除肾脏可能。

7. 术中切除左侧肾上腺可能。

8. 术中根据具体情况行相应处理。

9. 手术后可能发生局部、全身感染(肺部、腹膜后、切口等)。

10. 术后出血,需再次手术止血或切除肾脏。

11. 术后多器官功能障碍综合征,如肾衰竭、心力衰竭、呼吸衰竭等。

12. 血栓性并发症,如下肢深静脉血栓形成、肺栓塞等。

13. 高碳酸血症、皮下气肿等。

14. 术后尿瘘可能。

15. 术后肾功能不全。

16. 术后切口延迟愈合,脂肪液化。

17. 肿瘤复发、残留、种植、远处转移。

18. 肿瘤性质有待病检结果,若为恶性肿瘤,术后需后续治疗,如化疗、放疗、免疫治疗等。

19. 发生难以预料的、危及患者生命或致残的意外情况。

20. 其他不可预知情况。

手术治疗情况

患者在全麻下行经后腹腔镜左肾部分切除术,术中留置尿管。手术过程记录如下:麻醉成功后右侧卧位,调整手术床使左腰部抬高。取左腋后线肋缘下2cm皮肤切口,切开皮肤、皮下,钝性分开肌肉及腰背筋膜,示指扩张通道后置入气囊,充气500ml扩张腹膜后手术操作空间。腋后线肋缘下和髂嵴上分别置入12mm和10mm Trocar,腋前线肋缘下放置5mm Trocar,建立腹膜后CO_2人工气腹。纵向切开肾后筋膜,打开肾周脂肪,沿肾表面依次锐性分离肾脏前壁、下极、上极和背侧,可见左肾上极背侧近中线一3.5cm×3.0cm的实性肿物,向肾脏表面突出。于肾脂肪囊外肾后方腰大肌前方游离肾门,游离出左肾动脉。用无损伤"哈巴狗钳"钳夹阻断左肾动脉。用剪刀沿肾肿瘤边缘0.5cm处切开肾实质,逐步切向深部,将肿瘤完整切除,2-0单向倒刺可吸收线双层连续缝合肾创面。去除无损血管钳夹解除阻断,共阻断17分钟。观察创面无明显出血,置入取物袋,将左肾肿瘤放入取物袋内,取出体外。由髂嵴上切口引出乳胶引流管一根,丝线缝合固定引流管。放出CO_2气体,拔除腹腔镜及Trocar。清点器械、纱布无误,分别缝合切口,手术结束。术中过程顺利,出血约50ml,未输血。手术历时约1小时40分。切除标本经家属过目后送病理科检查。患者清醒后安返病房。

【问题7】术中如何判断肿瘤是否完整切除?

思路:保持切缘阴性是肾脏恶性肿瘤行保留肾单位手术成败的关键。传统观点对肾脏恶性肿瘤行保留肾单位手术要保留10mm的正常肾实质边缘,目前根据多项研究结果,对局限的小肾癌,2.5~5mm的边缘已经足够。对肉眼观察切缘有正常肾组织包绕的病例,术中不必常规进行切缘组织冷冻病理检查。但若术中发现肿瘤边界不清,甚至呈树根样浸润,可在肿瘤切除后对残留的肾床取活检快速冷冻切片,以决定是否行根治性肾切除。相对于根治性肾切除手术而言,恶性肾肿瘤行肾部分切除术有较高的肿瘤种植转移的风险。因此,肾癌在行肾部分切除术时,尽量不破坏瘤体,并且通过防渗漏的标本袋取出。

【问题8】术中如何掌握肾脏缺血时间?

思路:保留肾单位手术术中肾脏缺血时间的长短直接关系到术后肾功能的恢复。开放手术中常用冰屑及冰盐水使肾脏降温,以增强肾脏组织的抗缺氧能力,延长阻断肾脏血运的操作时间,称为冷缺血。腹腔镜操作也可以采用局部灌注冰盐水的方式降温,但由于操作较复杂,只在一些特殊病例中使用,仅阻断肾血管的方式称为热缺血。可以同时阻断肾动-静脉或者仅阻断肾动脉,两者并没有明显差异。目前较为认可的术中热缺血和冷缺血时间应分别控制在20~35分钟以内。

【问题9】如何预防术后创面出血?

思路:防止出血最好的办法是确切的缝合创面。如肾实质缺损较多,估计缝合张力较大时,可在肾实质缺损处填塞止血纱布块,然后缝合肾实质边缘数针将止血纱布块紧压在创面,在肾脏创面喷洒止血胶再压止血纱布块,止血效果更好。

术 后 情 况

患者术后卧床72小时,常规预防性应用抗生素。一般情况可,生命体征平稳,术后第1天肾功能正常(Cr 78.2μmol/L;BUN 7.22mmol/L)。后腹腔引流液为淡血性液,术后第1天引流量为80ml,随后逐渐减少。术后第3天腹膜后引流量少于10ml、无漏尿及发热,拔除引流管。术后第2天排气,嘱流质饮食,之后改为半流食和普食。术后第2天拔除尿管,术后第4天下地活动。术后2周内勿过多活动。

术后病理结果回报:楔形切除肾及肿瘤标本一个,总大小4cm×3cm×3cm,切面可见一结节状肿物,大小3.5cm×3cm×2.5cm,未侵犯肾被膜。印象:(左)肾透明细胞癌伴出血、退变,Fuhrman Ⅱ级。肿瘤大小3.5cm×3cm×2.5cm,癌组织侵犯但未浸透肾被膜,pT_{1a}。手术断端未见癌。

【问题10】肾癌根治术后应注意患者哪些情况?

思路:

1. 患者生命体征,术后24小时注意引流液颜色及引流量,有无活动性出血。

2. 患者术后补液考虑维持电解质和出入量平衡。

3. 术后患者应按照肾外伤处理,卧床72小时后方可下地活动,且活动应循序渐进,3个月内不宜进行剧烈的体育活动或重体力劳动。

4. 术后注意观察尿液颜色,如出现血尿、腰部胀痛加重等症状应再次卧床休息,监测生命体征,明确肾周有无血肿,必要时行介入治疗栓塞出血动脉。

知识点

腹腔镜肾部分切除术后并发症及其防治

1. 出血　术中大出血是中转开放手术的主要原因。切割肿瘤前控制肾动脉,可以减少术中出血,确切缝合肾实质缺损,创面喷洒生物止血胶,可有效减少术后出血、渗液。术后可能会形成动静脉畸形或者假性动脉瘤,这是引起术后出血的主要原因,可考虑行选择性肾动脉栓塞。

2. 尿瘘　是术后主要并发症。可能由术中误伤输尿管、破损的肾集合系统缝合欠佳或局部肾组织坏死等引起。大多数尿性囊肿可行经皮置管引流和/或留置输尿管内支架管解决。

3. 伤口感染　发生率约为1%,通畅引流,伤口换药,全身使用抗生素。

4. 周围脏器损伤　发生率约为0.8%,一旦损伤,按照相关外科原则处理。

【问题11】从病理结果中能得到什么重要信息?

思路:病理结果是对疾病的最终诊断,依据病理分期/分级可以协助制订下一步治疗方案。根据该患者病理结果的描述,TNM分期为$T_{1a}N_0M_0$,Fuhrman Ⅱ级,进一步的临床病理分期为Ⅰ期,属于局限性肾癌。

知识点

肾透明细胞癌病理

肾癌的组织病理多样,最常见的是从肾小管上皮细胞发生的透明细胞癌,约占肾癌的85%,多单发。当病变多中心性双侧发生,且发病年龄小时应警惕遗传性肾癌,如von Hippel-Lindau(VHL)综合征等。典型的瘤体呈球形,自肾皮质呈圆形突出。肿瘤与周围肾组织界限清楚,由一层被压缩的肾实质和纤维组织构成的假包膜包裹。肿瘤弥漫浸润于肾脏者少见。透明细胞性肾癌因细胞中含有丰富的脂质,因此切面呈黄色。肿瘤常见出血、坏死和钙化,少数呈囊性结构。镜下典型的透明细胞为圆形或多边形,胞质中含有大量糖原、胆固醇、胆固醇酯及磷脂(类)物质,这些物质在切片制作过程中被溶剂溶解,胞质呈透明故称之为透明细胞癌。

知识点

肾癌的组织学分级

Fuhrman核分级是应用最广泛的肾癌组织分级系统,目前认为它是肾癌预后独立预测因子。最常用的是1982年的Fuhrman四级分类法。1997年WHO推荐将Fuhrman Ⅰ、Ⅱ级合并为高分化,Fuhrman Ⅲ级为中分化,Fuhrman Ⅳ级为低分化或未分化。国内推荐采用高分化、中分化、低分化(未分化)的分级标准。

【问题12】患者的下一步治疗方案?

思路:患者病理分期$T_{1a}N_0M_0$,临床病理分期为Ⅰ期,无须进一步治疗,建议定期随访,注意复发。保留肾单位手术后局部复发率0%~10%,而肿瘤≤4cm手术后局部复发率为0%~3%。

局限性肾癌手术后尚无标准辅助治疗方案。pT_{1a}肾癌手术治疗5年生存率高达70%~90%,不推荐术后选用辅助治疗。pT_{1b}~pT_2期肾癌手术后1~2年内有20%~30%的患者发生转移。手术后的放、化疗不能减少转移率,不推荐术后常规应用辅助性放、化疗。

【问题13】患者的预后影响因素包括哪些?

思路:影响预后的最主要因素是病理分期,此外包括特异的临床表现(如体重下降超过10%,贫血等),组织学症状以及各种实验室检查指标(如高钙血症、红细胞沉降率加快、血清碱性磷酸酶升高等)。嫌色细胞癌的预后比乳头状肾细胞癌和透明细胞癌好,乳头状肾细胞癌亚型中,Ⅰ型一般为低级别肿瘤预后较好,Ⅱ型一般为高级别且易发生转移预后较差。

　　局限于肾内的肿瘤,其 5 年生存率为 70%~90%,而侵犯肾周脂肪的生存率则降至 15%~20%。预后差的患者主要表现为肿瘤侵犯超过肾周筋膜,侵及邻近器官以及有淋巴结或全身转移,5 年生存率极低。淋巴转移的 5 年和 10 年生存率分别为 5%~30% 和 0~5%。静脉瘤栓患者的预后较淋巴转移的患者要好,有研究表明只要肿瘤局限于肾脏内,有瘤栓的患者 5 年生存率可达 45%~69%。全身转移的患者其 1 年生存率不到50%,5 年生存率为 5%~30%,而 10 年生存率仅为 0~5%。

　　【问题 14】如何做好患者的随访工作?

　　思路:随诊的主要目的是检查是否有复发、转移和新生肿瘤。第一次随诊可在术后 4~6 周进行,主要评估肾脏功能、失血后的恢复状况以及有无手术并发症。常规随诊内容包括:①病史询问;②体格检查;③血常规和血生化检查;④胸部 X 线片(正、侧位),胸部 X 线片检查发现异常的患者,建议行胸部 CT 扫描检查;⑤腹部超声检查。

　　该患者病理分期 $T_{1a}N_0M_0$,建议每 3~6 个月随访一次连续 3 年,以后每年随访 1 次。

知识点

各期肾癌随访时限(2014 版中国肾细胞癌诊断治疗指南)

1. Ⅰ 期　每 6~12 个月随访一次连续 5 年,以后每 2 年随访 1 次。

2. Ⅱ~Ⅲ 期　每 3~6 个月随访一次连续 3 年,第 4~5 年每年随访 1 次,以后每 2 年随访 1 次。

3. Ⅳ 期　每 6~16 周随访 1 次。

4. VHL 综合征治疗后　应每 6 个月进行腹部和颅脑 CT 扫描 1 次。每年进行 1 次中枢神经系统的 MRI 检查,尿儿茶酚胺测定,眼科和听力检查。

（张　旭）

第二节　上尿路尿路上皮癌

　　肾盂输尿管肿瘤可定义为累及肾盏至远端输尿管之间尿路的任何肿瘤新生物。肾盂输尿管肿瘤相对少见,占全部肾脏肿瘤的 5%~7%,占全部尿路上皮肿瘤的 5%~10%,双侧很少同时发生。我国肾盂输尿管肿瘤报道多于国外,女性发病率相对高,而男性预后相对差。并且随着生活方式的改变、人们寿命的延长及医疗保健和诊断水平的提高,近年来呈显著增长趋势。肾盂输尿管肿瘤平均发病年龄为 65 岁,肾盂肿瘤比输尿管肿瘤的发病率高,输尿管肿瘤发生在输尿管下段占 70%,中段占 25%,上段占 5%。其常见发病风险因素包括吸烟、镇痛药物使用、马兜铃酸相关中草药服用等。病理类型以尿路上皮癌为主,占绝大多数,非尿路上皮肿瘤少见。血尿为最常见初发症状,肉眼可见,间歇性无痛,如有血块通过输尿管时可引起肾绞痛,有虫样血条,有时患者表现为腰部钝痛。

临床病例

　　女性,63 岁。主因"间断全程无痛肉眼血尿 1 年,加重 2 周"就诊。患者 1 年前无明显诱因出现间断全程肉眼血尿,不伴血块、腰痛、发热、排尿困难等症状,未予诊治。2 周前再次出现肉眼血尿,到医院就诊,行泌尿系增强 CT 检查(图 9-2-1),结果显示:右肾形态欠规则,右肾上极肾实质变薄,未见异常密度及异常强化,右肾盂未见积水、扩张,双肾灌注尚好。右输尿管中段局限性管壁环形增厚,伴强化,腔内可疑条状软组织密度病灶,其上方输尿管未见积水。膀胱未见异常,盆腹腔未见肿大淋巴结。印象:右输尿管中段占位,恶性不除外。患者既往有高血压病史,口服药物控制好。否认龙胆泻肝丸、冠心苏合丸等含有马兜铃酸成分的中药服用病史。

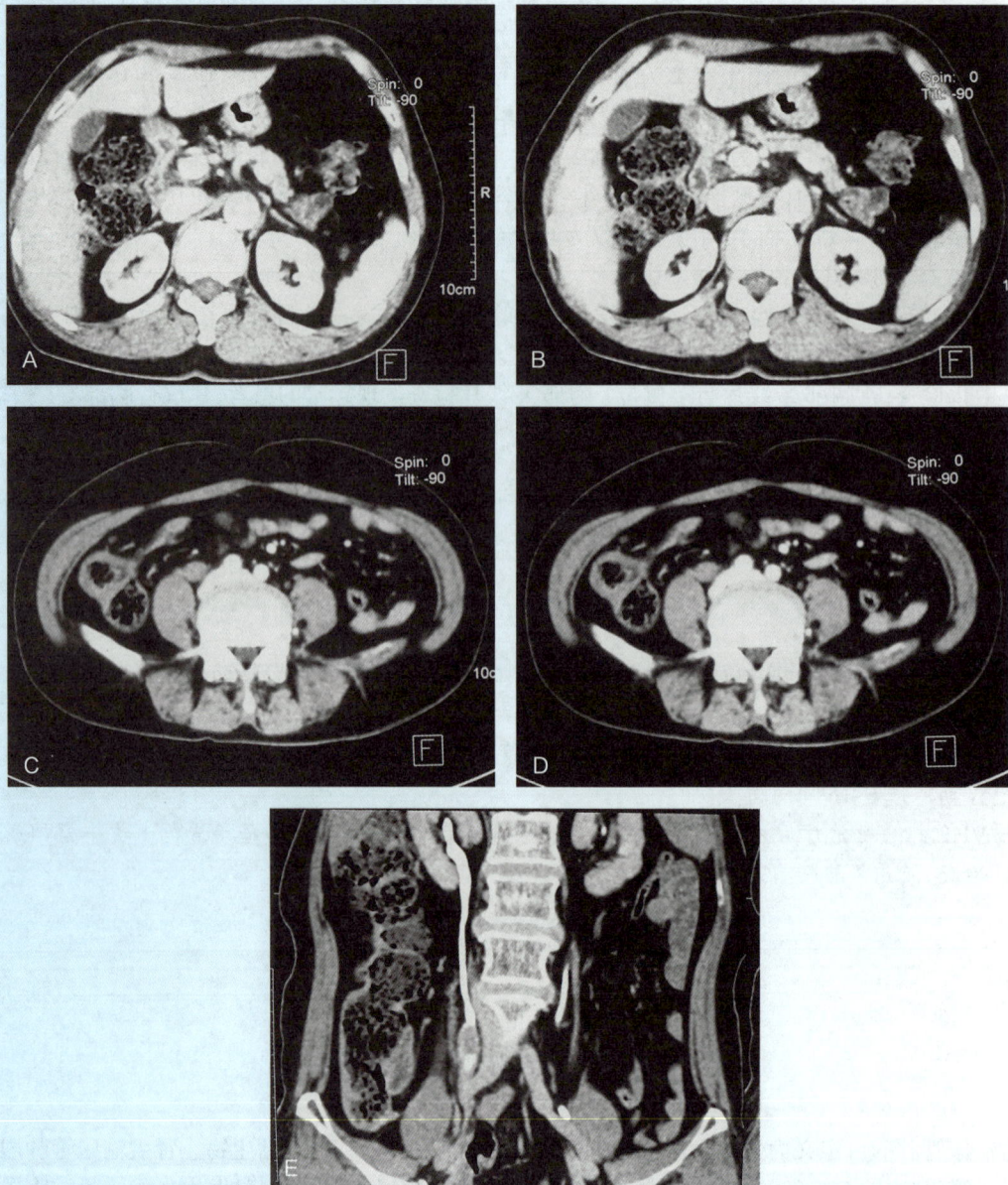

图 9-2-1　增强 CT 及尿路成像：双肾未见明确占位，右输尿管中段可见管腔环形增厚，泌尿系重建可见
右输尿管中段占位。

A、B、C、D. 轴位；E. 冠状位。

【问题 1】通过上述病史及提供辅助检查结果，该患者可疑的诊断是什么？

根据患者的主诉、症状、既往史、个人史以及辅助检查结果，考虑右输尿管肿瘤可能。

思路 1：老年女性，间断全程无痛肉眼血尿 1 年，加重 2 周，应高度可疑存在尿路上皮肿瘤的可能性。

知识点

70%～80% 的尿路上皮肿瘤患者最初的临床表现是血尿，通常表现为间歇性、无痛性、全程肉眼血尿，有时也可表现为镜下血尿。血尿可能仅出现 1 次或持续 1 天至数天，可自行减轻或停止，有时患者服药后与血尿自止的巧合往往给患者"病愈"的错觉。有些患者可能在相隔若干时间后再次出现血尿。血尿的染色由浅红色至深褐色不等，常为暗红色，有患者将其描述为洗肉水样、茶水样。出血量与血尿持续时间的长短,与肿瘤的恶性程度、大小、范围和数目并不一定成正比。有 20%~40% 的患者可出现腰痛,10%~20% 的患者可出现腰部肿块。

思路 2:患者行增强 CT 尿路成像提示右输尿管肿瘤,结合病史临床诊断为右输尿管肿瘤,恶性可能性大。

知识点

静脉肾盂造影是诊断上尿路病变的传统方法,上尿路某一部分出现可透射线的充盈缺损、梗阻或充盈不全,以及集合系统未显影是提示上尿路肿瘤的典型放射影像学表现。但由于增强 CT 尿路成像简便易行,在判断微小、不透射线物质方面较传统的放射影像学检查敏感性更强。因此,在上尿路肿瘤的诊断方面,增强 CT 尿路成像已经逐渐取代了传统的静脉肾盂造影检查,成为了解上尿路情况的"金标准"。

【问题 2】该患者尚需哪些检查进一步明确诊断?
思路:可以行尿脱落细胞学检查、泌尿系 B 超、逆行造影及内镜检查等。

知识点

1. 尿脱落细胞学检查　是诊断上尿路肿瘤的一种特异而实用的手段。当膀胱镜检查正常并能够除外膀胱或后尿道原位癌时,尿细胞学阳性对于诊断上尿路肿瘤有很强的提示作用。细胞学检查阳性多提示肌层受侵或非器官局限性疾病。
2. 泌尿系 B 超　可以区别肾脏结石与软组织病变,但输尿管病变超声检查不可靠。
3. 逆行尿路造影　诊断上尿路恶性肿瘤的准确性为 75%,还可同时留取单侧肾盂尿液进行细胞学检查。但因其为有创伤操作,临床应用逐渐减少。
4. 输尿管镜　是一种有效的诊断上尿路检查方式。可弯曲的软输尿管镜可以观察输尿管的大体形态并且在 95% 的病例中可以到达肾盂。对于诊断不确定、有保守治疗考虑和孤立肾的患者,输尿管镜检查尤为重要。

上尿路肿瘤常与膀胱癌相关,故要求进行膀胱镜检查以除外膀胱同时存在病灶的可能。
在某些上尿路肿瘤患者中,需要行经皮穿刺通路对肾盂病变进行诊断或治疗。在此类病例中,顺行尿路造影或尿路镜检可以进行肿瘤切除、活检或单纯观察。但此种操作有肿瘤细胞沿肾穿刺通道种植的风险。

第二次门诊记录

患者完善检查,检查结果回报:
1. 尿脱落细胞学　三次化验其中一次可见巴氏 3 级细胞。
2. 泌尿系 B 超　右肾体积略小,肾内结构未见异常,肾盂、肾盏及输尿管不积水,无法判断输尿管有无肿瘤,左肾位置、大小、形态、内部结构及血流未见异常,膀胱未见异常。
3. 膀胱镜检查　膀胱内未见明显异常。

【问题 3】该患者诊断为右输尿管肿瘤,鉴别诊断有哪些?
思路:可与输尿管息肉、输尿管乳头状瘤、输尿管炎性假瘤等鉴别。

知识点

1. 输尿管息肉　是一种输尿管原发的良性病变,肉眼呈灰白色,多发生于输尿管上段,中下段相对少,静脉肾盂造影通常表现为输尿管内境界清楚、边缘光滑的条状充盈缺损。

2. 其他输尿管肿瘤　包括输尿管乳头状瘤、输尿管炎性假瘤等,此类肿瘤亦可在输尿管内造成梗阻并可能出现血尿症状。术前影像学表现难以完全鉴别,需待手术及病理明确。

【问题 4】该患者右输尿管肿瘤该如何处理?

思路:目前需进一步明确肿瘤浸润范围、是否多发等,考虑是否行右输尿管镜检查。

知识点

内镜设备领域所取得的技术进步使软性和硬性输尿管镜成为重要的上尿路肿瘤检查和治疗的手段。确诊率从单用排泄性或逆行性尿路造影检查的 75% 提高到联合输尿管镜后的 85%~90%。

第一次入院记录

常规检查,胸部 X 线检查:未见显著异常。

输尿管镜检情况:患者接受全身麻醉,麻醉满意后取截石位,观察膀胱内未见明显异常,右侧输尿管镜检查发现距输尿管开口 8cm 处多发乳头状肿物,最大约 1.5cm,大肿物下方 2cm 处可见多发小肿物(图 9-2-2A),用输尿管镜活检钳夹取肿瘤组织 3 块送病理。

活检病理:右输尿管下段乳头状移行细胞癌 G_2(低级别尿路上皮癌)。

【问题 5】输尿管肿瘤病理如何分级?

思路:膀胱癌采用的传统分级系统也适用于上尿路肿瘤。Broder 分级系统将肿瘤分为 1~4 级,1 级肿瘤为原发性乳头状瘤,4 级肿瘤为高度间变和低分化肿瘤。世界卫生组织分级系统删除了乳头状瘤,将肿瘤分为 1~3 级。最近,新的肿瘤分级系统将尿路上皮肿瘤分为低级别和高级别尿路上皮癌。

知识点

由于输尿管镜所取的组织标本较小,与最终准确肿瘤分期的相关性很难确定。因此,在预测肿瘤分期方面需要联合影像学检查、肿瘤的大体外观以及肿瘤分级,这样才能让外科医师进行最佳的肿瘤分期预测。

【问题 6】根据输尿管镜结果,该患者应该采取何种具体治疗手段?

思路:该患者右输尿管肿瘤为多发且体积较大,可采取局部切除再吻合术或右肾输尿管全长切除术,结合患者年龄肿瘤位置及活检病理,最终选择经腹腹腔镜右肾输尿管全长切除术。

手术治疗情况:患者在全麻下行经腹腹腔镜右肾输尿管全长切除术。

手术过程记录如下:患者取 45° 斜卧位,常规消毒铺巾,取右锁骨中线肋缘下 1.0cm 小切口,切开腹壁各层,置入气腹针,注气压力至 14mmHg,穿刺 10mm 套管,引入腹腔镜,监视下分别于脐上 3cm 右侧腹直肌旁、脐下 3cm 右侧腹直肌旁 1cm 小切口置入套管。麦氏点及剑突下各取 0.5cm 小切口,另置入 2 个 5mm 套管。小心分离升结肠肠管粘连,先在肾下极水平游离结肠,并从结肠旁沟向上游离至肝结肠韧带处,将结肠及十二指肠翻至内侧,在肾下极水平游离显露输尿管及性腺血管,将输尿管挑起,沿输尿管及性腺血管向肾蒂游离,同时清扫腹膜后及肾蒂旁淋巴结。显露肾脏动静脉,分别用 Hem-o-lok 处理(图 9-2-2B),游离肾脏上极,保留右侧肾上腺,在肾周筋膜外游离肾脏背侧,在肿瘤下方夹闭输尿管。下腹正中另置一 10mm 套管,沿输尿管向盆腔分离,用超声刀离断周围血管,予以 Hem-o-lok 结扎子宫动脉并离断。游离至输尿管末端膨大及部分膀胱壁,用 bulldog 夹闭膀胱壁,近端以大号 Hem-o-lok 结扎(图 9-2-2C),切除右肾输尿管全长及部分膀胱壁(膀胱袖状切除),使用 1-0 可吸收倒刺缝线缝合膀胱裂口(图 9-2-2D),将标本装入标本袋中,经下腹正中 4.5cm 小切口,取出标本,盆腔留置引流管,缝合各切口。

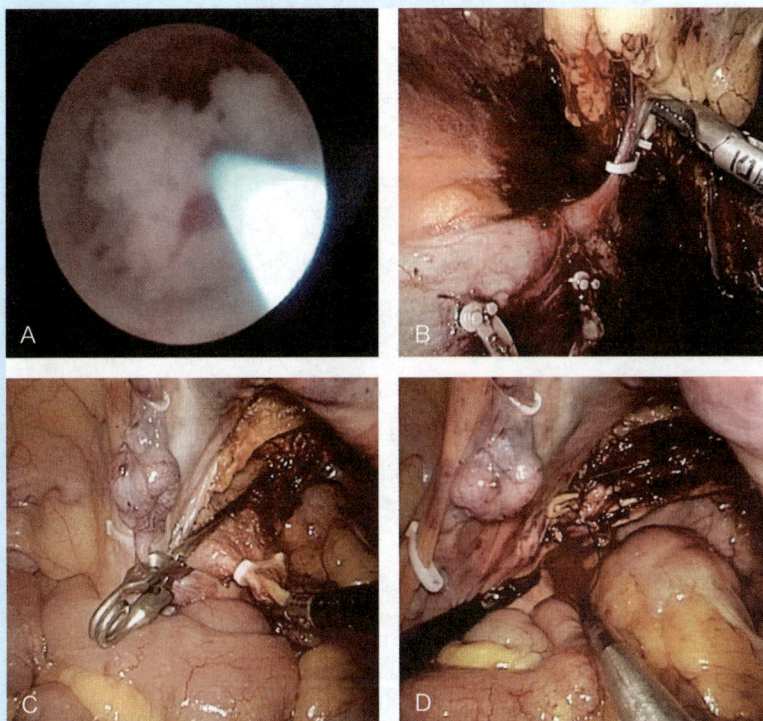

图 9-2-2 术中照片

A. 输尿管镜下见右输尿管肿瘤;B. 用 Hem-o-lok 处理肾动静脉,同时做腹膜后腔静脉旁和肾蒂周围的区域淋巴结清扫;C. 用 bulldog 夹闭膀胱壁,Hem-o-lok 夹闭输尿管末段,进行腔镜下的膀胱袖状切除;D. 可吸收线缝合膀胱裂口。

【问题 7】腹腔镜肾输尿管全长切除术切除范围?

思路:肾脏,全长输尿管(包括部分膀胱壁),区域淋巴结清扫。

知识点

1. 根治性肾输尿管切除术及膀胱袖状切除术仍然是上尿路肿瘤治疗的"金标准",特别是对于体积大、高级别的浸润性肿瘤,或者体积大、多发或复发快的中等分化无浸润的肾盂或近端输尿管肿瘤。

2. 全长输尿管包括膀胱壁内部分和输尿管口均应该切除。如切除不彻底,输尿管残端肿瘤复发的风险为 33%~75%。

3. 区域淋巴结切除术应常规包含在肾输尿管全长切除术中,肾盂和中上段输尿管肿瘤应该切除同侧的肾门淋巴结,主动脉旁或腔静脉旁淋巴结。

【问题 8】除此之外,肾盂输尿管肿瘤手术治疗方法有哪些?

思路:顺行内镜切除、输尿管镜切除、肾盂肿瘤的部分切除、节段输尿管切除。

1. 顺行内镜切除 特别有助于肾盂内或上段输尿管较大体积肿瘤的切除或者减瘤。

2. 输尿管镜切除 适用于较小的输尿管和肾盂肿瘤。

3. 肾盂肿瘤的部分切除 适用于孤立肾、同时发生的双侧肿瘤。

4. 节段输尿管切除 部分输尿管切除术加输尿管端 - 端吻合术适用于中上段输尿管的不能经内镜切除的非浸润性 G_1、G_2 肿瘤,以及 G_3 或浸润性肿瘤但需要保留肾脏者。

术 后 情 况

术后患者恢复顺利,无并发症发生,术后 6 小时饮水,术后第 1 天进流食,术后第 2 天拔除引流管(引流量共 120ml),术后第 6 天拔除尿管出院。

术后病理结果:(右)肾脏+输尿管全长切除标本:输尿管中下段乳头状尿路上皮癌G_2(低级别尿路上皮癌),浸润乳头间质,肿瘤大小 1.7cm×1.2cm,pT_1,其周围可见黏膜呈乳头状增生,有异型。输尿管断端未见肿瘤。

【问题9】肾输尿管全长切除术术后应注意患者哪些情况?

思路:

1. 注意患者生命体征 术后 24 小时注意引流管颜色,有无腹腔出血。引流管需要观察有无漏尿,如果每天引流液量较多,且为黄色清亮,与尿管内的尿液颜色相似,查引流液生化,肌酐水平较高,则考虑尿瘘诊断成立,与输尿管膀胱壁内段切除后膀胱缝合欠佳相关,尿瘘发生后,注意观察引流液的性状和量,抗感染以避免继发感染,保持尿管通畅,耐心等待,引流液逐步减少后,再将引流管拔除。过早拔除引流管,则在盆腔形成尿外渗,可能继发感染,需要进一步处理。

2. 患者液体补充 应考虑纠正电解质紊乱、维持出入量平衡等。

3. 控制感染,发现可疑感染 监测体温,如出现体温高,应结合血常规等检查除外可能存在的感染,如常见的如肺部、泌尿系、导管相关的感染。与手术相关的应注意伤口感染和盆腔感染。应观察腹腔引流的颜色、性状和引流量,必要时可行病原学培养,并应用敏感抗生素。拔除引流管后的盆腔感染不易发现,可行 B 超或 CT 以明确。

4. 预防并发症 由于肾输尿管全长切除术是恶性肿瘤手术,且清扫淋巴结,术后需要预防血栓栓塞并发症。

【问题10】患者术后需要留置尿管时间是多长?

思路:肾输尿管全长切除术术后通常需要留置尿管 1 周。

【问题11】从病理结果中能得到什么重要信息?

思路:根据该患者病理结果的描述,TNM 分期为 $T_1N_0M_0$,切缘阴性。

知识点

TNM 分期系统是最常用的分期系统

1. 原发肿瘤(T) T_X,原发肿瘤不能评估;T_0,无原发肿瘤证据;T_a,非浸润性乳头状癌;T_{is},原位癌;T_1,肿瘤浸润至上皮下结缔组织;T_2,肿瘤浸润至肌层;T_3,肿瘤浸润至输尿管周围脂肪组织,(仅适用于肾盂肿瘤)肿瘤浸润超过肌层至肾周脂肪组织或肾实质;T_4,肿瘤浸润至邻近脏器,或经过肾脏浸润至肾周脂肪组织。

2. 淋巴结(N) N_X,局部淋巴结无法评估;N_0,无局部淋巴结转移;N_1,单个淋巴结转移,最大直径小于等于 2cm;N_2,单个淋巴结转移,最大直径超过 2cm 但小于 5cm;或多个淋巴结转移,最大直径均不超过 5cm;N_3,单个淋巴结转移,最大直径超过 5cm。

3. 远处转移(M) M_X,远处转移无法评估;M_0,无远处转移;M_1,有远处转移。

【问题12】除手术治疗,肾盂输尿管肿瘤还有哪些辅助治疗方法?

思路:局部免疫治疗或化疗可用来治疗上尿路上皮癌,可以降低复发率。药物滴注可以通过几种途径实现,包括经皮导管注入、输尿管内留置双 J 管从膀胱逆行反流或医源性产生输尿管反流,以及通过逆行插管注入。主要有 BCG、丝裂霉素 C、阿柔比星和噻替哌等,其中 BCG 最常用。

近期的研究证实,上尿路肿瘤在术后接受膀胱灌注化疗可以降低膀胱癌的复发风险。

晚期肿瘤通常采用 MVAC(甲氨蝶呤、长春新碱、阿柔比星、顺铂)或吉西他滨联合紫杉烷类药物的联合化疗方案。

术后第一次门诊

患者术后 3 个月行第一次门诊复查,复查肝功能、胸片、尿细胞学及膀胱镜均未见明显异常。

【问题13】患者术后如何随诊?

思路:

1. 体检、尿细胞学(仅针对低分化肿瘤)和膀胱镜 ①术后第 1 年:每 3 个月 1 次;②术后 2~3 年:每 6

个月 1 次;③此后每年 1 次。

2. 检查对侧上尿路 每年 1 次。

3. 患侧内镜检查(保留肾脏手术的患者) ①术后前几年:每 6 个月 1 次;②此后每年 1 次。

4. 远处转移的检查 所有肿瘤进展风险高的患者(如低分化或浸润性肿瘤)均需行此检查。

体检、胸片、肝功能:①术后第 1 年,每 3 个月 1 次;②术后 2~3 年,每 6 个月 1 次;③术后 4~5 年,每年 1 次;④5 年后,仅检查泌尿系统。

腹部和盆腔的 CT 或 MRI 检查:①术后 1~2 年,每 6 个月 1 次;②术后 3~5 年,每年 1 次。

在碱性磷酸酶升高或有骨痛症状时行骨扫描。

(周利群)

第三节 膀胱尿路上皮癌

膀胱癌为原发于膀胱尿路上皮的恶性肿瘤,多见于中老年人,最常见的临床表现为无痛性肉眼血尿。不同分期分级的膀胱癌患者生物学特征有明显差异。非肌层浸润的膀胱癌可以采用经尿道膀胱肿瘤电切等保留膀胱手术,虽然术后膀胱灌注特定的化疗药物,或生物免疫制剂可以减少术后复发,但术后有相当多的患者可有术后多次复发,甚至有分期分级的进展。对于侵犯膀胱肌层的膀胱肿瘤,或一些反复复发的高恶性度的膀胱癌需行根治性膀胱切除,术后采用肠道代膀胱,或行尿流改道术。

膀胱癌的诊疗过程通常包括以下环节:

1. 对血尿患者详细了解病史(流行病学特征、职业特征及生活习惯)。

2. 通过影像学及膀胱镜下病理活检明确诊断。

3. 明确膀胱癌的分期、分级等生物学特征。

4. 按肿瘤的不同生物学特征,采取保留膀胱或根治性膀胱切除手术。

5. 保留膀胱的手术术后定期复查及膀胱腔内灌注治疗。

6. 根治性膀胱切除 - 尿流改道术后需要定期随访检测上尿路情况,水、电解质的平衡。

临床病例

患者男,58 岁,退休机关干部。间歇性无痛性肉眼血尿 8 个月。患者近 8 个月来反复出现无痛性肉眼血尿,终末血尿加重,有少许小团状凝血块,无明显尿频、尿急、尿痛及夜尿增多表现,无明显腰痛、腹痛、发热等不适,精神食欲可,无明显消瘦,大便正常,夜间睡眠好。既往无特殊病史。有 20 多年抽烟习惯,约每天 20 支;无嗜酒。

门诊 B 超示膀胱右侧壁有一个约 2.5cm 突起,不随体位改变移动。

【问题 1】根据上述病史,该患者的可疑诊断是什么?

根据患者的主诉、症状和个人史,以及门诊的 B 超检查,应高度怀疑膀胱癌的可能。

思路 1:中老年男性,有多年吸烟史,患者为膀胱癌的好发人群,应引起重视。

知识点

男性患膀胱癌更为常见,男性发病人数是女性的 3 倍。50 岁以下的人群膀胱癌发病人数相对少,中位诊断年龄为 70 岁,随着年龄的增加,其发病率与死亡率随之增高。

知识点

暴露于环境致癌因素和膀胱癌的发生显著相关。吸烟是最常见的暴露因素,患病风险增高(比不抽烟者高 4 倍),戒烟后患病风险缓慢下降。用于纺织品彩染的氨基苯染料是泌尿系统肿瘤的致癌因子之一,其他证实与膀胱癌有关的化学致癌物有萘胺、4-萘胺、4-硝基、煤中的燃烧性气体及烟尘、含氯的脂溶性碳水化合物、醛类等。

思路 2:无痛性肉眼血尿是膀胱癌最常见的临床表现,问诊时需要对血尿特点进行收集病史,仔细鉴别。

知识点

绝大多数膀胱肿瘤患者的首发症状是无痛性血尿,发生率约85%。如肿瘤位于三角区或其附近,血尿常为终末加重。血尿多为间歇性出现,常能自行停止或减轻,容易造成"治愈"或"好转"的错觉。血尿严重者因血块阻塞尿道内口可引起尿潴留。血尿程度与肿瘤大小、数目、恶性程度可不完全一致。肿瘤坏死、溃疡、合并炎症以及形成感染时,患者可出现尿频、尿急、尿痛等膀胱刺激征。

思路 3:膀胱肿瘤的患者,特别是早期病例,体格检查可能无明显阳性体征。

门诊常规体格检查

体温 36.5℃,脉搏 80 次 /min,呼吸 20 次 /min,血压 130/80mmHg。一般情况可,发育正常,皮肤巩膜未见明显黄染,浅表淋巴结未扪及,颈软,甲状腺不大,气管居中。双肺呼吸音清晰,未闻及明显干、湿啰音,心律齐,未闻及心前区杂音。腹部平软,无压痛,肝脾肋下未及,未扪及腹部包块,无移动性浊音,肠鸣音正常,双侧肾区无明显叩击痛。脊柱四肢无异常,生理反射存在,病理反射未引出。双侧睾丸及附睾无明显肿大,直肠指诊,前列腺体积稍大,质地中等,无压痛及结节,中央沟存在。双合诊未触及病灶。

知识点

膀胱是体内含有丰富肌纤维的储存尿液的空腔脏器,其形态、容量、位置、大小随膀胱内尿液的多少及其邻近脏器的状态变化而不同,也与年龄密切相关。成人男性膀胱容量为 350~750ml,女性膀胱容量为 250~550ml。成人膀胱空虚时,完全位于盆腔内,充盈则向前上部膨胀至腹腔,可以在下腹部扪及膀胱上界。一般膀胱内小的肿瘤病灶无法通过体检查到,肿瘤体积增大到一定程度,或侵犯周围组织器官,导致膀胱固定,有可能通过男性直肠或女性阴道进行双合诊,扪及膀胱或瘤体的大致大小。但这种检查方法临床并不常用。

【问题 2】为进一步明确诊断,需要进行哪些检查?

思路 1:患者需要行尿道膀胱镜检查。尿道膀胱镜可以直接观察膀胱腔内情况,绝大多数病例可以直接看到肿瘤生长的部位、大小、数目,以及与输尿管开口和尿道内口的关系,并可对可疑病变进行组织活检,了解病变性质及分化程度,是诊断膀胱癌最有效方法。为了提高膀胱肿瘤检出率,可以配合使用荧光膀胱镜检查,或窄带光成像(narrow band imaging,NBI)可以提高膀胱肿瘤的检出率。同时应检查尿道黏膜有无肿瘤等病变。

知识点

被覆尿路的上皮统称为尿路上皮(urothelium)或移行细胞(transitional cell),目前国内大多数文献或指南性文件中主要采用尿路上皮的概念。膀胱癌包括尿路上皮癌、鳞状细胞癌和腺细胞癌,其次还有较少见的小细胞癌、混合型癌、癌肉瘤及转移性癌等。其中,膀胱尿路上皮癌最为常见,占膀胱癌的90% 以上;膀胱鳞状细胞癌比较少见,占膀胱癌的 3%~7%。膀胱腺癌更为少见,占膀胱癌的比例<2%。膀胱尿路上皮癌是最常见的膀胱肿瘤类型,在非特指情况下,膀胱癌即指膀胱尿路上皮癌。

知识点

膀胱癌的分级与膀胱癌的复发和侵袭行为密切相关。膀胱肿瘤的恶性程度以分级（Grade）表示。关于膀胱癌的分级,目前普遍采用 WHO 分级法（WHO 1973,WHO 2004）（表 9-3-1~ 表 9-3-3）。现阶段文献多以 WHO 2004 分级方法为主。肿瘤的级别越高,表明肿瘤细胞的分化程度越差,恶性度越高,预后越差。

表 9-3-1　WHO 1973 膀胱尿路上皮癌恶性程度分级系统

乳头状瘤
尿路上皮癌 1 级（G_1）,分化良好。
尿路上皮癌 2 级（G_2）,中度分化。
尿路上皮癌 3 级（G_3）,分化不良

表 9-3-2　WHO 2004 膀胱尿路上皮癌恶性程度分级系统

乳头状瘤
低度恶性潜能尿路上皮乳头状瘤（PUNLMP）。
乳头状尿路上皮癌,低级别。
乳头状尿路上皮癌,高级别

表 9-3-3　WHO 2004 和 WHO 1973 分级法的对比

WHO 1973 分级	1 级	2 级	3 级
WHO 2004 分级	PUNLMP	低级别	高级别

知识点

荧光膀胱镜检查（图 9-3-1）是通过向膀胱内灌注光敏剂,如 5- 氨基酮戊酸（5-ALA）、Hexaminolaevulinate（HAL）或 Hypericin,产生的荧光物质能高选择地积累在新生的膀胱黏膜组织中,在荧光激发下病灶部位显示为红色荧光,与正常膀胱黏膜的蓝色荧光形成鲜明对比,能够发现普通膀胱镜难以发现的小肿瘤或原位癌,检出率可以提高 14%~25%。

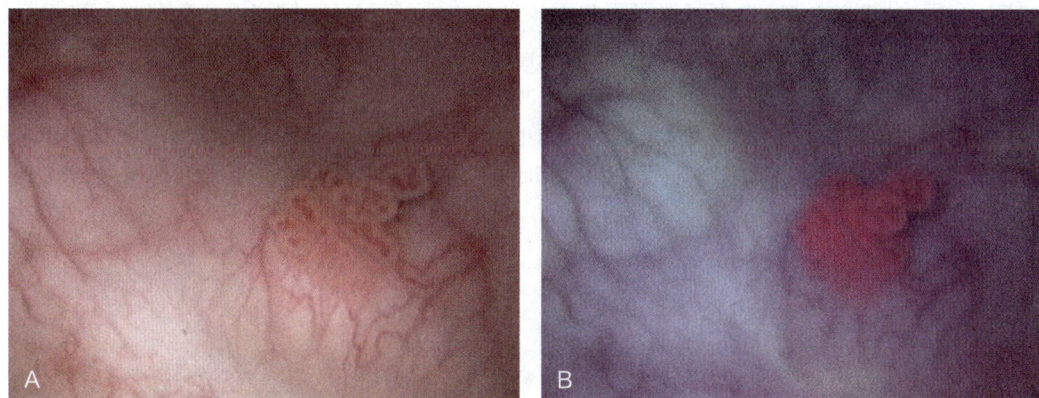

图 9-3-1　荧光膀胱镜检查（膀胱镜下表浅膀胱肿瘤）
A. 白光下表现;B. 蓝光下表现。

知识点

窄谱光成像(narrow band imaging,NBI)(图 9-3-2)的原理是通过滤光器过滤掉普通内镜氙灯光源所发出红、蓝、绿中的宽带光谱,选择 415nm、540nm 的窄带光。其显示黏膜表面微细结构和黏膜下血管较传统的白光模式内镜清楚,立体感更强,有助于微小病灶的早期发现与诊断。

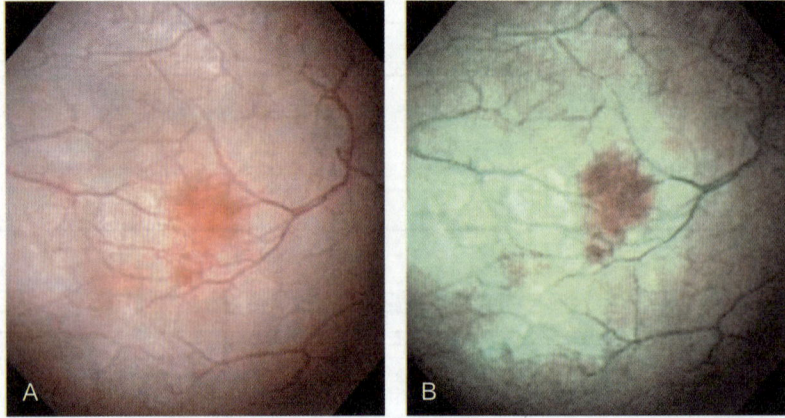

图 9-3-2 原位癌在 NBI 下表现
A. 常规内镜;B. NBI 内镜。

思路 2:患者还可以做哪些实验室检查？膀胱肿瘤患者不一定都有肉眼血尿表现,但尿常规检查可有镜下血尿,伴或不伴有尿白细胞或尿蛋白。同时,还可以进行尿脱落细胞学检查、尿荧光原位杂交技术(fluorescence in situ hybridization,FISH)检测尿液中是否有尿路上皮肿瘤细胞。尿脱落细胞学检查特异性高,但敏感性低,为增加检出率,一般尿脱落细胞学检查需要连续查 3 天。两者都需要新鲜尿液送检,以免肿瘤细胞在检查前溶解破坏,但晨起第一次尿由于细胞溶解比率高而不适合进行尿病理的检查。

知识点

FISH 是于 20 世纪 80 年代末在放射性原位杂交技术的基础上发展起来的一种非放射性分子细胞遗传技术,其基本原理是用已知标记的单链核酸为探针,按照碱基互补配对的原则,与待检材料中未知的单链核酸进行异性结合,形成可被荧光显微镜检测到的杂交双链核酸。FISH 的探针稳定,操作安全,能够直接在染色体上定性、定量标记,通过碱基互补来保证反应的特异性。

思路 3:为进一步明确诊断,患者可选择哪些影像学检查？对怀疑膀胱肿瘤的患者,进行影像学检查了解膀胱内肿瘤病变大小及浸润深度,有无膀胱外肿瘤侵犯及周围淋巴结肿大。由于膀胱肿瘤可以和肾盂及输尿管肿瘤同时发生,或肿瘤性病变可能累及输尿管开口而导致上尿路积水。因此,应行超声检查、静脉尿路造影(IVU)了解上尿路情况。借助增强造影,一方面可以了解上尿路功能,同时了解有无肾集尿系统及输尿管内的病变,必要时行逆行插管造影。行 CT 及 MRI 检查时,若条件许可,可行全泌尿系统的影像学检查(CTU 或 MRU)。

知识点

膀胱肿瘤影像学检查要点

1. 超声检查　能在膀胱适度充盈下清晰显示肿瘤的部位、数目、大小、形态及基底宽窄等情况,其能分辨出 0.5cm 以上的膀胱肿瘤,同时还能检测上尿路是否有积水扩张,是目前诊断膀胱癌最为简便、经济、具较高检出率的一种诊断方法（图 9-3-3）。

2. X 线　KUB 平片不能用于膀胱肿瘤的诊断,但可以了解有无伴发的泌尿系统结石。静脉肾盂造影（IVU）可以了解有无上尿路同时发生的肿瘤,并了解上尿路有无积水扩张的情况。较大的膀胱肿瘤可见膀胱内的充盈缺损(图 9-3-4)。IVU 对体积较小的膀胱肿瘤检出率不高,故对高度怀疑膀胱肿瘤,而 IVU 检查结果阴性的病例,必须结合其他检查以了解患者有无膀胱肿瘤。

3. CT　CT 检查能清晰地显示 1cm 以上的膀胱肿瘤,肿块较小时,常为乳头状,密度多均匀,边缘较光整。较大肿块者密度不均,中央可出现液化坏死,边缘多不规则,呈菜花状(图 9-3-5)。CT 也可分辨出肌层、膀胱周围的浸润,用于膀胱癌的分期诊断。CT 薄层扫描能增加肿瘤的检出率。

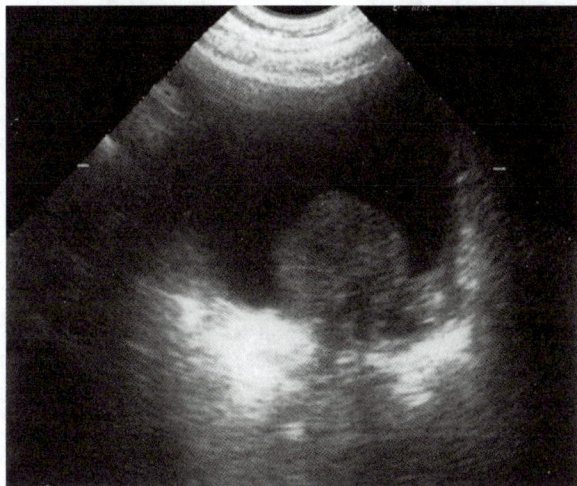

图 9-3-3　B 超显示膀胱内单个占位性病变

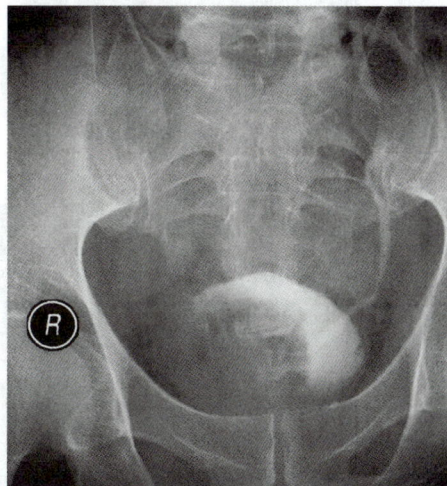

图 9-3-4　IVU 显示膀胱右侧壁充盈缺损

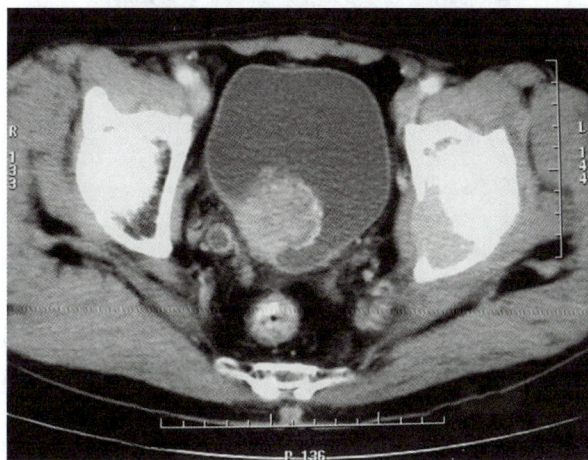

图 9-3-5　增强 CT 显示膀胱右侧壁广基占位性病变,累及膀胱壁全层

4. MRI　MRI 诊断原则与 CT 相同。凸入膀胱的肿块和膀胱壁的局限性增厚在 T_1WI 上呈等或略高信号,T_2WI 上呈低于尿液的略高信号,但小肿瘤有时被尿液高信号掩盖显示不满意。MRI 对肿瘤的分期略优于 CT,判断膀胱肌壁受侵程度较 CT 准确(图 9-3-6,图 9-3-7)。对膀胱壁外受累及邻近器官受累情况亦优于 CT。但 MRI 显示淋巴结转移情况并不优于 CT。

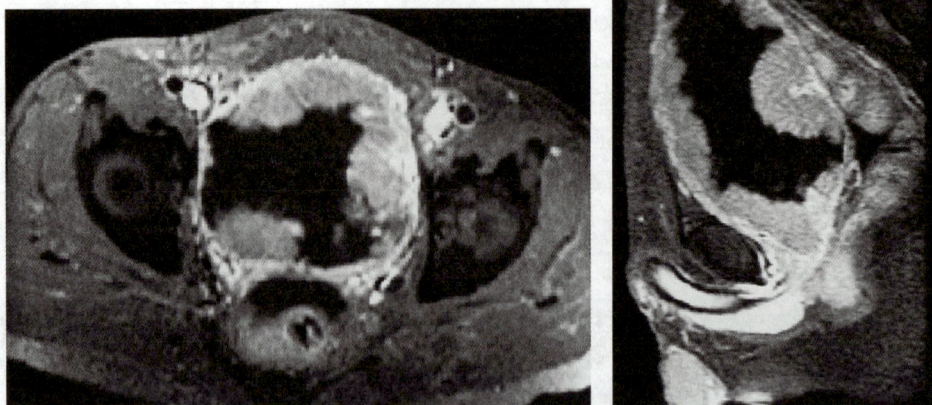

图 9-3-6　MRI 显示膀胱壁广泛占位性病变,累及膀胱壁全层

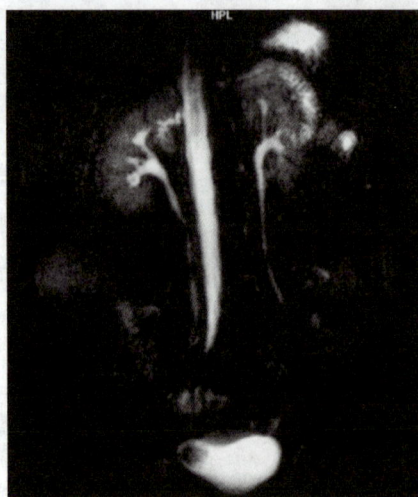

图 9-3-7　磁共振水成像(MRU)加脂肪抑制影像

知识点

膀胱癌的分期

膀胱癌的分期指肿瘤浸润深度及转移情况,是判断膀胱肿瘤预后的最有价值的参数。目前普遍采用国际抗癌联盟的 2017 年第 8 版 TNM 分期法(表 9-3-4)。分期依据可以为膀胱镜取组织活检或膀胱手术切除的组织标本,也可借助于必要的影像学检查,其中首次的经尿道膀胱肿瘤电切(TURBT)是判断肿瘤浸润深度最重要的方法。膀胱癌可分为非肌层浸润性膀胱癌(T_{is},T_a,T_1)和肌层浸润性膀胱癌(T_2以上)。原位癌虽然也属于非肌层浸润性膀胱癌,但一般分化差,属于高度恶性的肿瘤,向肌层浸润进展的概率较高。因此,应将原位癌与 T_a、T_1 期膀胱癌加以区别。

表 9-3-4　膀胱癌 2017 TNM 分期

T(原发肿瘤)

T_X　原发肿瘤无法评估

T_0　无原发肿瘤证据

续表

T_a	非浸润性乳头状癌
T_{is}	原位癌
T_1	肿瘤侵入上皮下结缔组织
T_2	肿瘤侵犯肌层
T_{2a}	肿瘤侵犯浅肌层
T_{2b}	肿瘤侵犯深肌层
T_3	肿瘤侵犯膀胱周围组织
T_{3a}	显微镜下发现肿瘤侵犯膀胱周围组织
T_{3b}	肉眼可见肿瘤侵犯膀胱周围组织(膀胱外肿块)
T_4	肿瘤侵犯以下任一器官或组织,如前列腺、精囊、子宫、阴道、盆壁和腹壁
T_{4a}	肿瘤侵犯前列腺、精囊、子宫或阴道
T_{4b}	肿瘤侵犯盆壁或腹壁

N(区域淋巴结)

N_x	区域淋巴结无法评估
N_0	无区域淋巴结转移
N_1	真骨盆区(髂内、闭孔、髂外、骶前)单个淋巴结转移
N_2	真骨盆区(髂内、闭孔、髂外、骶前)多个淋巴结转移
N_3	髂总淋巴结转移

M(远处转移)

M_0	无远处转移
M_{1a}	区域淋巴结以外的淋巴结转移
M_{1b}	其他远处转移

知识点

从组织学角度讲,膀胱壁分为三层:①上皮层;②固有层,即膀胱上皮下的疏松结缔组织;③膀胱逼尿肌层。T_a 期是肿瘤乳头状突起,但其基底部仍局限于膀胱上皮层之内。T_{is} 是指发生于该层中的一种呈扁平状的肿瘤。T_1 期是指肿瘤已侵及固有层。T_2 期肿瘤侵犯膀胱逼尿肌层,T_3 期肿瘤已侵及膀胱外脂肪组织。膀胱肿瘤的 TNM 分期见图 9-3-8。

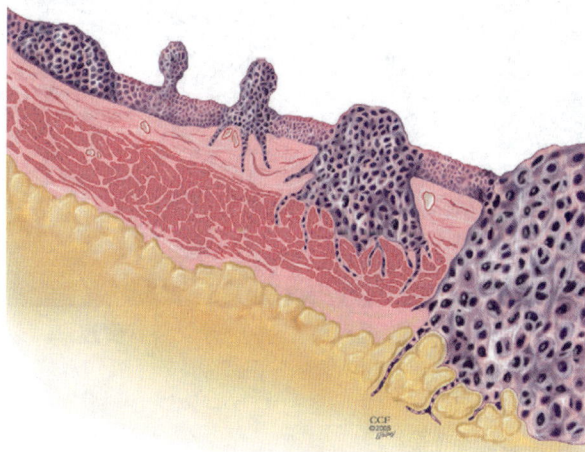

图 9-3-8　膀胱肿瘤 TNM 分期(病灶从左到右依次为:T_{is},T_a,T_1,T_2,T_3)

知识点

膀胱癌分期的目的

1. 鉴别肿瘤为非肌层浸润性肿瘤(non muscle-invasive bladder cancer,NMIBC)还是浸润性肿瘤　两者的检查手段和治疗方法不同。非浸润性膀胱癌,并不建议使用 CT 检查、骨扫描等详细的分期检查,这些检查都是用于有肌层浸润的膀胱肿瘤。另外,非肌层浸润性膀胱肿瘤多采取保留膀胱的手术,而肌层浸润性膀胱肿瘤多需常用根治性膀胱切除。

2. 判断预后　分期越高,预后越差。

患者复诊情况

患者接受了相关检查。尿常规提示隐血(++),尿白细胞及尿蛋白(–);三次尿细胞学检查未见尿液中可疑肿瘤细胞;尿 FISH(+),提示为尿路上皮癌可能;血总肾功能正常。尿道膀胱镜检发现膀胱左壁有一个2.5cm大小乳头状新生物(图 9-3-9),有蒂,组织活检提示为膀胱低级别乳头状尿路上皮癌。CT 增强提示膀胱左侧壁 2~3cm 新生物(图 9-3-10),有蒂,并有明显的滋养血管。肿瘤无明显穿透膀胱壁层。盆腔内未见明显肿大淋巴结。CT 上尿路检查未见明显异常。

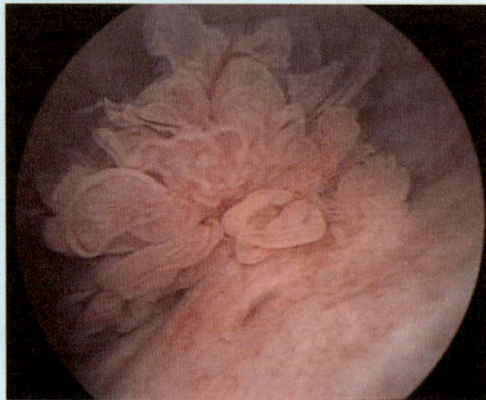

图 9-3-9　膀胱镜图像显示左侧输尿管开口外上方 1 个 2.5~3cm 乳头状新生物

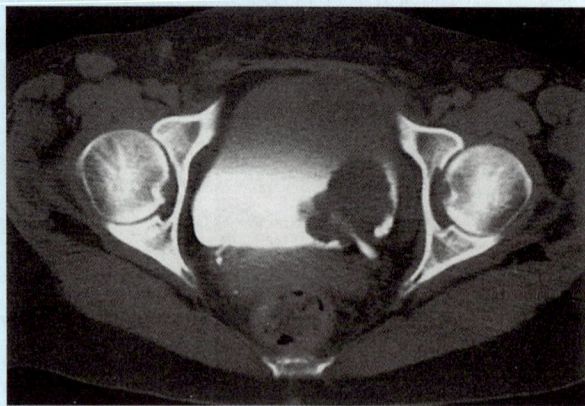

图 9-3-10　增强 CT 显示膀胱腔内一个乳头状突起,有蒂,并显示输尿管口喷尿

【问题 3】患者的病变的生物学特点如何?

思路1:从患者的膀胱镜检查及 CT 结果来看,为膀胱内单个肿瘤病灶,位于膀胱左侧壁。

> **知识点**
>
> **膀胱癌好发部位**
>
> 肿瘤分布在膀胱侧壁及后壁多见,三角区和顶部次之。

思路2: 同样为尿液中的肿瘤标志物检测,笔者观察到了尿细胞学检查与 FISH 检查结果不一致,这是由于两者检测的敏感性差异所致。除此之外,临床还可采用流式细胞分析技术、膀胱肿瘤抗原(BTA)、核基质蛋白22(NMP22)和ImmunoCyt等检测用作膀胱肿瘤的肿瘤标志物检查,但由于受到诊断膀胱肿瘤的敏感性、特异性不足,或由于技术条件的限制,未能在临床上普遍开展。

> **知识点**
>
> 尿细胞学检查是膀胱癌诊断和术后随诊的主要方法之一。尿细胞学阳性意味着泌尿道的任一部分,包括肾盏、肾盂、输尿管、膀胱和尿道,存在尿路上皮癌的可能。根据文献报道,尿细胞学检测膀胱癌的敏感性为 13%~75%,特异性为 85%~100%。敏感性与癌细胞恶性分级密切相关,分级低的膀胱癌敏感性较低,一方面是由于肿瘤细胞分化较好,其特征与正常细胞相似,不易鉴别,另一方面由于癌细胞之间黏结相对紧密,没有足够多的癌细胞脱落到尿中而被检测到,所以尿细胞学阴性并不能排除低级别尿路上皮癌的存在;相反,分级高的膀胱癌或原位癌,敏感性和特异性均较高。
>
> FISH 技术在国内外已批准用于膀胱肿瘤的临床检测,有文献报道,利用 FISH 技术检测膀胱其阳性率在 T_1 期患者中的为 80%,在 T_2、T_3 期患者中阳性率为 100%,其敏感性高于尿细胞学检查。

思路3: 膀胱肿瘤的生物学特征主要包括其分级肿瘤的分级与分期、单发还是多发,初发还是复发。从本例患者病史来看,为 1 例初发单个的膀胱肿瘤病灶,初步病理分级为低级别乳头状尿路上皮癌,肿瘤分期可能为 T_a~T_1 期。

> **知识点**
>
> **非肌层浸润性膀胱癌的危险度分级**
>
> 影响 NMIBC 复发和进展的危险因素有肿瘤的数量、大小、分期、分级,复发的频率以及是否存在原位癌(CIS)。与复发相关的主要危险因素为肿瘤的数量(≥8 个)和复发的频率(>1 次/年),与进展相关的主要危险因素为肿瘤的分期(T_1)、分级(G_3 或高级别尿路上皮癌)和存在 T_{is}。根据复发风险及预后的不同,NMIBC 可分为以下三组:
>
> 1. 低危 NMIBC　原发,单发,T_aG_1(低级别),直径<3cm,没有 CIS(注:必须同时具备以上条件才是低危非肌层浸润性膀胱癌)。
>
> 2. 中危 NMIBC　所有不包含在低危和高危分类中的 NMIBC。
>
> 3. 高危 NMIBC　以下任何一项:① T_1 期肿瘤;② G_3(高级别)肿瘤;③ CIS;④同时满足:多发、复发和直径>3cm 的 $T_aG_1G_2$ 肿瘤。

入院后进一步检查情况

专科体检: 双肾未扪及,双肾区无明显叩击痛。腹部平软,无压痛及肌紧张,肝脾肋下未及,未扪及腹部包块,腹部叩诊呈鼓音,未见膀胱区隆起。外生殖器正常。直肠指诊,前列腺Ⅱ度大,未扪及前列腺区包块,指套无血染。

血常规、出凝血时间及肝肾功能和血电解质均正常,仍有尿常规 RBC++。胸片无异常发现。ECG 正常。

临床诊断: 膀胱癌(低级别乳头状尿路上皮癌)。

【问题4】患者的治疗方案如何?

患者为膀胱癌确诊病例,应收入院,完善相关检查后尽早安排手术。

思路1:入院后的常规检查应关注哪些项目?患者入院后接受手术,因此需要进行有关术前常规其他检查,包括血常规、出凝血时间和心电图等。由于是肿瘤性病变,因此需要进行肝脏及上尿路的B超检查,胸片了解有无肺部占位性病变。鉴于为低危肿瘤,肿瘤骨转移可能性低,暂不作放射性核素骨扫描。同时,由于手术方式是尿道电切,术前需要了解有无尿路感染,若无感染,可以安排手术,有明显的尿路感染,需要控制感染后再行手术治疗。因患者为低危的单个膀胱肿瘤,病灶约2.5cm,最佳的治疗措施为经尿道膀胱肿瘤切除术(transurethral resection of bladder tumor,TURBT)。

> **知识点**
>
> 尿路上皮性膀胱癌的治疗原则及方法:非肌层浸润性膀胱癌(T_{is}、T_a、T_1)首次手术治疗多采取保留膀胱的经尿道膀胱肿瘤电切术,术后给予膀胱灌注治疗。膀胱灌注治疗无效的非肌层浸润性膀胱尿路上皮癌[如肿瘤进展、肿瘤多次复发、T_{is}和T_1G_3(高级别)肿瘤经TURBT及膀胱灌注治疗无效等],建议行根治性膀胱切除术。肌层浸润性膀胱癌的标准治疗方法为根治性膀胱切除术同时行盆腔淋巴结清扫术。

> **手术治疗情况**
>
> 在完成相关检查,明确无明显手术禁忌证后,于连续硬脊膜外麻醉下行TURBT术,术中见膀胱左侧输尿管开口外上方有一个2.5~3.0cm的乳头状新生物,有蒂。逐块切除新生物至其基底部,将切除标本经电切镜鞘取出送病理学检查,再薄层切除肿瘤基底部肌层组织,取出单独送病理学检查,术毕返回病房后立即给予吡柔比星30mg,溶入注射用水50ml内,保留膀胱灌注40分钟,每隔10分钟变换一次患者体位,争取所有膀胱壁均接触灌注药物。40分钟后放出膀胱冲洗液,继续膀胱冲洗24小时。3天后病理学检查结果回复:切除的新生物为低级别乳头状尿路上皮癌,侵及膀胱壁固有层,单独送检的肿瘤基底部肌层组织未见肿瘤细胞。

思路2:患者膀胱肿瘤的最终生物学特征为单发、小于3cm的低级别乳头状的非肌层浸润性尿路上皮癌,即分级(WHO2004)为乳头状尿路上皮癌,低级别;分期为$T_1N_0M_0$。

> **知识点**
>
> TURBT既是非肌层浸润性膀胱癌的重要诊断方法,同时也是主要的治疗手段。膀胱肿瘤的确切病理分级、分期都需要根据首次TURBT后的病理结果确定。经尿道膀胱肿瘤切除术有两个目的:一是切除肉眼可见的全部肿瘤,二是切除组织进行病理分级和分期。

思路3:非肌层浸润性膀胱癌TURBT术后有很高的术后复发率,小部分患者甚至会进展为肌层浸润性膀胱癌。原位癌单纯TURBT手术并不能解决术后高复发率和疾病进展的问题。因此,推荐所有非肌层浸润性膀胱癌患者进行术后辅助性膀胱灌注治疗,包括膀胱灌注化疗和膀胱灌注免疫治疗。

> **知识点**
>
> **膀胱灌注化疗**
>
> 低危非肌层浸润性膀胱癌术后应进行即刻单次灌注化疗(术后24小时内完成);中危和高危非肌层浸润性膀胱癌在术后即刻膀胱灌注化疗后,均应当接受后续维持膀胱灌注化疗,早期灌注(诱导灌注)为术后4~8周,每周1次膀胱灌注,之后维持灌注:每月1次,维持6~12个月。常用灌注药物包括吡柔比星(常用剂量为每次30~50mg)、表柔比星(常用剂量为每次50~80mg)、多柔比星(常用剂量为每次30~50mg)、羟喜树碱(常用剂量为每次10~20mg)、丝裂霉素(常用剂量为每次20~60mg)等。

　　思路 4:使有了术后定期膀胱灌注化疗或免疫治疗,膀胱肿瘤仍较高的复发率,需要对所有患者进行动态随访。在非肌层浸润性膀胱癌的随访中,膀胱镜检查目前仍然是"金标准",检查过程中一旦发现异常均应该行活检及病理检查。超声检查、尿脱落细胞学、IVU 等检查也有一定的价值,但均不能完全代替膀胱镜检查的地位和作用。

知识点

膀胱灌注免疫治疗

　　通过膀胱内灌注免疫制剂,诱导机体局部免疫反应,使膀胱壁内和尿液中细胞因子表达增加、粒细胞和单核细胞聚集,以预防膀胱肿瘤复发、控制肿瘤进展。主要包括卡介苗(BCG)膀胱灌注治疗,其他还包括干扰素、钥孔虫戚血蓝蛋白等。

知识点

保留膀胱手术后的随访方案

　　推荐所有非肌层浸润性膀胱癌患者在术后 3 个月时进行第 1 次膀胱镜检查,但如果存在手术切除不完全、肿瘤发展迅速可适当提前,以后的随访根据膀胱癌复发和进展的危险程度决定。高危患者推荐前 2 年每 3 个月行 1 次膀胱镜检查,第 3 年开始每 6 个月 1 次,第 5 年开始每年 1 次直到终身;低危患者如第 1 次膀胱镜检查阴性,建议术后 1 年时行第 2 次膀胱镜检查,之后每年 1 次直到第 5 年;中危患者随访方案介于两者之间,依据患者个体预后因素和一般情况决定。随访过程中,一旦出现复发,治疗后的随访方案按上述方案重新开始。

治疗及随访经过

　　患者术后 2 天拔除导尿管,开始用吡柔比星每周 1 次,连续 8 周,再每 4 周 1 次,连续 1 年的方案进行膀胱腔内灌注化疗,并定期膀胱镜检查。术后 16 个月,再次出现少许无痛性肉眼血尿,立即进行膀胱镜检查,发现膀胱后壁及左侧壁多个基底部宽的菜花样新生物,大小为 0.5~1.0cm,组织活检提示为乳头状尿路上皮癌(高级别)。泌尿系及盆腔 CT 增强检查上尿路及膀胱周围无明显异常病变。

　　【问题 5】患者目前表现为膀胱肿瘤复发,下一步的治疗方案如何?

　　思路:考虑有肿瘤复发,且为多发,并有分级的进展,与患者及家属沟通后,决定收入院行根治性膀胱切除术。因肿瘤病灶主要位于膀胱后壁和左侧壁,没有累及膀胱颈和前列腺部尿道,故可以行保留膜部尿道及前尿道的原位新膀胱术。

知识点

　　诊断为高危非肌层浸润性膀胱肿瘤后立即行根治性膀胱切除术的患者可以提高 5 年无病生存率,但根治性膀胱切除后需要行尿流改道(多采用肠道替代膀胱),手术并发症相对多,术后的生活质量相对降低,因此对于这类高危患者可选择即刻根治性膀胱切除或者再次 TURBT+ 膀胱灌注治疗,应将两种方案的益处和弊端告知患者,与患者沟通讨论后决定。

手术治疗情况

　　再次入院,进行胸片、腹部(肝胆胰脾)超声及放射性核素骨扫描,排除膀胱肿瘤常见转移部位可疑转移病灶后,在全麻下行腹腔镜根治性膀胱切除术 + 原位回肠新膀胱术。

知识点

经典根治性膀胱切除术手术范围

包括膀胱及周围脂肪组织、输尿管远端,并行盆腔淋巴结清扫术。男性应包括前列腺、精囊,女性应包括子宫、部分阴道前壁、附件。如果肿瘤侵犯尿道、女性膀胱颈部或男性前列腺部,或术中冷冻病理发现切缘阳性,则需行全尿道切除。对于性功能要求高的年龄较轻男性患者,保留神经血管束可以使部分患者保留性功能。对于选择原位新膀胱作为尿流改道方式的患者,尽可能保留支配尿道的自主神经可以改善术后尿控。女性如肿瘤没有侵犯阴道前壁可尽量保留,绝经期前的女性如卵巢未受侵犯可以保留。

知识点

尿流改道术尚无标准治疗方案,目前有多种方法可选,常用方法包括:

1. 原位新膀胱术(orthotopic neobladder) 多用一段回肠、乙状结肠制作成球形储尿囊作为代膀胱置入原膀胱部位。

2. 回肠通道术(ileal conduit) 取一段回肠作输出道,一端连接双侧输尿管残端,一端作皮肤造口,尿液分流。该术式是一种经典的简单、安全、有效的不可控尿流改道的术式,是不可控尿流改道的首选术式,也是最常用的尿流改道方式之一。

3. 输尿管皮肤造口术(cutaneous ureterostomy) 输尿管皮肤造口术是一种简单、安全的术式。

手术时患者取头部略低的仰卧位,分别于脐下、两侧脐平面下方2横指腹直肌外侧,髂前上棘平面内侧2横指各做12mm或5mm的穿刺点并置入穿刺套管,气腹压力约为15mmHg(1mmHg=0.133kPa)。沿右髂外动脉表面剪开后腹膜即血管鞘,切开范围远端自股环内口处,髂外动脉的内下方可见到髂外静脉。游离右髂外动脉上方的输尿管,近端至右髂总动脉分叉处,远端靠近膀胱后壁。分区域清除髂外动脉、髂外静脉、闭孔周围,以及髂内动脉、髂总动脉分叉处淋巴组织,分块放入标本袋中取出送病理学检查。同法处理左侧相应区域淋巴组织。暴露直肠膀胱陷窝,用超声刀切开底层的腹膜反折线,游离输精管及精囊至与前列腺的交汇处,游离输精管后剪断,在输精管外下方分离找到精囊,再紧贴精囊游离至前列腺。将左右输精管、精囊向前方牵引,钝性分离前列腺后方至前列腺尖部。向膀胱内注入约200ml生理盐水,判断膀胱轮廓及其前方的腹膜反折,切断脐正中韧带、旁正中韧带及腹膜反折,游离膀胱前间隙,清除膀胱前脂肪,显露耻骨前列腺韧带及盆内筋膜反折,切开两侧盆内筋膜反折和耻骨前列腺韧带。暴露前列腺尖部两侧,用2-0可吸收缝线缝扎阴茎背深血管复合体。将膀胱推向内侧,在输尿管后方用超声刀分离膀胱侧韧带。到达前列腺基底部时将精囊提起帮助定位,紧贴前列腺外侧分离前列腺侧血管蒂,采用筋膜内切除方法,在前列腺侧后方找到分离平面后,用Hem-o-lok钳夹并用剪刀剪断。在缝扎线的近端切断阴茎背深血管复合体,向下分离至前列腺尖部。紧贴前列腺尖部剪开尿道前壁,可见其内导尿管,向头侧拉起,在近前列腺尖部用Hem-o-lok钳夹导尿管并剪断,导尿管向头侧牵引利用球囊压迫膀胱颈防止尿液外渗,剪断尿道后壁,将膀胱前列腺游离。尽量低位离断双侧输尿管,完全游离膀胱及前列腺、精囊等组织。

于下腹部正中作5cm左右直切口,取出标本,将双侧输尿管自切口牵出,置入8F单J管引流尿液。将末端回肠拉出皮肤切口,距回盲部15cm处截取约40cm血供丰富回肠段,恢复肠道连续性,关闭系膜裂孔并还纳入腹腔。隔离的回肠段对系膜缘切开,"W"形折叠缝合形成球形新膀胱,双侧输尿管植入新膀胱,将新膀胱放入盆腔内,最低点用2-0可吸收缝线与尿道吻合,经尿道留置导尿管。检查无活动性出血或尿外漏后,耻骨后留置引流管,关闭腹部切口。

手术次日取头高脚低位,以利引流。术后膀胱低压冲洗,每天2~4次,以防止肠黏液堵塞尿管。术后5天拔除耻骨后引流管,术后10天拔除单J管,术后2周新膀胱造影明确无尿外渗后拔除导尿管。术后患者能自主腹压排尿,白天控尿能力尚可,夜间有少许遗尿发生,若增加夜间主动起床次数可以明显减少遗尿发生。

【问题6】患者下一步治疗方案如何?

思路:尿路上皮癌细胞已被证明对于铂类、吉西他滨、阿柔比星及紫杉醇等化疗药物敏感,转移性膀胱尿路上皮癌患者对于含铂类药物的联合化疗方案总体反应率可达 50% 左右。化疗是肌层浸润性膀胱癌在根治性膀胱切除术之外重要的辅助治疗手段,主要的化疗方式包括新辅助化疗和辅助化疗。

1. 新辅助化疗　对于可手术的 T_2~T_{4a} 期患者,可于手术前进行全身化疗后再行根治性手术。临床试验数据表明对于肌层浸润性膀胱癌患者新辅助化疗可以明显提高肿瘤完全反应率并延长患者的总体生存期。

2. 辅助化疗　对于 pT_{3-4} 或伴有淋巴结转移的患者可以在根治性手术后进行辅助化疗,但术后常规辅助化疗仍无充分患者获益依据。

【问题7】不能行根治的膀胱癌如何治疗?

思路1:姑息性膀胱切除。对于无法手术治愈的局部晚期膀胱癌患者(T_{4b}),常伴有出血、疼痛、排尿困难和尿路梗阻,而这些症状会导致患者一般状态进一步恶化。对于顽固性血尿的晚期膀胱癌的患者,姑息性膀胱切除及尿流改道是有效治疗方法。但由于手术风险较高,一般仅在没有其他选择的情况下采用。

局部晚期肌层浸润性膀胱癌可以导致输尿管梗阻。双侧输尿管梗阻或孤立肾伴输尿管梗阻会导致尿毒症。可选择姑息性膀胱切除及输尿管造口或永久性肾造瘘术以解除梗阻。

思路2:对症支持治疗。

【问题8】根治性膀胱切除术后患者的随访措施如何?

思路:膀胱癌患者接受根治性膀胱切除术和尿流改道术后必须进行长期随访,随访重点包括肿瘤复发和与尿流改道相关的并发症。

知识点

根治性膀胱切除术后尿流改道患者的随访应包括手术相关并发症:输尿管狭窄或反流、贮尿囊尿潴留、泌尿系感染、结石、尿失禁、相关代谢问题(如维生素 B_{12} 缺乏所致贫血和外周神经病变、水及电解质、酸碱平衡紊乱)以及有无肿瘤复发及转移等。

膀胱癌的诊断和治疗策略

1. 膀胱癌的诊断策略(图 9-3-11)。

2. 非肌层浸润性膀胱癌的治疗(图 9-3-12)。

3. 肌层浸润性膀胱癌的治疗(图 9-3-13)。

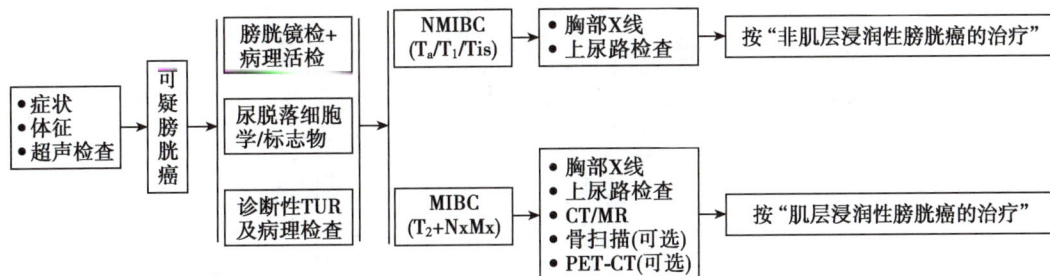

图 9-3-11　膀胱癌的诊断策略

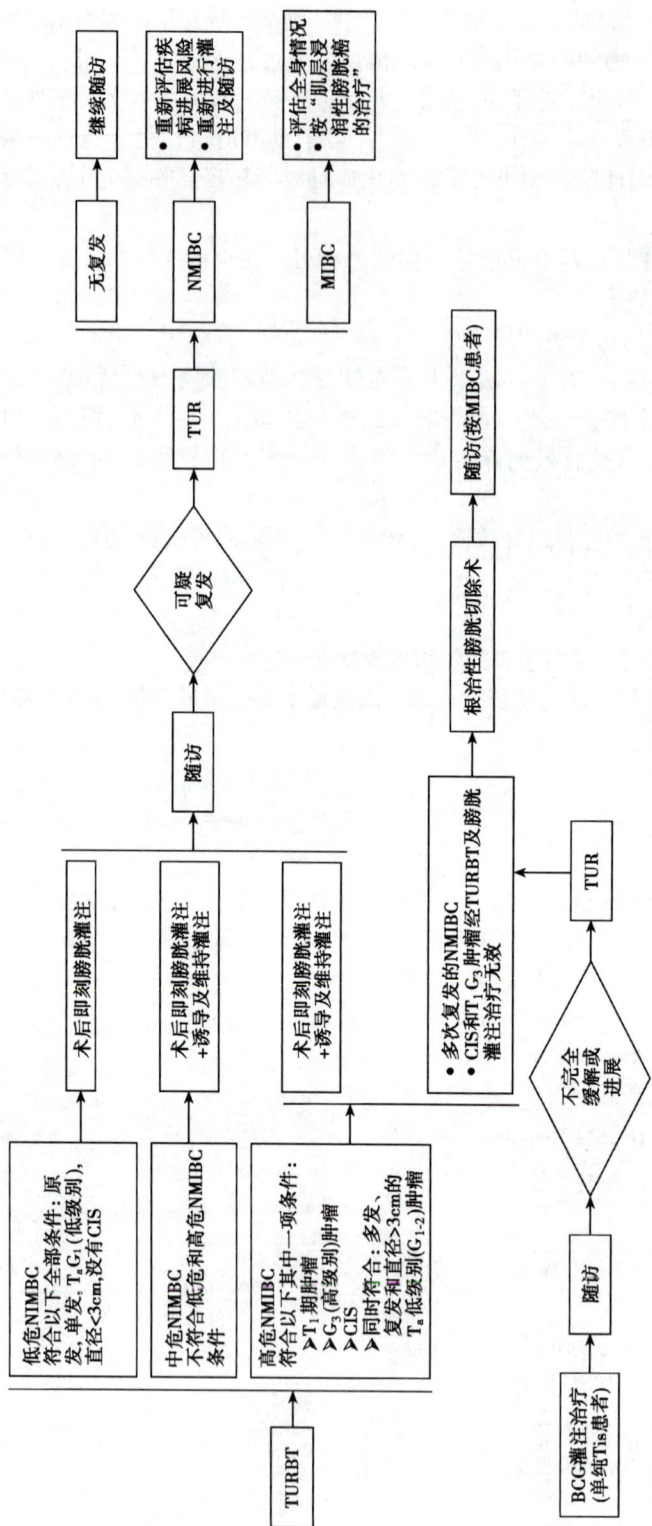

图 9-3-12 非肌层浸润性膀胱癌的治疗

```
                                                         ┌──────────┐
                                                         │ 继续随访  │
                                                         └──────────┘
                                                              ▲
                                        ┌─────┐          ┌─────────┐
                                        │无复发├─────────▶│          │
                                        └─────┘          │          │
                                                         │          │
                                   ┌─────────┐       ┌──────┐
                                   │ NMIBC   ├──────▶│ ·重新评估疾  │
                                   └─────────┘       │  病进展风险   │
                                        ▲            │ ·重新进行灌   │
                                                     │  注及随访     │
                                   ┌─────────┐       └──────────┘
                                   │  MIBC   ├──────▶┌──────────┐
                                   └─────────┘       │ ·评估全身情况 │
                                                     │ ·按"肌层浸   │
                                                     │  润性膀胱癌   │
                                                     │  的治疗"     │
                                                     └──────────┘
```

非肌层浸润性膀胱癌流程图：

TURBT →
- 低危NIMBC 符合以下全部条件：原发、单发、T$_a$G$_1$(低级别)，直径<3cm，没有CIS → 术后即刻膀胱灌注 →
- 中危NIMBC 不符合低危和高危NMIBC条件 → 术后即刻膀胱灌注+诱导及维持灌注 →
- 高危NMIBC 符合以下其中一项条件：
  - ➤T$_1$期肿瘤
  - ➤G$_3$(高级别)肿瘤
  - ➤CIS
  - ➤同时符合：多发、复发和直径>3cm的T$_a$低级别(G$_{1\sim2}$)肿瘤
  → 术后即刻膀胱灌注+诱导及维持灌注

→ 随访 → 可疑复发 → TUR → 无复发 / NMIBC / MIBC

BCG灌注治疗(单纯T$_{IS}$患者) → 随访 → 不完全缓解或进展 → TUR →
- 多次复发的NMIBC
- CIS和T$_1$G$_3$肿瘤经TURBT及膀胱灌注治疗无效
→ 根治性膀胱切除术 → 随访(按MIBC患者)

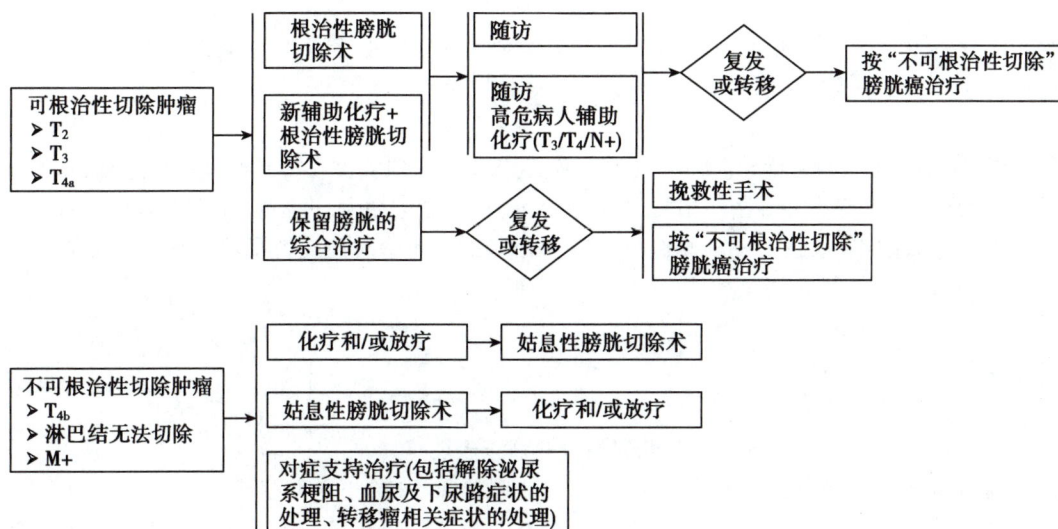

图 9-3-13　肌层浸润性膀胱癌的治疗

（黄　健）

第四节　前　列　腺　癌

前列腺癌（prostate cancer, PCa）是泌尿、男性生殖系统肿瘤中非常重要的一种。前列腺癌发病率在世界范围内差异很大，最高可达 150/10 万男性人口，而最低为 1/10 万男性人口。发病率在欧美常见恶性肿瘤中居第 2 位，而在美国位于所有恶性肿瘤第 1 位，死亡率居第 2 位，仅次于肺癌。中国前列腺癌患者的发病率虽远低于西方国家，但近年来呈显著增长趋势。究其原因与生活方式的改变、人们寿命的延长及医疗保健和诊断水平的提高有关。

前列腺癌是一种较为独特的实体肿瘤，它以两种形态存在：一种是组织型或潜在型，在 50 岁以上的男性中约占 30%，而在 80 岁以上者则占 60%~70%。另一种为临床型，在美国男性的一生中约 1/6 将表现出此型病变。前列腺癌主要发生在 50 岁以上的男性，偶尔发生于年轻人。大多数起源于腺体外周带或后叶的腺泡腺管上皮，病理类型以腺癌为主，其次为移行细胞癌，极少数为鳞状细胞癌。多数前列腺癌早期病变局限无症状，少数可有排尿梗阻症状，晚期可出现一些骨转移特异性症状。

临 床 病 例

男性，59 岁，主因"体检发现血清前列腺特异性抗原（prostate specific antigen, PSA）升高 1 个月"来门诊就诊。患者 1 个月前例行体检发现血清前列腺特异性抗原为 18ng/ml。患者无明显排尿困难，无尿频、尿急、尿痛，无血尿，无特殊不适。发病以来，食欲尚好，大小便正常。既往：10 年前因发现高血压，口服硝苯地平控释片 30mg/d，血压控制在 130/90mmHg 左右。吸烟史 20 余年，10 支/d。无手术外伤史。

【问题 1】通过上述问诊，该患者可疑的诊断是什么？

根据患者的主诉、症状、既往史和个人史，应注意存在前列腺癌可能。

思路 1：老年男性，血清 PSA 升高，应高度怀疑存在前列腺癌的可能性。

知识点

前列腺癌发病率

前列腺癌是老年男性常见的泌尿和男性生殖系统恶性肿瘤。美国 2014 年的统计数据显示，前列腺癌在男性所有恶性肿瘤中发病率占第 1 位（占所有肿瘤的 27%），死亡率占第 2 位（占所有肿瘤死亡的 10%)。随着我国人口老龄化的加剧,前列腺癌在国内的发病率也逐渐升高,在北京、上海等大城市,前列腺癌已经成为泌尿生殖系统发病率居第一位的恶性肿瘤。

思路 2:前列腺癌在早期无特异性临床表现。血清 PSA 是前列腺器官特异性肿瘤标志物,其升高与前列腺癌、前列腺增生、前列腺炎症等密切相关。前列腺癌晚期因肿瘤增大、进展或转移出现相应的临床表现,须与前列腺增生排尿困难、尿路上皮肿瘤血尿等症状相鉴别。问诊时还应特别注意询问有无骨痛等转移症状。

知识点

前列腺癌的临床表现

早期前列腺癌患者多数无明显症状,有些患者出现排尿困难、下尿路症状,多为伴发的前列腺增生症状。临床上早期发现前列腺癌主要依靠血清 PSA 检查,血清 PSA 升高则提示存在前列腺癌的可能。PSA 是前列腺癌最具特异性的肿瘤标志物,是由前列腺腺上皮细胞所分泌的丝氨酸蛋白酶,其半衰期约 3.15 天,基因属于微血管增渗酶基因家族。研究证实,PSA 在血液中以 3 种形式存在:①以自由分子形式存在,即游离 PSA(free PSA,F-PSA),相对分子质量为 30×10^3;②与 α_1-抗糜蛋白酶形成复合物,即 PSA-ACT,相对分子质量为 100×10^3;③与 α_2-巨球蛋白酶形成复合物,即 PSA-α_2M,相对分子质量为 780×10^3。PSA 在血液中大部分以 PSA-ACT 的形式存在,少量以 F-PSA 及 PSA-α_2M 形式存在。正常情况下,富含 PSA 的前列腺腺泡内容物与淋巴系统之间存在由内皮层、基底细胞层和基底膜构成的屏障相隔。当肿瘤或其他病变破坏了这道屏障时,腺管内容物即可漏入淋巴系统,并随之进入血液循环,导致外周血 PSA 水平升高。很多研究显示,以临床常用的 0~4ng/ml 的 PSA 正常范围为标准筛选前列腺癌,其敏感性为 78.7%,特异性为 59.2%,假阳性率为 25%,假阴性率为 38%~48%。

随着病情发展,患者因局部肿瘤进展堵塞尿道,可出现明显的排尿困难及血尿。若肿瘤累及膀胱三角区或输尿管开口,可出现双侧输尿管扩张、双肾积水。前列腺癌转移好发部位是全身骨骼,以中轴骨如脊柱、骨盆等多见,可出现骨痛、病理性骨折等表现。

思路 3:体检时应注意行前列腺直肠指诊。该患者前列腺体积增大,中央沟消失,前列腺质韧,在前列腺右侧叶可扪及直径 1cm 大小质硬结节,无触痛。

知识点

前列腺直肠指诊

前列腺癌患者需要行前列腺直肠指诊,以了解前列腺有无硬结、结节大小,并评估肿瘤是否累及前列腺周围组织结构,如直肠、骨盆等。前列腺直肠指诊是前列腺癌临床分期的重要依据。但随着 PSA 的广泛运用,临床上因 PSA 升高发现的前列腺癌在直肠指诊时多无硬结存在。若结节位于前列腺前部或者内部,不向后方突出,直肠指诊亦无法扪及结节。因此直肠指诊无硬结,也不能排除前列腺癌的可能性。指诊时如发现前列腺存在明显触痛时,则高度提示存在前列腺炎症,这对鉴别诊断具有重要作用。

思路 4:对于门诊就诊的患者,应当如何识别前列腺癌高危人群? 前列腺癌是老年男性常见的恶性肿瘤,由于其发病率和死亡率均较高,其诊断的早晚与治疗的效果密切相关。早期诊断是提高治愈率的关键。但由于早期前列腺癌无特异性症状,容易被忽视。因此,对门诊以下尿路症状就医的患者,应特别注意检查血清 PSA,排除前列腺癌。

知识点

前列腺癌检查的方法

对于 50 岁以上的男性,通常采用血清 PSA、前列腺直肠指诊进行前列腺癌的排查。PSA 的正常范围为 0~4ng/ml,对于 PSA>10ng/ml 的患者,应高度可疑前列腺癌,需要进一步诊断明确。对于 PSA 在 4~10ng/ml,则应综合考虑游离 FSA/ 总 PSA 的比例、PSA 密度、PSA 速率等。对于血清 PSA 升高、直肠指诊或磁共振发现可疑结节的患者,应积极穿刺以明确有无前列腺癌。

【问题 2】为了解该患者的病变范围,还需要进行哪些检查?

思路:前列腺癌的临床分期是决定治疗方案的重要依据,通常需要采用前列腺磁共振成像(MRI)检查以了解前列腺局部病变的范围,是否有淋巴结转移,骨盆是否有转移。

第二次门诊记录

患者完善前列腺 MRI 检查,结果显示:前列腺右侧外周带可见 T_1WI 等信号,T_2WI 低信号灶,DWI 呈高信号;增强后时间 - 信号曲线呈流出型,局部包膜完整,双侧神经血管束未见异常信号。

知识点

前列腺多参数磁共振成像检查

最初 MRI 判断前列腺癌是依据 T_2WI 低信号,虽然特异性较超声低回声信号为好,但远不能满足对前列腺癌病灶的筛选与判别。随着 MRI 技术的发展,多参数 MRI 除了 T_2WI,还包括弥散加权相(diffusion-weighted imaging,DWI)、动态对比增强(dynamic contrast-enhanced,DCE)等,综合这些参数对前列腺上可疑病灶进行评分,即为前列腺影像报告和数据系统(prostate imaging-reporting and data system,PI-RADS)。多参数 MRI 诊断有临床意义前列腺癌的敏感性为 93%,特异性为 41%,阳性预测值为 51%,阴性预测值为 89%。

前列腺癌的 MRI 表现(图 9-4-1~ 图 9-4-4)

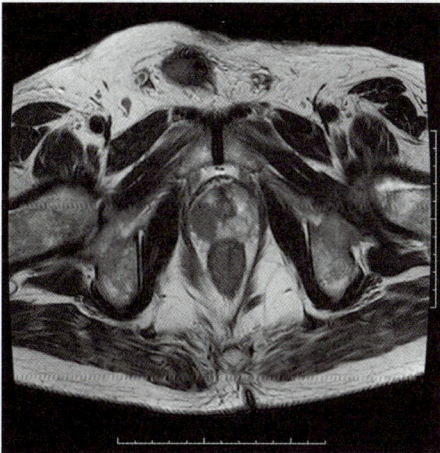

图 9-4-1　T_2WI,前列腺右侧外周带可见结节状低信号,边缘清晰,前列腺包膜完整;双侧神经血管束未见异常信号

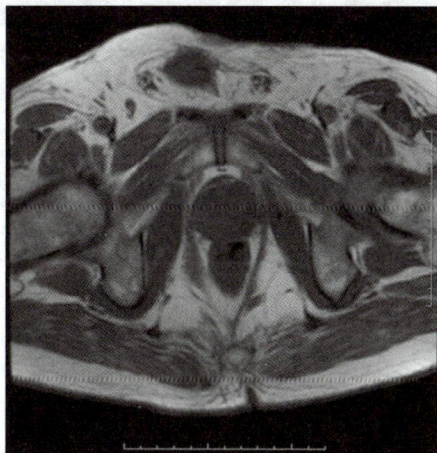

图 9-4-2　T_1WI 与 T_2WI 图像对应,T_2WI 异常信号灶在 T_1WI 上呈等信号

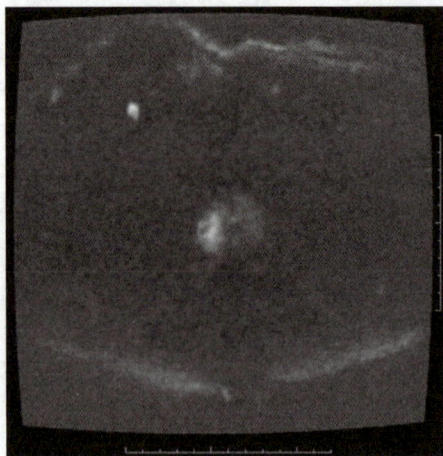

图 9-4-3　DWI（弥散加权成像），前列腺右侧外周带见片状高信号，神经血管束未见异常信号

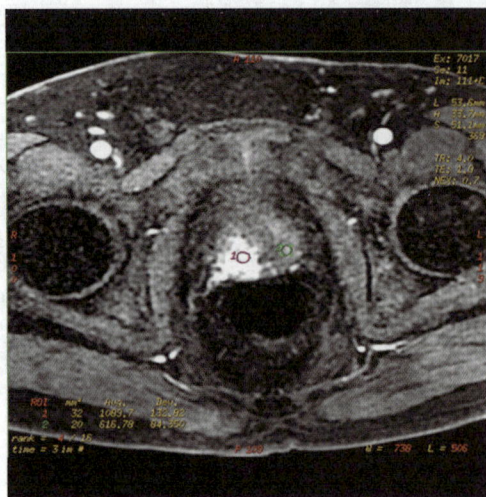

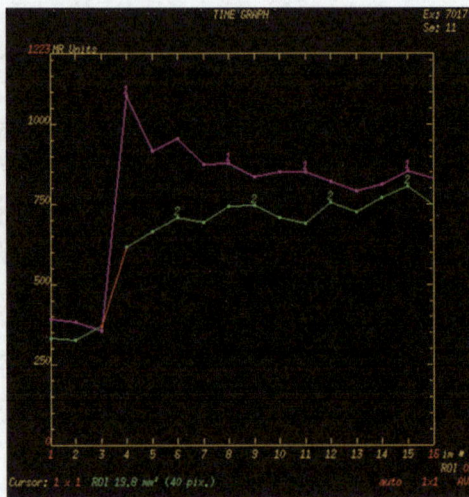

图 9-4-4　动态增强扫描，前列腺右侧外周带病灶时间 - 信号曲线呈流出型，对侧正常外周带时间 - 信号曲线呈流入型

【问题 3】为进一步明确诊断，需要进行何种检查？

思路：多参数 MRI 阳性预测值不高（51%），因此，经直肠超声引导下前列腺穿刺活检术是目前确诊前列腺癌的主要方法。

知识点

前列腺穿刺活检的作用

经直肠超声引导下前列腺穿刺活检术是确诊前列腺的主要手段。一般穿刺 6~13 针，称为系统穿刺活检。由于前列腺癌的病灶多散在分布，磁共振上若发现可疑病灶，建议有条件的医疗单位行磁共振 - 超声融合靶向穿刺联合系统穿刺以提高前列腺癌检出率。在穿刺时，利用磁共振 - 超声融合技术定位病灶，在超声引导下行靶向穿刺，最后在前列腺两侧叶均匀分布穿刺（系统穿刺）。靶向穿刺联合系统穿刺有助于提高前列腺癌检出率。前列腺穿刺分为经直肠和经会阴两种途径（指穿刺针的穿刺路径），均是在经直肠超声探头引导下穿刺。经直肠途径需要局部麻醉，简单、方便；经会阴途径需要局麻（系统穿刺）或全麻（靶向穿刺），感染率更低，对前列腺前部、尖部肿瘤诊断效果更好。

　　经直肠超声引导下前列腺穿刺活检术:前列腺右侧叶在直肠指诊时可扪及结节;在经直肠超声观察下,前列腺体积增大,约 6cm×6cm×5cm 大小,移行带增生明显,外周带受压变扁;右侧叶外周带可见一1cm×1cm 大小低回声区域;前列腺包膜完整,双侧精囊未受累及。在超声引导下于前列腺右侧叶低回声处取活检 2 针,再采用系统穿刺法,前列腺均匀分布穿刺 12 针。

　　病理结果:前列腺穿刺 14 针,第 1,2 针可见前列腺腺癌,Gleason 评分 3+4=7,肿瘤在各针中所占比例为50%,70%,其余各针可见增生前列腺组织伴慢性炎症改变。

【问题 4】此患者前列腺癌发生在前列腺的哪个部位?

　　思路:发生在前列腺右侧叶外侧。

知识点

前列腺癌的主要发生部位

　　前列腺癌主要发生在外周带,中央带与移行带也可能发生,而前列腺增生发生在移行带。

【问题 5】前列腺癌病理分级的方法。

　　思路:Gleason 系统是前列腺癌病理学分级采用的主要方法。它以肿瘤腺体的分化程度及腺体基质的生长方式为依据,将主要病变区分为 1~5 级,将次要病变区也分为 1~5 级,1 级分化最好,5 级分化最差,两者级数相加就是组织学评分所得分数,应为 2~10 分。评分为 2~6 分属高分化,7 分为中分化,8~10 分为低分化。评分越高,肿瘤恶性度越高,预后越差。

知识点

前列腺癌的 Gleason 评分

　　前列腺癌病理的 Gleason 分级系统(图 9-4-5)。该系统以腺体的分化程度及腺体基质的生长方式为依据,将前列腺癌分为 1~5 分,图 9-4-5A 为各评分的组织学结构示意图。1 分(图 9-4-5B):由排列紧密的腺体形成界限清楚的结节;2 分(图 9-4-5C):由排列较为疏松的腺体形成的结节;3 分(图 9-4-5D):在良性腺体之间呈浸润性生长的小腺体;4 分(图 9-4-5E):大而不规则的筛状腺体;5 分(图 9-4-5F):肿瘤呈实性巢状生长,伴中央粉刺样坏死。

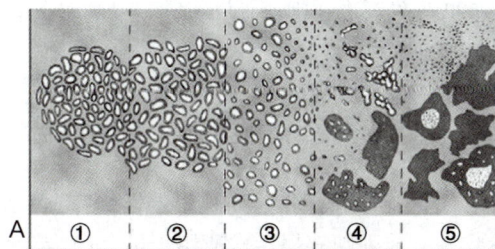

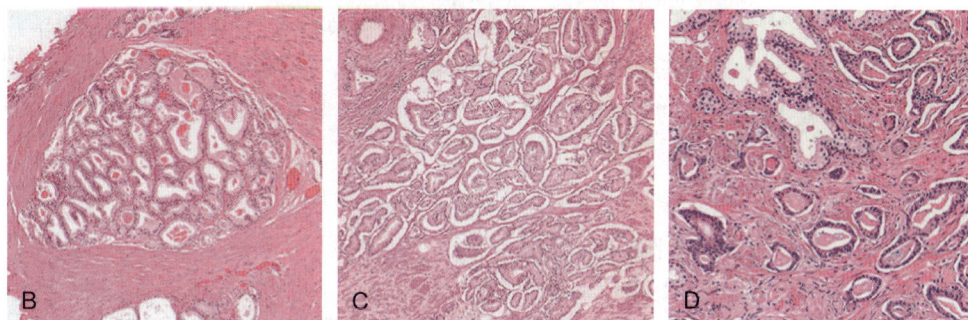

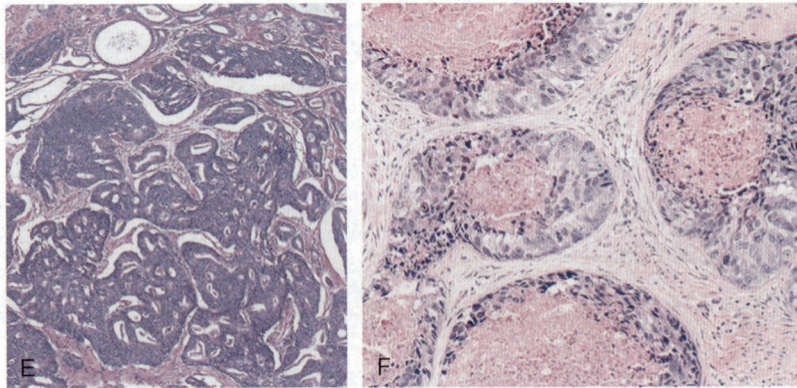

图 9-4-5　前列腺癌病理的 Gleason 分级系统

A. 各评分的组织学结构示意图；B. 由排列紧密的腺体形成界限清楚的结节；C. 由排列较为疏松的腺体形成的结节；D. 在良性腺体之间呈浸润性生长的小腺体；E. 大而不规则的筛状腺体；F. 肿瘤呈实性巢状生长，伴中央粉刺样坏死。

【问题 6】该患者前列腺癌的临床分期？

思路：前列腺癌的临床分期采用 TNM 分期，局部的 T 分期需要结合直肠指诊和 MRI 的结果。该患者的直肠指诊在右侧叶可扪及结节，未累及周围组织；MRI 也显示右侧叶病灶未累及包膜，且仅结节处 2 针穿刺阳性，瘤体小于一叶的 1/2，故考虑为 cT_{2a}。MRI 中未见盆腔淋巴结转移，故考虑为 N_0。因前列腺癌的转移部位以骨骼最为常见，尤其是中轴骨，因此，需要采用骨扫描检查以了解骨转移的可能性。但通常对于 PSA<20ng/ml 的患者，骨转移的可能性较小。该患者全身骨扫描：未见骨转移，故考虑为 M_0。因此，该患者的临床分期为 $cT_{2a}N_0M_0$。

【问题 7】该患者的前列腺癌应该如何处理？

思路：前列腺癌的处理需要综合考虑肿瘤对患者生命的威胁程度以及患者的预期寿命。该患者 59 岁，既往史主要是高血压和吸烟，目前控制良好，此患者的预期寿命超过 10 年。肿瘤对患者生命的影响主要依据 D'Amico 建立的前列腺癌危险分类，该患者是中危患者，因此，需要积极处理前列腺癌。

知识点

D'Amico 前列腺癌危险度分类

低危：PSA<10ng/ml，Gleason 评分 ≤6 分且 ≤cT_{2a}。

中危：PSA 10~20ng/ml，Gleason 评分 7 分和 / 或 cT_{2b}。

高危：PSA>20ng/ml，Gleason 评分 8~10 分和 / 或 ≥cT_{2c}。

【问题 8】该患者前列腺癌的具体治疗方法。

思路：初发前列腺癌的治疗方法有：主动监测、前列腺根治性治疗（包括根治性前列腺切除术、根治性放疗、粒子植入等）、内分泌治疗、化疗等。前列腺癌根治术适用于早期（T_1 或 T_2 期）或局部进展期（T_{3a}）的患者。也有对局部进展期（T_{3b}）或 T_4，甚至 N_1 的前列腺癌患者行前列腺癌根治术，但必须联合多学科治疗。近年来，对寡转移前列腺癌行以手术为主的多学科治疗正在临床验证，尚未有较高等级证据支持。该患者的前列腺癌是 $cT_{2a}N_0M_0$，属于中危（PSA 18ng/ml，Gleason 评分 3+4=7 分），预期寿命超过 10 年，因此建议采用根治性治疗，考虑患者年龄较轻，根治性前列腺切除术更为合理。

入院后进一步检查情况

常规检查：胸部 X 线检查未见显著异常。

手术治疗情况：患者在全麻下行腹腔镜根治性前列腺切除术。手术过程记录如下：在耻骨后腹膜外间隙建立操作空间，留置尿管。打开双侧盆筋膜，游离前列腺外侧与盆底肌之间的间隙，切断耻骨前列腺韧带，用线缝扎耻骨后前列腺背深静脉复合体。于前列腺基底与膀胱颈之间分离,保留膀胱颈;显露双侧精囊和输精管,切断输精管,充分游离精囊;前列腺两侧的侧韧带分束结扎后切断。充分游离前列腺尖部,显露尿道,于前列腺尖部切断尿道。冲洗创面,检查直肠表面。用 3-0 可吸收倒刺线连续吻合膀胱颈及尿道,尿道内留置新的三腔尿管,尿管内冲水检查吻合口有无明显渗漏。清扫双侧盆腔闭孔淋巴结、髂内淋巴结及髂外淋巴结。最后留置引流管,依次缝合关闭切口。

病理标本肉眼所见:前列腺精囊全切标本,前列腺大小 6cm×6cm×5cm,右侧叶质硬结节,大小约 1cm,切面黄白色。结节未突破包膜。

【问题 9】根治性前列腺切除术应掌握哪些原则?

思路:原则为清扫盆腔淋巴结,完整切除前列腺(包括精囊),重建尿路。

1. 淋巴结清扫　前列腺癌根治术淋巴结清扫范围分为局限淋巴结清扫(闭孔区域)、标准淋巴结清扫(闭孔、髂外区域)、扩大淋巴结清扫(闭孔、髂内、髂外区域)、超扩大淋巴结清扫(闭孔、髂内、髂外、髂总和骶前区域)。低危患者不建议行淋巴结清扫,中危患者若淋巴结转移风险超过 5% 时建议行扩大淋巴结清扫,高危患者应行扩大淋巴结清扫。清扫淋巴结一方面有助于病理分期,更好提示预后;另一方面,清扫淋巴结可能有助于改善部分患者的预后。

该患者属于中危患者,应清扫的范围包括闭孔淋巴结、髂内淋巴结及髂外淋巴结。

2. 完整切除前列腺　根治性前列腺切除术需要将前列腺完整切除,包含双侧精囊。

3. 重建尿路　在将前列腺切除后,需要将膀胱与尿道吻合,恢复尿路的连续性。在腹腔镜手术中,吻合膀胱颈和尿道通常采用可吸收倒刺线连续吻合。需要强调的是,吻合时需要将尿道黏膜与膀胱颈黏膜对合良好,这样有助于减少术后的漏尿,减少尿道狭窄的发生。

术 后 情 况

患者术后第 1 天,无发热,腹腔引流液为淡血性液体,50ml。引流液逐渐减少,术后第 4 天拔除盆腔引流管。术后第 2 天排气并嘱饮水,随后逐渐恢复正常饮食。

术后第 7 天病理结果回报:根治性前列腺切除标本,前列腺双侧叶多发前列腺腺癌,以右侧叶为主,Gleason 评分 4+4,肿瘤累及未突出前列腺包膜,切缘阴性,考虑病理分期为 pT$_{2c}$。右侧盆腔淋巴结 4 个,左侧盆腔淋巴结 3 个,均未见转移。

【问题 10】根治性前列腺切除术术后应注意患者哪些情况?

思路:

1. 注意患者生命体征,术后 24 小时注意引流管颜色,有无出血。引流管需要观察有无漏尿,如果每天引流液量较多,且为黄色清亮,与尿管内的尿液颜色相似,需查引流液生化;若肌酐水平较高,则考虑尿瘘诊断成立,与膀胱颈及尿道吻合口闭合不全相关。尿瘘发生后,注意观察引流液的性状和数量,给予抗生素以避免继发感染,保持尿管通畅,耐心等待吻合口闭合,引流液逐步减少后,再将引流管拔除。过早拔除引流管,可在盆腔形成尿外渗,易继发感染,需要进一步处理。如果引流液出现残渣,需要警惕直肠损伤的可能。一旦怀疑直肠损伤,需要行直肠指诊及造影检查以证实。对于确诊直肠损伤,需要行结肠造口等进一步处理。

2. 患者液体补充。应考虑纠正电解质紊乱,维持出入量平衡等。

3. 控制、发现可疑感染。检测体温,如出现体温高,应结合血常规等检查除外可能存在的感染,如常见的肺部、泌尿系统、导管相关的感染。与手术相关的应注意伤口感染和盆腔感染等。应观察腹腔引流的颜色、性状和引流量,必要时可行病原学培养,并应用敏感抗生素。拔除引流管后的盆腔感染不易发现,可行 B 超或 CT 检查以明确。

4. 由于根治性前列腺切除术是恶性肿瘤的盆腔手术,且清扫盆腔淋巴结对患者打击较大;患者多为老年,血液多为高凝状态,术后宜嘱患者早期下地活动,可考虑及早给予抗凝药物以预防血栓形成。

【问题 11】患者术后需要留置多长时间尿管?

思路:前列腺癌根治术后通常需要留置尿管 1~3 周,不同医师处理会有差异,甚至有不戴尿管,而行耻骨上造瘘的。因患者术后多存在短期一过性压力性尿失禁,让患者适当留置一段时间尿管,可减少由此导致的不便。

【问题 12】从病理结果中能得到什么重要信息?

思路：根据该患者病理结果的描述，TNM 分期为 $pT_{2c}N_0M_0$，切缘阴性。

知识点

前列腺癌 TNM 分期

TNM 分期系统（AJCC 第 8 版，2017 年）：此系统依据原发肿瘤（T）局部情况、淋巴结转移情况（N）及远处脏器转移情况（M）对前列腺癌进行全面系统的分期。

(1) 原发肿瘤（T）

T_X　原发肿瘤不能评价

T_0　无原发肿瘤证据

T_1　不能扪及的临床隐匿肿瘤

　T_{1a} 偶发肿瘤，体积 ≤ 所切除组织体积的 5%

　T_{1b} 偶发肿瘤，体积 > 所切除组织体积的 5%

　T_{1c} 穿刺活检发现的单侧叶或双侧叶肿瘤，不可扪及

T_2　局限于前列腺内的肿瘤

　T_{2a} 肿瘤限于单叶的 1/2（≤ 1/2）

　T_{2b} 肿瘤超过单叶的 1/2，但限于该单叶

　T_{2c} 肿瘤侵犯两叶

T_3　肿瘤突破前列腺包膜，不固定，未侵犯周围组织

　T_{3a} 肿瘤侵犯包膜外（单侧或双侧）

　T_{3b} 肿瘤侵犯精囊

T_4　肿瘤固定或侵犯除精囊外的邻近组织，如尿道外括约肌、直肠、膀胱、肛提肌和/或盆壁

(2) 区域淋巴结（N）

N_X　区域淋巴结不能评价

N_0　无区域淋巴结转移

N_1　区域淋巴结转移

(3) 远处转移（M）

M_0　无远处转移

M_1　远处转移

　M_{1a} 区域淋巴结以外的淋巴结转移

　M_{1b} 骨转移

　M_{1c} 其他器官组织转移（有或无骨转移）

术后第一次门诊

患者术后 2~3 周行第 1 次门诊复查，拔除尿管后，排尿通畅，但咳嗽及活动时有漏尿，需使用尿垫。4 周时复查 PSA<0.003ng/ml。

【问题 13】根治性前列腺术后多长时间 PSA 达到最低值？

思路：根治性前列腺切除术后 PSA 最低值出现在术后 6 周左右，是由于手术完全去除 PSA 的来源后体内 PSA 完全代谢掉的时间。

【问题 14】需要向患者进一步交代观察的内容。

思路：根治性前列腺切除术后，患者拔除尿管，需要警惕尿道狭窄（尤其是膀胱颈挛缩）、尿失禁、阴茎勃起功能障碍等问题。对于尿道狭窄，需要采用尿道造影和尿道镜检查明确狭窄的部位（多为吻合口处），采用尿道扩张或尿道内切开处理狭窄。对于尿失禁，多为术后尿道外括约肌功能薄弱所致的一过性短暂性尿失禁，嘱患者进行盆底肌锻炼，耐心等待，绝大多数患者的控尿功能均能完全恢复。极个别严重的患者，经保守治疗一年以上无效可以考虑采用男性吊带或人工尿道括约肌手术治疗尿失禁。由于根治性前列腺切除术中将走行于前列腺后外侧的血管神经束部分切断，导致控制阴茎勃起的神经部分切断，患者术后会出现阴茎勃起功能障碍，可以尝试采用阴茎真空负压吸引泵或磷酸二酯酶 5 抑制剂进行治疗。

【问题 15】根治性前列腺切除术后如何复查随访?

思路:患者术后每 3 个月复查 1 次 PSA 和直肠指诊,术后 2 年后改为每 6 个月复查 1 次,如怀疑复发,则进行影像学评估。

术后第 4 年的首次复诊

患者术后第 1 年随访规律,PSA 在 0.01ng/ml 左右。但患者术后第 2 年起,未进行复查随访,术后第 4 年复查 PSA 50.1ng/ml。

【问题 16】患者目前考虑的诊断是什么?

思路:根治性前列腺切除术后生化复发。根治性前列腺切除术后生化复发的定义:术后连续 2 次以上出现 PSA>0.2ng/ml。

【问题 17】患者下一步的处理。

思路:患者诊断生化复发后,应了解肿瘤是否有局部复发或远处转移,需要进行直肠指诊、盆腔 MRI 或 CT 和全身骨扫描检查。

术后第 4 年第二次门诊

患者直肠指诊显示,前列腺局部未扪及质硬结节。

盆腔 MRI:骨盆及腰 5 椎体可见多发转移灶。

全身骨扫描:骨盆、腰椎、肋骨、股骨可见多发代谢旺盛灶,考虑骨转移的可能性大。

【问题 18】患者目前的诊断是什么?

思路:前列腺根治性切除术后,多发骨转移。

【问题 19】患者下一步治疗方案。

思路:患者目前是全身多发骨转移,因此需要采用全身治疗,前列腺是雄激素依赖性器官,按最新研究进展应采用雄激素剥夺治疗(androgen deprivation therapy,ADT)加全身化疗控制肿瘤。

知识点

前列腺癌 ADT 的方法

1. 去势　包括外科去势——切除睾丸,或者药物去势(包括黄体生成素释放激素类似物,如戈舍瑞林、亮丙瑞林、曲普瑞林等,以及国内尚未上市的黄体生成素释放激素拮抗剂)。

2. 抗雄激素　常用的雄激素受体阻滞剂包括比卡鲁胺等。ADT 的方法有单纯去势治疗、联合雄激素阻断(去势联合抗雄激素),在实施方法中又可分为持续和间歇 ADT 两种方法。

术后第 6 年再次门诊

患者近 2 年一直采用持续联合雄激素阻断(当时还没有联合化疗的循证医学依据,故未行化疗),PSA 最低值为 0.02ng/ml,近 4 个月来,PSA 逐渐升高,目前为 5ng/ml。

【问题 20】患者目前的诊断和治疗方案。

思路:患者 ADT 治疗后,PSA 逐渐升高,考虑前列腺癌对 ADT 治疗已不敏感,进入去势抵抗性前列腺癌(castration-resistant prostate cancer,CRPC)阶段。对于广泛转移的 CRPC 患者,可以考虑使用阿比特龙或多西他赛等治疗。

知识点

前列腺癌化疗和新型内分泌治疗

长期以来,前列腺癌一直被认定为一种对化疗不敏感的肿瘤。直到 2004 年,两个Ⅲ期临床研究

TAX327 试验和 SWOG9916 试验显示了多西他赛为主的化疗方案对晚期前列腺癌可延长患者的生存时间,尤其是 TAX327 试验确定了 3 周多西他赛 + 泼尼松方案(docetaxel+prednisone,DP)的一线标准方案地位。多西他赛 3 周方案较以往的米托蒽醌方案,降低患者死亡率 24%。其常见不良反应为脱发、疲乏、恶心等,与米托蒽醌组无明显差异。2014 年美国临床肿瘤学会(ASCO)年会报道了初诊转移性去势敏感性前列腺癌进行内分泌治疗联合多西他赛化疗显著延长患者的中位生存时间(较单纯内分泌治疗延长生存期 13.6 个月,CHAARTED 研究)。目前欧洲泌尿外科指南已明确内分泌治疗联合多西他赛化疗是初诊高肿瘤负荷转移性去势敏感前列腺癌的标准治疗方案。

新型内分泌治疗药物包括阿比特龙和恩杂鲁胺等。阿比特龙是雄激素生物合成酶抑制剂,通过抑制 CYP17 酶复合体,抑制睾丸、肾上腺和前列腺本身雄激素的产生,从而控制前列腺癌发展。恩杂鲁胺(MDV 3100)是雄激素受体阻滞剂,可以高效阻断雄激素与其受体结合,进一步诱导肿瘤细胞凋亡。多西他赛化疗后或者化疗前应用阿比特龙或恩杂鲁胺,均被证实有效。对于初诊转移性激素敏感前列腺癌,LATITUDE 研究和 STAMPEDE 研究均报道内分泌治疗联合阿比特龙较单纯内分泌治疗更能改善患者生存。

因此,对于转移性去势抵抗性前列腺癌患者,多西他赛化疗、阿比特龙序贯或者阿比特龙、多西他赛序贯均是可选方案;对于初诊高肿瘤负荷转移性激素敏感性前列腺癌患者,内分泌治疗联合阿比特龙或内分泌治疗联合多西他赛化疗均是可选方案。

要点解析:

1. 前列腺特异性抗原是发现前列腺癌的重要检查项目,建议 50 岁以上男性体检时都应检查 PSA;有前列腺癌家族史的 45 岁以上即应检查。

2. 前列腺多参数磁共振成像检查主要作为临床分期的诊断依据,宜在前列腺穿刺活检前进行,以免影响临床分期。

3. 前列腺穿刺活检按部位分为系统穿刺和靶向穿刺,按途径分为经直肠和经会阴途径。

4. 全身骨扫描可发现骨转移灶,但具有一定的假阳性率和假阴性率;目前 PET-CT 应用渐广泛,对临床分期有帮助。

5. 前列腺癌病理的 Gleason 分级系统为 1~5 分,总分为 2~10 分。

6. 前列腺癌根治术适用于早期(T_1 或 T_2 期)或局部进展期的患者,且预期寿命在 10 年以上。对于年轻患者,可以适当放宽手术适应证。

7. 前列腺癌雄激素剥夺治疗包括去势(手术去势、药物去势)、抗雄激素治疗、新型内分泌治疗等。

8. 高危前列腺癌患者根治术后宜行辅助内分泌治疗,且至少 1.5 年。

9. 对高肿瘤负荷转移性激素敏感性前列腺癌(mHSPC),现在推荐 ADT 联合多西他赛化疗或 ADT 联合阿比特龙治疗。

(宋 刚 周利群)

第五节 睾 丸 肿 瘤

一、概述

睾丸恶性肿瘤尽管发病率很低,但在西方国家 14~44 岁男性中为发病率最高的恶性肿瘤。全球范围看,睾丸恶性肿瘤的发病率为 1/10 万人(非洲及亚洲)至 9.9/10 万人(挪威)之间。由于睾丸恶性肿瘤其组织学成分多种,并随着疾病进展发生一定的变型,因此睾丸恶性肿瘤生物学多样性极为复杂,只有充分理解睾丸恶性肿瘤的生物学多样性及各自的生物学行为,才能理解睾丸恶性肿瘤的发生发展规律。

二、睾丸恶性肿瘤的病因、病理类型及其生物学特征

(一)病因

与睾丸恶性肿瘤相关的因素有隐睾、外生殖器发育不良(如尿道下裂)或环境及生活方式等各种因素所致

的睾丸退行性变综合征等,遗传因素也有一定的作用,有证据显示睾丸癌患者的兄弟其患该疾病的危险因素比一般人群高八倍,但其中也不能除外环境因素的影响。目前为止睾丸恶性肿瘤发病的分子机制却并不清楚。

(二)病理类型及其生物学特征

睾丸恶性肿瘤组织类型繁多,属于睾丸癌范畴的包括生殖细胞肿瘤(germ cell tumor,简称 GCT)或睾丸非生殖细胞肿瘤,而前者又分为精原细胞瘤及非精原细胞生殖细胞肿瘤(nonseminoma germ cell tumor,简称 NSGCT),后者则主要指间质细胞瘤(leydig cell tumor)和支持细胞肿瘤(sertoli cell tumor)等。其他众多的睾丸肿瘤或是转移癌或为血液系统恶性肿瘤的一部分,这类睾丸肿瘤的生物学特征与源自睾丸组织的恶性肿瘤有很大不同,在此不再阐述(表 9-5-1)。

睾丸 GCT 存在多样生物学特征,但多数睾丸 GCT 最特殊的生物学特征为缺乏 DNA 修复酶及转运顺铂等细胞毒性药物外出细胞膜的机制缺陷,因此从理论上来说 GCT 对化放疗极度敏感,这也是多数晚期转移性睾丸癌患者能治愈的主要原因。

睾丸 GCT 出现腹膜后或全身转移时,会出现不同的组织学变型,转移灶部位肿瘤与睾丸原发肿瘤并不完全一致。较为致命的是大约 15% 腹膜后转移灶可变型为对化放疗极度不敏感的畸胎瘤,而睾丸原发畸胎瘤其晚期时腹膜后转移灶畸胎瘤成分高达 50% 以上;而且晚期复发的畸胎瘤成分常会变型为恶性度更高的体细胞样恶性组织成分(腺癌、肉瘤及神经外胚层肿瘤)。而含卵黄囊成分的睾丸 GCT 化疗后其晚期腹膜后转移灶复发可存在对顺铂极度不敏感的活性组织成分。以上这些肿瘤生物学特征往往是少数睾丸 GCT 患者的死亡原因。

睾丸间质细胞瘤(含 Leydig cell 并可分泌雄激素)和睾丸支持细胞瘤 90% 均为良性,仅 10% 为恶性,但对化放疗不敏感,主要依靠手术根治(包括睾丸根治性切除术及转移灶清扫术)。其他性索 - 性腺间质肿瘤极为罕见,也多为良性,这些肿瘤与睾丸 GCT 的生物学特征也有很多不同,本章节将不再赘述。

近年来根据睾丸 GCT 的发病特点将睾丸 GCT 分类三型,Ⅰ 型睾丸 GCT 一般与生殖细胞原位瘤样增生(germ cell neoplasia in situ,简称 GCNIS)无关,多见青春期前患者,肿瘤组织以畸胎瘤或卵黄囊为主,Ⅱ 型睾丸 GCT 则表现为典型的非精原细胞生殖细胞肿瘤的特征,而 Ⅲ 型睾丸 GCT 以精母细胞精原细胞瘤为主要特征,通常起源于精母干细胞,多为良性并多见老年男性。这种分类更多的是基于一系列基因表达的不同,但目前有关睾丸 GCT 各种基因表达的差异与临床疗效和预后的关系并不确定。

除精原细胞瘤外,睾丸 GCT 肿瘤极少有单一组织形式,而睾丸 NSGCT 多以混合组织成分存在。只有认识到睾丸 GCT 的生物学多样性,以及不同组织成分的生物学特征,才能理解睾丸 GCT 发生发展的规律,也才能在面临临床上复杂多变的情况下制订出最为利于患者的诊治方案。

表 9-5-1 睾丸生殖细胞肿瘤的组织学类型及临床生物学特征

睾丸恶性肿瘤组织学类型	临床生物学特征
小管内恶性生殖细胞(原位癌)	5 年内 50% 将进展为浸润性生殖细胞肿瘤
单一组织类型肿瘤	
精原细胞瘤	对放化疗极度敏感,仅 1% 在腹膜后转移灶变型为畸胎瘤,15% 伴 hCG 升高
精原细胞瘤伴合体滋养细胞	约 15% 合并合体滋养细胞,但无临床意义
精母细胞精原细胞瘤	多见 60 岁以上老年男性,几乎为良性肿瘤,睾丸根治性切除术即可治愈
胚胎癌	对放化疗极度敏感,15%~25% 腹膜后转移灶畸胎瘤变型,化疗后腹膜后残余肿瘤 40% 为畸胎瘤,10% 为其他活性肿瘤组织(多为卵黄囊瘤组织)
卵黄囊瘤	几乎 100%AFP 升高,对放化疗极度敏感,15%~25% 腹膜后转移灶存在畸胎瘤变型,化疗后晚期复发的顺铂抵抗的活性癌组织中 50%~80% 为卵黄囊瘤组织
滋养细胞肿瘤	对放化疗极度敏感,15%~25% 腹膜后转移灶存在畸胎瘤变型,极易发生血行转移,肺及脑部转移灶易出现引起严重合并症,因 hCG 升高可造成激素紊乱,不分泌 AFP,最为常见的脑转移癌组织类型。因化疗时脑出血死亡占该类肿瘤患者的 4%
绒毛膜癌	滋养层细胞肿瘤的最为常见类型

续表

睾丸恶性肿瘤组织学类型	临床生物学特征
除绒毛膜癌以外的滋养细胞肿瘤	生物学特征基本同绒毛膜癌
单相绒毛膜癌	恶性,需与精原细胞瘤和卵黄囊肿瘤鉴别
胎盘部位滋养细胞肿瘤	罕见,恶性生物学特征同睾丸绒毛膜癌,男女均可见
畸胎瘤	对化放疗极度不敏感,常存在于其他类型的 NSGCT 腹膜后转移灶中,睾丸原发畸胎瘤腹膜后转移灶该组织比例高达 50% 以上
皮样囊肿	良性,如术中冷冻病理证实,可行保留睾丸组织的肿瘤剜除术
单胚层畸胎瘤	多数为良性
畸胎瘤伴体细胞恶性	主要变型为肉瘤、腺癌及神经外胚层恶性肿瘤,对多数化疗放疗不敏感,预后极差,化疗及腹膜后淋巴结清扫后复发的畸胎瘤中占 15%~20%
一种以上组织类型肿瘤(混合型)	合并两种组织成分以上,使得临床生物学特征更为错综复杂。原发混合肿瘤中近 50% 合并畸胎瘤成分,预后与所含组织成分有关
性索-性腺间质瘤	可单一形式存在,常与生殖细胞肿瘤混合
间质细胞瘤	含 Leydig 细胞,90% 良性,10% 恶性,对放化疗不敏感
支持细胞瘤	含 Sertoli 细胞,90% 良性,10% 恶性,常混合存在于 GCT 中,本身成分对放化疗不敏感
颗粒细胞肿瘤	极为罕见多为良性,即使恶性也不易转移
性腺母细胞瘤	罕见,常与精原细胞瘤成分混合,本身成分易发生支持细胞分化,其中 50% 可发展为浸润性 GCT,主要见于性腺发育不良者

三、临床表现

(一)症状

多数睾丸肿瘤因无意中触及阴囊内无痛性包块而被发现。隐睾者恶性变时常在隐睾部位出现无痛性包块,如为腹膜后睾丸,则恶性变后肿瘤较大才可被发现腹部异常包块。睾丸肿瘤生长过快时也因肿瘤内出血或栓塞而引起类似炎症的表现,如触痛性包块,甚至伴有严重的红肿表现。大约三分之一患者因睾丸肿瘤腹膜后转移出现腰腹部不适而被发现,严重者甚至因患侧输尿管受压或侵犯而导致患侧肾积水。

采集病历时需要了解有无隐睾手术病史、睾丸外伤史、腮腺炎病史等与睾丸损害相关的疾病史。

(二)体征

睾丸肿瘤多位于睾丸实质内,任何位于睾丸内的肿物或硬结均应怀疑睾丸肿瘤。经典较大的睾丸肿瘤表现为睾丸明显增大并有沉重感。体检时应注意阴囊包块与睾丸的毗邻关系。如肿物位于睾丸外,一般可除外睾丸肿瘤。由于睾丸炎性包块也能造成睾丸弥漫性肿大,但多伴有触痛,必要时需要超声或甚至活检确诊。睾丸肿瘤以实体瘤为主,因此阴囊透光试验可鉴别睾丸鞘膜积液(该病通常透光试验阳性)。体检时不但需要详细检查肿物本身,也需检查对侧睾丸。大约三分之一的睾丸肿瘤患者误诊为附睾炎或睾丸鞘膜积液,误诊的原因有患者年轻而不在意出现的任何异常,也与医生满足于阴囊常见病诊断有关。对于睾丸内可疑的炎症包块(超声显示通常无包膜),除需要进一步了解患者是否存在睾丸炎病史外,很多患者需要术中冷冻活检才能作出良恶性判断。

对于腹部不明原因包块的患者,应注意检查阴囊了解有无隐睾及其恶性变的可能。

四、诊断性检查

(一)阴囊超声

阴囊超声为睾丸肿瘤最为便捷也比较准确的检查。如超声显示睾丸内存在肿物,均应怀疑睾丸肿瘤的可能性。阴囊超声能准确鉴别睾丸内实质占位和阴囊其他睾丸外包块。

睾丸 GCT 超声多表现为低回声单个或多个占位,NSGCT 表现为不均质低回声而精原细胞瘤则以较为均质低回声为特征。超声对于小于 1cm 直径的睾丸内小结节难以判断良恶性，一般需要活检切除后病理确诊。

(二) 血清睾丸癌肿瘤标志物

与睾丸 GCT 相关的肿瘤标志物主要为 AFP,hCG 及 LDH。50%~80%NSGCT 可分泌 AFP,其中只有胚胎癌和卵黄囊瘤可分泌 AFP 绒癌及精原细胞瘤并不分泌此瘤标,因此一旦检测到 AFP 升高,基本上能除外纯绒癌和纯精原细胞瘤或提示可能为多形性腺瘤。如怀疑睾丸 GCT 的患者血清 AFP 明显升高,也需要除外是否同时合并肝癌、胰腺癌及胃癌等消化系统肿瘤。大多数睾丸绒癌及一部分胚胎癌也可分泌 hCG,大约 15% 纯精原细胞瘤可分泌 hCG,而与睾丸 GCT 相关的 hCG 一般为 β-hCG 亚型。LDH 是一种非特异性血清标记,生殖细胞肿瘤中 20%~60% 可出现 LDH 升高,对于 LDH 升高的睾丸 GCT 患者而言,其 LDH 的变化与肿瘤负荷有明显相关,因此 LDH 升高的患者其 LDH 的变化常用于疗效判断。患者其血清睾丸肿瘤标志物正常也不能除外睾丸 GCT 的可能,但对于血清睾丸肿瘤标志物升高的睾丸 GCT 患者而言,患侧睾丸根治性切除术后血清睾丸肿瘤标志物的变化常可用于判断患者是否存在腹膜后及内脏器官转移,为制订进一步诊治方案提供依据。

(三) 睾丸肿物的活检

睾丸肿物一经发现,通常比较大,占据睾丸大部,因此超声判断为睾丸内低回声肿物即可诊断睾丸肿瘤,一般不做活检。对于睾丸肿物占据睾丸体积不到 30%,或直径小于 3cm,或双侧睾丸小肿物等考虑是否为良性肿物或需保留一定睾丸组织者,可行经腹股沟切口的睾丸肿物切除冷冻病理检查,一旦确定为睾丸恶性肿瘤,即可行睾丸根治性切除术或保留睾丸组织的肿瘤切除术,如为皮样囊肿等良性肿瘤则行睾丸部分切除。如果保留睾丸的组织少于 70%,将来出现睾丸萎缩的可能性明显增加,即使良性肿瘤也多建议行睾丸切除术。

基本确定为睾丸恶性肿瘤者不建议做经皮穿刺活检诊断,否则将可能改变睾丸恶性肿瘤的淋巴转移途径,如出现腹股沟及盆腔淋巴结转移,并将损害以根治为目的腹膜后淋巴结清扫术的疗效。

(四) 分期影像学诊断

1. CT 检查　由于睾丸淋巴结转移第一站即为腹膜后淋巴结,一般位于近肾蒂处下方。因此标准的 CT 检查为腹部增强 CT。除非比较晚期的腹膜后淋巴结转移,因阻塞腹膜后淋巴结引流导致淋巴逆流,或曾行睾丸肿物穿刺活检的患者才可能出现腹股沟或盆腔淋巴结转移。

2. 胸片　一般睾丸 GCT 在无明显腹膜后淋巴结转移时极少见双肺转移。睾丸 GCT 中如含有绒癌成分,因该成分癌细胞极易发生血行转移而常表现为双肺转移作为首发转移部位。

3. MRI　可用于腹膜后有无淋巴结转移判断,临床诊断价值基本等同于腹部增强 CT。

4. 骨扫描　通常用于骨转移判断,但睾丸肿瘤极少出现骨转移。对伴发骨骼疼痛或绒癌广泛转移时可行骨扫描了解有无骨转移。

5. PET/CT 或 PET/MRI　通常不建议用于患者的分期诊断,但对腹部增强 CT 仅显示腹膜后小淋巴结并难以判断,或化疗后腹膜后淋巴明显缩小时,可行 PET/CT 或 PET/MRI 检查,不但能了解腹膜后淋巴结大小,也可根据代谢的高低判断有无癌细胞残留。

五、睾丸恶性肿瘤的临床分期及风险评估

最新的美国癌症联合会(AJCC)有关睾丸肿瘤的分期主要适用于睾丸 GCT,并以术后病理和术前血清肿瘤标志物为基础的分期标准(表 9-5-2,表 9-5-3)。为综合评估不同组织学类型,不同 TNM 分期和不同水平血清睾丸标记的预后风险,国际生殖细胞癌症协作组(international germ cell cancer collaborative group)依据常规推荐的治疗方案诊治并获得的睾丸 GCT 患者临床随访数据,将睾丸 GCT 分为低危组、中危组及高危组。根据危险性分组能大致了解睾丸 GCT 患者的预后,对预后的判断有助于制定进一步诊治的措施(表 9-5-4)。

表 9-5-2　2017 年 AJCC 睾丸癌 TNM 分期

T 分期(原发肿瘤分期)

pT_x　原发肿瘤未能评估

pT_0　无原发肿瘤证据

pT_{is}　生殖细胞原位瘤样增生

pT_1　肿瘤局限于睾丸内（包括睾丸网浸润），但无脉管侵犯

pT_{1a}　肿瘤直径<3cm

pT_{1b}　肿瘤直径≥3cm

pT_2　肿瘤限于睾丸内（包括睾丸网浸润）并伴脉管侵犯；或肿瘤侵犯睾丸内软组织或附睾或覆盖于白膜表面的脏层间皮层组织并伴有或不伴有脉管侵犯。

pT_3　肿瘤侵犯精索并伴有或不伴有脉管侵犯

pT_4　肿瘤侵犯阴囊并伴有或不伴有脉管侵犯

N 分期（淋巴结分期）

pN_x　区域淋巴结未能评估

pN_0　无区域淋巴结转移

pN_0　无区域淋巴结转移

pN_1　区域淋巴结转移，单个淋巴结转移包块最大径≤2cm 及<5 个阳性淋巴结（最大径均未>2cm）

pN_2　区域淋巴结转移，单个淋巴结转移包块最大径>2cm，但不>5cm；或>5 个以上阳性淋巴结（最大径均不>5cm）；或有证据显示淋巴结包膜外侵犯

pN_3　区域淋巴结转移，单个淋巴结转移包块最大径>5cm

M 分期（远处转移分期）

M_0　无远处转移

M_{1a}　非区域淋巴结转移或肺转移

M_{1b}　M_{1a} 之外的远处转移

血清肿瘤标志物（手术前）

S_x　肿瘤标志物未评估

S_0　肿瘤标志物均在正常值范围内

S_1　LDH <1.5×ULN 及 HCG <5 000mIU/ml 及 AFP <1 000ng/ml

S_2　LDH（1.5~10.0）×ULN 或 HCG 5 000~50 000mIU/ml 或 AFP 1 000~10 000ng/ml

S_3　LDH >10.0×ULN 或 HCG >50 000mIU/ml 或 AFP >10 000ng/ml

注：pT_1 亚分期（pT_{1a} 及 pT_{1b}）仅适用于纯精原细胞瘤，ULN 指正常值上限。

表 9-5-3　依据 TNMS 分期的临床分期分组

临床分期分组				
分组	T	N	M	S（血清肿瘤标志物）
0 期	pT_{is}	N_0	M_0	S_0
Ⅰ 期	pT_{1-4}	N_0	M_0	S_x
Ⅰa 期	pT_1	N_0	M_0	S_0
Ⅰb 期	pT_{2-4}	N_0	M_0	S_0
Ⅰs 期	任何 pT/T_x	N_0	M_0	S_{1-3}
Ⅱ 期	任何 pT/T_x	N_{1-3}	M_0	S_x

续表

临床分期分组				
分组	T	N	M	S（血清肿瘤标志物）
Ⅱa期	任何 pT/T$_x$	N$_1$	M$_0$	S$_0$
	任何 pT/T$_x$	N$_1$	M$_0$	S$_1$
Ⅱb期	任何 pT/T$_x$	N$_2$	M$_0$	S$_0$
	任何 pT/T$_x$	N$_2$	M$_0$	S$_1$
Ⅱc期	任何 pT/T$_x$	N$_3$	M$_0$	S$_0$
	任何 pT/T$_x$	N$_3$	M$_0$	S$_1$
Ⅲ期	任何 pT/T$_x$	任何 N	M$_1$	S$_x$
Ⅲa期	任何 pT/T$_x$	任何 N	M$_{1a}$	S$_0$
	任何 pT/T$_x$	任何 N	M$_{1a}$	S$_1$
Ⅲb期	任何 pT/T$_x$	N$_{1~3}$	M$_0$	S$_2$
	任何 pT/T$_x$	任何 N	M$_{1a}$	S$_2$
Ⅲc期	任何 pT/T$_x$	N$_{1~3}$	M$_0$	S$_3$
	任何 pT/T$_x$	任何 N	M$_{1a}$	S$_3$
	任何 pT/T$_x$	任何 N	M$_{1b}$	任何 S

表 9-5-4 国际生殖细胞癌协作组睾丸癌预后风险分组系统

预后分组（风险状态）		非肺内脏转移或纵隔原发转移	血清肿瘤标志物			5年 PFS/%	5年 OS/%
			AFP/(ng·ml^{-1})	βHCG/(U·L^{-1})	LDH		
良好	NSGCT	无	<1 000	<5 000	<1.5×ULN	89%~90%	92%~95%
	精原细胞瘤	无	正常	任意值	任意值	82%~87%	86%~93%
中等	NSGCT	无	1 000~10 000	5 000~50 000	1.5~10.0×ULN	75%~76%	80%~85%
	精原细胞瘤	有	正常	任意值	任意值	67%	72%
差	NSGCT	有	>10 000	>50 000	>10×ULN	41%~55%	48%~64%
	精原细胞瘤	不适用	不适用	不适用	不适用	不适用	不适用

六、治疗

（一）睾丸 GCT 治疗的基本原则

睾丸 GCT 是一种生长速度较快，极易出现腹膜后淋巴结转移，但积极治疗又可能治愈的疾病，因此睾丸 GCT 一经确诊，应尽快完成术前睾丸癌血清肿瘤标志物检查及术前常规检查，并尽快施行睾丸根治性切除术，并结合术前或术后腹部增强 CT 等分期检查结果，确定以系统化疗和必要时腹膜后淋巴结清扫术的积极治疗方案。目前多根据睾丸肿瘤根治术后病理分期及临床分期分组制订进一步治疗方案。

1. 睾丸生殖细胞原位瘤样增生 多为手术时进行对侧睾丸活检发现，因发展为睾丸 GCT 的风险极高，可采取该侧睾丸放疗以保留睾丸分泌雄激素功能，也可采取同时行睾丸切除术。

2. Ⅰ期睾丸生殖细胞肿瘤 如为纯精原细胞瘤，睾丸根治性切除术后 1 个周期单药卡铂化疗即可达到 5 年复发率约仅为 5%，即使肿瘤数次复发，标准辅助 BEP（博来霉素、依托泊苷和顺铂）方案化疗也能达到接近治愈的疗效。如为 NSCGT，可密切随访，如原发肿瘤病理显示有脉管侵犯或睾丸网浸润，应行至少 1 个周期的 BEP 方案辅助化疗，腹膜后转移复发的概率从 50% 可降至 3%。对于Ⅰs期患者，尤其是睾丸根治性切除术后血清肿瘤标志物持续升高者，尽管影像学未能找到转移证据，但也应以Ⅱ期为原则进行辅助化疗。

3. Ⅱ期睾丸生殖细胞肿瘤　如为Ⅱa及Ⅱb期纯精原细胞瘤,仅为膈下腹膜后淋巴结转移并小于2cm,建议行腹膜后放疗,放疗后复发率不超过3%,总生存接近100%,对于转移淋巴结超过2cm的患者可采用3个周期的BEP方案辅助化疗。如为NSGCT,且术后血清肿瘤标志物未升高者,建议做3个周期BEP或4个周期EP方案辅助化疗,如辅助化疗后腹膜后淋巴结残留的直径>1cm,建议行腹膜后淋巴结清扫术（retroperitoneal lymph node dissection,简称RPLND）。

4. Ⅱc期及Ⅲ期睾丸生殖细胞肿瘤　对于预后良好者,睾丸根治性切除术后应行3个周期BEP或4个周期EP方案辅助化疗,对于预后中等或较差的患者,术后适当延长1~2个辅助化疗周期。辅助化疗期间如睾丸血清肿瘤标志物下降但影像学评估腹膜后淋巴结转移包块持续增大或再次进展,提示可能存在畸胎瘤成分而应尽快进行RPLND;对于辅助化疗后腹膜后残余包块仍持续存在且直径>1cm者也应行RPLND。

5. 转移灶残余肿瘤的处理　纯精原细胞瘤腹膜后转移者辅助化疗后即使存在残余包块,多为坏死淋巴结组织,极少需要手术处理。对于NSGCT而言,腹膜后转移灶残留组织50%为坏死组织,40%为畸胎瘤,另10%为对一线化疗方案耐药的活性癌组织（50%以上为卵黄囊成分）,因此一旦残余病灶直径超过1cm,应行RPLND;如RPND后病理显示存在非畸胎瘤癌组织残余,应行挽救性化疗。

6. 睾丸生殖细胞肿瘤难治性状态或复发　睾丸GCT复发指睾丸根治性切除术后并经辅助化疗或及RPLND,仍出现睾丸癌血清肿瘤标志物持续或再次升高,抑或再次出现腹膜后可疑转移包块或原有转移病灶明显进展。对于出现难治状态或复发者,尤其是已行RPLND者,应行4个周期的挽救性化疗。挽救性化疗方案为TIP方案（紫杉醇,异环磷酰胺及顺铂）或VeIP方案（长春碱,异环磷酰胺及顺铂）,或2~3个周期的卡铂和依托泊苷的HDCT（高剂量化疗方案）。一旦患者伴有脑转移并残留,或畸胎瘤伴体细胞恶性变,则预后均极差,但联合化疗及放疗或手术的综合治疗可延长患者寿命。

(二) 手术治疗

1. 睾丸根治性切除术　睾丸肿瘤一旦确诊应尽快行睾丸根治性切除术。手术经患侧腹股沟切口进入,暴露精索后,沿精索向阴囊游离,直至将睾丸从阴囊内游离至切口视野;沿精索向近心端游离精索至腹股沟内环深处后离断。一般要求游离精索至腹膜后间隙,以便将来行腹膜后淋巴结清扫术时能经腹腔完整切除整条精索相关血管。

2. 腹膜后淋巴结清扫术（retroperitoneal lymph node dissection,简称RPLND）　传统RPLND的范围为双侧腹膜后淋巴结清扫术,健侧边缘在健侧精索血管旁并保留精索血管,而患侧则切除精索血管;上至双侧肾动脉水平,下至双侧髂总血管（图9-5-1）。由于该术式破坏范围太大并因双侧交感干受损后引起逆行射精导致生育障碍,目前建议行改良RPLND。因右侧腹膜后淋巴引流至左侧,故右侧睾丸癌腹膜后淋巴结转移易往左侧发展,左侧则无此现象,因此右侧RPLND范围更多沿左侧延伸至左侧输尿管内侧（图9-5-2）。

睾丸GCT出现腹膜后淋巴结转移时先行化疗还是RPLND一直存在争议。RPLND主要针对腹膜后转移灶中可能存在对化放疗不敏感的畸胎瘤成分,因此对原发肿瘤含畸胎瘤成分或化疗后部分淋巴结转移无效或复发者均应考虑行RPLND。对于腹膜后广泛淋巴结转移并融合成团块者应先行化疗,待病灶缩小至可切除状态再决定是否行RPLND。

(三) 睾丸 GCT 的化疗

如前所述,除畸胎瘤或极少卵黄囊瘤外,绝大多数睾丸生殖细胞肿瘤对以顺铂为基础的化疗极度敏感,这也是多数睾丸生殖细胞肿瘤能达到治愈的基本肿瘤生物学特征。本文所介绍的睾丸肿瘤化疗方案则以2014年《中国泌尿外科疾病诊断治疗指南》所颁布睾丸肿瘤化疗方案为标准。

1. 一线化疗方案

(1) BEP方案:为博来霉素,依托泊苷和顺铂联合化疗方案。具体实施如下:顺铂$20mg/m^2$,第1~5天静脉滴注,依托泊苷$100mg/m^2$第1~5天静脉滴注,博来霉素30mg第2,9及16天肌内注射,每三周重复一次为一周期,3~4个周期。

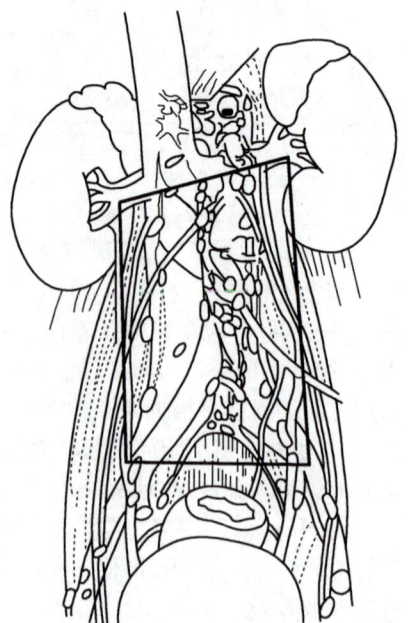

图9-5-1　睾丸生殖细胞肿瘤双侧腹股沟淋巴结清扫术范围（黑线框内）

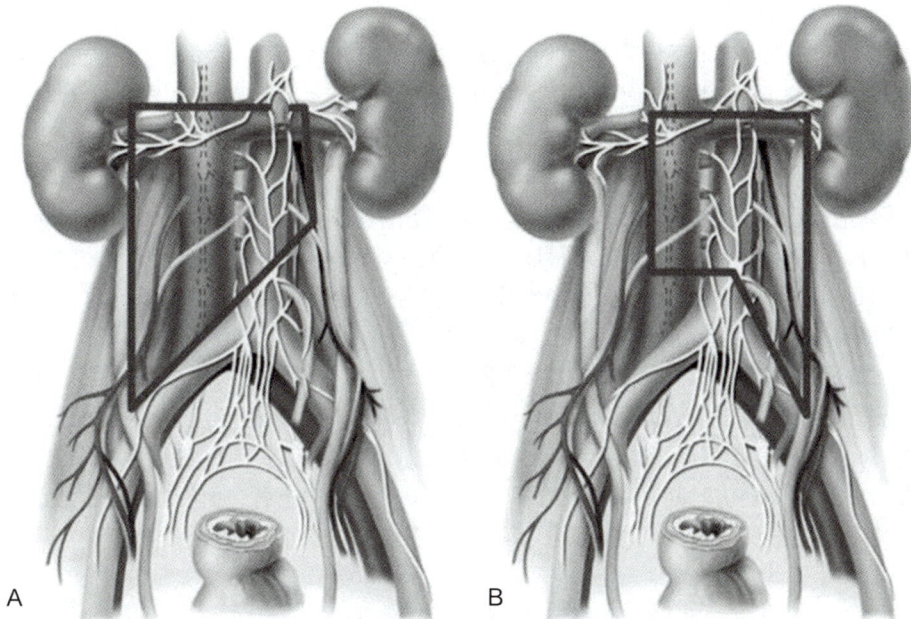

图 9-5-2　改良腹膜后淋巴结清扫术
A. 右侧睾丸生殖细胞肿瘤腹膜后清扫术范围;B. 左侧睾丸生殖细胞肿瘤腹膜后淋巴结清扫术范围。

(2)EP 方案:顺铂 20mg/m² 第 1~5 天静脉滴注,依托泊苷 100mg/m² 第 1~5 天静脉滴注,每三周重复一次为一周期,4~6 个周期。

2. 二线化疗方案　睾丸肿瘤二线化疗方案多用于一线化疗方案失败者,这些化疗方案多因副作用较大而被列为二线化疗方案。这些化疗方案包括 VIP 方案、TIP 方案及 VelP 方案等(表 9-5-5)。

表 9-5-5　睾丸肿瘤常用的二线化疗方案

化疗方案组成	剂量和用法
VIP 方案	
顺铂(cisplatin)	20mg/(m²·d),第 1~5 天
依托泊苷(rtoposide)	75~100mg/(m²·d),第 1~5 天
异环磷酰胺(ifosfamide)	1.2g/(m²·d),第 1~5 天
TIP 方案	
紫杉醇(paclitaxel)	250mg/(m²·d),第 1 天,持续 24 小时输注
异环磷酰胺(ifosfamide)	1.5g/(m²·d),第 2~5 天
顺铂(cisplatin)	25mg/(m²·d),第 2~5 天
VelP 方案	
长春碱(vinblastine)	0.11mg/(kg·d),第 1~2 天
异环磷酰胺(ifosfamide)	1.2g/(m²·d),第 1~5 天
顺铂(cisplatin)	20mg/(m²·d),第 1~5 天

(四) 睾丸 GCT 的放射治疗

随着以顺铂为基础的化疗在临床中取得显著疗效,放疗的作用有所受限。对于保留睾丸的早期睾丸 GCT 部分切除者,患侧睾丸的放疗(18~20Gy)有助于防止睾丸 GCT 的复发。目前对于先放疗还是先化疗取决于将来是否需要行 RPLND 的判断,对于精原细胞瘤而言,如果腹膜后低负荷转移(病灶直径<2cm),标准范围的腹膜后放疗(25~35Gy dog-leg radiotherapy)即可达到几乎 100% 的总生存率;由于放疗后会给 RPLND 带来极大的困难,因此在判断将来需要行 RPLND 时(如原发灶含畸胎瘤成分或睾丸 NSGCT 腹膜后高负荷转移),不建议行腹膜后放疗而多采用系统化疗,直至转移灶缩小至可切除范围时而行 RPLND。辅助化疗且行 RPLND 后,如腹膜后肿瘤仍出现复发,挽救性放疗能延长患者的寿命,也是一种有效的姑息治疗。

（五）其他问题的处理

1. 睾丸 GCT 患者的生育问题　无论是腹膜后淋巴结清扫（因破坏交感神经链而造成逆行射精）、系统化疗（对睾丸生精细胞的破坏）和放疗，均可对睾丸生精功能造成很大影响而导致男性不育。因此对有生育要求的睾丸肿瘤患者而言，目前最为有效的手段是开始任何治疗前前往具有精子库资格的医疗机构保留精子便于将来人工授精之用。

2. 对侧睾丸活检及监测　5%~9% 的健侧睾丸会出现小管内生殖细胞瘤样增生（intratubular germ cell neoplasia，简称 ITGCN），即所谓的原位癌，而且多见于有隐睾病史或睾丸部分萎缩者，因此对存在这类高风险因素时应在行睾丸根治性切除术同时行对侧睾丸活检。一旦确诊为 ITGCN，或同时行对侧睾丸切除术，或放疗（能部分保留内分泌功能），或密切监测。

3. 睾丸 GCT 患者治疗后的长期随访　随访重点为睾丸癌肿瘤标志物的监测，腹膜后淋巴结及内脏器官的影像学监测。对于睾丸根治性切除术后并已完成相关辅助治疗的患者应进行密切监测，如每月复查血清肿瘤标志物、每 3 个月复查腹部增强 CT 及胸部 CT 平扫，随访直至腹膜后转移包块缩小至不可见水平或直径<1cm，方可适当延长随访时间。对于化疗后并已行 RPLND 术患者，随访时间可适当延长，每 3 个月复查血清睾丸癌肿瘤标志物及每 3~6 个月相关影像学检查直至术后 5 年。

（杨　勇）

第六节　阴　茎　癌

阴茎癌（Penile cancer）是较为少见的男性生殖系统恶性肿瘤，多见于 40~60 岁、有包茎或包皮过长者，其病因仍不明确，人类乳头状瘤病毒（Human papillomavirus，HPV）与肿瘤发生密切相关。阴茎癌可发生于阴茎的任何部位，但最常见于阴茎头（48%），临床表现多为阴茎头部丘疹、溃疡、疣状物或菜花样肿块，质脆易出血，常继发糜烂、出血、脓性分泌物。根据阴茎癌的浸润深度、恶性程度，可选择保留阴茎手术、阴茎部分切除术、阴茎全切＋会阴尿道造口术，必要时还需行淋巴结清扫。

阴茎癌的诊疗过程通常包括以下环节：

1. 体格检查时记录肿瘤大小、形态、数目、位置、活动度、颜色、边界，是否侵犯阴茎根部、海绵体及阴囊，同时重点了解双侧腹股沟淋巴结有无肿大。

2. 对原发肿瘤进行活组织检查，除明确病理诊断外，还可了解肿瘤浸润深度及恶性程度。

3. 根据肿瘤的分期、分级，采取不同手术方式。

4. 术后通过自查和定期随访，早期发现局部复发或腹股沟淋巴结转移。

临床病例

患者男，55 岁，发现阴茎头部肿物 9 个月。9 个月前患者触及阴茎头约指甲盖大小硬块，未予诊治。3 个月前包皮口出现恶臭分泌物，伴局部疼痛。半个月前在当地医院行包皮环切术，术中发现阴茎头部约 2cm×1.5cm 菜花状肿物，活动度差，伴局部溃烂、脓性分泌物（图 9-6-1）。手术后伤口愈合差，仍伴疼痛及恶臭分泌物。患者既往有包茎史，否认有不洁性接触史和尖锐湿疣病史。

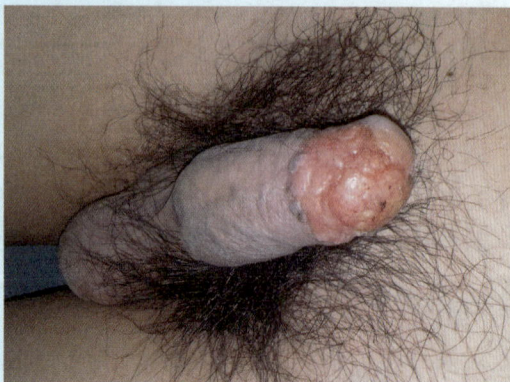

图 9-6-1　阴茎头部肿物

【问题1】通过上述病史,患者的可疑诊断是什么?

根据患者的主诉、症状、体征及个人史,应首先考虑原发性阴茎癌的可能。

思路1:中年男性,阴茎头部发现菜花样肿物伴糜烂、脓性分泌物,既往有包茎史,需高度怀疑阴茎癌。

知识点

阴茎癌发病因素

阴茎癌多见于40~60岁有包茎或包皮过长者,包皮垢的长期慢性刺激是其发生的重要危险因素,而包茎的存在经常掩盖阴茎癌的发生发展过程。除此之外,吸烟、外生殖器疣、阴茎皮疹、性伙伴数量与阴茎癌的发病可能也有一定的关系。

思路2:HPV感染(尤其是16和18型)与阴茎癌、阴茎头尖锐湿疣发病密切相关,两者皮损表现相似,需要仔细鉴别并着重了解患者有无不洁性接触史。

知识点

尖锐湿疣鉴别诊断

尖锐湿疣是一种性传播疾病,多见于20~30岁、性活跃的中青年人群,发病前多有不洁性接触史,平均潜伏期为3个月。病变以冠状沟及包皮系带周围多见,可为乳头状突起,亦可突起呈菜花状。其中巨大尖锐湿疣需与阴茎癌鉴别,必要时行活组织检查明确诊断。

思路3:阴茎癌患者就诊时40%~60%可触及腹股沟肿大淋巴结,因此腹股沟区体格检查是必要的。

知识点

淋巴结转移鉴别

阴茎癌患者中,约50%可触及的腹股沟淋巴结是炎症反应性而非转移性。但在随访中出现的肿大淋巴结几乎100%是转移性的。因此,区域淋巴结应该在原发肿瘤治疗后经过4~6周抗生素治疗再次进行评估,以排除炎性反应,并密切随访观察区域淋巴结的大小、数目等的变化。与病灶溃疡和感染有关的炎症性肿大淋巴结经过4~6周的规律抗生素治疗,多可消失。

【问题2】为进一步明确诊断,需要进行何种检查?

患者需进一步行阴茎病灶活检术、阴茎彩超(可疑海绵体侵犯时)、腹股沟区彩超、盆腔增强CT检查,必要时可以进行人工勃起结合MRI、颅脑CT、胸部X线片或CT、腹部CT、放射性核素骨扫描、PET/CT等可选择性的检查。

思路1:为了明确原发灶性质和病变范围,需行阴茎病灶活检术、阴茎彩超(可疑海绵体侵犯时)、盆腔增强CT,在明确病理诊断的同时,了解肿瘤的分期、分级。阴茎病灶活检术是诊断阴茎癌的"金标准"。

知识点

阴茎癌病理分型

阴茎恶性肿瘤多数为鳞状细胞癌,约占95%,其他类型如基底细胞癌、腺癌、恶性黑色素瘤、肉瘤等相对少见。阴茎转移癌罕见,但膀胱、前列腺、肾脏、直肠等部位的肿瘤偶然可以转移到阴茎。

知识点

阴茎癌 TNM 分期

阴茎癌分期现多采用 2017 AJCC 阴茎癌 TNM 分期系统(表 9-6-1)。阴茎鳞状细胞癌的病理分级(Broder 分级)简单常用,按细胞分化程度分为:高分化、中分化、低分化。分化程度越低细胞恶性程度越高,更易发生侵袭和转移。

表 9-6-1 阴茎癌 TNM 分期(AJCC,2017 年)

原发肿瘤(T)

T_x 原发肿瘤不能评估

T_0 无原发肿瘤证据

T_{is} 原位癌(阴茎上皮内瘤变 PeIN)

T_a 非侵袭性局部鳞状细胞癌

T_1 阴茎头:肿瘤侵犯固有层

包皮:肿瘤侵犯真皮、固有层或肉膜

阴茎体:无论肿瘤位置在哪,肿瘤浸润表皮和海绵体之间的结缔组织

无论有无淋巴血管浸润或周围神经浸润或肿瘤是否为高级别

T_{1a} 肿瘤无淋巴血管或周围神经侵犯,肿瘤非高级别

T_{1b} 肿瘤伴有淋巴管血管和 / 或周围神经侵犯,或肿瘤高级别(3 级或肉瘤样)

T_2 肿瘤侵犯尿道海绵体(阴茎头或阴茎体腹侧),有或无尿道侵犯

T_3 肿瘤侵犯阴茎海绵体(包括白膜),有或无尿道浸润

T_4 肿瘤侵犯其他相邻组织结构(如阴囊、前列腺、耻骨等)

区域淋巴结(N)

临床淋巴结分期(cN)

cN_x 局部淋巴结不能评估

cN_0 无可触及或可见的增大的腹股沟淋巴结

cN_1 可触及活动的单侧腹股沟淋巴结

cN_2 可触及活动的多个单侧腹股沟淋巴结或双侧腹股沟淋巴结

cN_3 可触及固定的腹股沟淋巴结肿块或盆腔淋巴结病变,单侧或双侧

病理淋巴结分期(pN)

pN_x 淋巴结转移不能确定

pN_0 无淋巴结转移

pN_1 ≤ 2 个单侧腹股沟淋巴结转移,无淋巴结包膜外侵犯(extranodal extension,ENE)

pN_2 ≥ 3 个单侧腹股沟淋巴结转移或双侧腹股沟淋巴结转移

pN_3 转移淋巴结伴有包膜外侵犯或者不伴包膜外侵犯的盆腔淋巴结转移

远处转移(M)

M_0 无远处转移

M_1 有远处转移

思路2:除原发灶外,还需行腹股沟区彩超了解有无区域淋巴结转移。

> **知识点**
>
> **淋巴结转移预后**
>
> 区域淋巴结有无转移、能否根治切除是影响生存率的决定因素。无区域淋巴结转移的患者术后5年生存率可达到95%~100%;当出现单个腹股沟淋巴结转移时,5年生存率降低到80%;出现多个腹股沟淋巴结转移时,5年生存率降低到50%;如出现盆腔及周围淋巴结转移则5年生存率为0%。由于阴茎癌不会出现跨过腹股沟淋巴结而直接转移至盆腔淋巴结的情况,所以在未确定腹股沟淋巴结转移前盆腔CT是没有必要的。

思路3:对考虑有区域淋巴结转移的患者,应进行远处转移的评估。

> **知识点**
>
> **阴茎癌转移部位**
>
> 阴茎癌最常见的转移部位为肺、肝、骨。疑有远处转移时,可相应选择胸部CT、腹部CT、放射性核素骨扫描和PET/CT等。

入院后进一步检查情况

体格检查:体温37.2℃,呼吸20次/min,心率92次/min,血压125/80mmHg。双肾未扪及,双肾、输尿管走行区无叩痛,膀胱未充盈。肝脾肋下未触及,腹部未扪及明显包块,腹部叩诊呈鼓音。双下肢无水肿。左侧腹股沟可扪及3个约蚕豆大小淋巴结,没有融合,活动度尚可,无触痛。右侧腹股沟未扪及明显的长大淋巴结。

术前影像学及常规检验结果:腹股沟彩超显示左侧腹股沟区皮下可见多个长大淋巴结,最大直径约1.5cm,右侧腹股沟区未查见长大淋巴结;盆腔CT未发现髂血管旁淋巴结长大;血常规、尿常规、肝肾功能、凝血时间、心电图、胸片均无异常。

阴茎头病灶活检:鳞状细胞癌(低分化)。

临床诊断:阴茎鳞状细胞癌、左侧腹股沟淋巴结可疑转移($T_1N_2M_0$)。

【问题3】患者的治疗方案如何?

向患者及家属交代病情、手术风险,经充分沟通后拟行阴茎部分切除术(表9-6-2)。

表9-6-2　阴茎癌治疗方案

肿瘤分期	治疗	推荐级别	
		推荐	可选
原发肿瘤	保留阴茎治疗	原位/复发 T_{is},$T_{a\sim1}$($G_{1\sim2}$)	T_1($G_{3\sim4}$),T_2(限于<50%龟头),能随访
	阴茎部分切除术	原位/复发 T_1($G_{3\sim4}$),T_2	原位或复发 $T_{a\sim1}$($G_{1\sim2}$),T_3伴尿道侵犯
	阴茎全切术	>T_2伴尿道侵犯	T_1($G_{3\sim4}$),T_2,不能随访
不能触及淋巴结	随访	T_{is},T_a,T_1(G_1),表浅 T_1(G_2)肿瘤前哨淋巴结活检(−)且无血管侵犯	T_1($G_{3\sim4}$),T_2,能密切随访
	改良 LND	T_1(G_2)呈结节性生长,前哨淋巴结活检(+),T_1($G_{3\sim4}$),T_2	T_1(G_2)前哨淋巴结活检(−),无血管侵犯,不能随访

续表

肿瘤分期	治疗	推荐级别	
		推荐	可选
能触及淋巴结	根治性 LND	有阳性结节(N_1、N_2)	加以辅助化疗或放疗(有 1 个以上结节)
		随诊后发现结节	单纯行结节切除(无疾病间隔>6 个月,结节<3 个)
	化疗 +/–LND	腹股沟、盆腔多发固定结节,适合化疗	
	放疗 +/–LND		多发固定结节,不适合化疗
远处转移			化疗或姑息治疗

思路 1:结合患者的临床分期和肿瘤分级,肿瘤已侵犯到皮下结缔组织,且癌细胞分化差,建议行阴茎部分切除术。

知识点

阴茎癌原发病灶治疗

原发病灶的治疗以手术切除为主,切除的范围取决于肿瘤大小、浸润深度及阴茎和周围组织受累的程度,包括保留阴茎的手术、阴茎部分切除术、阴茎全切术。原则上应做到切缘阴性,如能做到切缘阴性,不易出现局部复发。保留阴茎的治疗主要针对原发灶局限于包皮的早期小肿瘤,以及深部无浸润、无淋巴结转移的 T_1 期前的肿瘤,也适用于分化良好且无淋巴血管侵犯的 T_1 期肿瘤、患者能够做到密切随访的 $T_1(G_3)$ 肿瘤;阴茎部分切除术适用于分化差的 T_1 期肿瘤、T_2 期肿瘤,病灶局限于龟头时可切除部分和全部龟头,切缘距肿瘤 1cm 以上(G_3 级肿瘤切缘距肿瘤 1.5cm);阴茎全切除术适用于 T_2 期以上的阴茎癌,另外,T_2 期阴茎癌行部分切除术后,如阴茎残端不能完成站立排尿功能时,也应行阴茎全切除和会阴尿道重建。保留阴茎手术的复发率较高,且有发生腹股沟淋巴转移风险,但如及时发现并切除,局部复发并不会降低肿瘤特异性生存率。

思路 2:体格检查、腹股沟区彩超均提示左侧腹股沟区皮下可见多个长大淋巴结,没有融合,活动度尚可。由于 50% 可触及的腹股沟淋巴结是炎症反应性所致,可予以规律抗感染治疗后再次评估腹股沟淋巴结状况,决定是否行区域淋巴结清扫术。对于可疑的肿大淋巴结也可直接行淋巴结穿刺活检早期明确淋巴结性质。

第一次术后结果

患者于全麻下接受阴茎部分切除术。

患者取仰卧位,常规消毒铺巾;将阴茎远端及肿瘤用清洁橡胶手套包裹,用丝线于包裹之近端结扎,以免肿瘤组织污染手术野;用橡皮止血带环扎阴茎根部,阻断阴茎血液循环,减少术中出血;距肿瘤近端边缘 2cm 处,做阴茎皮肤环形切口,沿切口切开阴茎皮肤和阴茎浅筋膜,依次结扎阴茎背血管;横断阴茎海绵体、尿道;可吸收线横行间断缝合阴茎海绵体;缝合皮肤,重建尿道外口。

术后病检结果:阴茎鳞状细胞癌,肿瘤侵犯皮下结缔组织,伴淋巴、血管浸润。癌细胞呈中分化,伴灶性低分化。

第二次门诊检查

患者术后接受口服抗生素治疗 4 周,左侧腹股沟淋巴结较前缩小,但仍可扪及,考虑腹股沟淋巴结转移可能。

【问题 4】患者下一步治疗方案如何?

与患者及家属交代病情、手术风险,拟行双侧腹股沟淋巴结清扫术。采用腹股沟皮桥法做平行腹股沟韧带的上下双切口,于皮桥下方整块切除腹股沟区浅组和深组淋巴结。腹股沟皮桥技术能很好地保护腹股沟区皮瓣的交通支血供,从而显著降低甚至避免皮缘的缺血、坏死。不足之处在于双侧腹股沟上下切口较单切口更影响美观。

思路 1:切除原发灶后,经抗生素治疗腹股沟区仍可触及肿大的淋巴结者,应考虑为 $N_1\sim N_2$ 期,需进行治疗性双侧区域淋巴结清扫。如腹股沟转移淋巴结大于 2 个或有淋巴结外累及,发生盆腔淋巴结转移的风险显著增加。而一旦发生盆腔淋巴转移,预后不良,5 年生存率 0~10%。因此,对于此类情况应行髂腹股沟淋巴结清扫术。

知识点

阴茎癌预防性的淋巴结清扫

对于初诊无区域淋巴结长大,以及切除原发灶后经抗生素治疗腹股沟区未触及肿大淋巴结的患者,是否进行预防性的淋巴结清扫目前存有争议。因为这类患者中仅有 30% 左右今后可能发生淋巴结转移。但可以肯定的是,当出现转移后再行治疗性淋巴清扫者其生存更差。因此,对于下列情况之一者:①阴茎癌为低分化;②阴茎癌 G_3 级及以上;③ T_2 期及以上;④肿瘤伴有血管及淋巴管浸润,应考虑行预防性腹股沟淋巴结清扫。并且,根据阴茎淋巴交叉引流的特点,需行双侧腹股沟淋巴结清扫。

思路 2:需向患者交代腹股沟淋巴结清扫术后的常见并发症,如皮瓣坏死、切口感染、淋巴管瘘等,可导致切口延迟愈合或不愈合。

知识点

前哨淋巴结活检

为明确有无淋巴结转移,可进行前哨淋巴结活检。前哨淋巴结不一定位于特定解剖区域,通过术中在原发灶使用生物活性染料和示踪剂进行动态前哨淋巴结活检技术,可发现隐蔽的淋巴结转移,可避免不必要的淋巴结清扫。

第二次术后结果

术后病理检查:右侧腹股沟区查见 8 枚淋巴结,均无转移。左侧 7 枚淋巴结,2 枚查见鳞癌转移。

【问题 5】该患者后续治疗方案如何?

根据原发灶和区域淋巴结病理检查结果,患者接受了 4 个疗程顺铂加氟尿嘧啶的化疗。

思路:单个表浅腹股沟淋巴结转移的患者无论是否进行辅助化疗,均未发现复发,但有多个腹股沟淋巴结转移时,术后应进行辅助化疗。

知识点

晚期阴茎癌化疗预后

伴有区域淋巴结转移、晚期阴茎癌的患者,需行多药联合化疗。伴有区域淋巴结转移的根治性切除术后进行辅助化疗最高可以获得 82% 的 5 年生存率,而单纯行根治性切除术仅获得 31% 的 5 年生存率;晚期阴茎癌患者联合化疗的有效率为 32%。

【问题 6】患者术后如何制订随访方案?

对于保留阴茎治疗患者建议术后前 2 年每 2 个月复查 1 次,第 3 年每 3 个月复查 1 次,继而每 6 个月随访 1 次。阴茎部分 / 全部切除患者建议术后前 2 年每 4 个月复查 1 次,第 3 年随访 2 次,继而每年 1 次。随访内容：以阴茎和腹股沟区的体格检查为主，不推荐常规行 CT 和胸部 X 线检查；此外，还包括生活质量的评估，如出现进行性排尿困难、尿线变细，需定期行尿道扩张术，避免发生严重尿道狭窄。

思路：阴茎部分切除伴区域淋巴结转移者，应密切随访，并教会患者熟悉肿瘤复发和转移的危险信号，能行自我检查。

术后随访结果

患者随访 2 年 6 个月。阴茎局部和盆腔、腹股沟区均未见肿瘤复发。患者术后 6 个月恢复性生活，可完成经阴道性交。腹股沟淋巴清扫术后 3 个月双下肢轻度水肿，阴囊淋巴水肿较为明显，术后 6 个月双下肢水肿消失，术后 1 年阴囊淋巴水肿完全改善。

要点解析：

1. 阴茎癌多见于40~60 岁患者，包茎是阴茎癌的重要发病因素。除此之外，吸烟、外生殖器疣、阴茎皮疹、性伙伴数量与阴茎癌的发病可能也有一定的关系。

2. 阴茎恶性肿瘤大多数为鳞状细胞癌，其他类型如基底细胞癌、腺癌、恶性黑色素瘤、肉瘤等相对少见。

3. 需重视阴茎癌患者的体格检查，阴茎超声可明确是否有海绵体侵犯，阴茎病灶活检术是诊断阴茎癌的"金标准"。

4. 阴茎癌患者区域淋巴结应该在原发肿瘤治疗后经过 4~6 周抗生素数周治疗再次进行评估，以排除炎性反应。

5. 区域淋巴结有无转移、能否根治切除是影响生存率的决定因素，对考虑有区域淋巴结转移的患者，应进行远处转移的评估。

6. 阴茎癌的治疗方案应根据原发肿瘤的 T 分期及患者个人情况进行选择，包括保留阴茎治疗、阴茎部分切除术、阴茎全切除术。

7. 对于阴茎癌伴阳性结节或随诊新发结节的患者需行淋巴结清扫术。

8. 阴茎癌的随访非常重要，可以尽早发现淋巴结的转移或复发，而且也是评估治疗效果的唯一方法。

（魏　强）

第十章　肾上腺疾病

第一节　皮质醇增多症

皮质醇增多症是由于肾上腺皮质长期分泌过量皮质醇引起的一系列症状和体征的临床综合征,1912 年由美国神经外科医师 Harvey Cushing 首先报道,故被命名为库欣综合征(Cushing's syndrome,CS)。皮质醇增多症是常见的肾上腺皮质疾病,可发生于任何年龄,但好发于 20~45 岁年龄段,女性多于男性,男女比例为 1:(3~8)。皮质醇增多症的年发病率为 2~3/ 百万人。

按照病因及发病机制,皮质醇增多症可分为三大类,即促肾上腺皮质激素(ACTH)依赖性、ACTH 非依赖性以及医源性。ACTH 依赖性皮质醇症是由垂体或垂体以外的某些肿瘤组织分泌过量的 ACTH,刺激双侧肾上腺皮质增生并分泌过量的皮质醇。最常见者为垂体微腺瘤分泌过量 ACTH 引起的库欣病(Cushing's disease),占 80%~85%。其次为垂体以外的肿瘤异位分泌 ACTH 引起的异位 ACTH 综合征,占 10%~15%,引起异位 ACTH 综合征最常见的肿瘤为小细胞肺癌,其次为胸腺类癌、胰岛细胞肿瘤、支气管类癌、甲状腺髓样癌等。ACTH 非依赖性皮质醇症是由肾上腺皮质肿瘤或增生结节自主性地分泌过量皮质醇所致,包括肾上腺皮质腺瘤、肾上腺皮质癌以及 ACTH 非依赖性双侧肾上腺大结节样增生。

皮质醇增多症中垂体微腺瘤分泌过量 ACTH 引起的双侧肾上腺皮质增生约占 70%,异位 ACTH 综合征占皮质醇症的 5%~10%,肾上腺皮质腺瘤占皮质醇症的 10%~20%,肾上腺皮质癌占 2%~10%,ACTH 非依赖性双侧肾上腺大结节样增生约占不到 1%。

医源性皮质醇症是由长期应用糖皮质激素或含激素的药物引起。严重抑郁症患者和长期酗酒者可引起假性库欣综合征,询问病史时应注意鉴别。

皮质醇增多症的诊疗过程主要包括以下环节:

1. 采集病史和体格检查,全面了解患者的症状、体征、病程时间。
2. 进行垂体、肾上腺相关内分泌生化检查,确定本病的定性及病因分型诊断。
3. 进行 CT/MRI 等影像学检查,明确病因及定位诊断。
4. 根据皮质醇增多症的病因、分型及定位诊断结果,选择手术方式。
5. 手术后给予糖皮质激素补充治疗,防止发生肾上腺危象。
6. 术后随访垂体 - 肾上腺内分泌轴功能恢复情况,调整皮质激素用量。

临床病例

患者女性,35 岁,主因“肥胖伴四肢乏力、月经紊乱 10 个月”就诊。患者近 10 个月来自觉腹部肥胖明显,体重增加约 15kg,面部肿胀感;四肢感觉乏力,经常出现皮肤青紫瘀斑,月经周期紊乱,月经量减少;记忆力减退并烦躁失眠。患者无长期服用药物病史。体检:血压 160/100mmHg,向心性肥胖,满月脸,面色红,面部毳毛增多,面部、前胸及后背可见痤疮,双侧大腿内侧可见紫纹,右侧小腿可见瘀斑。

【问题 1】根据患者的主诉、病史及体检所见,初步诊断是什么?

根据患者主诉、病史及体检,初步诊断为皮质醇增多症。

思路:患者为青年女性,进行性体重增加、腹部肥胖伴月经紊乱病史,结合体检发现高血压、向心性肥胖、满月脸及多血质貌及新发紫纹体征,首先应考虑皮质醇增多症。

知识点

皮质醇增多症发病情况

皮质醇增多症又称库欣综合征,是由于多种病因引起肾上腺皮质长期分泌过量皮质醇所产生的一组临床综合征。欧洲数据显示库欣综合征的年发病率为2~3/100万人,高发年龄为20~40岁,男女比例约为1:3。近年来将仅有实验室检查异常而无明显临床表现的类型称为亚临床库欣综合征,在某些特殊人群如2型糖尿病、骨质疏松和肾上腺偶发瘤患者中,亚临床库欣综合征的比例较高。长期大量应用糖皮质激素治疗可引起医源性皮质醇增多症,患者有皮质醇增多症的症状、体征之外还有原发病的临床表现,因患者自身下丘脑-垂体-肾上腺皮质受负反馈抑制,肾上腺表现萎缩和功能低下。

三大代谢异常是皮质醇增多症最常见的临床表现(表10-1-1)。满月脸、水牛背、球形腹和体重增加是脂肪代谢异常、脂肪重新分布的结果;四肢肌肉萎缩、皮肤菲薄、皮肤紫纹(图10-1-1),则是蛋白分解代谢的结果;糖耐量减低、糖尿病是糖代谢异常的表现。皮质醇增多症其他的表现还包括高血压、低血钾、性腺功能异常、精神异常,造血功能异常等。儿童库欣综合征以全身性肥胖和生长发育迟缓为特征。

表 10-1-1　皮质醇增多症的临床表现

临床表现	发生率/%
脂代谢紊乱	
向心性肥胖	90~100
满月脸	90
糖代谢紊乱	
糖耐量下降或糖尿病	60
蛋白质代谢紊乱	
皮肤紫纹	70~90
易出现瘀斑	65
伤口愈合不良	51~70
肌肉无力	50~70
多血质面容	90
儿童生长迟缓	70~80
高血压	75
骨量减少、骨质疏松或骨折	50
低钾性碱中毒	11~20
水肿	21~50
多毛及男性化	75
痤疮	0~20
脱发	11~20
性功能异常	90
心理异常(嗜睡和抑郁)	80
反复感染	21~50
肾结石	50

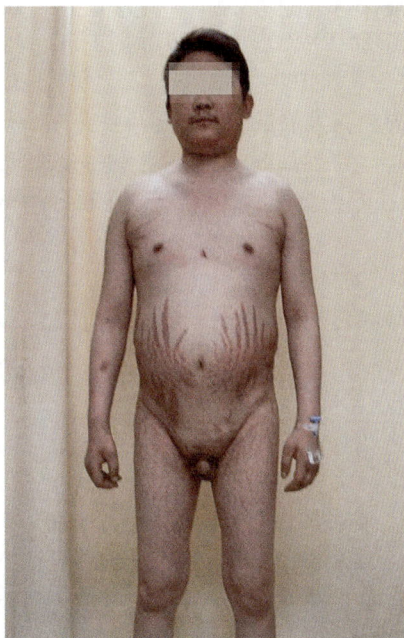

图 10-1-1　皮质醇增多症患者向心性肥胖及皮肤紫纹

【问题 2】为进一步明确诊断,需要进行哪些检查?

思路:根据患者的临床症状及体征,初步考虑库欣综合征诊断,需要通过肾上腺相关的内分泌生化检查进行定性及病因分型诊断,以及影像学检查进行定位诊断。所谓定性诊断就是了解是否存在皮质醇分泌增多;病因分型诊断则是了解皮质醇分泌过多的具体病因;定位诊断是通过影像学检查手段确定病变的部位,例如病变是在脑垂体,还是在肾上腺。

知识点

库欣综合征的病因分类

从病因上分类,CS 可以分为促肾上腺皮质激素(ACTH)依赖性和 ACTH 非依赖性。ACTH 依赖性库欣综合征占 80%~85%,其中约 70% 是库欣病,由于垂体 ACTH 腺瘤或垂体 ACTH 细胞增生分泌过多 ACTH 所致;约 10% 是异位 ACTH 综合征,是由小细胞肺癌、胰岛细胞瘤、胸腺瘤、支气管类癌以及甲状腺髓样癌等垂体以外的肿瘤分泌过多的 ACTH 所致。ACTH 非依赖性库欣综合征约 60% 为肾上腺皮质腺瘤,约 40% 为肾上腺皮质癌,大结节性肾上腺增生和原发性色素结节性肾上腺病各约占不到 1%。

1. 下列检查至少应选一项进行皮质醇增多症定性诊断:

(1)24 小时尿游离皮质醇(24 小时 UFC),至少 2 次。超过正常上限判断为阳性,诊断 CS 的敏感性可达到 91%~96%。

(2)深夜血浆或唾液皮质醇,至少 2 次。人体皮质醇分泌呈现明显的昼夜节律,血皮质醇水平在午夜达最低值。CS 患者血清午夜血皮质醇低谷会消失。

(3)过夜 1mg 小剂量地塞米松抑制试验(过夜 1mg-LDDST),午夜 11~12 点口服地塞米松 1mg,次日晨 8 点采集服药后血皮质醇标本。服药后血清皮质醇值 ≥ 50nmol/L(1.8μg/dl)为不抑制,诊断 CS 的敏感性 > 95%、特异性约 80%。

2. 下列生化检查用于库欣综合征的病因分型诊断:

(1)血浆 ACTH 浓度:清晨 8 点采血,因 ACTH 的半衰期很短,取血后需要将血标本冰浴,并尽快低温离心测定。血浆 ACTH < 2pmol/L(10pg/ml),提示 ACTH 非依赖性 CS(肾上腺腺瘤或肾上腺皮质癌)。

ACTH＞4pmol/L(20pg/ml)，提示 ACTH 依赖性 CS(库欣病或异位 ACTH 综合征)。

(2)大剂量地塞米松抑制试验(HDDST)：检查前留 24 小时 UFC 或血皮质醇作为对照，之后口服地塞米松 2mg,q.6h.,连续 2 天,在服药的第 2 天再留 24 小时 UFC 或服药 2 天后测定清晨血皮质醇,若 UFC 或者血皮质醇下降到对照值的 50% 以下为经典大剂量 DST 被抑制,支持库欣病的诊断。该试验鉴别库欣病与异位 ACTH 综合征的敏感性为 60%~80%,特异性 80%~90%。80%~90% 的库欣病可被抑制;肾上腺皮质肿瘤不被抑制;绝大多数异位 ACTH 综合征亦不被抑制,但某些分化较好的神经内分泌肿瘤,如支气管类癌、胸腺类癌和胰腺类癌可被抑制。

(3)促肾上腺皮质激素释放激素(CRH)兴奋试验:CRH 兴奋试验主要用于库欣病与异位 ACTH 综合征的鉴别,但结果有重叠。绝大部分库欣病患者在注射 CRH 后呈阳性反应,仅少数异位 ACTH 综合征(如支气管类癌)患者对 CRH 有反应。

知识点

皮质醇增多症影像学定位诊断

影像学检查可了解垂体和肾上腺形态学变化,对于皮质醇症的病因诊断也很有帮助,影像学检查对于垂体病变以及肾上腺增生或腺瘤的发现、侧别的确定乃至定性诊断均有很高的价值,是制订手术治疗方案的重要参考依据。

---

1. **垂体 MRI 检查** ACTH 依赖性库欣综合征应行垂体 MRI 检查,以了解有无垂体病变。
2. **肾上腺 CT 或 MRI 检查** 皮质醇增多症患者均应行肾上腺 CT 或 MRI 检查,对了解肾上腺病变的性质有重要意义。CT 检查肾上腺皮质腺瘤表现为肾上腺孤立性肿块,与肾上腺侧肢相连或位于两侧肢之间,呈类圆或椭圆形,边界清楚,直径多为 2~5cm。肿块密度均一,类似肾脏密度或由于含脂量较高而近于水样密度,极少有钙化。增强检查,肿块呈轻度至中度强化;动态和延迟增强检查,显示病变强化迅速达到高峰,并且对比剂快速廓清。Cushing 腺瘤的另一表现特征是肿块同侧及对侧肾上腺呈萎缩性改变。肾上腺皮质增生表现为双侧肾上腺体积增大、增厚,结节样增生的病例肾上腺可有大小不等的单发或多发结节。肾上腺皮质癌直径常大于 6cm,肿块密度和信号强度多不均匀,强化扫描时有不均一强化。MRI 检查肾上腺瘤的信号强度在 T_1WI 上类似肝实质;在 T_2WI 上,多数腺瘤与肝实质等信号,少数信号强度略高于或低于肝实质。化学位移同、反相位检查,Cushing 腺瘤与其他类型皮质腺瘤具有相同表现,即与同相位比较,反相位上绝大多数腺瘤的信号强度有明显下降,指示其内富含脂类物质。

患者住院检查结果

患者两次 24 小时 UFC 分别为 586μg/24h 和 431μg/24h(参考值范围 30~110μg/24h);过夜 1mg-LDDST 血皮质醇 4.3μg/dl(≥ 1.8μg/dl 为不抑制);血 ACTH 10pg/ml(参考值范围 0~46pg/ml);血皮质醇 40μg/dl(参考值范围 5~25μg/dl);大剂量地塞米松抑制试验不被抑制。肾上腺 B 超及 CT 检查影像学定位检查发现右肾上腺肿物,结果见图 10-1-2。

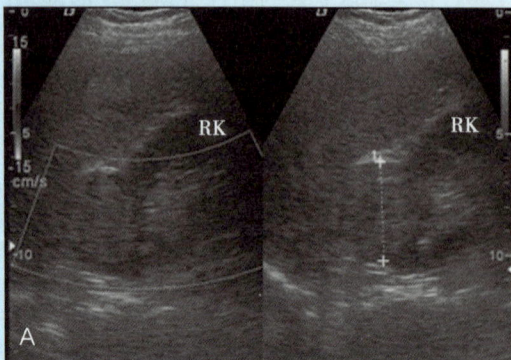

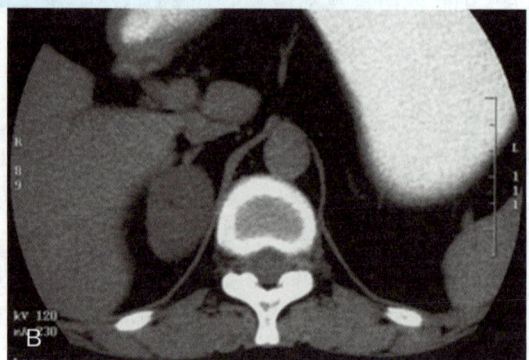

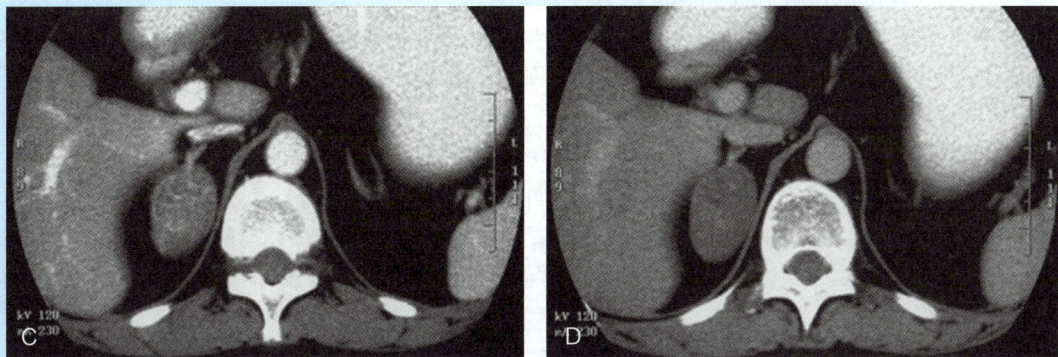

图 10-1-2　肾上腺 B 超及 CT 检查

A.超声检查,右肾上腺圆形肿块,呈均匀低回声;B~D.CT 平扫(B)右侧肾上腺腺瘤为略低密度椭圆形肿块,注意右侧残余肾上腺和左肾上腺的萎缩。增强检查注药后肿块迅速强化,1 分钟时达到峰值(C);肿块廓清迅速,5 分钟时密度明显下降(D)。

【问题 3】皮质醇增多症应与哪些疾病进行鉴别诊断?

思路:精神心理疾病如抑郁、焦虑、强迫症、控制不佳的糖尿病以及肥胖症等也可有类似库欣综合征的临床表现,应注意进行鉴别诊断。肥胖伴有月经紊乱的女性患者,应与多囊卵巢综合征相鉴别。

【问题 4】依据患者的内分泌化验及影像学检查结果,患者的定性及病因分型诊断是什么? 如何制订合理的治疗方案?

思路:患者有典型库欣综合征的临床表现,两次 24 小时 UFC 均明显高于正常,过夜 1mg-LDDST 血皮质醇>1.8μg/dl,皮质醇增多症定性诊断明确。血 ACTH 在正常范围,且大剂量地塞米松抑制试验不被抑制,病因分型考虑为 ACTH 非依赖性库欣综合征,肾上腺 CT 影像学定位检查发现右肾上腺腺瘤。针对病因外科手术为首选的治疗方法,推荐行腹腔镜肾上腺腺瘤切除术。

知识点

皮质醇增多症的手术治疗

库欣综合征病因不同,治疗方案迥异,针对病因的治疗是一线治疗。库欣病首选显微镜下经蝶窦垂体腺瘤切除术,垂体放疗为库欣病的二线治疗。根据国内外多家医疗中心的总结报告,通过手术摘除垂体腺瘤而治愈本病的概率在 80% 以上,术后复发率低于 10%。垂体微腺瘤成功切除了,是否库欣病治疗上的全部问题就迎刃而解了呢? 并非如此,因为有些患者,不仅有微腺瘤,还伴有 ACTH 细胞增生,切除了微腺瘤,库欣病仍有复发的可能,这说明原发病变可能在下丘脑或中枢神经系统。垂体放射治疗一直是作为库欣病行肾上腺切除术后对垂体肿瘤的一种补充治疗。对怀疑垂体肿瘤手术切除不彻底或晚期垂体肿瘤合并心、肾功能不全、糖尿病、年老体弱者,也可考虑放射治疗。

肾上腺切除术是治疗垂体性皮质醇增多症的经典方法。如垂体手术失败或无手术指征、库欣病症状又十分严重者可采取双侧肾上腺全切除加垂体放疗。术后皮质醇增多症可很快获得缓解。但肾上腺全切术仍是有争议的手术,有不少问题待解决:①该手术有一定的危险性,术中出血、术后肾上腺危象发生率较高,常危及患者生命。②患者因切除了全部肾上腺,须进行糖皮质激素和盐皮质激素的终生替代治疗,如果出现服用药物不规则、自行停药或忘记服药,或在应急情况下未充分加大皮质激素用量等情况,都会诱发致命的肾上腺危象。③本病的病因系垂体过量分泌 ACTH 所致,行双侧肾上腺切除仍未解决病因,反而会促进垂体 ACTH 瘤的发展,导致患者发生 Nelson 综合征。所谓 Nelson 综合征指库欣病或其他肾上腺增生性疾病患者在双侧肾上腺切除后,垂体 ACTH 瘤进一步发展,分泌大量 ACTH,并出现显著的皮肤黏膜色素沉着等表现的一组综合征。国内多数学者通常采取一侧肾上腺全切、另一侧大部切除加垂体放射治疗。这样一方面去除了皮质醇的来源,使库欣病得到缓解;另一方面保留的部分肾上腺仍具有分泌功能,可免除长期激素替代

治疗;垂体肿瘤的放疗可以预防术后 Nelson 综合征的发生。

肾上腺皮质腺瘤只要诊断明确,可行腺瘤切除术,治疗效果良好。腺瘤大多有包膜,容易分离,可完整摘除。如边界不清或不能除外增生,可行同侧肾上腺切除术。目前,大多数肾上腺腺瘤可行经腹或经后腹腔途径的腹腔镜下手术,腹腔镜手术具有创伤小、恢复快等优点,已逐步替代开放手术成为肾上腺手术的"金标准"。腺瘤多数为单侧性,而对侧肾上腺往往是萎缩的,手术应尽可能保留肾上腺,术后恢复期激素的补充调整非常重要。

肾上腺皮质癌也以手术治疗为主,越早越好,早期尚未转移者疗效为佳。对肿瘤局限于肾上腺区域者,行单侧肾上腺根治性切除术;若肿瘤已发生远处转移,原发肿瘤组织和转移处均应尽力切除,这样可提高药物治疗和局部放疗的效果。肾上腺皮质癌发展快,淋巴转移早,发现时约 2/3 的患者已有周围组织的浸润,患者术后 5 年存活率仅 25%,预后差。

对于异位 ACTH 综合征,首选的治疗方法是切除原发肿瘤,切断异位 ACTH 分泌的来源。但往往明确诊断时,肿瘤已无法切除。此时一方面可行肿瘤的化疗、放疗,另一方面可应用药物治疗减轻皮质醇增多症的症状。在以下情况也可选用双侧肾上腺全切或一侧全切另一侧次全切以缓解症状:①异位 ACTH 综合征诊断明确,但未找到原发肿瘤;②异位 ACTH 肿瘤已广泛转移,无法切除,而高皮质醇血症症状严重;③异位 ACTH 肿瘤已经找到,但无法切除,患者情况尚能接受肾上腺手术。

【问题 5】患者拟行腹腔镜右肾上腺腺瘤切除手术,应如何进行术前准备?

思路:

1. 高皮质醇血症可继发高血压、糖尿病、低钾性碱中毒,术前应尽可能将血压控制在正常范围,血糖控制在 10mmol/L 以下,纠正电解质和酸碱平衡紊乱。

2. 皮质醇增多症患者,常合并骨质疏松,需行骨骼系统 X 线和骨密度检查评价骨质疏松和可能的病理性骨折,并给予相应的治疗。

手 术 情 况

经过术前准备后,患者在全麻下行后腹腔镜右肾上腺腺瘤切除术,术中见右肾上腺有一 3.5cm×3.0cm 的腺瘤,有完整包膜,肿瘤剖面呈棕黄色,残留肾上腺呈萎缩表现(图 10-1-3)。

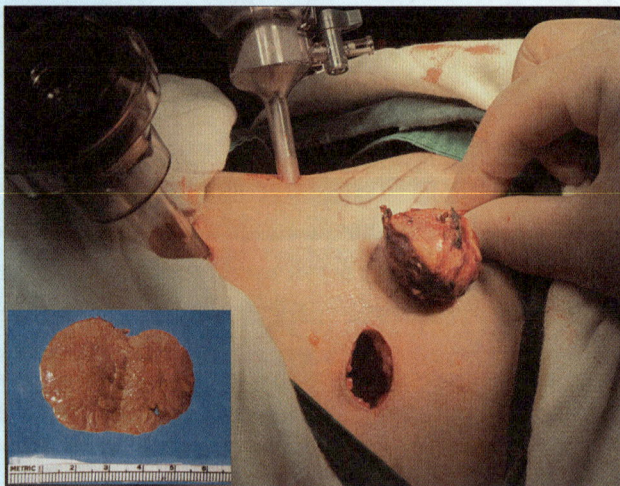

图 10-1-3　肾上腺皮质腺瘤手术切除标本

患者手术后情况

术中及手术当日分别静脉给予氢化可的松 100mg。术后第 1 天腹膜后引流淡血性液体约 20ml,体温 36.8℃,血压 125/80mmHg,常规补液 2 000ml。术后第 2 天拔除腹膜后引流管,患者排气后开始进食,但患者精神、食欲差,并有恶心、呕吐,测体温 38.0℃,血压 90/60mmHg、脉搏 110 次/min。

【问题 6】患者术后第 2 天出现精神、食欲差,并有恶心、呕吐,血压下降和体温上升,可能的原因是什么?应采取什么治疗措施?

思路:患者术后第 2 天出现血压下降、体温上升并有精神不振、厌食、恶心、呕吐,是因为患者术后第 2 天开始进食后,停用了静脉给予的氢化可的松,未及时给予口服的肾上腺皮质激素,故可能的原因应首先考虑患者发生了肾上腺危象。

治疗措施是立即静脉滴注氢化可的松 100~200mg,之后每 4~6 小时可重复给予 100~200mg,直到患者症状好转。第 2~3 天可静脉给予氢化可的松 200~300mg,然后每日减少 100mg,患者进食良好时可改为口服泼尼松 10mg 每日 3 次治疗。腹泻症状严重的患者可能有血压下降和电解质紊乱,应予以补液、注意纠正电解质紊乱。

肾上腺危象是因糖皮质激素不足引起的肾上腺皮质功能不全的一组临床综合征,主要表现有厌食、腹胀、腹泻、恶心、呕吐、精神不振、疲乏嗜睡、肌肉僵硬、心动过速、血压下降和体温上升,处理不及时可危及患者生命。

肾上腺皮质腺瘤或皮质癌分泌过量的皮质醇,负反馈抑制垂体分泌 ACTH,ACTH 分泌减少进而使得同侧及对侧正常肾上腺组织萎缩。切除分泌皮质醇的肿瘤后,必须给予补充糖皮质激素治疗,避免肾上腺危象的发生。糖皮质激素补充或替代治疗的指征包括:①分泌皮质醇的肿瘤切除术后;②库欣病、AIMAH、PPNAD 和异位 ACTH 综合征行双侧肾上腺全切或一侧肾上腺全切、对侧次全切者;③肾上腺偶发瘤切除术后肾上腺皮质功能低下者。

> **知识点**
>
> **糖皮质激素替代治疗给药的基本原则**
>
> 1. 术中和手术当日静脉给予氢化可的松。
> 2. 术后禁食期间可静脉给予氢化可的松或肌内注射地塞米松。
> 3. 进食后改为泼尼松口服。
> 4. 糖皮质激素剂量逐渐递减至停药,遇疾病和生理应激因素或出现肾上腺皮质功能减退时应及时增加剂量 0.5~1 倍。多数患者糖皮质激素补充治疗的时间需 6~8 个月,个别患者甚至需 1 年左右。

> **知识点**
>
> **给药方案示例**
>
> 1. 术中氢化可的松 100mg 静脉滴注,手术当日氢化可的松 100mg 静脉滴注。
> 2. 术后第 1 天氢化可的松 100mg 静脉滴注,q.12h.。
> 3. 术后第 2 天氢化可的松 100mg 静脉滴注,同时给予口服泼尼松 10mg,t.i.d.。术后第 3 天停用氢化可的松,口服泼尼松 10mg,t.i.d.。
> 4. 口服泼尼松 10mg,b.i.d.,维持 1 周左右。
> 5. 之后改为口服泼尼松 5mg,t.i.d.,维持治疗,每 4~6 周减量 5mg,直到停药

患者出院时情况

患者术后病理结果为右肾上腺皮质腺瘤。术后 7 天伤口愈合良好,面部肿胀感消失,多血质外貌明显缓解,口服泼尼松已逐渐减量至 5mg,t.i.d.,患者出院。

【问题 7】患者出院后应如何进行随访?

对于肾上腺皮质腺瘤的患者,患者出院后每 4~6 周泼尼松减量 5mg,每 3 个月检查血浆皮质醇和 ACTH、24 小时尿皮质醇,并结合临床症状判断垂体-肾上腺轴内分泌功能恢复情况,调整泼尼松的用量并决定停药的时机。激素补充治疗过程中,遇疾病和生理应激因素或出现肾上腺皮质功能减退症状如食欲缺乏、恶心、腹泻、神志淡漠、心率快、血压低、发热等应及时增加 1 倍剂量。激素替代一般需 6~8 个月,少数患者需 1 年左右。在此期间,患者应每 1~3 个月复查血皮质醇及 ACTH、24 小时尿皮质醇,直至垂体-肾上腺轴内分泌功能恢复正常。

肾上腺皮质腺瘤手术治疗效果良好;双侧肾上腺皮质增生的患者,无论采取垂体手术或肾上腺靶器官大部切除术,仍有复发可能,需要长期随访,了解肾上腺皮质功能状态。肾上腺皮质癌或恶性肿瘤所致的异位

ACTH综合征多预后不良,应严密随访。

要点解析:

1. 按照病因及发病机制,皮质醇增多症可分为三大类,即促肾上腺皮质激素(ACTH)依赖性、ACTH非依赖性以及医源性。

2. 通过询问病史和仔细的体格检查,全面了解患者的症状、体征以及发病病程时间是初步诊断皮质醇增多症的基础。根据初诊印象,进行相关肾上腺内分泌生化检查,确定本病的定性及病因分型诊断。

3. 进行CT/MRI等影像学检查,对明确皮质醇增多症的病因及定位诊断有重要价值。

4. 手术方式的选择:根据皮质醇增多症的病因、分型及定位诊断结果确定手术方式。ACTH非依赖性CS,临床最常见的是肾上腺皮质腺瘤,其他还包括肾上腺皮质癌、ACTH非依赖性大结节增生等,手术针对肾上腺,可采取腺瘤切除术或患侧肾上腺切除术。对于ACTH依赖性的库欣病或异位ACTH分泌的肿瘤,手术应针对垂体原发病灶或异位分泌ACTH的肿瘤,只有当垂体病变或异位分泌ACTH的肿瘤无法确定或治疗效果不好时,才可以考虑针对肾上腺靶器官行手术治疗。

5. 手术后应给予补充糖皮质激素治疗,防止发生肾上腺危象。

6. 术后严密随访垂体-肾上腺内分泌轴功能恢复情况,调整皮质激素用量。

库欣综合征诊治流程见图10-1-4。

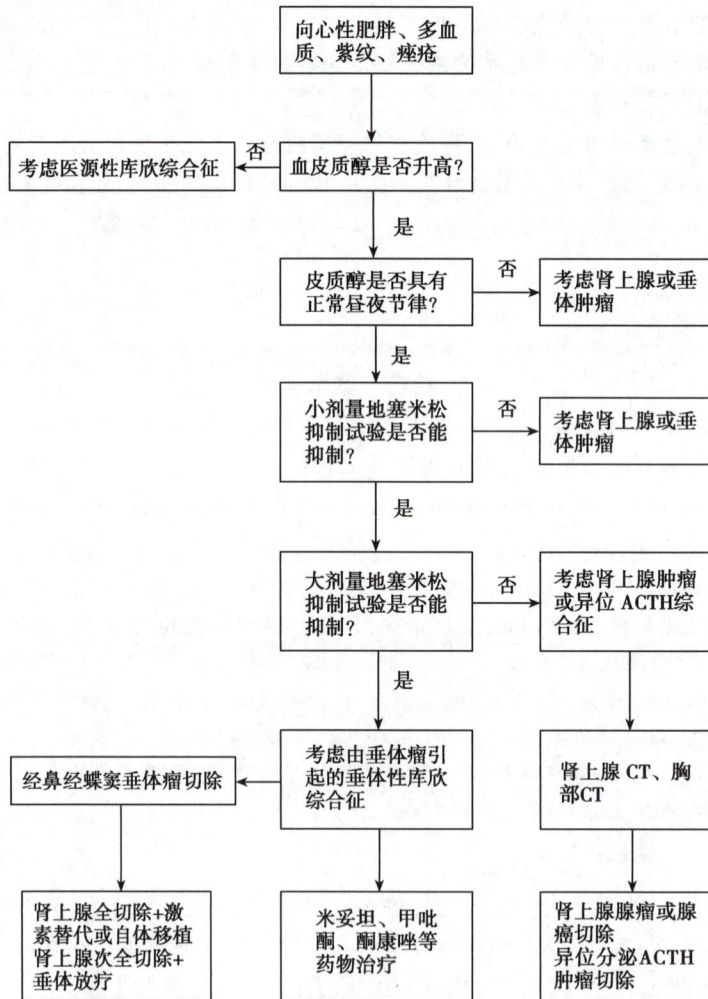

图 10-1-4　库欣综合征诊治流程

(李黎明)

第二节　原发性醛固酮增多症

原发性醛固酮增多症(primary hyperaldosteronism,PHA)是指肾上腺皮质分泌过量的醛固酮激素,引起以高血压、低血钾、低血浆肾素活性和碱中毒为主要表现的临床综合征。PHA 是继发性高血压最常见的病因。PHA 最常见的临床亚型是特发性醛固酮增多症(idiopathic hyperaldosteronism,IHA)和醛固酮腺瘤(aldosterone-producing adenomas,APA),前者占 50%~60%,后者占 40%~50%。其他类型包括原发性肾上腺皮质增生(primary adrenal hyperplasia)、家族性醛固酮增多症(familial hyperaldosteronism)、分泌醛固酮的肾上腺皮质癌(aldosterone-producing adrenocortical carcinoma)、异位醛固酮分泌瘤或癌(ectopic aldosterone-producing adenoma or carcinoma)等。

PHA 的诊断主要是根据临床表现对可疑患者的筛查、定性诊断和分型定位诊断。血浆醛固酮/肾素活性比值(aldosterone/rennin ratio,ARR)为首选筛查试验;定性诊断包括高盐饮食负荷试验、氟氢可的松抑制试验、生理盐水滴注试验和卡托普利抑制试验等,根据条件选其中一种;肾上腺 CT 平扫加增强扫描是首选的影像定位诊断;肾上腺静脉取血(adrenal vein sample,AVS)是分侧定位 PHA 的"金标准"。IHA 以药物治疗为主,首选醛固酮受体阻滞剂螺内酯(安体舒通);APA 以手术治疗为主,首选腹腔镜肾上腺肿瘤切除术,尽可能保留肾上腺组织;UNAH 行醛固酮优势分泌侧腹腔镜肾上腺全切。

临床病例

患者女,48 岁,公务员。发现血压升高、血钾低 7 年,四肢乏力 1 年伴加重 3 天。患者 7 年前因头晕、疲乏,于当地医院查血压 160/100mmHg,血钾 3.0mmol/L。平素口服硝苯地平缓释片 10mg,b.i.d. 控制血压,未进一步诊治。之后不定期监测血压,波动较大,其间最高血压为 225/120mmHg。1 年半前患者出现四肢无力,可水平移动,但不可抬起,当时仍未就诊,自己卧床休息,并进食香蕉、青瓜等,约半小时后症状缓解。患者 3 天前无明显诱因下再次出现四肢无力,遂至当地医院就诊,急诊电解质示血钾 2.5mmol/L,并给补钾治疗 3 天后四肢无力好转,复查血钾 3.8mmol/L。无吸烟史和饮酒嗜好。

门诊:对患者进行常规体格检查,结果如下:体温 36.5℃,脉搏 80 次/min,呼吸 20 次/min,血压 170/90mmHg。一般情况可,发育正常,皮肤巩膜未见明显黄染,浅表淋巴结未触及,颈软,甲状腺不大,气管居中。双肺呼吸音清晰,未闻及明显干、湿啰音,心律齐,未闻及心前区杂音。腹部平软,无压痛,肝脾肋下未及,未触及腹部包块,无移动性浊音,肠鸣音正常,双侧肾区无明显叩击痛。脊柱四肢无异常,生理反射存在,病理反射未引出。门诊 B 超示右侧肾上腺区有一约 2.0cm 类圆形占位,左侧肾上腺未见明显病变。

【问题1】通过上述问诊和病史特点,该患者的可疑诊断是什么?

根据患者的主诉、症状和个人史,以及门诊的 B 超检查,应怀疑原发性醛固酮增多症(右侧肾上腺腺瘤)的可能。

思路1:患者高血压 7 年,且一般降血压药物控制不佳,伴低血钾及肌肉麻痹,应怀疑原发性醛固酮增多症可能。

知识点

原发性醛固酮增多症的临床表现

原发性醛固酮增多症(简称原醛)是由于肾上腺皮质球状带分泌过多的醛固酮,引起以高血压、低血钾、高血钠、低血浆肾素活性、碱中毒、周期性瘫痪,以及血、尿醛固酮升高为特征的临床综合征。醛固酮的分泌是自主性或部分自主性的,过多醛固酮负反馈抑制肾素的分泌和血浆肾素的活性,故原发性醛固酮增多症也称为低肾素性醛固酮增多症。由于高血压、低血钾、碱中毒,患者可有如下症状:头痛、肌肉无力和抽搐、乏力、暂时性麻痹、针刺感等;口渴、多尿,夜尿增多。低血钾时,患者的生理反射可以不正常。患者一般也不出现水肿表现。病程长时也可导致心、脑、肾等器官并发症。所以如果患者出现高血压,尤其合并低血钾的症状,请注意排查肾上腺区域有无异常。

思路2:高血压是原醛患者最常见的临床表现,问诊时需要对高血压特点进行病史收集,仔细鉴别。

> **知识点**
>
> **原醛患者的高血压特点**
>
> 绝大多数原醛的首发症状为高血压,高血压病患者中原醛占0.5%~16%,平均10%,是继发性高血压最常见的病因。高血压患者有下列情况时需考虑原醛:①一般降压药疗效不明显或无效;②伴有原因不能解释的自发性低血钾或易触发低血钾;③伴有肌无力或周期性瘫痪;④难治性高血压或高血压2级以上;⑤原醛患者一级亲属患高血压;⑥儿童、青少年高血压;⑦肾功能减退而尿液呈碱性。

思路3:对于门诊就诊的患者,应当对怀疑原醛的患者进行初步筛选诊断,筛选方法首选血浆醛固酮/肾素浓度比值(ARR)。

> **知识点**
>
> 原醛患者筛查指征①高血压伴低血钾;②难治性高血压(3种或3种以上药物控制不佳);③肾上腺偶发瘤伴高血压;④高血压发病年龄<20岁,卒中发病年龄<50岁;⑤血压≥160/110mmHg;⑥考虑继发性高血压诊断(如嗜铬细胞瘤、肾血管病变);⑦不能解释的低血钾;⑧与高血压严重程度不成比例的脏器受损(如左心室肥厚、颈动脉硬化等)。

> **知识点**
>
> **血浆醛固酮/肾素浓度比值(ARR)**
>
> 目前认为ARR是高血压患者中原醛首选筛选试验。ARR≥40[血浆醛固酮的单位:ng/dl,肾素活性单位:ng/(ml·h)]提示醛固酮分泌为肾上腺自主性,结合血浆醛固酮浓度>20ng/dl,则ARR对诊断原醛的敏感性和特异性均达90%左右。ARR对于筛选血钾正常的原醛更有效。注意检查时需标准化试验条件:直立体位,纠正低血钾,血浆醛固酮>15ng/dl,肾素活性>0.2ng/(ml·h),排除药物影响等。比如,需要停用螺内酯、β受体阻滞剂、钙通道阻滞剂、血管紧张素酶转换酶抑制剂、血管紧张素受体阻滞剂等干扰ARR测定的药物。

思路4:B超发现右侧肾上腺类圆形2cm占位,应怀疑单侧肾上腺腺瘤引起的原醛,但确诊还需要增强CT和功能学定位检查。

> **知识点**
>
> **原醛的分型**
>
> 根据病因或病理改变的不同,原醛可以分为以下几种亚型:①醛固酮腺瘤;②特发性醛固酮增多症(特醛症,双侧肾上腺皮质增生);③原发性肾上腺皮质增生(亦称为单侧肾上腺皮质增生);④醛固酮腺癌;⑤家族性醛固酮增多症;⑥异位醛固酮肿瘤。其中最常见的为特醛症和单侧醛固酮腺瘤。

【问题2】为进一步明确诊断,需要进行何种检查?

思路1:肾上腺特殊的激素分泌特点使得原醛和其他肾上腺病变都需经两步诊断方可完全确诊:①定性诊断;②定位和分型诊断。定性诊断主要通过实验室检查测定肾素-血管紧张素-醛固酮系统在正常生理条件下和在受刺激或抑制时相关激素水平及变化。定位和分型诊断主要通过影像学和有创检查等来判定肾上腺病变的部位、具体类型以及优势分泌侧,是决定后续治疗的基础和关键。

知识点

肾上腺分泌激素的分类

肾上腺皮质和髓质的生理功能截然不同,各自有其独特的生理功能,产生不同的激素产物。肾上腺皮质激素:①糖皮质激素,以皮质醇为代表,束状带分泌;②盐皮质激素,以醛固酮为代表,球状带分泌;③雄激素,以脱氢表雄酮和雄雌二酮为代表,网状带分泌。肾上腺髓质激素:肾上腺髓质激素即儿茶酚胺(CA),包括去甲肾上腺素(NE)、肾上腺素(E)和多巴胺(DA)。

知识点

肾上腺常用实验室检查项目

1. 肾素 - 血管紧张素 - 醛固酮系统　血钾、血钠、血醛固酮、血浆肾素活性,24 小时尿钾、尿钠、尿醛固酮,主要用于诊断原醛。

2. 下丘脑 - 垂体 - 肾上腺轴　血皮质醇、促肾上腺皮质激素(ACTH),24 小时尿游离皮质醇,主要用于诊断库欣综合征。

3. 交感 - 肾上腺髓质轴　血变肾上腺素(MN)、血去甲变肾上腺素(NMN)、血 CA,24 小时尿 CA 和 24 小时尿香草基扁桃酸(VMA),主要用于诊断嗜铬细胞瘤。

知识点

肾上腺肿瘤的分类

1. 无功能性肾上腺肿瘤　指无内分泌生化检查异常且无相应的内分泌功能紊乱引起症状及体征的肾上腺肿瘤,但可以有某些与肿瘤增大或出血、坏死有关的非特异性症状如腰痛、食欲缺乏、消瘦、发热等。

2. 亚临床型肾上腺肿瘤　肾上腺肿瘤可产生一定量的内分泌活性物质,但其分泌量不足以产生明显的临床症状和体征,如亚临床型库欣综合征、亚临床型原醛以及隐匿功能性嗜铬细胞瘤等。

3. 功能性肾上腺肿瘤　发生在肾上腺皮质或髓质的肿瘤可分泌不同的激素(如糖皮质激素、醛固酮、肾上腺素),并引起相应的内分泌功能紊乱和相关临床症状、体征。

思路 2:患者可选择哪些检查来完成定性确诊? 临床一般可通过上述激素水平初步诊断原醛,但是一些复杂的原醛患者有时并不出现典型的激素变化,出现激素变化也不能完全确诊原醛(如原发和继发原醛的鉴别),为此确诊原醛往往需要通过醛固酮刺激或抑制试验。主要包括:①高盐饮食负荷试验;②生理盐水滴注试验;③氟氢可的松抑制试验;④卡托普利抑制试验。为保证准确度和患者安全,这些试验以及后述功能学定位试验一般应在内分泌科住院进行。

知识点

原醛确诊试验的方法和原理

1. 高盐饮食负荷试验。

2. 生理盐水滴注试验。

3. 氟氢可的松抑制试验　正常人、原发性高血压患者钠负荷和容量增加时会使血浆肾素活性下降、醛固酮分泌减少,而原醛的过量醛固酮分泌则不被钠盐负荷或肾素 - 血管紧张素系统的阻断等因素抑制。该试验可采用口服氯化钠(高盐饮食负荷试验),测定 24 小时尿醛固酮排出量或静脉注射氯化钠(生理盐水滴注试验),测定血浆醛固酮浓度,也可以用氟氢可的松(氟氢可的松抑制试验)产生潴钠作用。具体方法(高盐饮食负荷试验、生理盐水滴注试验为例):试验前留取 24 小时尿醛固酮、钾、钠及皮质醇,同时抽血测醛固酮、钾、钠、皮质醇和肾素活性,试验开始后患者每日增加氯化钠 6~9g(口服或静脉注射),共 3~5天。最后 1 天同样检测上述指标。如为原醛患者,则血醛固酮>20ng/dl(554pmol/L),尿醛固酮>12~14μg/24h(33.3~38.8nmol/24h)。试验前需了解患者的血容量和低钾程度,并停用一些影响肾素 - 血管紧张素 - 醛固酮系统的药物,如螺内酯、雌激素、β 受体阻滞剂、钙通道阻滞剂、血管紧张素酶转换酶抑制剂、血管紧张素受体阻滞剂等。该试验禁用于未控制的严重高血压、肾功能不全、充血性心力衰竭、心律失常、严重低血钾等。

4. 卡托普利抑制试验 清晨卧位抽血测血浆肾素活性、醛固酮,然后予以卡托普利 25~50mg 口服,2 小时后于坐位抽血复测血肾素活性和醛固酮。卡托普利是血管紧张素转换酶抑制剂,可抑制血管紧张素 Ⅱ 的产生,对血管紧张素 Ⅱ 和醛固酮的影响的净效应与盐水滴注抑制相同。

思路 3:为进一步明确诊断,患者可选择哪些检查来完成影像学定位? 一般对于肾上腺肿瘤或其他器质性病变,影像学确诊检查首选 CT 平扫＋增强。一般可诊断腺瘤和增生。若对造影剂过敏,可选择 MRI 检查。

知识点

肾上腺病变的影像学检查选择

肾上腺病变的影像学检查首选肾上腺 CT 平扫＋增强(图 10-2-1,图 10-2-2)。上腹部 CT 薄层扫描(2~3mm)可检出直径>5mm 的肾上腺肿物。醛固酮腺瘤多<3cm,低密度或等密度,强化不明显,CT 值低于分泌皮质醇的腺瘤和嗜铬细胞瘤。>3~4cm 者可能为醛固酮腺癌。检查中必须注意肝面和肾脏面的小腺瘤。CT 测量肾上腺各支的厚度可用来鉴别醛固酮腺瘤和特醛症,厚度>5mm,应考虑特醛症。超声检查简单易行、价格低廉,但较为粗略,常作为定位诊断的初步手段;MRI 检查空间分辨率低于 CT,还可能出现运动伪像,仅用于 CT 对比剂过敏者。

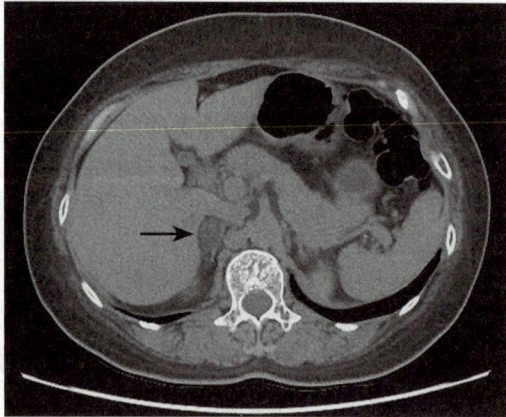

图 10-2-1　右侧醛固酮腺瘤 CT 平扫

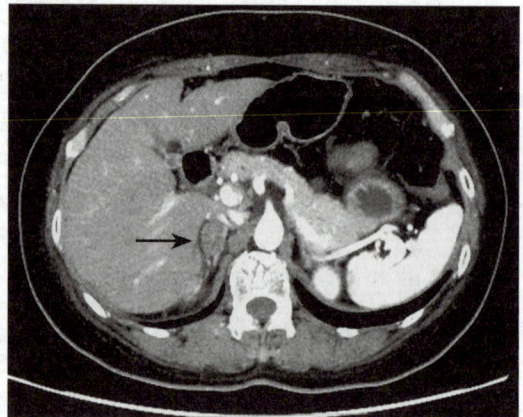

图 10-2-2　右侧醛固酮腺瘤 CT 增强

知识点

肾上腺 CT 的阅读(图 10-2-3,图 10-2-4)

肾上腺位于肾周间隙、Gerota 筋膜内,周围有脂肪组织。肾上腺上极有纤维带固定于 Gerota 筋膜。右肾上腺位于下腔静脉后方,外侧是肝,内侧是膈脚,在肾以上 1~2cm,比左肾上腺略高,可有 6 种外形,而倒 Y 形最为多见。左肾上腺和左肾上极多在一个层面,内侧是左膈脚,95% 左肾上腺和胰尾出现在一个层面,可有 5 个外形,也以倒 Y 形为多见。

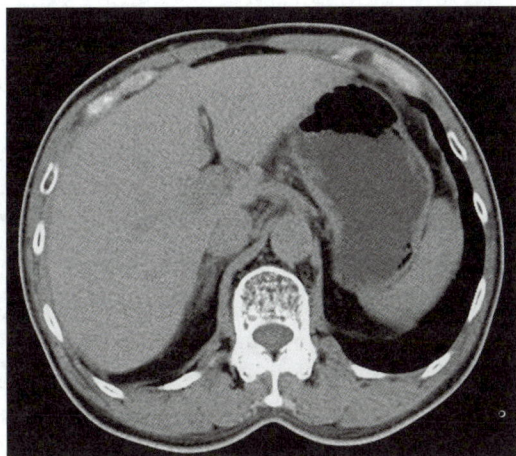
图 10-2-3 右侧肾上腺 CT 表现

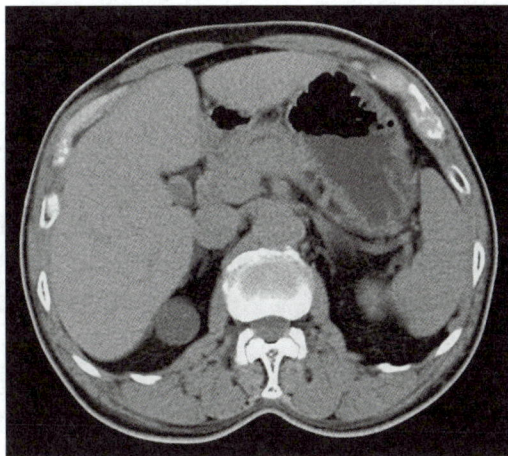
图 10-2-4 左侧肾上腺 CT 表现

思路 4:为进一步明确诊断,患者可选择哪些检查来完成功能学定位和分型? 对于 CT 不能明确病变部位和双侧增生,且拟进行手术治疗者,可行肾上腺静脉取血(AVS),AVS 是分侧定位原醛的"金标准"。CT 扫描结合肾上腺静脉采样测定血浆醛固酮浓度是目前公认的最准确的定位诊断方法。

知识点

肾上腺静脉取血(AVS)

从股静脉置管进入下腔静脉,然后分别采集左右侧肾上腺静脉血和下腔静脉血,并测定皮质醇和醛固酮水平。影像学检查往往不能发现微小腺瘤,或者不能区分无功能瘤和醛固酮瘤,而 AVS 则是区分单侧或双侧分泌最可靠、最准确的方法。目前 AVS 的敏感性和特异性均可达到 90% 以上,要明显优于肾上腺 CT(78% 和 75%),因此 AVS 被公认为原醛症分型诊断的"金标准"。但由于 AVS 属有创检查而且价格昂贵,应在确诊原醛症且有手术意愿的患者中进行。2014 年《双侧肾上腺静脉采血专家共识》建议以下人群可不行 AVS 检查:①年龄小于 40 岁,肾上腺 CT 显示单侧腺瘤且对侧肾上腺正常的患者;②肾上腺手术高风险患者;③怀疑肾上腺皮质癌的患者;④已经证实患者为糖皮质激素可抑制性醛固酮增多症或家族性醛固酮增多症Ⅲ型。

思路 5:临床上其他一些疾病也可表现为高血压、低血钾等,需要与原醛相鉴别。同时,对于年轻的或有家族史的原醛症患者,建议行相关基因检测排除家族性醛固酮增多症。

知识点

原醛的鉴别诊断

1. **继发性醛固酮增多症** 是由于肾上腺以外的因素导致肾素分泌过多,继而激活肾素 - 血管紧张素 - 醛固酮系统,导致醛固酮分泌过量。肾素和醛固酮的量均增高是与原醛的主要鉴别点。常见于肾素瘤、恶性高血压、肾动脉狭窄等。

2. **原发性高血压** 10%~20% 的原发性高血压患者的肾素是被抑制的,与原醛较难鉴别,但原发性高血压患者一般无自发性低血钾。

3. **Liddle 综合征** 又称假性醛固酮增多症,由于肾小管上皮细胞膜上钠通道蛋白异常,使钠通道常处于激活状态,除醛固酮和肾素水平降低外,其他症状与原醛几乎相同。

4. 库欣综合征 由于肾上腺分泌过多的糖皮质激素而导致的一系列临床综合征,也可表现为高血压和低血钾。但该类患者同时还有其他库欣综合征的典型表现,如向心性肥胖、皮肤紫纹等。

知识点

家族性醛固酮增多症

1. 糖皮质激素可抑制性醛固酮增多症(glucocorticoid-remediable aldosteronism,GRA) 常染色体显性遗传病,占原醛症比例不到1%。主要特征为高血压、ACTH依赖的醛固酮分泌、低肾素以及高18OHF和18氧皮质醇。尽管存在高醛固酮状态,但低钾血症并不常见。大多数患者年轻时即出现严重高血压,少部分患者血压为轻度升高或正常范围,临床表型较轻。导致GRA发生的遗传病因是在CYP11B1和CYP11B2之间不等的遗传重组,形成CYP11B嵌合基因。基因检测对GRA来说是一种敏感和特异的检查方法。建议年龄在20岁以下的原醛症患者,或有原醛症或早发卒中家族史的患者,应做基因检测以确诊或排除GRA。

2. 家族性醛固酮增多症II型(familial hyperaldosteronism type II,FH-II) FH-II是一种非糖皮质激素可抑制家族性醛固酮增多症。FH-II患者具有肾上腺腺瘤或增生所致的原醛症家族史,其临床、生化和病理上都无法与散发性原醛症鉴别。在大多数家系中,垂直传播提示为常染色体显性遗传。FH-II的诊断依赖于在一个家系中出现至少2例原醛症患者。FH-II的基因背景尚不清楚,有研究提示或与7p22染色体位点的基因存在联系。因此目前的诊断主要根据持续升高的ARR,确诊试验阳性,且没有导致GRA的嵌合基因。

3. 家族性醛固酮增多症III型(familial hyperaldosteronism type III,FH-III) 表现为儿童时期严重高血压,伴醛固酮显著升高、低钾血症和显著靶器官损害,且对积极降压治疗(螺内酯、阿米洛利)无效,需行双侧肾上腺切除。国外研究报道其致病基因为KCNJ5突变(T158A)。因此对于发病年龄很轻的原醛症患者,建议行KCNJ5基因检测排除FH-III型。

入院后进一步检查情况

患者2个星期前入内分泌科住院,行生理盐水滴注试验(盐水抑制试验)阳性,诊断原醛成立。其间肾上腺CT提示右侧肾上腺腺瘤可能。并行AVS检查,提示右侧肾上腺优势分泌与影像学相符。手术指征明确,今患者拟行手术治疗收入病区。

专科体检:双肾未触及,双肾区无明显叩击痛。腹部平软,无压痛、叩击痛及肌紧张,肝脾肋下未及,未触及腹部包块,腹部叩诊呈鼓音,膀胱区未见隆起。

辅助检查(内分泌科):血钾2.12~3.46mmol/L,尿钾100.38mol/24h尿(尿量2.1L)。血皮质醇节律:(8am)9.40μg/dl,(4pm)5.40μg/dl,(0am)3.57μg/dl。尿游离皮质醇56.76μg/24h尿(尿量2.2L)。

RAS系统:

醛固酮(pg/ml):基础828.22,随机402.23。

肾素[ng/(ml·h)]:基础0.35,随机0.69。

血管紧张素II(pg/ml):基础43.97,随机56.76。

ARR:基础2 366.34,随机582.94。

生理盐水滴注试验(盐水抑制试验):

基础:醛固酮798.35pg/ml,随机:醛固酮496.98pg/ml。

血变肾上腺素(MN)20.5pg/ml;血去甲变肾上腺素(NMN)33.9pg/ml。

肾上腺CT检查描述:右侧肾上腺区见椭圆形低密度灶,截面大小约2.2cm×1.2cm,边界尚清晰,平扫CT值约9Hu,增强扫描未见明显强化。诊断意见:右侧肾上腺占位,腺瘤可能。

临床诊断:原发性醛固酮增多症、右侧肾上腺肿瘤。

【问题3】患者的治疗方案如何？

患者为原醛确诊病例，且分类符合单侧肾上腺腺瘤，应完善相关检查、排除禁忌后行腹腔镜下肾上腺切除术（laparoscopic adrenalectomy，LA）治疗。由于原醛的特殊表现，手术前应纠正高血压、低血钾和其他代谢异常，以保证手术安全。

思路1：入院后的常规检查应关注哪些项目？患者入院后接受手术，因此需要进行有关术前常规检查，包括血尿粪常规、肝肾功能、电解质和凝血功能、胸片、心电图、肝胆胰脾肾B超等。由于肾上腺肿瘤绝大部分为良性病变，尤其是<6cm肿瘤，因此一般不需要进行肺、脑、骨等远处转移病变的检查。因患者为单侧肾上腺肿瘤，病灶约2.0cm，最佳的治疗措施为LA。

> **知识点**
>
> **原醛患者的术前准备**
>
> 原醛患者术前需要纠正高血压、低血钾和其他代谢异常。肾功能正常者首选螺内酯做术前准备来控制血压，剂量100~400mg，每天2~4次，用药时间1~2周。血压控制不理想者，再加用其他降压药物，如依那普利、卡托普利等血管紧张素转换酶抑制剂和硝苯地平等钙通道阻滞剂。低血钾严重者应口服或静脉补钾，每天4~6g，1~2周后血钾可逐步恢复正常。病程较长的醛固酮瘤患者同侧及对侧肾上腺组织一般呈轻度萎缩性病理变化，因此术前应补充一定量的糖皮质激素，应注意防止糖皮质激素补充不足造成肾上腺危象。

思路2：若该患者诊断为特醛症和单侧肾上腺皮质增生时，是否需要手术？一般认为特醛症以药物治疗（螺内酯）为主，双侧肾上腺全切仍难控制高血压和低血钾，所以不推荐手术。但当患者因药物副作用无法坚持内科治疗时可考虑手术，切除醛固酮分泌较多侧或体积较大侧肾上腺。单侧肾上腺皮质增生推荐醛固酮优势分泌侧腹腔镜肾上腺全切。

> **知识点**
>
> 原醛的手术适应：①醛固酮腺瘤；②单侧肾上腺皮质增生；③分泌醛固酮的肾上腺皮质癌或异位肿瘤；④由于药物副作用不能耐受长期药物治疗的特醛症者。

患者手术治疗情况：完成相关检查，无明显手术禁忌证后，于全麻下行经后腹膜途径LA。取完全左侧卧位，进入后腹膜腔后沿腰大肌向上分离至肾上腺位置，打开肾周筋膜及肾周脂肪囊，暴露肾上腺区。可见一直径约2cm金黄色类圆形肿物（图10-2-5），使用超声刀切除肿物，保留部分肾上腺组织。

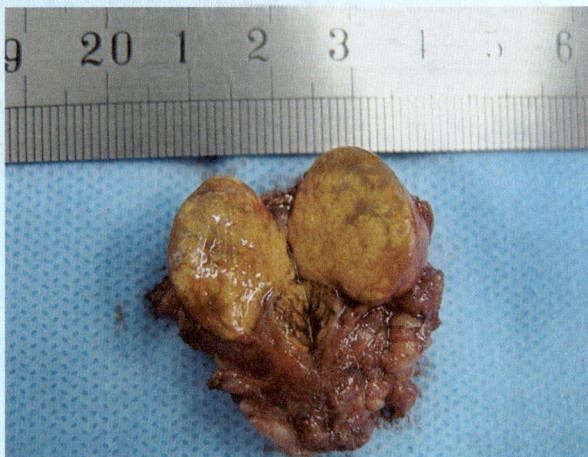

图10-2-5　醛固酮腺瘤切除术后标本

> **知识点**
>
> **肾上腺肿瘤手术方法的选择**
>
> 目前大部分肾上腺肿瘤可经 LA 治疗,一般认为肿瘤直径<6cm 是 LA 的适应证。醛固酮腺瘤一般不超过 3cm,因此绝大多数患者经 LA 治疗可取得较好的疗效。LA 可经腹和经后腹膜途径操作。经腹腔途径解剖标志更清楚,操作空间更大。腹膜后入路对腹腔脏器影响小、手术创伤小、更符合泌尿外科手术习惯,对于体积小的肿瘤多选择经后腹膜途径,是目前 LA 手术的主要入路。

【问题 4】对于不适合手术治疗和拒绝手术治疗的原醛,应该采取何种治疗方法?

思路:非手术疗法主要是药物治疗,最常用药物为保钾利尿剂螺内酯(安体舒通),其他还包括阿米洛利和依普利酮。此外,对于高血压还可以使用钙通道阻滞剂和血管紧张素转化酶抑制剂等。若有严重低血钾,需针对性补钾治疗。

> **知识点**
>
> 原醛的药物治疗适应证:①术前准备;②特醛症;③有手术禁忌证或拒绝手术的醛固酮腺瘤;④糖皮质激素可抑制性醛固酮增多症;⑤不能手术的肾上腺皮质癌或作为术后辅助治疗;⑥肾上腺全切术后激素替代治疗。

【问题 5】肾上腺切除术后患者的如何随访?

思路:醛固酮腺瘤经肾上腺切除术后必须进行随访,以了解治疗效果和治疗方案的合理性,并排除可能的多发肿瘤。对于特醛症使用药物治疗者必须长期随访。

> **知识点**
>
> **肾上腺术后患者的随访**
>
> 随访内容包括:①临床症状;②血压评估;③常规血生化检查:电解质、肝肾功能(尤其螺内酯等药物治疗者);④内分泌学检查:血、尿醛固酮,血浆肾素活性,皮质醇水平;⑤腹部 CT 检查:了解对侧肾上腺和/或患侧残留腺体的情况。药物治疗者需与治疗前的肾上腺进行对比评估。
>
> 随访方案包括:①术后短期内即可复查肾素活性和醛固酮,了解早期生化变化;②第 1 次随访术后 4~6 周,主要评估血压、血电解质及有无手术并发症;③术后 3 个月待对侧肾上腺正常功能恢复后,可根据情况行氟氢可的松抑制试验等生化方法了解原醛是否治愈;④每 6 个月 1 次,连续 2 年以上,药物治疗者需长期随访。

要点解析:

1. 原发性醛固酮增多症是指肾上腺皮质分泌过量的醛固酮激素,引起以高血压、低血钾、低血浆肾素活性和碱中毒为主要表现的临床综合征。

2. 原醛症最常见的临床亚型是特发性醛固酮增多症和醛固酮腺瘤。

3. 原醛症的诊断包括筛查、定性诊断和分型定位诊断。

4. 筛查首选血浆醛固酮/肾素活性比值(ARR)。

5. 定性诊断包括高盐饮食负荷试验、氟氢可的松抑制试验、生理盐水滴注试验和卡托普利抑制试验等。

6. 肾上腺 CT 平扫加增强扫描是首选的影像定位诊断;肾上腺静脉取血是分侧定位原醛的"金标准"。

7. 建议 20 岁以下原醛症患者,或有原醛症或早发卒中家族史的患者,做基因检测以诊断糖皮质激素可抑制性醛固酮增多症(GRA)或家族性醛固酮增多症Ⅲ型(FH-Ⅲ)。

8. 推荐确诊醛固酮瘤或单侧肾上腺增生患者行腹腔镜下单侧肾上腺肿瘤切除/肾上腺切除,如患者存在手术禁忌或不愿手术,推荐使用醛固酮受体阻滞剂治疗。

9. 推荐特醛症首选药物治疗,建议螺内酯作为一线用药,依普利酮为二线药物。推荐 GRA 选用小剂量糖皮质激素作为首选治疗方案。

10. 醛固酮腺瘤手术切除腺瘤后预后较好,特醛症的药物控制效果欠佳,各种临床类型均需定期随访。

原发性醛固酮增多症诊治流程见图 10-2-6。

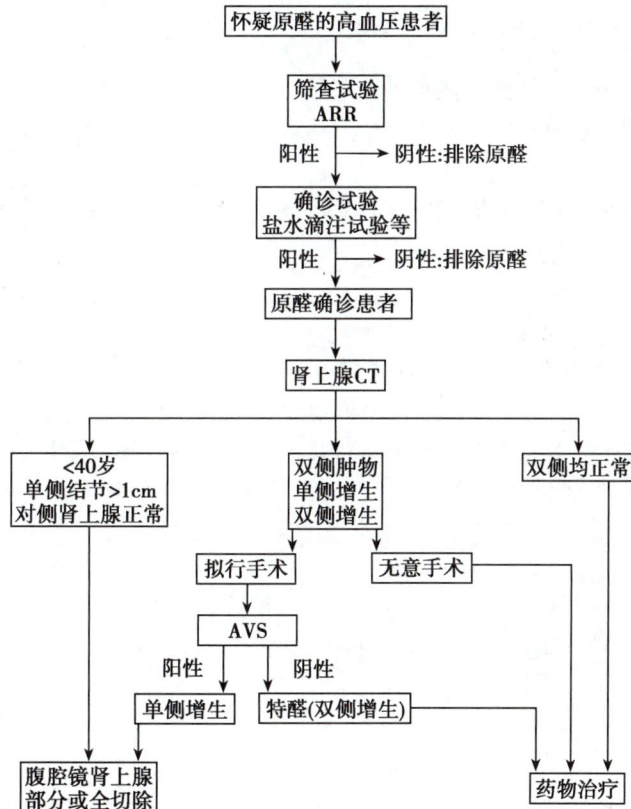

图 10-2-6　原发性醛固酮增多症诊治流程

（姜昊文）

第三节　嗜铬细胞瘤

嗜铬细胞瘤是起源于肾上腺髓质或肾上腺外的嗜铬细胞的肿瘤,可发生于任何年龄,多见于 40~50 岁。最常见的临床表现是高血压,典型的症状是发作性头痛、心悸、大汗。多数肿瘤位于肾上腺,部分肿瘤可位于腹主动脉旁、盆腔或胸部甚至头颈部,肿瘤可以多发。嗜铬细胞瘤多为良性,少数恶性,但良恶性临床及病理有时难以判断。部分患者有家族性发病倾向。手术是主要的治疗手段。

嗜铬细胞瘤的诊疗过程主要包括以下方面:

1. 详细询问患者的症状等病史,包括家族史。

2. 对疑诊患者进行影像学检查如 CT/MRI,明确肿瘤病灶。

3. 生化检测血液或尿液儿茶酚胺及其代谢产物,判断肿瘤的功能性。

4. 功能难以明确者,可选择 ^{131}I-MIBG、奥曲肽生长抑素受体显像或 PET-CT 进行功能定位。

5. 临床诊断确立后,应用 α 受体阻滞剂进行术前准备。

6. 根据肿瘤大小、部位、与周围组织及大血管的关系等,选择手术方式,切除肿瘤。

7. 术后长期随访,观察肿瘤有无复发、转移。

临床病例

患者女,30岁,工程师。阵发性头痛、心慌、大汗伴血压升高2年,发现右肾上腺肿物1个月。患者于2年前开始出现头痛、心慌不适、大汗淋漓,面色苍白伴乏力,测血压230/160mmHg。持续15分钟左右自行缓解,未予重视。此后上述症状反复发作,多于情绪激动、运动或饮咖啡后出现,持续10分钟至2小时后不等,严重时每日可发作3~4次。发作时血压多在220/120mmHg左右,平时一般120/80mmHg。服降压零号、罗布麻、硝苯地平等多种药物,血压控制不理想。1个月前再次发作,测血压260/160mmHg,当地医院行B超检查提示右肾上腺肿物,约7cm×9cm大小。无向心性肥胖,无四肢无力发作史。既往史:1年前甲状腺髓样癌手术史。父亲高血压,因"甲状腺癌"去世,母亲健在。

【问题1】通过上述病史特点,该患者的可疑诊断是什么?

根据患者的主诉、症状、既往史和B超检查结果,应高度怀疑肾上腺嗜铬细胞瘤(pheochromocytoma)的可能。

思路1:青年女性,阵发性头痛、心慌、出汗伴高血压,B超检查提示右肾上腺肿物,应怀疑嗜铬细胞瘤。

> **知识点**
>
> 嗜铬细胞瘤的定义:传统概念的嗜铬细胞瘤是指来源于嗜铬细胞的肿瘤,多指来源于肾上腺髓质者;而将来源于肾上腺外者称为异位嗜铬细胞瘤或肾上腺外嗜铬细胞瘤。2004年,WHO的内分泌肿瘤分类将嗜铬细胞瘤定义为来源于肾上腺髓质的产生儿茶酚胺的嗜铬细胞的肿瘤,即肾上腺内副神经节瘤;而将交感神经和副交感神经节来源者定义为肾上腺外副神经节瘤。目前比较统一的观点是嗜铬细胞瘤特指肾上腺嗜铬细胞瘤,而将传统概念的肾上腺外或异位嗜铬细胞瘤统称为副神经节瘤。

思路2:头痛、心悸、多汗"三联征"是嗜铬细胞瘤的典型症状,应予重视。

> **知识点**
>
> 嗜铬细胞瘤的临床表现:典型的症状是头痛、心悸、多汗"三联征",其发生率为50%以上;最常见的是高血压,发生率80%~90%。50%~60%为持续性,40%~50%为阵发性,10%~15%可出现直立性低血压。

思路3:问诊时还需注意有无胸闷、憋气、不能平卧等心力衰竭症状,有无糖尿病、便秘、休克、心绞痛、心律失常等,嗜铬细胞瘤有时以这些少见的特殊症状为主要表现。

> **知识点**
>
> 嗜铬细胞瘤的特殊表现:由于过量儿茶酚胺的作用,血糖增高的发生率约40%,也有部分患者因心肌病、便秘及肠梗阻、高钙血症、库欣综合征,甚至视力下降等就诊。少见情况以急危情况出现:如高血压危象、休克、急性心力衰竭、肺水肿、心绞痛或心肌梗死、严重心律失常、急性肾功能不全、高热等。有患者表现为类似心绞痛症状,行冠状动脉造影并植入支架,但症状并未因此改善。小儿对症状描述往往不准确,可能因视力下降才发现高血压,并进一步发现肿瘤。约有8%的患者无任何症状,嗜铬细胞瘤在肾上腺偶发瘤的发生率约5%。

思路4:问诊时应特别注意既往史、个人史、家族史的收集。部分嗜铬细胞瘤可能是相关临床综合征表现的一部分。既往甲状腺髓样癌手术史,合并嗜铬细胞瘤者,高度怀疑多发内分泌肿瘤-2型(MEN-2),父亲甲状腺癌去世,提示甲状腺癌家族遗传可能。

嗜铬细胞瘤的病因:嗜铬细胞瘤病因不明,可能与遗传有关。最新研究表明,目前至少有 30%~60% 的患者可能与以下 12 种基因中的一个基因突变有关:*RET*、*MEN-1*、*VHL*、*NF1*、*SDHA*、*SDHB*、*SDHC*、*SDHD*、*SDHAF2*、*TMEM127*、*MAX*、*HIF2A*(*EPAS1*)等。

部分基因突变可致遗传性的、家族性的、多系统病变的临床综合征,比如 *RET* 基因突变导致 MEN-2,表现为甲状腺髓样癌、嗜铬细胞瘤、甲状旁腺功能亢进、多发黏膜神经纤维瘤;*VHL* 基因突变导致 von Hippel-Lindau 病,可表现为嗜铬细胞瘤、肾细胞癌、中枢神经系统血管网状细胞瘤、胰岛细胞瘤或囊肿等;*NF-1* 基因突变导致神经纤维瘤病 -1 型,表现为皮肤黏膜的 Caféau lait 斑、神经纤维瘤、雀斑、眼虹膜 Lisch 结节(良性错构瘤)、嗜铬细胞瘤等;*SDHA*、*B*、*C* 等基因突变导致家族性副神经节瘤 - 嗜铬细胞瘤综合征,表现为头颈部副交感神经副神经节瘤、肾上腺嗜铬细胞瘤、交感神经副神经节瘤等。

【问题 2】病史采集结束后,下一步体格检查应注意什么?

嗜铬细胞瘤患者体格检查应注意血压、心率和心律,肿瘤巨大者还可发现腹部肿块,肾门部肿块压迫肾血管者肾区可闻及血管杂音,还应注意有无上述临床综合征的其他系统体征。有些患者没有明显阳性体征。

门诊体格检查记录

体温 36.8℃,脉搏 110 次 /min,呼吸 18 次 /min,血压 150/100mmHg。一般状况可,体态匀称,无向心性肥胖,无满月脸,水牛背。全身皮肤黏膜未见异常斑点、色素沉着或瘀点、瘀斑,颈部未及肿大淋巴结,前正中可见水平弧形切口瘢痕长约 5cm。双肺呼吸音清,未闻及干湿啰音。心界不大,心率 90 次 /min,律齐,心尖部可闻及 3/6 级收缩期吹风样杂音。腹平软,未及明显包块,腹部未闻及明显血管杂音。脊柱、四肢及外阴无异常。

嗜铬细胞瘤的体征

1. 由于过量儿茶酚胺的作用,患者可有高血压、心动过速、心律不齐或其他心律失常、心前区血管杂音等。心力衰竭或合并儿茶酚胺心肌病者可有心脏增大,甚至肺水肿者可闻及双肺湿啰音,咳粉红色泡沫痰等。

2. 肿瘤巨大者或体形较瘦者腹部可触及肿块,晚期患者可有锁骨上淋巴结转移。

3. 合并临床综合征者可有相应体征

(1)MEN-2 者颈部甲状腺区可触及结节,出现甲状腺髓样癌转移者颈部淋巴结肿大,可有口腔黏膜神经纤维瘤。

(2)神经纤维瘤病 -1 型可有皮肤黏膜的咖啡斑、雀斑、皮肤多发神经纤维瘤结节、眼虹膜 Lisch 结节等。

(3)家族性副神经节瘤 - 嗜铬细胞瘤综合征者有颈部肿块。

(4)部分 VHL 病者可有中枢神经系统体征、附睾肿物等。

(5)部分肿瘤异位分泌 ACTH 或皮质醇,可有库欣综合征体征。

【问题 3】为明确诊断,下一步应实施什么检查?

思路:患者门诊超声提示右肾上腺区 7cm×8cm 大小肿物,下一步检查首先要做的主要包括两个方面:定性诊断和定位诊断。前者包括 24 小时儿茶酚胺,血、尿甲氧基肾上腺素和甲氧基去甲肾上腺素等,明确肿瘤有无儿茶酚胺分泌功能;后者包括 CT、MRI 进行解剖定位,间碘苄胍(metaiodobenzylguanidine,MIBG)显像、显像生长抑素受体显像、PET-CT 等进行功能定位,进一步明确肿瘤的部位、大小、有无多发、数量,与周围脏器及血管的关系。

知识点

嗜铬细胞瘤的定性诊断

1. 测定血浆和尿的游离儿茶酚胺(肾上腺素、去甲肾上腺素、多巴胺)及其代谢产物如 VMA,是传统诊断嗜铬细胞瘤的重要方法。由于肿瘤以"囊泡"的形式间歇性释放儿茶酚胺,直接测定血或尿的浓度容易出现假阴性,而 24 小时尿儿茶酚胺或发作后 4 小时内尿的儿茶酚胺浓度能够比较准确地反映肿瘤的分泌状态,诊断的敏感性 84%,特异性 81%,假阴性率 14%。结果阴性而临床高度可疑者应重复检查,阴性结果不排除诊断。

2. 24 小时尿 VMA 敏感性仅 46%~67%,假阴性率 41%,但特异性高达 95%。

3. 儿茶酚胺在肿瘤细胞内的代谢呈持续性,其中间产物甲氧基肾上腺素类物质(metanephrines, MNs)可以"渗漏"形式持续释放入血,测定血浆和尿 MNs 如甲氧基肾上腺素(MN)和甲氧基去甲肾上腺素(NMN)等,其诊断敏感性和特异性优于儿茶酚胺的测定。血浆游离 MNs 敏感性 97%~99%,特异性 82%~96%,适于高危人群的筛查和监测。阴性者几乎能有效排除诊断,假阴性率仅 1.4%。24 小时尿分馏的 MNs 的特异性高达 98%,但敏感性略低,约 69%,适于低危人群的筛查。

诊断标准:上述指标 ≥ 正常上限 4 倍以上即可临床诊断,其中血浆游离 MNs 和尿分馏的 MNs 升高 4 倍以上者,诊断嗜铬细胞瘤的可能几乎 100%。嗜铬细胞瘤曾被赋予"10% 法则",即 10% 恶性、10% 遗传、10% 双侧多发、10% 肾上腺外,但近年研究显示多数比例均>10%,因此 10% 肿瘤已不确切。但双侧肾上腺以及多部位多发是其特点,发生率 15%~24%。不能满足于一个病灶的发现而忽略可能的其他多发病灶。有时副神经节瘤位于腹主动脉旁或其他部位,而不位于肾上腺,没有经验的医师对于有典型症状者高度怀疑嗜铬细胞瘤,但肾上腺 CT 正常而排除了诊断,给患者的诊断带来延误。约 95%以上的副神经节瘤位于腹部和盆腔,最常见部位为腹主动脉旁、肾门附近、下腔静脉旁等;其次为盆腔,膀胱副神经节瘤约占 10%;再次为头颈和胸腔纵隔。

知识点

嗜铬细胞瘤的解剖定位诊断

1. 腹盆 CT 平扫+增强 一般首选。大多数嗜铬细胞瘤/副神经节瘤在 CT 上表现为圆形、椭圆形、边界清晰的实性肿块,多数为 3~5cm,有的可达 20cm 以上,少数肿瘤形态不规则,边界不清,浸润状,多提示恶性可能。肿块密度多不均匀,可伴有低密度坏死区,肿瘤血供丰富,显著强化是其特点。而坏死囊性为其又一特点。同时 CT 可显示肿瘤与周围组织的解剖关系(图 10-3-1,图 10-3-2)。

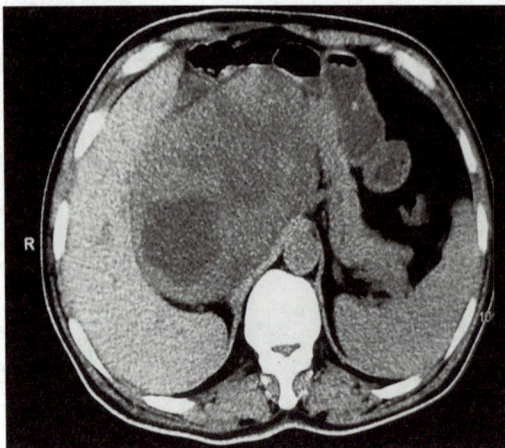

图 10-3-1 CT 平扫显示右肾上腺区肿瘤,密度不均匀

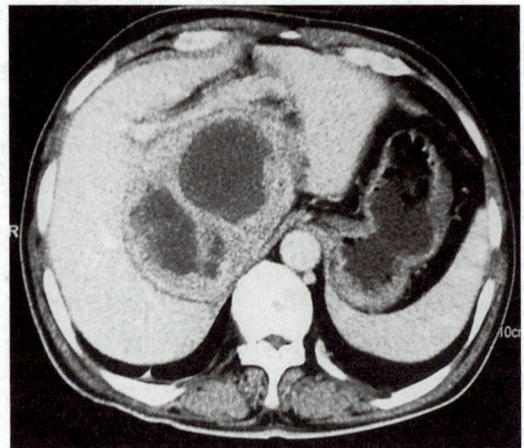

图 10-3-2 CT 增强显示右肾上腺区肿瘤不均匀强化,周边明显,中心伴多发低密度坏死区,无明显强化

初始扫描范围为腹部＋盆腔，以检出肾上腺和／或肾上腺外多发病变，如未发现病灶，再扫描胸部和头颈。

2. MRI　敏感性与 CT 相仿，无辐射，显露与血管关系优于 CT（图 10-3-3，图 10-3-4），多用于儿童、妊娠妇女。

3. 彩色多普勒超声　敏感性低，一般不用于定位，但经济、便携，可用于初筛。

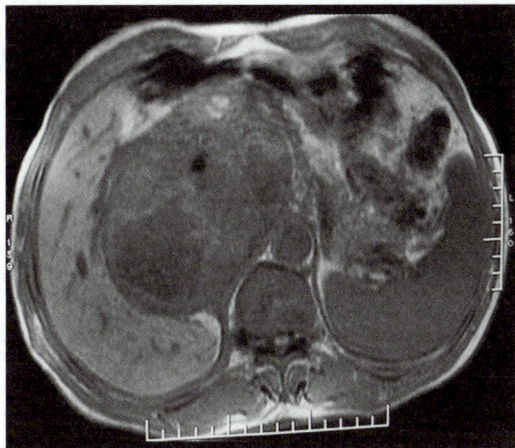

图 10-3-3　MRI（T_1WI）显示右肾上腺区肿物，信号不均匀，以中等偏低信号为主，内有多发片状长 T_1 信号区

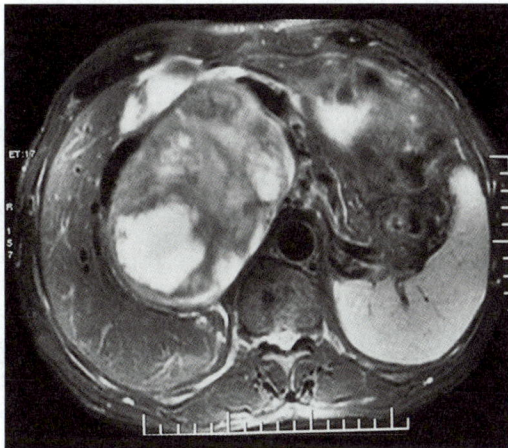

图 10-3-4　MRI（T_2WI）显示右肾上腺区肿物，信号不均匀，以稍高信号为主，内有多发片状长 T_2 信号区；下腔静脉被推挤至前内侧，肿瘤与门静脉关系密切

第二次门诊记录

检验结果回报：24 小时尿儿茶酚胺：去甲肾上腺素（NE）284.57μg/24h，肾上腺素（E）26.73μg/24h，多巴胺（DA）246.09μg/24h。

血甲氧基肾上腺素（MN）75.8pg/ml（14~90pg/ml），血甲氧基去甲肾上腺素（NMN）5 780.2pg/ml（19~121pg/ml）。

CT 扫描：右肾上腺区卵圆形软组织密度影约 7.5cm×8.8cm，边界尚清楚，平扫密度不均匀，中心多发片状低密度区，25~45Hu；增强后显著不均匀强化，CT 值平均 90Hu，低密度区未见明显强化。下腔静脉显示不清。初步诊断：考虑嗜铬细胞瘤可能大。

【问题 4】根据目前资料，该患者需要进行功能定位检查吗？

思路：患者具有典型的临床症状、24 尿儿茶酚胺（NE、E）升高＞正常上限 5 倍以上，血浆 NMA＞正常上限 47 倍，CT 和 MRI 均显示典型的嗜铬细胞瘤的影像学特点，可以临床诊断右肾上腺嗜铬细胞瘤。但因肿瘤体积大，去甲肾上腺素分泌为主，有条件的单位还应该进行功能定位相关检查，以发现多发或转移病灶。

知识点

功能影像检查不是一线检查项目，其指征如下：

1. 肿瘤定位明确，但生化检查正常者，与肾上腺皮质癌或其他肿瘤进行鉴别诊断。
2. 症状典型，生化检查阳性或可疑，但 CT/MRI 未能发现病灶者。
3. 检出多发或转移病灶（分泌 E 的嗜铬细胞瘤＞5cm；分泌 NE 的嗜铬细胞瘤；功能性副神经节瘤）。

功能影像检查

1. 间碘苄胍（metaiodobenzylguanidine，MIBG）显像　MIBG 为去甲肾上腺素类似物，能被嗜铬细胞儿茶酚胺囊泡摄取。^{131}I-MIBG 和 ^{123}I-MIBG 可对嗜铬细胞瘤 / 副神经节瘤进行形态解剖和功能的定位，两者特异性均达 95%~100%，灵敏度分别为 77%~90% 和 83%~100%。

2. 生长抑素受体（somatostatin receptor）显像　生长抑素受体为 G 蛋白偶联的跨膜蛋白，有 5 种亚型。嗜铬细胞瘤 / 副神经节瘤主要表达 2 型和 4 型（约 73%）。奥曲肽为生长抑素类似物，^{111}In-DTPA-奥曲肽显像敏感性不及 MIBG。

3. PET 显像　^{18}F-FDG-PET 可用于 PHEO/PGL 的定位诊断，特异性差。但基于多巴胺为底物的 ^{18}F-DA-PET 的敏感性和特异性高，据报道可达 100%，优于 MIBG。

上述 3 项检查可选 1 种。

结 果 回 报

1. MIBG　右肾上腺区异常放射性增高区占位，考虑嗜铬细胞瘤可能大。
2. 奥曲肽生长抑素受体显像　右肾上腺区生长抑素受体高表达病灶，考虑为神经内分泌肿瘤。

【问题 5】患者入院后还需做哪些进一步检查？

思路：目前患者嗜铬细胞瘤的定性和定位诊断明确，MIBG 和奥曲肽生长抑素受体显像未见多发或转移病灶。下一步检查主要是评估患者有无手术禁忌、有无高血压及儿茶酚胺长期作用引起的并发症，以及有无多发内分泌腺瘤综合征及其他相关临床综合征。有条件的单位可行基因筛查。

知识点

并发症相关检查

1. 心电图、超声心动图　了解有无心律失常、心肌缺血以及心脏功能状态，必要时查心肌酶、心肌核素显像、心脏冠脉 CTA 等。儿茶酚胺心肌病者心功能差，心室射血分数降低，术前如不了解并充分准备，术中可能猝死。

2. 核医学肾血流显像　了解分肾功能，肿瘤巨大者往往与肾血管关系密切，术中可能切除一侧肾脏。

3. 其他　眼科会诊了解高血压眼底情况及视力、视野；空腹及餐后血糖，必要时 OGTT 试验，了解糖代谢情况；24 小时尿蛋白等。

知识点

临床综合征相关检查

1. MEN-2 相关检查　①24 小时尿钙、磷，血钙、磷、碱性磷酸酶、甲状旁腺素（PTH）、游离钙、甲状旁腺超声、甲状旁腺功能显像（MIBI）等了解甲状旁腺功能；②血降钙素、游离钙、甲状腺超声等了解有无甲状腺髓样癌可能；③血促胃液素、血胰高糖素，必要时鞍区 MRI 等了解其他内分泌腺病变可能。

2. 对嗜铬细胞瘤伴有肾脏肿块者，应怀疑 VHL 病可能，查颅脑 MRI、胰腺等相关检查。对于嗜铬细胞瘤伴有多发皮肤结节者，应怀疑神经纤维瘤病 -1 型可能，眼科会诊。颈部超声检查了解有无颈部肿块，排除有无家族性副神经节瘤 - 嗜铬细胞瘤综合征可能。

3. 有条件的单位、患者经济状况允许者，可对患者及其亲属行相关基因筛查，进一步明确诊断，并可预警将来可能出现的其他系统病变。

胸片、心电图、超声心动图等未见明显异常，血钙、游离钙、降钙素正常，颈部超声甲状腺区呈术后改变。眼底检查：高血压眼底改变。核医学肾血流显像：双肾血流及灌注正常。颅脑 MRI 正常。基因检测：*RET* 基因 11 号外显子 634 位点 T/C 杂合性突变。

【问题 6】该患者的治疗方案如何？

思路：嗜铬细胞瘤 / 副神经节瘤有其内分泌代谢及血流动力学的特殊性，需强调多学科合作的重要性，需要内分泌科、心内科、麻醉科、ICU 等相关科室会诊商讨治疗方案。

手术切除是嗜铬细胞瘤 / 副神经节瘤最有效的治疗方法，根据病情、肿瘤的大小、部位及与周围血管的关系和术者的经验合理选择开放性手术或腹腔镜手术。多数学者认为直径<6cm 者可腹腔镜切除。肿瘤体积较大，或与周围组织器官、大血管关系密切，分离困难者应选择开放手术。

对于恶性嗜铬细胞瘤/副神经节瘤或有远处转移者，如果条件允许，也应尽量手术切除原发和转移病灶，减瘤手术有利于其他治疗方式如放射性核素治疗、外放射治疗或化疗发挥疗效。放射性核素用于无法手术或多发转移、MIBG 或奥曲肽显像阳性者，最常用的药物是 ^{131}I-MIBG。外放射治疗用于无法手术切除的肿瘤和缓解骨转移所致疼痛。化疗有效率最高可达约 50%。抗血管生成靶向药物治疗可能有效。对于恶性或因故不能手术者应用 α 受体阻滞剂、β 受体阻滞剂控制高血压等对症治疗。

本患者右肾上腺嗜铬细胞瘤诊断明确，没有远处转移，应首选手术治疗。肿瘤体积巨大，与血管关系密切，应开放手术切除。

【问题 7】患者手术治疗前需要特殊准备吗？

思路：嗜铬细胞瘤 / 副神经节瘤手术治疗前需要以 α 受体阻滞剂为主的药物准备。由于肿瘤分泌儿茶酚胺，收缩血管，血容量减少。麻醉、手术操作等刺激肿瘤释放大量儿茶酚胺，使血压剧烈升高；切除肿瘤后儿茶酚胺的作用减少，大量血管床扩张，有效循环血容量骤然减少，可能发生致命性低血压、休克，甚至死亡。因此，术前充分的准备是手术成功的关键。

术前准备的目的在于阻断过量儿茶酚胺的作用，维持正常血压、心率 / 心律，改善心脏和其他脏器的功能；纠正有效血容量不足；防止手术、麻醉诱发儿茶酚胺的大量释放所致的血压剧烈波动，减少急性心力衰竭、肺水肿等严重并发症的发生。

知识点

嗜铬细胞瘤术前准备的方法

1. 控制高血压　常用药物最常用的是长效非选择性 α 受体阻滞剂——酚苄明。初始剂量 5~10mg/d，据血压调整剂量。发作性症状控制、血压正常或略低、直立性低血压或鼻塞出现等提示药物剂量恰当。单用 α 受体阻滞剂血压控制不满意或副作用人不能耐受以及血压正常者也可选用或加用钙通道阻滞剂。

2. 控制心律失常　心动过速(>100~120 次 /min)或室上性心律失常等需加用 β 受体阻滞剂，使心率控制在<90 次 /min。但 β 受体阻滞剂必须在 α 受体阻滞剂使用 2~3 天后，因单用前者可阻断肾上腺素兴奋 $β_2$ 受体扩张血管的作用而可能诱发高血压危象、心肌梗死、肺水肿等致命的并发症。

一般准备至少 7~10 天，发作频繁者需 4~6 周，血压稳定 120/80mmHg 左右、无症状发作、体重呈增加趋势、血细胞比容降低、四肢温暖等提示药物准备充分。

手术治疗情况

患者经酚苄明 10mg，q.12h.，口服，剂量渐增至 10mg，q.6h.。服用 4 周，出现鼻塞、体重增加 3kg，没有症状发作，血压 120~130/80~90mmHg，心率 85 次 /min，血细胞比容 41%，四肢温暖。这表明术前准备充分，全麻下行开放右肾上腺嗜铬细胞瘤切除术。

平仰卧位，右上腹肋缘下弧形切口，上至剑突，下至腋前线肋下 4~5cm 水平。切开皮肤、皮下，正中切开腹白线,切开部分腹直肌前鞘、腹直肌、后鞘、腹外斜肌、腹横肌及腹膜常规入腹。探查腹腔内未见转移病灶。切开右侧结肠旁沟处后腹膜,并向上延伸至肝下,肿瘤下缘切开部分胃结肠韧带,将结肠肝曲及横结肠向内下推移。切开肿瘤上缘与肝脏之间以及肿瘤内侧之后腹膜,将十二指肠向内侧推移,见下腔静脉被肿瘤推向内前方。锐性分离肿瘤下缘,将其与肾脏分离。锐性加钝性分离肿瘤内侧,分束结扎下腔静脉与肿瘤之间的肿瘤血管束,将肿瘤内下方及侧方与下腔静脉分离。钝性分离肿瘤背外侧及上后方后,显露肿瘤上内方,见肿瘤与肝十二指肠韧带关系密切,紧贴肿瘤包膜锐性分离之,结扎肾上腺中央静脉,完整切除肿瘤及右肾上腺。彻底止血,查无活动性出血及脏器损伤,清点器械、敷料无误后,留置腹腔引流管一根,依层关闭切口。

术中血压波动明显,血压最高220/130mmHg,肿瘤切除后血压下降至80/50mmHg,麻醉医师予以血管活性药物及补液等对症处理后控制平稳。术后带气管插管返ICU,标本送病理检查。

术 后 情 况

术后监测血流动力学稳定后,次日自ICU返回泌尿外科病房并下床活动。术后血压110/70mmHg,未用降压药物。患者无发热,腹腔引流液为淡血性,280ml,逐渐减少,术后第3天拔除引流管。术后第2天胃肠功能恢复,逐渐进半流食、普食。第8天拆线,出院。

病理:(右)肾上腺嗜铬细胞瘤。免疫组织化学:CgA(+),Syn(+),Vimentin(+),S-100(+),血管CD34(+),P53(−),Ki-67(index 1%)。

【问题8】嗜铬细胞瘤患者术后应注意哪些问题?

思路:

1. 术后患者应在ICU监护24~48小时,监测生命体征和血流动力学变化,应用血管活性药物维持其稳定,如出现心律失常纠正之。

2. 注意引流管通畅与否,观察引流量及性状。嗜铬细胞瘤术后血压偏低,当血压纠正以及血管床扩张的原因,潜在的小出血点可能广泛渗血,也可能出现大量活动性出血,严重者不能犹豫等待,需再次手术探查止血。

3. 术后补液应适当正平衡,逐渐纠正血管床扩张造成的循环血容量的相对不足,但应注意心功能、防止心力衰竭,如出现容量过多表现,适当利尿。

【问题9】嗜铬细胞瘤患者术后应如何随访?

思路:嗜铬细胞瘤/副神经节瘤的预后与年龄、良恶性、有无家族史及治疗早晚等有关。良性者5年生存率>95%,但约50%患者仍持续高血压。复发率为6.5%~17%,复发者恶性率约50%。恶性者5年生存率约50%。

基于肿瘤可能残留、多发、复发、转移等,术后应长期复查,观察有无高血压复现、血尿生化儿茶酚胺及其代谢指标、腹盆腔CT等。散发病例单侧肾上腺切除者每年1次,至少连续10年;高危群体(如SDHB基因突变、副神经节瘤、肿瘤体积巨大)和遗传性综合征者应终生随访,除观察肿瘤复发等情况外,还应注意综合征相关的其他系统病变的存在与否。

本例患者除上述随访项目外,还应对患者直系亲属进行RET基因突变的筛查,以发现家族成员可能存在的类似病变。

(李汉忠)

第四节　无功能性肾上腺肿瘤

肾上腺肿瘤中79%为功能性的,约21%是无功能性的。当然无功能性也并非绝对无功能,可能是目前的检查手段灵敏度尚不足以发现其功能性,并且无功能性肿瘤随着时间的变化也可转为功能性肿瘤而分泌一种或多种激素。肾上腺无功能肿瘤可来源于肾上腺皮质或髓质,但多数来源于肾上腺皮质,病理类型多种多样。多无肾上腺疾病相关表现,多因体检或其他疾病检查时发现。但是,没有症状并非说明肾上腺肿瘤没有功能,在诊断过程中必须做相应的功能筛查试验,排除功能性肿瘤才能诊断为无功能性肾上腺肿瘤。对于肿瘤体积大或可疑恶性者应予手术治疗。

无功能性肾上腺肿瘤的诊疗过程主要包括以下方面：

1. 详细询问患者的症状等病史。

2. 进行影像学检查如 CT/MRI,明确肿瘤病灶。

3. 生化检测血液或尿液肾上腺相关内分泌检查,判断肿瘤的功能性。

4. 体积大者,可选择 ^{131}I-MIBG、奥曲肽生长抑素受体显像检查以明确有无嗜铬细胞瘤的可能,因为治疗前准备不同。

5. 根据肿瘤大小、部位、与周围组织及大血管的关系等,选择手术方式,切除肿瘤。

6. 术后根据病理情况随访。

临 床 病 例

患者男,55 岁,工人。乏力、食欲缺乏 1 个月,发现双侧肾上腺肿物 2 周。患者于 1 个月前开始出现全身疲乏、无力、嗜睡,恶心、食欲差、进食少。初始未予重视,但上述症状持续加重,故于 20 天前到当地医院消化科就诊,测血压 110/70mmHg,心率 100 次 /min。行胃镜检查提示浅表性胃炎,予以输液及抑酸、保护胃黏膜等药物治疗(具体不详),效果不明显。因肾功能检查发现血肌酐升高为 237mol/L,肾内科会诊后建议泌尿系超声,彩超提示"双侧肾上腺低回声,右侧 6.2cm×3.3cm,左侧 7.9cm×3.1cm,形态规则,边界清楚,周边及内部可见血流信号"。无向心性肥胖,无发作性头痛、心悸、大汗病史。发病以来体重下降 5kg。既往史:4 年前胃癌手术史。家族史无特殊。

【问题 1】通过上述病史特点,该患者的可疑诊断是什么?

根据患者的主诉、症状、既往史和彩超检查结果,应考虑双侧肾上腺肿瘤,因无明确肾上腺相关疾病的临床表现,因为消化系统症状就诊,故应诊为肾上腺偶发瘤,但肿瘤的类型需进一步检查。

思路1:如何理解无功能性肾上腺肿瘤?

知识点

无功能性肾上腺肿瘤的理解:无功能性肾上腺肿瘤是指并非因典型肾上腺疾病表现就诊进行影像学检查,而偶然发现的肾上腺占位性病变,经过功能筛查试验,排除其具有内分泌功能性。病理类型多种多样。

思路2:无功能性肾上腺肿瘤包含哪些病理类型? 无功能性肾上腺肿瘤多数来源于肾上腺皮质,其中良性占多数,但病理类型多种多样(表 10-4-1):不同文献报道有差异,总的来说,腺瘤 41%~52%,转移癌约 19%,皮质癌 5%~10%,髓样脂肪瘤 9%。其中肿瘤 ≤4cm 者约 65% 为肾上腺皮质腺瘤。恶性率 2%~3%,但随肿瘤大小变化。肿瘤直径 ≤4cm、4~6cm、>6cm,其恶性率分别为 2%、6%、25%。有恶性肿瘤病史者转移癌约 75%。左右发病无差别,双侧 10%~15%。

表 10-4-1 病理特征分类

病理类型	发生率 /%
肾上腺皮质肿瘤	
肾上腺皮质腺瘤	36~94
肾上腺皮质癌	1.2~11
肾上腺髓质肿瘤	
神经节瘤	0~6
成神经节细胞瘤、神经母细胞瘤	罕见
其他类型肾上腺肿瘤	
髓质脂肪瘤	7~15
脂肪瘤	0~11

续表

病理类型	发生率/%
淋巴瘤、血管瘤、血管平滑肌脂肪瘤、脂肪肉瘤、肌瘤、纤维瘤、神经纤维瘤、畸胎瘤	罕见
假性肿瘤	
囊肿和假性囊肿	4~22
血肿和出血	0~4
感染和肉芽肿病	罕见
转移癌	0~21
假性肾上腺肿块（胃、肾、肝脏、胰腺、淋巴结等来源的肿块）	0~10

思路3：无功能性肾上腺肿瘤多无肾上腺疾病相关症状，因其他原因就诊检查发现。但临床上有时可见患者有典型的肾上腺相关症状，但是未引起相关接诊医师的注意与重视，结果延误诊断，最终因其他疾病检查发现肾上腺问题。因此，问诊时需注意有无高血压，或发作性头痛、心悸、大汗等嗜铬细胞瘤相关症状，有无顽固性高血压、无四肢乏力、跌倒后不能站立等原发性醛固酮增多症的症状，有无满月脸、水牛背、紫纹等库欣综合征的症状。目的在于对肿瘤的功能性和来源有一个初步的判断。

知识点

无功能性肾上腺肿瘤的临床表现

无功能性肾上腺肿瘤均无相关病史和临床表现提示肾上腺病变，而因其他原因检查发现，这些原因包括非特异的腹痛(29%)，其他疾病(21%)或腹部手术后(11%)的随访，肝胆疾病(12%)，腰痛(7%)，肾脏疾病(5%)等。

思路4：问诊时应特别注意既往史、个人史、家族史的收集。本例患者4年前有胃癌手术史，那么诊断时需考虑有无胃癌转移的可能性。

思路5：如何分析上述病史和临床表现，患者的乏力、嗜睡、食欲缺乏、恶心等症状与双侧肾上腺占位性病变是否有关？

患者没有典型的肾上腺皮质和髓质功能亢进的临床表现，如皮质醇增多症、原发性醛固酮增多症、儿茶酚胺增多症（嗜铬细胞瘤）等相关症状。乏力、嗜睡、食欲缺乏、恶心等消化道症状为非特异性表现，似乎与浅表性胃炎或肾功能不全（血肌酐为237μmol/L）有关，但又不能完全解释乏力、嗜睡等。临床上常常关注肾上腺功能亢进相关疾病的表现，往往忽略肾上腺疾病除有功能亢进外，还有一类，即肾上腺功能减退症，特别是肾上腺皮质功能减退症。而乏力、嗜睡、食欲缺乏、恶心为其常见症状。

知识点

肾上腺皮质功能减退症的临床表现：慢性肾上腺皮质功能减退症起病隐匿，逐渐加重，常见表现为乏力、倦怠、食欲缺乏、体重减轻、头晕和直立性低血压等。原发性慢性肾上腺皮质功能减退症可有特征性的皮肤色素沉着，与皮质醇的负反馈导致促黑素分泌增多有关。继发性者皮肤苍白。

肾上腺皮质危象：病情危重，大多有发热，体温可达40℃以上，直立性低血压甚至儿茶酚胺抵抗性低血容量性休克，出现心动过速、四肢厥冷、虚脱，无力、萎靡、淡漠、嗜睡，也可烦躁；厌食、恶心、呕吐、腹泻、腹痛等消化道症状。

肾上腺皮质功能减退症的分类及原因：肾上腺皮质功能减退症可分为原发性与继发性。前者常见于双侧肾上腺结核、自身免疫性肾上腺炎、肾上腺真菌或其他细菌及病毒感染、肾上腺转移癌、先天性肾上腺皮质增生，急性起病者可见于肾上腺出血、坏死、栓塞等。继发性者见于长期大量外源性皮质激素补充突然停药、肾上腺皮质醇分泌瘤切除术后、下丘脑垂体病变等，急性起病者见于希恩综合征等。

思路 6：双侧肾上腺占位性病变应考虑哪些情况？结合病史如何分析？

双侧肾上腺占位病变应考虑以下几个方面：

1. **肿瘤性病变**　原发性双侧肾上腺肿瘤罕见，可见于肾上腺皮质肿瘤如双侧肾上腺皮质腺瘤、双侧肾上腺皮质癌、双侧肾上腺嗜铬细胞瘤以及其他罕见的间质来源的肿瘤等；继发性者可见于肾上腺转移癌、双侧肾上腺淋巴瘤。双侧原发性肾上腺肿瘤体积巨大者往往有功能亢进的表现，双侧继发性者往往有肾上腺功能减退症的表现。

2. **增生性病变**　ACTH- 非依赖性双侧肾上腺皮质大结节增生（adrenocorticotropin-independent macronodular adrenal hyperplasia，AIMAH）、纤维性骨营养不良综合征（McCune-Albright syndrome，MAS）、原发性色素沉着性结节性肾上腺皮质病（primary pigmented nodular adrenocortical disease，PPNAD）、分泌醛固酮双侧肾上腺结节性增生、先天性肾上腺皮质增生（congenital adrenal hyperplasia，CAH）等。

3. **感染性疾病**　如结核、真菌、病毒等。

4. **其他**　如双侧肾上腺出血、囊肿等。

患者有胃癌病史，伴有肾上腺皮质功能减退的临床表现，双侧肾上腺肿瘤体积较大，应考虑转移癌的可能。当然淋巴瘤等病变也可出现肾上腺皮质功能减退表现。增生性病变中 PPNAD（表现为库欣综合征）、CAH（表现为肾上腺皮质功能不足和两性畸形）和分泌醛固酮的肾上腺结节性增生等一般体积较小，本例患者不符合；AIMAH 和 MAS 可表现库欣综合征或高血压、糖尿病或无任何表现，影像学为双侧肾上腺多发大结节改变，体积较大，但是形态不规则，呈特征性的多发结节的"生姜样"外观，从超声描述看也不符合。其他感染、出血等暂时不能排除。

【问题 2】病史采集结束后，下一步体格检查应注意什么？

思路：多数无功能性肾上腺肿瘤患者没有明显阳性体征。体格检查应注意有无向心性肥胖的体形、有无多血质面容、有无皮肤紫纹的库欣综合征体征，注意血压、心率和心律，嗜铬细胞瘤可能有心动过速，伴有遗传性综合征的嗜铬细胞瘤患者可能有临床综合征的其他系统体征。

体格检查记录

体温 36.6℃，脉搏 100 次 /min，呼吸 20 次 /min，血压 110/70mmHg。精神萎靡，神情淡漠，一般状况可，体态匀称，无向心性肥胖，无满月脸，水牛背。全身皮肤黏膜未见异常斑点、色素沉着或瘀点、瘀斑，颈部未及肿大淋巴结。双肺呼吸音清，未闻及干、湿啰音。心界不大，心率 100 次 /min，律齐。腹平软，上腹正中可见切口瘢痕长约 18cm。未及明显包块。脊柱、四肢及外阴无异常。

【问题 3】为明确诊断，下一步应实施什么检查？

思路：无功能性肾上腺肿瘤的诊断过程中需要考虑 3 个方面的问题：①良性与恶性；②原发性与转移性；③内分泌功能性。因此，相关的检查也是围绕这 3 个方面展开。

1. **良、恶性问题**　患者双侧肾上腺低回声，右侧 6.2cm×3.3cm，左侧 7.9cm×3.1cm，形态规则。由于肿瘤体积大，应考虑恶性可能。需进行 CT 平扫 + 增强，对良、恶性进行判断，同时对肿瘤及其与周围组织的关系进一步明确，判断手术是否可行。

无功能性肾上腺肿瘤的良、恶性无功能性肾上腺肿瘤恶性率 2%~3%，但随肿瘤大小变化：肿瘤直径≤4cm、4~6cm、>6cm,其恶性率分别为2%、6%、25%。临床鉴别主要依靠影像学检查。首选CT平扫+增强,除大小以外,平扫时,良性者边缘清楚规则,密度均匀,平扫CT值≤10Hu,敏感性71%,特异性98%。而边界不规则、坏死、钙化则提示恶性,100%的肾上腺皮质癌和转移瘤平扫CT值>10Hu。增强扫描造影剂10~15分钟内清除率>50%者多为良性。

PET-CT:对鉴别转移瘤可能有益,仅用于CT可疑或恶性肿瘤史者。

穿刺活检:细胞学无法区分原发性肾上腺皮质癌与腺瘤,推荐于可疑肾上腺转移癌,敏感性达80%~100%。

2. 原发性与转移性问题　患者有胃癌病史,应考虑转移癌的可能,当然也不能排除双侧肾上腺皮质癌、双侧肾上腺嗜铬细胞瘤(功能静止型)或淋巴瘤等。建议PET-CT检查,以明确有无其他部位病灶的证据,必要时穿刺活检病理。

知识点

无功能性肾上腺肿瘤原发性与转移性具有恶性肿瘤病史者,转移癌为最常见的原因,占50%~75%。原发肿瘤多见于肺、乳、肾、甲状腺、胃肠道的癌以及黑色素瘤、淋巴瘤等,原发灶不明的肾上腺转移癌罕见。寻求其他部位转移证据以及^{18}F-FDG-PET有助诊断,但约16%的肾上腺良性病变FDG也可高摄取,必要时穿刺活检。

3. 内分泌功能性问题　除髓样脂肪瘤和单纯肾上腺囊肿以外,所有肾上腺肿瘤均应行相关内分泌检查,以明确有无嗜铬细胞瘤、皮质醇增多症、原醛症及性激素异常等,如结果异常,应行相关确诊试验。筛查试验项目包括24小时尿儿茶酚胺或血、尿甲氧基肾上腺素及甲氧基去甲肾上腺素,24小时尿皮质醇、过夜地塞米松抑制试验、血钾、血浆醛固酮/肾素活性比值(高血压者),睾酮、脱氢表雄酮(女性多毛、男性化者)。

综合上述考虑,本例患者的进一步检查项目如下:血尿常规、肝肾功能、血电解质、胸腹盆CT平扫+增强、间碘苄胍(metaiodobenzylguanidine,MIBG)显像、24小时尿儿茶酚胺、24小时尿皮质醇、过夜地塞米松抑制试验、血浆醛固酮/肾素活性比值、血浆ACTH等。申请MIBG的目的在于明确有无嗜铬细胞瘤的可能,因为较大的肾上腺肿瘤,虽然没有高血压等症状,存在功能静止型嗜铬细胞瘤的可能,术前如果不能明确并予充分的术前准备,手术可能是致命的。

第二次门诊记录

检验结果回报:

血常规:WBC 13.42×10⁹/L,Neu% 75.7%,PLT 244×10⁹/L,HGB 106g/L。尿常规(−);红细胞沉降率33mm/h;肝肾功能:ALT 28U/L,ALB 3.0g/L;Cr 127μmol/L;电解质:K⁺ 3.2mmol/L,Na⁺ 128mmol/L。

血ACTH 91.8pg/ml(正常值0~46pg/ml),血皮质醇(8am)3.81μg/dl(正常值4.0~22.3μg/dl),24小时尿UFC 18.9μg/24h(正常值12.3~103.5μg/24h)。

24小时尿儿茶酚胺均正常:去甲肾上腺素(NE)35.45μg/24h,肾上腺素(E)4.48μg/24h,多巴胺(DA)243.16μg/24h。

CT扫描:双侧肾上腺可见低密度占位,边界清楚,左侧大小约3.5cm×4.0cm×5.5cm,右侧大小约5.8cm×3.5cm×6.0cm,平扫密度均匀,CT值35Hu,增强后不均匀强化,CT值平均70Hu(图10-4-1,图10-4-2)。下腔静脉显示不清。初步诊断:双侧肾上腺占位,请结合临床。

结合患者临床表现及上述生化检验及CT结果,诊断考虑:①双侧肾上腺肿瘤,转移癌可能;②慢性肾上腺皮质功能减退症;③低钠血症;④胃癌术后。

建议:收入院。

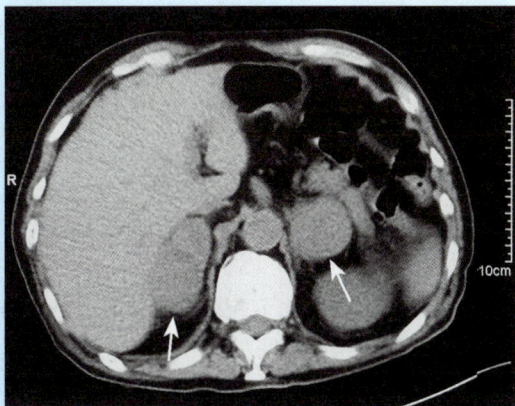

图 10-4-1　CT 平扫显示双侧肾上腺区肿瘤，
密度均匀

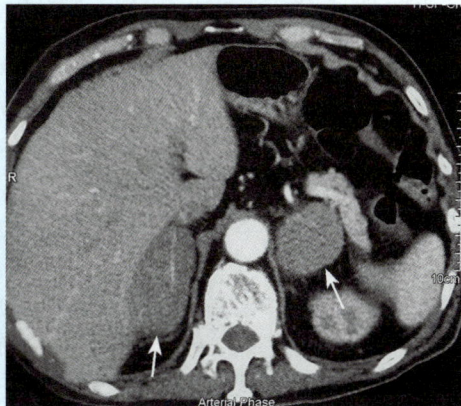

图 10-4-2　CT 增强显示双侧肾上腺区肿瘤
不均匀轻度强化

【问题 4】患者入院后首先需要怎样处理？

思路：根据患者乏力、嗜睡、食欲缺乏、恶心等症状，血 ACTH 显著升高，血皮质醇偏低，低钠血症等生化及内分泌检查，均符合典型的肾上腺皮质功能减退表现，另外低钠血症系肾上腺盐皮质功能不足所致。因此，首先需要处理的是纠正肾上腺皮质功能减退，即肾上腺皮质激素的补充。首选氢化可的松 100~200mg 静脉滴注，每日 2 次，同时予氢化可的松 20mg（或泼尼松 5mg）口服，每日 2 次。静脉用氢化可的松持续 1~2 天后停止。需同时补钠，纠正低钠血症。

经上述治疗后患者临床症状缓解，血钠恢复正常，复查 ACTH 18.5pg/ml。

入院后部分门诊辅助检查结果回报

MIBG：肾上腺髓质全身显像未见异常。其他内分泌检查结果：肾素、血管紧张素、醛固酮正常，过夜地塞米松抑制试验：可被抑制。

【问题 5】还需进一步做哪些检查？

思路：目前患者双侧肾上腺占位病变，MIBG（-），24 小时尿儿茶酚胺正常，基本排除嗜铬细胞瘤。因伴有肾上腺皮质功能减退，应考虑继发性病变，如肾上腺转移癌、淋巴瘤或感染性疾病等，破坏正常肾上腺组织所致。结合胃癌的病史，以转移癌可能性大。下一步检查主要包括两方面：①行经皮穿刺活检，明确病理，如经济条件允许，可行 PET-CT 检查，明确有无其他部位转移；②评估患者有无其他手术禁忌，主要是心肺功能状况。

患者入院后术前检查结果

1. 胸部 CT、心电图、超声心动图、肺功能等未见明显异常。

2. PET-CT　双侧肾上腺可见低密度灶，左侧大小约 3.5cm×4.0cm×5.5cm，右侧大小约 5.8cm×3.5cm×6.0cm，SUV 值平均 4.5（最高 6.3），延迟显像 SUV 平均 4.8（最高 7.6），考虑恶性病变。头、颈、胸、腹盆部其他部位未见明确代谢异常增高病灶。

3. 右侧肾上腺肿物经皮穿刺活检病理：转移性腺癌。

【问题 6】该患者的治疗方案如何？

思路：胃癌术后双侧肾上腺转移癌，请普通外科会诊，建议：结合病史，考虑胃癌术后双侧肾上腺转移癌，胃镜及 PET-CT 未发现局部复发及其他部位转移，可请肿瘤内科化疗 3 个疗程后，行肾上腺转移病灶切除术。但需告知患者及家属，胃癌术后远处转移，预后差，可能再出现其他部位转移。

按照普通外科会诊意见，行 3 个疗程化疗后复查超声提示双侧肾上腺肿瘤体积缩小，左侧大小约 3.0cm×3.5cm×4cm，右侧大小约 4.5cm×3.0cm×4.8cm，与家属充分沟通后，家属及患者要求积极手术治疗，故决定行腹腔镜双侧肾上腺切除术。

手术治疗情况:左侧卧位,常规消毒、铺巾。右侧腋中线髂嵴上 3cm、腋后线 12 肋下、腋前线 12 肋下分别置入 10mm、5mm、10mm 之 Trocar。清理腹膜外脂肪,打开腰背筋膜,入腹膜后间隙,游离右肾上极,探查见右肾上腺区肿瘤约 4cm×5cm,边界较规则,肿瘤周围粘连严重。用超声刀在脂肪囊外锐性游离肿瘤背侧与腰大肌之间的间隙,游离肿瘤腹侧与腹膜及肝面之间的粘连,游离肿瘤上极与膈面,然后沿肾上极将肿瘤掀起,游离显露下腔静脉,并将肿瘤与之分离,显露中央静脉,Hemo-lok 近端 2 枚、远端 1 枚、切断。连同肿瘤周围脂肪完整将肿瘤及肾上腺切除。彻底止血,查无活动性出血及脏器损伤,清点器械、敷料无误后,留置肾周引流管一根,取出标本,依层关闭切口。切除标本送病理检查。

重新消毒、铺巾,右侧卧位,同法切除左侧肾上腺及肿瘤。

术后情况:术后次日下床活动。患者无发热,腹腔引流液为淡血性,左右侧分别为 50ml 和 100ml,逐渐减少,术后第 3 天拔除引流管。术后第 2 天胃肠功能恢复,普食。第 4 天出院。

病理:双侧肾上腺转移性腺癌。

【问题 7】患者围手术期需注意哪些问题?

思路:因为患者双侧肾上腺转移癌,破坏正常肾上腺组织,不能分泌生理所需的肾上腺糖皮质激素和盐皮质激素,并且需行双侧肾上腺全切术,围手术期需糖皮质激素的补充与替代。氢化可的松为生理性糖皮质激素,也具有弱的盐皮质激素功能,围手术期最常用。

术前予地塞米松 2mg 肌内注射,术中予氢化可的松 100mg 静脉滴注,术后当晚 10 时许再予 100mg,次日开始予地塞米松 2mg 肌内注射,每日 2 次,第 3 日开始给予氢化可的松 20mg,q.8h. 口服。剂量每 2~3 天逐渐递减至生理需要量氢化可的松 30mg/d(相当于泼尼松 7.5mg)。生理需要量的皮质激素替代是终身的,当遇感染、发热、手术或其他应激状态需根据情况增加剂量。

患者术后出院继续肿瘤科化疗。

(李汉忠)

第十一章　泌尿系统及男性生殖系统先天性疾病

第一节　肾脏囊性疾病

肾脏囊性疾病,是以肾脏出现囊性病变为特征的一大类疾病。依病因分类,肾脏囊性病多数属先天性,少数是后天性及未定性的。先天性肾脏囊性疾病主要是常染色体显性遗传多囊肾病。但临床上最多见的肾脏囊性疾病是肾囊肿,主要分为单纯性肾囊肿、肾盂旁囊肿和肾盂源性囊肿。

一、单纯性肾囊肿

单纯性肾囊肿是最常见的肾脏囊性疾病,50岁以上人群高达25%以上,可单侧单发或多发,也可双侧多发。通常无症状,偶有压迫症状。

单纯性肾囊肿诊疗过程主要包括以下环节:

1. 单纯性肾囊肿临床表现。
2. 单纯性肾囊肿诊断及鉴别诊断。
3. 单纯性肾囊肿治疗。

> **临 床 病 例**
>
> 患者男性,53岁,已婚,务农。左侧腰部酸胀不适5月余。患者5个月来出现左侧腰部酸胀不适,间歇性发生,无放射性疼痛,活动时加剧。偶有血尿,无尿频、尿急及尿痛等不适。饮食睡眠可,大便正常,体重无明显下降。既往无特殊病史。
>
> 门诊:患者体温36.5℃,尿常规提示:红细胞(+)。左肾区叩击痛(+)。门诊肾脏B超显示左肾见一大小约7cm×6cm均匀囊性低密度影,边界清晰。

【问题1】通过上述病史,该患者最可能的诊断是什么?

根据患者主诉、症状及门诊B超,应初步诊断为单纯性右肾囊肿。

思路:中年男性患者,有左侧腰部酸胀不适病史,小便常规提示:红细胞(+),B超提示左肾有囊性低密度影,应高度怀疑单纯性左肾囊肿。

> **知识点**
>
> **单纯性肾囊肿临床表现要点**
>
> 1. 小的单纯性肾囊肿通常无症状,多因健康体检或其他疾病行影像学检查时偶然发现。囊肿巨大时,可触及腹部肿块。
>
> 2. 最常见的症状是患侧肾区疼痛不适,部分患者可因囊肿本身及囊内压力增高,感染等而疼痛加剧。
>
> 3. 因囊肿压迫肾脏,造成肾缺血,使肾素分泌增多,引起高血压。在肾功能正常时,可有50%以上患者发生高血压;肾功能减退时,高血压的发生率更高。
>
> 4. 囊肿会随病程延长而增大,速度不定,一般比较缓慢;若增大迅速,要注意出血或癌变可能。

【问题2】为进一步了解该患者右肾囊肿的情况,还需做哪些检查?

思路:该患者目前左侧腰部疼痛不适,尿常规提示:红细胞(+),考虑单纯性左肾囊肿有压迫症状,应行CT扫描(图11-1-1),确定肾囊肿位置、形态、大小和数量,为治疗方案选择进行准备。

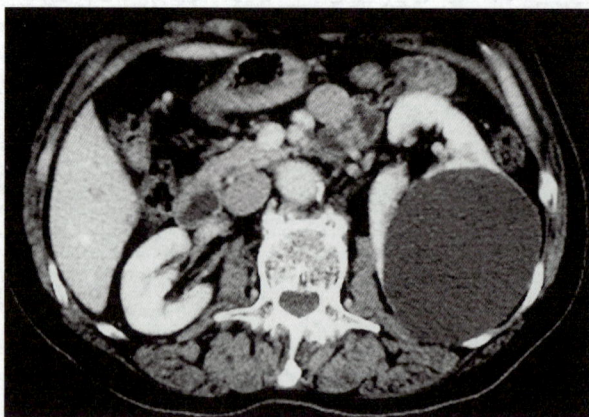

图11-1-1 肾囊肿

知识点

单纯性肾囊肿影像学检查要点

B超是单纯性肾囊肿的首选,B超能了解囊肿的数目、大小、囊壁的情况,并可与肾实质性肿块相鉴别。典型的B超表现为病变区无回声,囊壁光滑,边界清楚;当囊壁显示不规则回声或有局限性回声增强时,应警惕恶性变;继发感染时囊壁增厚,囊内有出血时回声增强。如B超检查结果可疑、不能排除恶性变,则需行CT检查。此外,在术前进行评估手术方式时,还需要进一步了解囊肿是否与肾盂相通,还需要行CT增强或者IVU。MRI相对B超和CT检查价值较低,不作为常规检查。

【问题3】如何对该患者进行诊断及鉴别诊断?

思路:单纯性肾囊肿的诊断主要依靠影像学检查和临床症状,该患者有左侧腰部疼痛不适及CT检查结果,可确诊为单纯性左肾囊肿,还需与囊性肾癌、肾积水、肾盂旁囊肿和肾盂源性囊肿等相鉴别。

单纯性肾囊肿,本病早期一般无症状,常在体检B超时被发现,囊肿较大时,引起症状,主要为腰腹部胀痛囊内感染出血时疼痛加重;体检偶可在腰腹部扪及囊性包块;B超常可明确诊断,疑有恶性变时或需与其他疾病相鉴别时,需行CT或IVU检查。

知识点

单纯性肾囊肿应与囊性肾癌、肾积水、肾盂旁囊肿和肾盂源性囊肿等相鉴别。

1. 囊性肾癌 囊性肾癌的临床表现近似于肾癌,其诊断主要依靠影像学检查。囊性肾癌在CT上一般表现为囊壁增厚粗糙及结节形成,增强扫描显示囊肿内结节或分隔,不规则,厚薄不均,CT检查时可强化。

2. 肾盂旁囊肿 是出现在肾窦内的囊肿,主要早期临床无特殊症状,患者多在中年以后出现症状,临床表现与囊肿压迫肾集合系统或肾蒂血管有关。主要表现为腰部胀痛不适,血尿或高血压,部分患者无症状,体检时偶然发现。CT检查为最可靠的诊断方法,可显示肾盂旁边界清晰均匀低密度的椭圆形包块,B超和IVU对诊断也有一定的价值。

3. 肾盂源性囊肿 也称肾盂肾盏囊肿或肾盂肾盏憩室,是位于肾髓质与肾盂肾盏相通的先天性囊肿。多数无症状,囊肿较大时,可出现肾区疼痛、血尿、反复泌尿系感染。B超很难明确诊断,IVU若显示囊肿内有造影剂充盈,并与肾盂肾盏相通,即可确诊。若IVU囊肿显示不良,需行逆行造影。

入院后进一步检查情况

体温 36.5℃,脉搏 78 次/min,呼吸 20 次/min,血压 128/82mmHg。患者发育正常,营养可,皮肤巩膜未见明显黄染,浅表淋巴结未扪及,颈软,甲状腺不大,气管居中。双肺呼吸音清,未闻及明显干、湿啰音,心律齐,未闻及心脏杂音。腹部平软,无压痛,肝脾肋下未及,肠鸣音正常。右肾区无压痛及叩击痛,左肾区叩击痛(+),双侧输尿管走行区无压痛,膀胱区无充盈,双下肢不肿大,生理反射存在,病理反射未引出。

常规检查:血常规、生化常规、血电解质正常。尿常规:红细胞(+)。凝血功能正常。

【问题4】患者入院后该如何处理?

思路:目前患者一般情况可,有左侧腰部疼痛不适症状及血尿,囊肿直径>5cm,应该行手术治疗减轻患者症状,治疗方式首选腹腔镜下左肾囊肿去顶减压术。

知识点

单纯性肾囊肿手术治疗方式选择

单纯性肾囊肿进展缓慢,预后良好。无自觉症状或压迫梗阻影像学改变者,很少需要外科手术,定期影像复查即可。手术治疗目的是解除囊肿对肾实质的压迫,减轻或消除症状,提高患者的生活质量,延缓肾功能损害。一般认为需要外科处理的指征是:有疼痛症状或心理压力者;大于4cm或有压迫梗阻影像学改变者;有继发出血或怀疑癌变者。治疗方法包括囊肿穿刺硬化术、开放肾囊肿去顶减压术和腹腔镜囊肿去顶减压术等。

1. 肾囊肿的穿刺硬化术　常在B超或CT引导下进行,具有操作简便、创伤小、恢复快、易被患者接受等优点,但是远期复发率高,并且对肾脏腹侧和肾上极的囊肿穿刺有难度,并有较大风险。但对于全身情况差、囊肿位置表浅且直径较小患者,可以考虑选用穿刺硬化治疗。

2. 开放肾囊肿去顶减压术　效果好,成功率高,在处理肾盂旁囊肿、肾盏囊肿及腹侧囊肿等方面有一定的优势。但手术创伤大,恢复慢,在合并有肾输尿管畸形、肾肿瘤和结石等复杂情况的患者或腹腔镜手术失败时,可以作为一种选择。

3. 腹腔镜囊肿去顶减压术　随着腹腔镜技术的广泛应用,行腹腔镜去顶减压术已成为单纯性肾囊肿的标准术式,具有损伤小,恢复快,住院时间短,并发症少等优点,现已成为国内开展最多的腹腔镜泌尿外科手术之一。腹腔镜肾囊肿去顶减压术有经腹腔和经腹膜后两种途径。如果术前高度怀疑囊肿与肾盂肾盏相通,术前可逆行插管,术中用亚甲蓝了解相通位置,用可吸收细线缝合。

单纯性肾囊肿治疗流程见图 11-1-2。

二、多囊肾

多囊肾是肾脏的皮质和髓质出现无数囊肿的一种遗传性肾脏疾病,按遗传方式可分为常染色体显性遗传多囊肾病(ADPKD)和常染色体隐性遗传多囊肾病(ARPKD),其发病率分别为 1/1 000~1/400 和 1/40 000~1/10 000。主要特征表现为双肾出现无数大小不等的液性囊泡,囊肿进行性长大,破坏肾脏的正常结构和功能,最终导致肾衰竭。

常染色体显性遗传多囊肾病(ADPKD)也称为多囊肾(成人型),一般在 30~50 岁出现临床症状和体征,主要包括高血压、血尿、腰部疼痛不适、腹部包块及肾

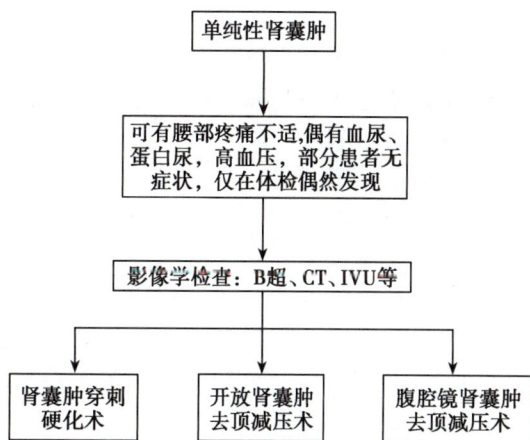

图 11-1-2　单纯性肾囊肿治疗流程

功能损害等。多囊肾患者晚期进展为肾衰竭,约占终末期肾病的10%,是肾衰竭的第4位病因。除累及肾脏外,还可有多囊肝、胰管及胆管扩张、结肠憩室、颅内动脉瘤、心脏瓣膜异常等。虽已做了大量的研究,但至今临床上仍然缺乏有效的治疗手段。手术可以延缓肾功能损害和出现临床症状的时间,但不能阻止病情的发展。

281

单纯性肾囊肿诊疗过程主要包括以下环节：

1. 单纯性肾囊肿一般无明显临床症状,多在体检时发现。

2. 单纯性肾囊肿的诊断主要靠影像学。

3. 一般较小的单纯性肾囊肿无须治疗,若较大,目前主要是腹腔镜肾囊肿去顶减压术。

临床病例

患者男性,57岁,已婚,务农,腰部疼痛不适6年余。患者6年来一直间歇性出现腰部疼痛不适,偶有血尿,无尿频、尿急及尿痛等不适,无畏寒、发热等不适,饮食睡眠可,二便正常,体重无明显下降。既往高血压病史。母亲有多囊肾病史。

门诊:患者体温36.7℃,血压150/95mmHg,尿常规提示:红细胞(++),白细胞(++),蛋白尿(+)。双肾区叩击痛(+)。门诊肾脏B超显示双肾脏体积增大,形态失常,表面不规则,双肾见数十枚大小不等囊性低回声。

【问题1】通过上述病史,该患者的可能诊断是什么?

根据患者的主诉、症状以及门诊的尿常规结果和肾脏B超,既往高血压病史,应初步诊断为多囊肾。

思路:患者有腰部疼痛不适、血尿症状,双肾区叩击痛(+)。B超显示双肾脏体积增大,形态失常,双肾见数十枚大小不等囊性低回声。血压高,有多囊肾家族史,应高度怀疑多囊肾。还需与单纯性肾囊肿、肾小球囊性肾病及多房性肾囊肿相鉴别。

知识点

多囊肾的临床表现要点

多囊肾患者多在40岁后开始出现临床症状,多囊肾主要临床症状包括镜下和肉眼血尿,腰部疼痛不适,胃肠道症状(可能继发与肾脏肿大有关),继发于凝血块、结石的肾绞痛;可出现高血压和慢性肾功能不全。约50%患者出现镜下和肉眼血尿,10%~20%患者有结石形成。30%~50%患者曾有肾脏感染病史,包括肾囊肿感染和肾盂肾炎。50%的患者60岁左右可发展为终末期肾病,是继糖尿病、高血压、肾小球肾炎之后最常见引起终末期肾病的病因。肝囊肿是最常见的肾外表现,其他肾外病变包括心瓣膜病、憩室病、脑动脉瘤形成、胰腺囊肿等。体检可触及肿大的肾脏。病程个体差异很大。有家族史。

知识点

多囊肾鉴别要点

1. 单纯性肾囊肿 是最常见的囊性肾病,且随年龄增大而增大,50岁以上人群高达25%以上,可单侧单发或多发,也可双侧多发,一般情况下多发性肾囊肿的肾脏外形规则,并且多囊肾体积也没有多发性囊肿大,通常无症状。

2. 肾小球囊性肾病 在多囊肾家族中常见,症状和治疗也与多囊肾相似,肾小球囊性肾病是常染色体显性遗传的罕见病,其影像学特点是肾脏发育不全或大小形状正常。

3. 多房性肾囊肿 一般无症状,儿童多见,任何年龄均可发病。CT表现为局限于单侧肾脏部分组织的、孤立的、多房的、具有一定良性肿瘤特征的囊肿。

【问题2】为进一步了解该患者多囊肾的情况,还需做哪些检查?

思路:该患者目前尿常规提示:红细胞(++),白细胞(++),蛋白尿(+)。双肾区叩击痛(+)。血压150/95mmHg,B超显示双肾脏体积增大,形态失常,双肾见数十枚大小不等囊性低回声。考虑多囊肾,应检查血常规、肾功能及CT扫描,从而确定肾脏损害的程度,了解囊肿的位置、形态、大小和数量。该患者还需行影像学检查和肾功能检查。多囊肾影像学检测手段包括B超、CT。B超检查是最常用的方法;CT可见双肾体积增大,实质内见多个大小不等类圆形水样密度灶,局部突出肾轮廓之外。CT还可以准确测定肾脏体积,CT对于出血性囊肿、囊肿壁或囊肿间实质钙化以及合并肝囊肿的诊断率高;肾功能检查为手术方式的选择及下一步处理措施提供依据。

入院后进一步检查情况

体温 36.5℃,脉搏 82 次 /min,呼吸 19 次 /min,血压 156/95mmHg。患者发育正常,营养尚可,皮肤巩膜未见明显黄染,浅表淋巴结未扪及,颈软,甲状腺不大,气管居中。双肺呼吸音清晰,未闻及明显干、湿啰音,心律齐,未闻及心脏杂音。腹部平软,无压痛,肝脾肋下未及,肠鸣音正常。双侧肾区可触及肿块,双肾区叩击痛(+),双侧输尿管行径区无压痛,膀胱区无压痛。脊柱四肢无异常,双下肢无水肿,生理反射存在,病理反射未引出。

常规检查:血常规 HB 110g/L。血电解质正常,血肌酐 325mmol/L,尿素氮 13.7μmol/L。尿常规:红细胞(++),白细胞(++),蛋白尿(+)。肾图提示左肾功能重度受损,右肾功能轻度受损。

【问题 3】患者入院后首先该如何处理?

思路:目前患者血压较高,肾功能受损,应该进行降压、保护肾功能等对症处理。

知识点

高血压是多囊肾常见的临床表现之一,也是其最早期的临床表现,是影响多囊肾患者肾功能进展的重要因素,也是心血管并发症的主要危险因子之一。对多囊肾患者血压控制的最适宜目标还有争论。目前认为,将血压控制在 130/80mmHg 以下较为合理。血管紧张素转换酶抑制剂(ACEI)和血管紧张素受体阻滞剂(ARB)可有效控制高血压。

早期肾功能受损可行囊肿去顶减压术,可延缓发生肾衰竭的时间。终末期肾病只能进行透析治疗或肾移植。

【问题 4】该多囊肾患者如何治疗?

思路1:尽管近年来对多囊肾发病机制的研究取得了很大进展,但迄今尚无有效的治疗方法。目前主要治疗措施是控制并发症,早期发现,及时延缓疾病进展。主要有对症支持治疗、药物治疗和外科治疗。该患者左侧囊肿较大,应该首先处理左侧囊肿对肾脏的压迫,首选的治疗方式是腹腔镜下囊肿去顶减压术。

知识点

多囊肾患者严重疼痛、反复严重出血、难以控制的感染,尤其是体积特别大的多囊肾,去顶减压术是首选。囊肿减压术,包括穿刺抽吸和去顶减压术,对缓解肾脏组织压力有一定的作用。对于晚期患者,手术已无意义,反而可能加重病情。

1. 去顶减压术　是治疗多囊肾的标准术式,可达到缓解临床症状、改善肾功能的目的。随后有学者将囊肿去顶,然后将带蒂大网膜包裹肾脏,这种去顶减压加带蒂大网膜包裹术可以改善肾脏的血液供应,还可以促进囊液吸收。传统的开放手术,创伤较大。随着腔镜技术的发展,推荐腹腔镜肾囊肿去顶减压术,该术式创伤小,手术并发症少,效果确切,术后恢复快,患者痛苦小,还可以一次治疗双侧。

2. 囊肿穿刺引流术　是在 B 超或 CT 引导下穿刺吸出囊液,同时注入无水乙醇也能取得一定的疗效。但容易复发,限制了这一方法的应用。

3. 对于肾衰竭终末期患者,一般要按照尿毒症处理,需进行透析治疗,常选用血液透析。对于晚期患者,若条件允许,可作肾移植术。

知识点

多囊肾的治疗药物并不能阻止病程的发展,但是能延缓肾功能不全发生的时间。主要包括抑制细胞增殖的药物细胞周期依赖性蛋白激酶(CDK)抑制剂和哺乳动物西罗莫司靶蛋白(mTOR)抑制剂,抑制囊液异常分泌的药物有抗利尿激素 V_2 受体阻滞剂（VPV2RA），其他正在研究的药物包括酪氨酸激酶抑制剂、PPARγ 激动剂、雷公藤内酯和他汀类药物。随着对多囊肾病因、发病机制认识的不断深入，相信不久的将来会有新的药物不断产生。

思路 2: 有腰痛、囊肿出血、感染、结石、慢性肾功能不全等并发症，这些并发症以对症治疗为主。

知识点

多囊肾合并症的处理

1. 多囊肾急性疼痛或疼痛突然加剧常提示囊肿破裂出血、结石或血块引起的肾绞痛。慢性疼痛多为增大的肾脏或囊肿牵拉肾被膜、肾蒂，压迫邻近器官引起。如患者的疼痛为一过性，可继续观察，疼痛持续或较重时可给予止痛剂。

2. 多囊肾患者一旦发生肉眼血尿或囊肿出血，以后极易再发，但这种出血多为自限性，一般减少活动或卧床休息即可痊愈。极少数出血量大的患者需要输血治疗，严重的出血可行肾切除。

3. 囊肿感染治疗一般较困难，应尽早使用敏感抗生素，如果患者仍然持续发热，应行经皮穿刺引流，如患者为终末期肾病，可行肾切除术。

4. 多囊肾合并肾结石可能加快肾衰竭、高血压和感染的发生。由于囊肿压迫、囊肿数目多，肾盏扩张和肾内通道不通畅，行体外碎石和内镜取石都较困难。

多囊肾诊疗流程见图 11-1-3。

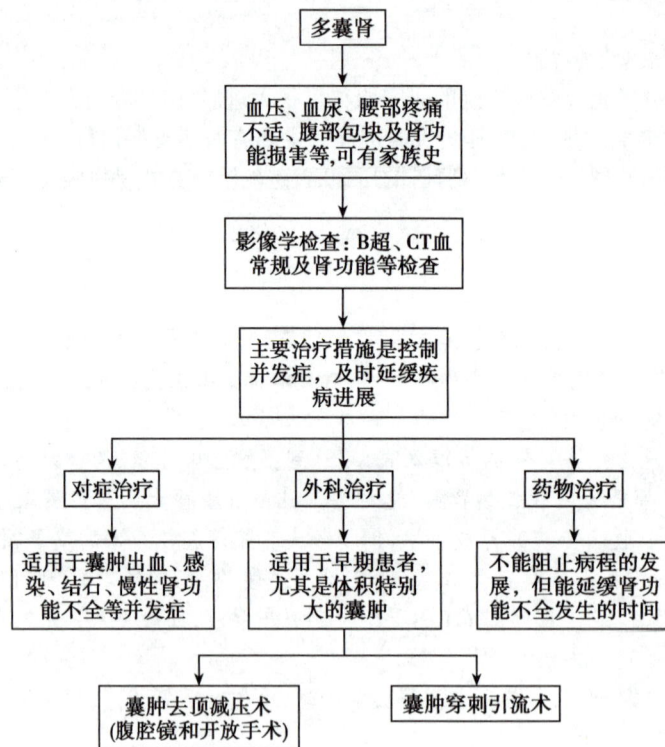

图 11-1-3　多囊肾诊疗流程

三、肾盂旁囊肿

肾盂旁囊肿是出现在肾窦内的囊肿，因此也叫肾窦内囊肿，占肾脏囊性疾病的 1%~3%。包括起源于肾实质并突向肾窦的单纯性肾囊肿，以及包括起源于肾窦淋巴组织的肾盂旁淋巴囊肿或淋巴管扩张。囊肿增大到一定程度会出现肾盂输尿管压迫症状。

肾盂旁囊肿的诊疗过程通常包括以下环节：

1. 肾盂旁囊肿的临床表现主要取决于囊肿的大小及压迫肾盂或肾脏血管的程度。
2. 肾盂旁囊肿的诊断主要依靠影像学检查,包括 B 超和 CT 等。
3. 肾盂旁囊肿的治疗主要是根据囊肿大小以及压迫程度进行手术治疗。

临床病例

　　患者男性,61 岁,已婚,左腰部疼痛不适 2 年余,加重 3 天。患者 2 年来出现间歇性左腰部疼痛不适,偶有血尿,无尿频、尿急及尿痛等不适,无畏寒、发热等不适,饮食睡眠可,大便正常,体重无明显下降。既往高血压病史 5 年。

　　门诊:患者体温 36.5℃,尿常规提示:红细胞(+)。左肾区叩击痛(+)。B 超示在左侧肾窦内可见一类圆形囊性回声影,边界清晰。

　　【问题 1】通过上述病史,该患者最可能的诊断是什么?

　　根据患者主诉、症状及门诊 B 超,应初步诊断为左侧肾盂旁囊肿。

　　思路:老年男性患者,有左侧腰部酸胀不适病史,尿常规提示:红细胞(+),B 超提示左侧肾窦内可见一类圆形囊性回声影,边界清晰,应高度怀疑左肾盂旁囊肿。

知识点

肾盂旁囊肿

　　本病多见于 50 岁以上患者,肾盂旁囊肿的临床表现主要取决于囊肿的大小及压迫肾盂或肾脏血管的程度。患者多于中年以后出现症状,表现为腰部胀痛不适,主要是由于囊肿压迫到肾盂输尿管和囊肿长期压迫所引起的继发性肾积水导致。肾盂旁囊肿引起的血尿可表现为镜下血尿或肉眼血尿。高血压是由于囊肿压迫肾血管引起肾缺血,从而导致肾小球旁细胞分泌肾素增加引起高血压。合并泌尿系感染时可表现为寒战、高热、肾区叩痛等。部分患者是在影像学检查时偶然发现,无任何临床症状。

　　【问题 2】为进一步明确诊断,还需做哪些检查?

　　思路:肾盂旁囊肿的临床症状多不明显,其诊断主要依靠影像学检查。主要的手段包括 B 超、IVU、CT、MRI 等。

知识点

　　B 超检查具有简单易行、创伤小、可反复进行等优点,故将 B 超作为诊断肾盂旁囊肿的首选检查,B 超可见肾门附近有一液性暗区,但当囊肿位于肾窦深处时,易误诊为肾盂积水。IVU 检查可发现肾门旁或肾窦内有一圆形肿物压迫肾盂、肾盏或上段输尿管,出现弧形压迹、变形、移位或拉长。CT 检查为最可靠的诊断方法,可显示肾盂旁边界清楚均匀低密度的椭圆形水样密度包块,无明显强化(图 11-1-4)。MRI 检查有助于判断囊性病变的囊液性质,当肾盂旁囊肿合并出血或可疑恶性变可行 MRI 检查进行鉴别。

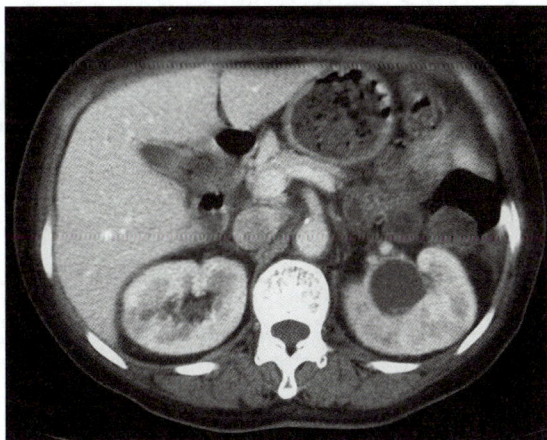

图 11-1-4　肾盂旁囊肿

体温 36.6℃,脉搏 72 次/min,呼吸 20 次/min,血压 145/90mmHg。患者发育正常,营养可,皮肤巩膜未见明显黄染,浅表淋巴结未扪及,颈软,甲状腺不大,气管居中。双肺呼吸音清,未闻及明显干、湿啰音,心律齐,未闻及心脏杂音。腹部平软,无压痛,肝脾肋下未及,肠鸣音正常。左肾区有叩击痛,双侧输尿管行径区无压痛,膀胱区无充盈,双下肢不肿大,生理反射存在,病理反射未引出。

常规检查:血常规、肾功能、血电解质正常。尿常规:红细胞(+)。凝血功能正常。CT 示病变位于左肾窦,大小约 3cm×3cm,为圆形低密度影,边缘光滑锐利,边界清晰,周围肾盂、肾盏受压变形。增强扫描病变未见明显强化,边界清楚,延迟期扫描病灶内无对比剂进入,其周边受压变形的肾盂及肾盏内有对比剂进入。

【问题3】该患者如何治疗?

思路:囊肿较小无症状者,可定期复查,严密随访。对于囊肿较大者,较易引起压迫肾盂、血管和淋巴管的症状及并发症,可引起较严重的肾积水、肾血管性高血压及肾衰竭,怀疑恶性变、感染、出血等,应积极手术治疗。

知识点

1. B 超或 CT 定位囊肿穿刺并注射无水乙醇治疗,方法简单,但复发率高,易伤及毗邻的肾蒂血管。
2. 开放囊肿去顶减压术是传统的治疗方法,技术成熟,术后复发率低,可同时处理肾脏及周围的其他病变,但手术对机体损伤较大,且术后恢复慢,住院时间长。
3. 腹腔镜治疗肾盂旁囊肿,与传统的开放手术相比,具有很多优势,推荐首选。

(梁朝朝)

第二节　巨输尿管症

巨输尿管症(megaureter)是 Caulk 于 1923 年率先进行描述。目前,巨输尿管症的病因尚不明确,因此,对于巨输尿管症的定义及分类比较混乱。传统观点认为,巨输尿管症包括了大量的解剖学病变。根据病因及病理过程不同,巨输尿管可以分为原发性或继发性,也可以分为反流性或梗阻性。根据巨输尿管的分型不同,其治疗方式也相互不同。

临 床 病 例

男性,16岁,因"左腰部酸胀4年,加重1个月"来门诊就诊。患者于4年前无明显诱因下出现左侧腰部酸胀不适,未予以重视,未行治疗。近1个月来,患者自诉劳累后左侧腰部酸胀加重,伴疼痛,无尿频,尿急,尿痛,排尿困难,肉眼血尿等不适,遂至当地医院查泌尿系 B 超示:左肾未及,该区域巨大囊性肿块伴左侧输尿管重度积水,左侧巨输尿管可能。起病以来,患者精神、饮食、睡眠尚可,大小便正常,体重无明显下降。既往史:患者既往体质良好,无高血压、糖尿病等,无手术外伤史,无药物过敏史等。无饮酒习惯,无吸烟史。

【问题1】通过上述问诊及初步检查结果,该患者可疑的诊断是什么?

根据患者的年龄、主诉、症状及泌尿系 B 超检查结果,应考虑存在巨输尿管症的可能性。

思路1:青少年发病,肾脏输尿管重度积水,应考虑巨输尿管症的可能性。

知识点

巨输尿管症的病因

1. 原发性反流和继发性反流引起的巨输尿管　病因如下:原发性原因,包括三角区薄弱,输尿管异常;膀胱小梁;膀胱炎症继发的膀胱壁水肿;Prune-Belly 综合征;医源性原因,包括前列腺切除,膀胱颈部楔形切除,输尿管口切开,输尿管膨出切除;膀胱挛缩。

2. 原发性梗阻性巨输尿管　病因如下:通常认为原发性梗阻性巨输尿管的病因是靠近膀胱0.5~4cm节段的输尿管缺乏蠕动致使尿液无法以正常的速率排出,这种畸形的病因尚未阐明,很少发现真正的输尿管狭窄;原发性输尿管狭窄是原发性梗阻性巨输尿管的罕见病因。

3. 继发性梗阻性巨输尿管　病因如下:继发性梗阻性巨输尿管通常继发于神经源性排空障碍、非神经源性排空障碍以及膀胱输尿管梗阻。如果膀胱输尿管连接处存在压力升高,尿流的排空就会受到影响,若压力持续升高,会导致进行性的输尿管扩张、反流以及肾功能损伤。反之,若导致压力升高的原因去除,绝大多数输尿管扩张可以自行痊愈。

4. 继发性非梗阻性非反流性巨输尿管　病因如下:继发性非梗阻性非反流性巨输尿管较以往更为常见,且有明确的病因。急性尿路感染可以通过细菌内毒素抑制输尿管蠕动而引发明显的输尿管扩张。

5. 原发性非梗阻性非反流性巨输尿管　病因如下:如果反流、梗阻以及输尿管扩张的继发性原因被排除以后,即可诊断为原发性非梗阻性非反流性巨输尿管,大多数新生儿巨输尿管为此类型。

思路2:巨输尿管症的临床表现一般因腰部酸胀疼痛、尿路感染、尿常规检查异常等被诊断发现。

知识点

巨输尿管症的临床表现

该病的临床表现无特异性,其常见症状及就诊原因包括腰腹部酸胀、疼痛,泌尿系统感染,尿常规异常,肉眼血尿,泌尿系统结石,腹部肿块以及泌尿系统发育异常。该病症状在小儿中更为明显,肾功能损坏也更为严重,相反,该病在成年人中症状相对轻,肾功能正常或损坏不明显。

【问题2】该患者还需进一步完善哪些相关检查?

思路:静脉肾盂造影、膀胱镜检查、核素肾图检查、CT及MRI。

患者入院后进一步完善相关检查,膀胱镜检查:膀胱内未见明显异常,双侧输尿管开口位置无明显异常;核素肾图:左肾显影欠清,提示功能明显受损,右肾血流灌注,浓聚排泄功能及肾小球滤过率均正常;CT:左肾重度积水,左侧输尿管发育异常,巨输尿管考虑。双肾小结石,左肾多发囊肿。

知识点

巨输尿管症的CT表现见图11-2-1。

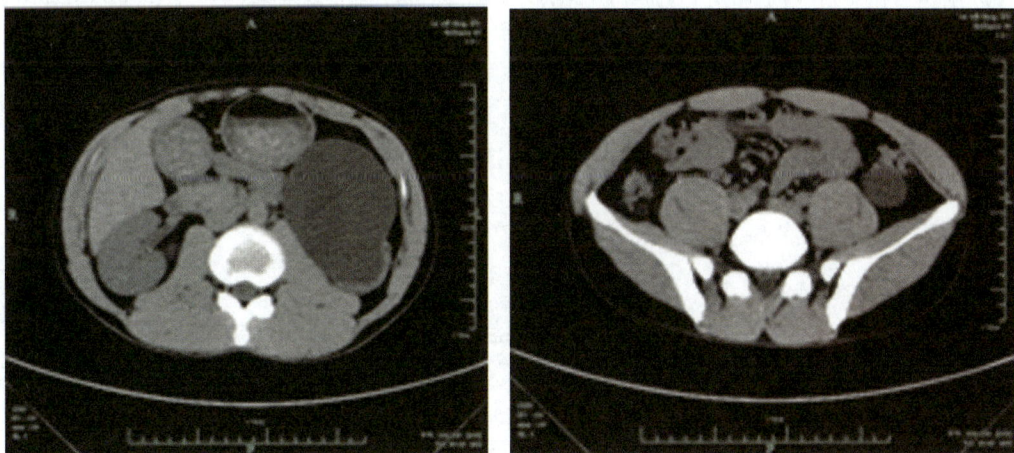

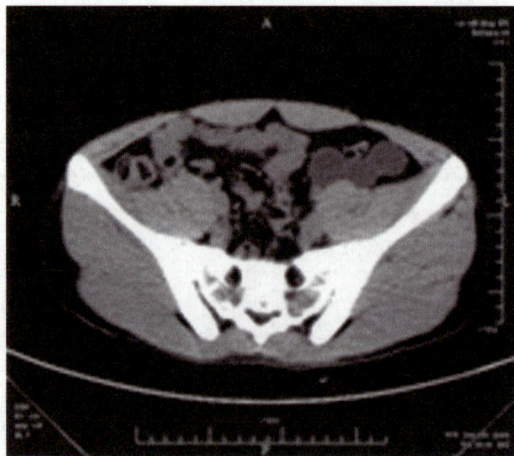

图 11-2-1 左肾外形增大,肾实质明显变薄,肾盂肾盏及
左侧输尿管全程明显扩张积水,左侧输尿管走行迂曲

知识点

巨输尿管症的诊断

1. 超声可用于怀疑有泌尿系统畸形的儿童的初始检查,可以显示肾实质及集合系统的解剖,初步评估肾盂输尿管积水的严重程度;静脉肾盂造影可用于评估肾脏受损及积水的严重程度,一般可以显示输尿管扩张,输尿管远端呈现纺锤样改变。

2. 膀胱镜可见膀胱内及输尿管开口位置基本正常;核素肾图可用于评估梗阻程度及肾功能损坏程度;CT 和 MRI 可表现为肾脏积水、肾皮质变薄,输尿管积水、增粗等。

【问题 3】该患者下一步应接受何种治疗方案?

思路:巨输尿管症的治疗包括保守治疗和手术治疗。该患者年轻男性,影像学检查提示左肾及左输尿管积水,左肾功能严重受损,有手术指征。

该患者手术治疗情况:

腹腔镜下左侧输尿管膀胱再植术。手术记录过程如下:全麻达成后,患者取平卧位,常规消毒铺巾。于脐下作一约 3cm 的小切口,切开腹壁各层进腹腔置入 10mm Trocar,30° 镜直视下放置 4 个呈扇形分布的 Trocar:右麦氏点、左反麦氏点、左反麦氏点与脐之间中点分别置入 5mm Trocar,右麦氏点与脐之间中点置入 10mm Trocar。腹腔内探查可见迂曲盘绕扩张的左侧输尿管,予以游离输尿管,游离膀胱腹膜反折,游离膀胱左侧壁。于近膀胱端离断左输尿管,可吸收线缝合膀胱。将左输尿管从脐下切口拖出,见管腔扩张明显,无蠕动,管壁松弛无弹性。予以修剪输尿管并重新缝合后,置回腹腔内,留置 F6 双 J 管,用可吸收缝线将输尿管重新吻合于膀胱左侧壁。膀胱内注水 200ml,检查有无明显漏液漏尿。仔细止血后留置盆腔引流管 1 根,留置导尿,结束手术。

知识点

巨输尿管症的治疗

巨输尿管症的早期诊断,对于预防肾功能损害,泌尿系感染,促进肾脏正常生长具有重要意义。

对于原发性反流性巨输尿管症,在新生儿和婴儿中推荐先行保守性内科治疗,无效后再考虑行外科治疗,但在内科治疗过程中需要严密监控患者症状、影像学改变及泌尿系感染控制情况。外科治疗可考虑先行输尿管皮层造口或膀胱造瘘术,后择期行成形术。在儿童和成年人中,对于反流程度较严重的患者,推荐行手术治疗。对于继发性反流性或梗阻性巨输尿管症,治疗方法的选择主要取决于病因。对于原发性梗阻性或非梗阻性巨输尿管症,目前主要以保守治疗为主,即只要肾功能损坏和泌尿系感染可以控制,则主要予以抗生素治疗,并通过静脉肾盂造影,泌尿系 B 超等严密进行随访。

要点解析:

1. 对于巨输尿管症的定义及分类比较混乱。根据病因及病理过程不同,巨输尿管可以分为原发性或继发性,也可以分为反流性或梗阻性。根据巨输尿管的分型不同,其治疗方式也相互不同。

2. 巨输尿管症的临床表现无特异性,其常见症状及就诊原因包括腰腹部酸胀、疼痛,泌尿系统感染,尿常规异常,肉眼血尿,泌尿系统结石,腹部肿块,以及泌尿系统发育异常。影像学检查发挥重要作用。

3. 巨输尿管症的早期诊断,对于预防肾功能损坏,泌尿系感染,促进肾脏正常生长具有重要意义。

(谢立平)

第三节 腔静脉后输尿管

腔静脉后输尿管是由于胚胎期腔静脉发育异常引起的一种先天畸形,正常输尿管从腔静脉的外侧走行,如右输尿管从下腔静脉的后方绕过,腔静脉压迫输尿管就会导致压迫点以上肾盂输尿管扩张积水。其发病率约为 1/1 000,男性较女性多见。大多数患者一般在 30、40 岁出现临床症状,主要表现为输尿管梗阻引起的症状。患者可有右腰部酸胀、疼痛不适,当输尿管梗阻积水并继发感染或结石时,可有膀胱刺激征、发热、血尿等。也有部分患者无临床症状,随着体检的普及,发现该病的年龄也趋向年轻化,使得患者得到早期治疗。

临床病例

患者男性,35 岁,农民。间断右腰痛 2 年。

患者 2 年前开始,无明显诱因间断出现右腰部钝痛,与活动无关,无血尿、尿频、尿急不适。2 天前在门诊行 B 超检查提示右肾积水,右输尿管上段扩张,左肾正常。发病以来,食欲尚好,大小便正常。既往无特殊病史,无手术外伤史。

【问题1】通过上述病史特点,该患者的初步诊断是什么?

思路:根据患者 B 超检查,右肾积水,右输尿管上段扩张诊断明确,应进一步明确梗阻的位置及病因。

患者 B 超提示右肾积水,右输尿管上段扩张左肾正常,梗阻位置应位于右侧上尿路,上尿路梗阻的常见病因包括:①管外压迫:如腹膜后肿瘤、腔静脉后输尿管、腹膜后纤维化等;②管壁因素:如尿路上皮肿瘤、良性息肉、输尿管狭窄、其他恶性肿瘤侵及输尿管;③管腔因素:输尿管结石、异物等。女性患者还应注意盆腔及附件炎症、子宫内膜异位症以及腺肌症等妇科疾病侵及下段输尿管导致梗阻。

【问题2】为进一步明确诊断,需要进行何种检查?

思路1:根据症状、体征及 B 超作出初步诊断后,一般还需要选择一些辅助检查来判断疾病的严重程度及进一步鉴别诊断。

对于该患者应进一步行静脉尿路造影(IVP)或 CT 等检查,明确梗阻的具体位置及原因,对于肾重度积水患者,可行核素肾动态显像(ECT)评估肾脏功能,有助于制订下一步治疗方案。

思路2:腔静脉后输尿管的影像学表现。

彩色多普勒 B 超特征为:右肾积水,右输尿管上段扩张并向下腔静脉靠近,呈"鼠尾"或"鱼钩"形状并变细消失,下段输尿管通常正常。

IVP 通常显示右肾及输尿管上段扩张、积水,上段输尿管向中线靠拢移位,甚至跨过第 3、4 腰椎,呈 S 形走行,因输尿管受压段狭窄,下段输尿管常不显影或显影模糊。如肾积水较重,IVP 右侧常不显影,此时应考虑行输尿管逆行插管造影(RP)。输尿管和下腔静脉联合造影可使输尿管、下腔静脉同时显影,右输尿管自上而下呈 S 形环绕下腔静脉,可确诊腔静脉后输尿管。但腔静脉造影为有创检查,临床较少采用。泌尿系 CT 增强扫描及三维重建(CTU)可发现右肾积水及右输尿管上段扩张,右输尿管切面在腔静脉内、外侧同时显影,外侧输尿管影扩张,内侧输尿管影正常大小(图 11-3-1)。IVP、RP 结合 CTU 检查,可确诊腔静脉后输尿管,并可排除肾脏肿瘤或其他腹膜后肿瘤引起的输尿管移位。

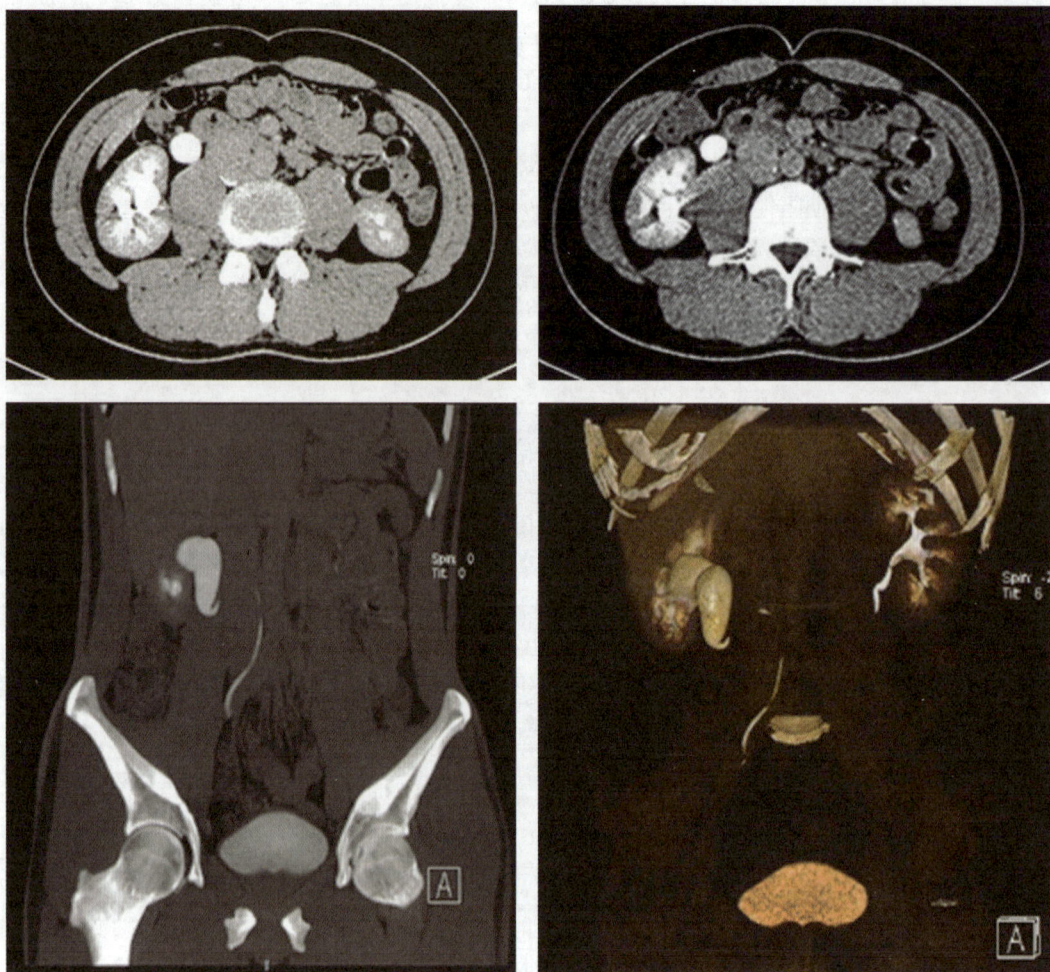

图 11-3-1 腔静脉后输尿管 CTU 影像表现

第二次门诊记录

初次门诊开立 CTU 检查,CTU 结果提示:右肾积水及右输尿管上段扩张,腔静脉后输尿管。

【问题 3】患者的治疗方案如何选择?

思路 1:腔静脉后输尿管的分型

腔静脉后输尿管分为两型:第 1 型(低襻型)最常见,IVP 表现为右肾积水,右输尿管上段扩张,向中线靠拢,呈 S 形;输尿管逆行造影亦呈 S 形,输尿管通常在腰椎 3、4 水平与脊柱中线交叉;第Ⅱ型(高襻型):腔静脉后输尿管部分和肾盂几乎在同一水平,呈倒置 J 形,肾盂正常或轻度积水,此型罕见。

思路 2:患者的治疗方案?

腔静脉后输尿管应根据患者肾积水情况、肾功能损害程度及症状综合决定治疗方案。对于无临床症状、CTU 等影像学检查无右肾梗阻表现的患者,可以密切关注右肾及输尿管变化,并嘱定期随访复查。当合并右侧上尿路梗阻,出现腰痛、腰胀、尿路刺激征、血尿及上尿路结石时需手术治疗。手术方案主要采取输尿管复位矫形术,即切断输尿管做肾盂输尿管再吻合术或输尿管与输尿管再吻合术,同时处理一些并发症,如取出结石。部分患者因梗阻导致右肾无功能而对侧肾功能正常,可行右肾切除术。

思路 3:哪种手术方式更好?

腔静脉后输尿管的手术方式包括开放手术及腹腔镜手术,机器人辅助腹腔镜技术已用于腔静脉后输尿管的治疗。手术途径可采用经腹腔途径或后腹腔途径。Baba 等于 1994 年首次报道了经腹途径腹腔镜手术治疗下腔静脉后输尿管,Salomon 等则于 1999 年首次报道了后腹腔镜输尿管成形术治疗腔静脉后输尿管。有学者认为腹膜后入路可能更合适,手术时间短,无尿液漏入腹腔出现腹膜炎的风险,也有学者认为经腹膜途径处理腔静脉后输尿管,术中更易于暴露游离下腔静脉和处理远端输尿管,手术姿势比较舒适,输尿管吻合更加简单省时。经腹膜和经后腹膜两种途径各有优缺点,泌尿外科医生应根据自己的经验特长及患者病情选择合适的手术路径。

后腹腔镜下输尿管复位矫形术(视频)

要点解析:

1. 临床表现　间断右腰部钝痛,疼痛,如输尿管梗阻积水并发感染和结石,可有膀胱刺激征、发热、肾绞痛、血尿症状。

2. 诊断方法　主要依靠影像学检查。

3. 治疗　手术治疗选择输尿管复位矫形术,部分患者因梗阻导致右肾无功能而对侧肾功能正常,可行右肾切除术。

4. 手术方式　可选择开放手术或腹腔镜手术,手术路径可选择经腹腔入路或后腹腔入路。

（王行环）

第四节　隐　睾

隐睾(cryptorchidism)指的是一侧或双侧睾丸停在下降路径中的任何一个部位,如后腹膜、腹股沟管或阴囊内高位某处而未能进入阴囊,也可称为睾丸未降(undescended testis)。发生原因可能是胚胎期母体的内分泌不足,这类大多表现为双侧隐睾;也可能是机械因素使睾丸在下降过程中在某处受阻,二者比例约为 1∶4。在早产儿中其发生率明显增高,最常见的位置是位于腹股沟管外环口附近,多数在出生后 3~6 个月内自发下降到阴囊内。目前公认为 2 岁后睾丸功能开始受损,超过 2 岁则应行手术治疗。隐睾的主要并发症有不育和恶性变。即使经过及时手术,恶性变风险仍是正常人的 20~40 倍。其他并发症则还有睾丸扭转等。因此应长期随访和监测睾丸发育及其功能。

隐睾的诊疗过程包括以下环节:

1. 了解患者的年龄、生育史。

2. 进行全面的体检和男性生殖系统的重点检查。

3. 对隐睾进行检查和相关检验,明确诊断。

4. 掌握内分泌治疗和手术治疗指征,确定治疗方案。

5. 术后睾丸功能的随访及定期复查。

临床病例

患者,男性,2.5 岁。发现右腹股沟区可复性肿物 1 年余。患儿 1 年来每于咳嗽、哭闹时会出现右腹股沟区肿物,平卧休息后消失。无发热、腹胀、腹痛、腹泻、恶心、呕吐等,局部无红、肿、热、痛等。体检发现增加腹压后右腹股沟区可及一大小约 1.0cm 肿物,质中,表面光滑,边界清楚,局部无红、肿、热、痛等。右侧阴囊空虚。左侧睾丸无异常,阴茎发育正常。有早产史,既往无特殊疾病史。

【问题 1】通过上述特定病史,该患者的可疑诊断是?

思路 1:幼儿,出现右腹股沟可复性肿物,且右阴囊空虚,应高度怀疑右侧隐睾合并斜疝的可能。

知识点

隐睾的流行病学

隐睾是小儿常见的先天性疾病之一,在早产儿中发生率约 30%,是正常成熟儿的 6 倍左右。出生后睾丸仍有自行下降可能,一般发生在出生后 3~6 个月内,1 岁以后睾丸基本不会自行下降。隐睾中单侧约占 75%,双侧约占 25%,右侧明显多于左侧。最常见的是位于腹股沟管外环口附近。

知识点

隐睾的临床表现及常见合并症

隐睾的临床表现可因单侧或双侧发病而异,一侧隐睾表现为单侧阴囊空虚、扁平,两侧不对称。双侧隐睾则整个阴囊空虚、较小。一般不影响第二性征发育。隐睾的并发症有:①不育,隐睾温度较正常高,导致睾丸功能受损。②疝,多有鞘状突未闭而发生腹股沟斜疝。③睾丸外伤,睾丸位置表浅,容易受损。④睾丸扭转,未降睾丸扭转发生率明显升高。⑤恶性变,发育不良和受损的睾丸更易恶性变。

思路2:该患儿有早产史,生后应详细体检,及时发现阴囊空虚等情况,后续定期体检观察有无下降等;出现右腹股沟可复性肿物,应早诊早治。

知识点

隐睾的分类

隐睾在临床上可分为 5 类:

1. 腹腔内隐睾　隐睾位于腹股沟内环以上。
2. 腹股沟管隐睾　隐睾位于腹股沟管内、外环之间。
3. 阴囊高位隐睾。
4. 异位隐睾　指由于睾丸系带发育和导向异常,其中以腹股沟浅袋部最常见。
5. 可回缩的隐睾　多发生于 5~6 岁的儿童,由于提睾肌过度活跃,睾丸可从阴囊中回缩到腹股沟部。平卧时睾丸可以经手轻推降至阴囊底部。在夜间休息时睾丸常自行降至阴囊。

知识点

隐睾的病因

1. 内分泌因素　睾酮被认为是促睾丸下降的动力因素,部分隐睾经内分泌治疗后能下降也支持内分泌学说;

2. 机械因素　内环口、腹股沟管、外环口相对或绝对过小,精索血管、输精管过短、鞘状突发育不良等均可能对睾丸下降造成机械性梗阻;睾丸引带功能和附着异常;附睾发育不全。

【问题2】为进一步明确诊断,需进行何种检查?

思路1:患者目前最需要进行的检查是超声检查。腹部 B 超在腹股沟管见到较正常睾丸稍小的椭圆形均匀低回声区。可了解隐睾的有无、位置及其大小和发育情况等,对诊治决策起重要作用。

知识点

隐睾的定位检查手段

超声以其简便易行、无放射性损伤最常用;其他如放射性核素 ^{99}Tc 睾丸扫描也可以帮助了解睾丸的位置。此外,腹膜后隐睾约 1/4 没有睾丸。在诊断有困难时,可选择 CT、MRI 以及腹腔镜等检查帮助明确诊断。尤其是腹腔镜的日益普及,使其具有确诊和治疗的双重作用。

思路2:还需评定睾丸功能,如性激素测定;成年人还需要检测精液常规等;对病史较久,尤其是腹腔内隐睾,要检测 AFP、HCG 等肿瘤标志物。

> **知识点**
>
> ### 隐睾的内分泌检查
>
> 如果血清促性腺激素升高和血睾酮水平低,多为无睾症畸形。如果促性腺激素水平正常应作 HCG 刺激试验,即每天注射 HCG 2 000IU,连续 3 天;如睾丸缺如,血清中促性腺激素和睾酮水平不会升高。如果血清中睾酮水平升高则表明有睾丸组织存在,应进一步行相关检查以定位。

> **知识点**
>
> ### 隐睾对人体的影响
>
> 隐睾的危害主要是由于局部温度较高、生殖细胞的数目减少及退变,使睾丸的产精功能明显受损;同时,隐睾伴有较高附睾变异率,影响精子的成熟和输送,这些因素均可导致不育。此外,隐睾较易发生恶性变,较正常睾丸发生恶性变的机会大 20~40 倍,腹内型隐睾比腹股沟管隐睾高 4~6 倍。恶性变以精原细胞瘤多见,也可有畸胎瘤。睾丸固定术多不能逆转甚至预防恶性变发生,但手术下降后的睾丸发生恶性变易于早期发现及诊断。

【问题 3】当前的诊断应与哪些疾病鉴别?

思路 1:结合患儿的病史、体检和超声检查,多数可以得到正确的诊断。关键是要及早发现,得到正确诊断,以免延误时机。因此,新生儿体检非常重要。

> **知识点**
>
> ### 隐睾的体格检查
>
> 生殖系统的体检非常重要。由于小儿的睾丸较小,检查不能较好配合,检查必须要轻柔、耐心、仔细,尤其是要注意触摸阴囊根部以免误诊。其他还应注意检查男性性征和有无合并其他畸形。

思路 2:隐睾症还需与异位睾丸、回缩睾丸、睾丸缺如等相鉴别。特别值得注意的是,睾丸缺如如为单侧与隐睾鉴别有困难,B 超等影像学检查有帮助;但鉴于腹部隐睾恶性变的可能性很高,最终还需手术探查证实。

【问题 4】诊断明确后治疗方案如何选择? 如何随访?

思路:由于患儿超过 2 岁,应及早行睾丸下降固定术和疝修补术。

> **知识点**
>
> ### 隐睾的治疗
>
> 出生后睾丸自行下降可发生于 6 个月内,之后可能性减少。6 个月以内患儿的隐睾可保守观察,目前临床上无高质量文献能证明内分泌治疗对隐睾或刺激生殖细胞有益处,因此手术治疗仍是睾丸自行下降失败后的首选推荐治疗方式。
>
> 手术指征:①小儿双侧隐睾经保守观察无下降者;②小儿单侧隐睾者;③成人隐睾睾丸萎缩者,需行睾丸切除以防止睾丸恶性变;④合并腹股沟疝需行疝修补术者;⑤合并隐睾外伤或睾丸扭转者。

> 知识点
>
> #### 隐睾的随访
>
> 隐睾术后需长期随访,定期检查睾丸,了解生育功能和睾丸的大小、质地及位置。如年龄较大时才行手术治疗,或者腹膜后隐睾,还要严密监视肿瘤标志物(β-HCG 与 AFP)变化,警惕恶性变可能,并及时处理。

要点解析:

1. 隐睾是小儿常见的先天性疾病之一,最常见是位于腹股沟管外环口附近。

2. 隐睾的除了可导致睾丸功能受损外,还可引起腹股沟疝、睾丸扭转甚至恶性变等。

3. 隐睾的定位非常重要,可结合超声、CT、MRI 等影像学检查;对于仍无法定位的隐睾,腹腔镜检查也是可选择的方法之一,并具有确诊和治疗的双重作用。

4. 出生后睾丸自行下降可发生于 6 个月内,在此时间段内患儿的隐睾可保守观察;但之后出现睾丸下降的可能性逐渐减少。目前临床上对于内分泌治疗隐睾的推荐度不高,手术行睾丸下降固定仍是睾丸自行下降失败后的首选治疗方式。

5. 隐睾术后需定期检查睾丸,了解生育功能并严密监视肿瘤标志物(β-HCG 与 AFP)的变化,警惕恶性变。

隐睾的诊疗流程见图 11-4-1。

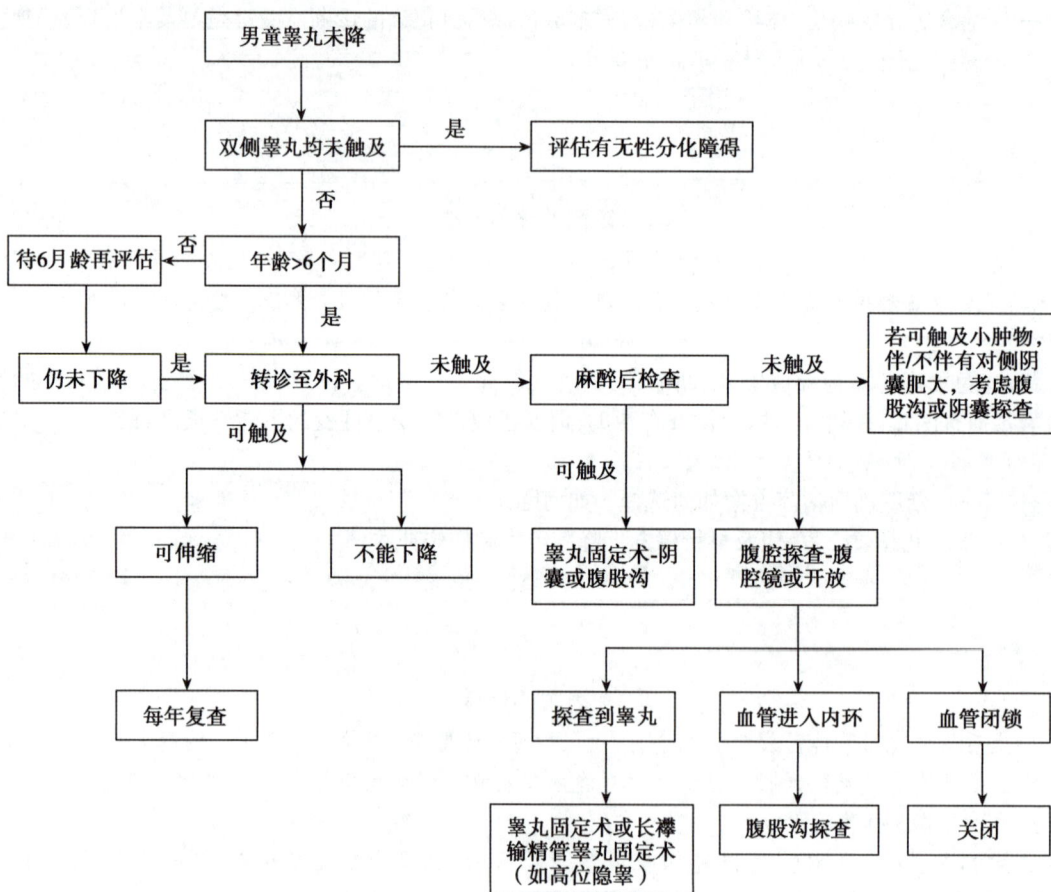

图 11-4-1　隐睾的诊疗流程

(丘少鹏)

第五节 尿 道 下 裂

尿道下裂是男性泌尿生殖系统最常见的先天畸形之一(图 11-5-1),男性新生儿的发病率为 1/300~1/250。主要有如下几个方面的生殖器发育异常:①异位尿道开口,开口在阴茎腹侧、正常尿道口近端至会阴部的途径上,甚至靠近阴囊或会阴;②阴茎向下弯曲,开口位置越靠近会阴部,弯曲程度一般越严重;③包皮在阴茎头背侧呈帽状堆积,阴茎阴囊反位,尿道开口近端的阴囊呈裂状;④合并隐睾症、腹股沟疝、苗勒囊肿等。

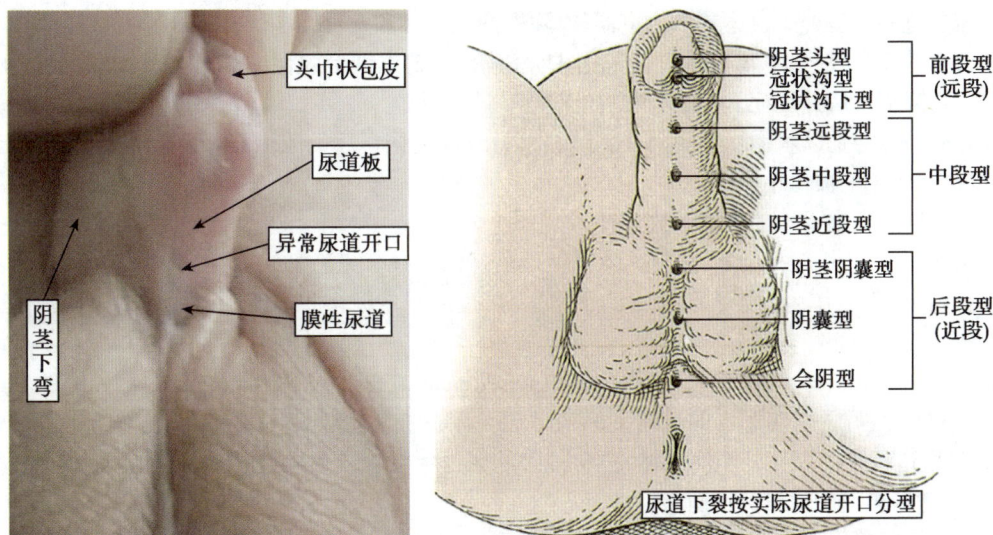

图 11-5-1 尿道下裂示意图

尿道下裂的病因目前尚未完全清楚,主要与遗传、胎盘和 / 或环境因素相关。①发病有一定的家族倾向,可能与多种基因遗传因素有关,尿道下裂患者的同胞兄弟的发病率在 14%,后代的发病率在 7%,主要表现在远端型尿道下裂;②胚胎期,胎儿的雄激素代谢和表达受干扰;③母亲在妊娠期接受药物、食物、环境污染物等类激素物质的暴露等。

根据尿道口的解剖位置,可将尿道下裂分为三类:远端型(尿道开口于阴茎头下、冠状沟、阴茎干)、交界型(开口于阴茎根部阴茎阴囊交界处)、近端型(开口于阴囊、会阴)。尿道开口位置不能完全解释尿道下裂的严重程度,往往需要在术中皮肤脱套后重新进行评估,还需考虑阴茎体大小、阴茎头宽度、尿道板质量、有无严重阴茎下弯、阴茎阴囊反位等。

手术是治疗尿道下裂的主要方式,涉及阴茎下弯矫正、尿道重建、阴茎皮肤改型等,是最富有挑战性的泌尿外科手术之一。国际上统一认为尿道卜裂的最佳手术年龄在出生以后 6~18 个月,因为 2~3 周岁是重要的"心理窗口期",孩子的成熟记忆逐渐形成,有了性器官的意识,排尿生活习惯开始建立。在出生 6~18 个月内手术,患儿对疾病和手术没有深刻、清晰记忆。治疗的目标是:①纠正阴茎弯曲;②重建合适管径的新尿道;③新尿道尽可能在阴茎头部正位开口;④术后拥有可接受的男性外生殖器形态。随着民众对生活质量的要求提高,患者和家属日益重视术后外观形态的整复效果。

尿道下裂治疗最让医生望而却步的是术后并发症。近期并发症包括尿瘘、阴茎头裂开、尿道狭窄、尿道憩室、附睾炎等;远期并发症主要指阴茎再弯曲。出现并发症后,往往需要再次或多次手术纠正。为了降低术后并发症,对伴有小阴茎、尿道板发育差、阴茎皮肤材料缺乏的病例,术前可给予激素治疗,选择性肌内注射合适剂量促绒毛膜性腺激素、外用睾酮及双氢睾酮软膏。

临 床 病 例

首次门诊病历摘要

男性患儿,12 月龄,主因"出生时即发现尿道开口位置异常"由家长携带就诊。代诉,孩子喂养、生长与同龄儿相仿,排尿情况未见异常。体检,阴茎包皮呈头巾样,尿道位于阴茎体中段,追问病史,患儿母亲曾因早孕流产,进行保胎治疗。家族史中无类似疾病发生。

【问题1】对于尿道下裂患者就医体检需要注意哪些细节?

对于"尿道下裂"初诊患者需要注意外生殖器表现、阴茎发育程度、尿道开口位置、尿道板发育程度、阴茎弯曲程度、阴茎阴囊反位、裂状阴囊以及合并症等。

思路:尿道下裂的手术方式选择与阴茎发育情况和弯曲程度有关。

1. 对于外生殖器形态模糊(合并睾丸下降不全、疝或者鞘膜积液等),阴茎发育差,尤其重度或者近端型尿道下裂,需要进一步检查染色体和内生殖器,以除外两性畸形和女性结构。

2. 对于阴茎发育较小,术前可选择性采用内分泌治疗,如人绒毛膜促性腺激素、睾酮等促进阴茎发育,改善手术条件,降低术后并发症。

3. 尿道下裂分型是以术中阴茎脱套、阴茎矫直、打开膜性尿道后的尿道开口位置为准。因此,尿道下裂的严重程度往往于术前被低估。

【问题2】尿道下裂手术的常用术式选择。

思路:尿道下裂手术方式众多,没有具体哪种是最好的选择。患者的实际病情和解剖特点,主诊医师的实际经验是选择依据。作为尿道下裂手术的手术医师,也应当掌握多种方法、技术,应对不同情况。目前常用的术式有:

1. 尿道板纵切卷管尿道成形术(tubularized incised plate,TIP) 又称 Snodgrass 术式,此种术式适用于尿道板发育良好、无明显阴茎下弯的远端型尿道下裂。尿道板发育较好,一般 3 岁以前的尿道板宽度至少0.5~0.8cm,将尿道板正中纵切至海绵体,再将减张的尿道板卷管成形尿道,新尿道的背侧尿道板减张空缺区域可通过正常的再上皮化自然增殖愈合。

2. 尿道板与包皮皮瓣耦合成管尿道成形术(onlay island flap,OIF) 尿道板发育稍窄,阴茎弯曲不严重病例,可以选用尿道板与包皮皮瓣耦合成管尿道成形术。

3. 横行岛状皮瓣卷管尿道成形术(transverse preputial island flap,TPIF) 又称 Duckett 术式,尿道板发育不良,阴茎弯曲严重病例,在伸直阴茎以后可以选用横裁包皮内板岛状瓣卷管成形尿道。

4. 带蒂或游离移植皮瓣分期尿道成形术(Byars flap or Bracka graft two stage repairs) 适用于重度或近端型尿道下裂,一期阴茎伸直后,采用带蒂或游离包皮内板预置背侧尿道板,二期卷管成形尿道。

知识点

1. 尿道板是从尿道下裂尿道开口向远端延展的组织结构,是可形成尿道的独特结构,富含胶原纤维、平滑肌细胞、神经纤维和血管,其血供如同尿道海绵体和阴茎头,而不是传统意义上发育不良的肉膜和海绵体结合成的纤维化组织。尿道板是新尿道的理想重建材料,尽可能保留尿道板是现代尿道下裂的日趋共识。

2. 阴茎下弯在尿道下裂中是经常存在的异常,它的严重程度取决于构成阴茎腹侧的组织发育不全的程度。在大多数病例中阴茎海绵体发育不对称是主要原因,而不是尿道板牵拉。阴茎下弯的纠正结合阴茎发育及弯曲程度,可采用阴茎背侧白膜折叠、尿道板松解延长、横断尿道板等多种方法,并且术中以阴茎人工勃起试验判断阴茎伸直效果。

3. 对于近端型尿道下裂合并严重阴茎弯曲,或者既往手术失败,组织材料破坏严重,可以选择被动分期手术。一期伸直阴茎,采用包皮内板或口腔黏膜组织预置背侧尿道板,6 个月后再二期成形尿道。

【问题3】严重近端型尿道下裂或多次手术不成功的尿道下裂,可选择哪些尿道组织替代物?

思路:对于理想尿道移植物的要求是成活率高、组织相容性好、来源丰富、取材方便、抗感染能力强、不易挛缩等。目前最常用的有阴茎包皮皮肤、口腔黏膜等。

1. 阴茎包皮皮肤具有容易成活、伸展性强、柔软、不易形成瘢痕收缩、无毛发生长、取材方便,便于设计和修剪等优点,至今仍广为应用。可选用游离包皮内板、带蒂包皮皮瓣或者阴茎皮肤皮瓣。

2. 口腔黏膜抗尿液浸渍力强,较强的抗感染力,成活力较高,易生长修复,组织韧性强,耐磨性好等特点,同时口腔黏膜弹性好,所形成的尿道柔韧,不易挛缩狭窄。黏膜取材容易,取材位置可因人而异,可取颊黏膜、舌黏膜、上、下唇黏膜。术后对外观、进食、言语功能无影响,供区瘢痕形成不明显。

3. 随着组织工程学的发展,生物材料具有广阔前景。

术 后 情 况

患儿术后恢复良好,术后 2 周拔除导尿管,术后 1 个月复诊。家属代诉:患儿排尿畅,尿线正常,排尿过程中阴茎体没有滴尿,尿道无局部扩张,排尿结束无滴尿和不自主流尿现象。体格检查:阴茎外观满意,阴茎无弯曲,尿道开口正位,伤口愈合好,睾丸位于阴囊内。

【问题 4】对于尿道下裂术后复诊注意事项,即常见并发症有哪些?

尿道下裂的常见术后并发症有尿道皮肤瘘、阴茎头裂开、尿道或者尿道外口狭窄、尿道憩室、阴茎再弯曲等。

思路: 由于尿道下裂患者就医年龄小,无法清晰自我表述,因此,仔细询问家属患儿排尿情况、排尿前后表现等,和仔细体检同样重要,必要时可以要求患儿当面演示排尿,或者提供排尿过程视频。

知识点

1. **尿道皮肤瘘** 是尿道下裂最常见的并发症,是新尿道和阴茎皮肤的局部相通,表现为除了尿道外口排尿以外,另有其他部位出尿。

2. **阴茎头裂开** 多由于阴茎头组织血供差,或小阴茎头尿道成形后张力高,组织愈合不佳,导致阴茎头尿道裂开。临床上常由一个近端型尿道下裂变成一个远端型尿道下裂,表现为小便尿线偏近偏下。

3. **尿道狭窄** 尿道狭窄常发生在尿道外口、吻合口,或者皮瓣血运不佳部位。表现为进行性排尿费力、尿线细弱、排尿滴沥、反复尿道感染,个别出现尿潴留。

4. **尿道憩室** 是排尿过程中阴茎体尿道出现明显的膨胀,表现为尿后滴沥、内裤潮湿、尿后挤压膨胀尿道,仍有尿液流出,继发感染时会有腥臭尿液,憩室常合并远端尿道狭窄。

5. **阴茎再弯曲** 是临床医生常常忽视的远期并发症,由于一些手术方式本身存在局限性、包皮皮管化尿道顺应性差、首次手术阴茎下弯矫正不彻底,随着患者年龄增长,数年后再次出现阴茎下弯。

【问题 5】尿道下裂术后并发症的处理。

思路: 尿道下裂术后并发症的处理在早期主要是消除感染,解决困难排尿,局部保护健康组织。一般与前次手术间隔 6 个月再次手术修复。复杂情况,或者多个并发症同时存在,需要尿道重新修复,延长间隔时间。

知识点

1. 尿道皮肤瘘的处理取决瘘口的位置和大小,一般选择术后 6 个月后进行修补手术,彻底切除瘘管,严密关闭瘘口,重新覆盖尿道。尿瘘位于阴囊部位一般会自愈。瘘口呈针眼状,周围组织健康和丰富,也是有自愈可能的。

2. 阴茎头裂开的处理相对简单,根据患者及家属需求,再次手术关闭远端裂开尿道,阴茎头成形,一般预后效果好。

3. 术后出现的轻度尿道狭窄,首选尿道扩张,第一次尿道扩张可以选择尿道镜直视下进行,尿道镜检查可以观察尿道狭窄具体情况和愈合程度。对于尿道扩张无效,或者严重狭窄,再次手术前,为解决困难排尿和反复感染,可以选择带管排尿或敞开狭窄尿道形成人工尿道下裂/尿道皮肤瘘,或尿流改道,尿流改道可以选择会阴造瘘或者膀胱穿刺造瘘。再手术方法和前尿道狭窄类似。

4. 尿道憩室再处理时裁剪多余憩室壁,尽量保留皮下组织,并分两层加固覆盖重新缝合的尿道。憩室继发于远端尿道狭窄时,容易继发感染,主要解决狭窄。

5. 阴茎再弯曲如不影响功能使用,可根据患者需求给予手术处理,而对于严重的再弯曲,需要术中切断尿道板,阴茎完全伸直后,取包皮皮肤或口腔黏膜组织做尿道延长。

(黄翼然　薛　蔚)

第六节　后尿道瓣膜

后尿道瓣膜(posterior urethral valve)是由后尿道黏膜折叠形成的,引起排尿困难、尿流受阻。是男孩先天性下尿路梗阻中最常见的疾病之一。其梗阻程度轻重不一,严重者多见于新生儿及婴幼儿,症状表现为尿路感染、呼吸困难危及生命;轻者仅仅为间断尿路感染、营养不良、生长发育迟滞等,易被误诊为内科系统疾病。

临床病例

4个月龄男孩,"反复发热伴排尿困难3个月,再发加重3天"就诊,出生后排尿时哭闹,尿线呈滴沥状。因"双肾积水伴泌尿系感染"当地儿科住院两星期,曾上尿管5天,拔尿管后排尿困难有所改善。曾怀疑"神经源性膀胱、重度膀胱输尿管反流"。当地产前B超提示"双肾中度积水"。

出生后,精神食欲较差,体重增长缓慢,大便无明显异常。

【问题1】以上病史资料提示患儿可能的诊断是什么?

根据病史和产前检查结果,提示下尿路梗阻可能,特别是上尿管后可以缓解病情,应考虑最常见的后尿道瓣膜症。

思路1:男孩,排尿困难,上尿管几天拔尿管后可以缓解,产前检查有双肾积水。

知识点

尿 道 瓣 膜

临床上分为后尿道瓣膜症和前尿道瓣膜症两种。是男孩先天性下尿路梗阻中最常见的疾病。其中绝大多数为后尿道瓣膜。

瓣膜形成的与尿流方向逆向的阀门导致近端尿道扩张,膀胱扩张、内压增高、膀胱壁逐渐肥厚,产生膀胱输尿管反流,引起输尿管扩张及肾积水。在尿潴留的基础上,易发生反复尿路感染、最终造成肾瘢痕形成,肾功能受损、衰竭。

思路2:临床表现和检查要点有哪些?

知识点

后尿道瓣膜的典型临床表现

新生儿期有排尿费力,尿滴沥,耻骨前可触及胀大的膀胱、有时可触诊到积水的肾。反复尿路感染、肾功能进行性损害,有时可见尿性腹腔积液。腹部肿块或尿性腹腔积液压迫横膈也可引起呼吸困难,也可因肺发育不良引起呼吸困难,发绀、气胸或纵隔气肿。

婴儿期除排尿困难外,可见生长发育迟缓或尿路感染所致的败血症。

儿童期表现为排尿费劲,尿线细或滴尿,充盈性尿失禁和反复尿路感染等。

针对该患儿体检需要注意耻骨上有无触及肥厚、扩张的膀胱;注意患儿腹部及呼吸情况。

【问题2】哪些特殊检查可以明确诊断?

思路 1:检查项目需要根据不同年龄小儿,结合患儿病情选择合适的项目进行。特别注意患儿耐受性及安全问题。

1. 排尿性膀胱尿道造影　准确率高,为最重要的诊断方法,显示后尿道近端扩张、延长,梗阻远端尿道极细,膀胱颈肥厚、膀胱黏膜不光滑,有小梁及假性憩室形成。可见不同程度的膀胱输尿管反流。但婴儿及新生儿无法合作,常常需要辅助压迫膀胱排尿来间接判断相关指标。

2. 膀胱尿道镜检查　为最直接可靠的检查方法,于后尿道可清晰看见从精阜两侧发生的瓣膜走向远端,于膜部尿道呈声门样关闭。

> **知识点**
>
> 后尿道瓣膜分型:Ⅰ型(精阜下瓣膜),此型最常见(占 95%),瓣膜附着于精阜远端后侧向前向下至尿道前壁外括约肌处两侧汇合,似斜形的隔,中间有裂隙。Ⅱ型(精阜上瓣膜),瓣膜向精阜近端延至膀胱颈。Ⅲ型(隔膜型瓣膜),精阜的头端或尾端有一隔膜,形似虹膜,中间有一小孔。

3. 静脉肾盂造影　显示双侧肾盂、肾盏及输尿管扩张、积水,显影延迟,肾浓缩功能差。

4. B 超检查　可见膀胱、输尿管及肾盂、肾盏扩张。产前部分胎儿肾输尿管积水,膀胱增大,膀胱颈部增生肥厚,突入尿道形成"匙孔征",为典型的后尿道瓣膜征象。

5. CT 检查　可显示扩张的膀胱、双侧输尿管及肾盏,严重者可见腹腔积液。

6. 肾功能不全时血肌酐升高。

7. 肾动态显像可用于评价分肾功能。

思路 2:需完善的检查:肾功能检查特别注意血肌酐数值、泌尿系和腹腔的 B 超检查,CT、静脉肾盂造影酌情采用,肾动态显像有条件完成有助于将来对照评估疗效。膀胱镜检查属于诊断兼治疗的措施,须待其他检查完善后再实施。

【问题 3】需要与哪些疾病相鉴别?

1. 神经源性膀胱　上尿管后均有明显缓解,拔尿管后仍然无缓解,但后尿道瓣膜患儿短时间内排尿有所改善;年长能合作的儿童做尿流动力学检查可以较准确判定膀胱病变性质。

2. 膀胱输尿管反流　合并感染后膀胱壁增厚,排尿后有残余尿,但无典型充盈性尿失禁表现,B 超也可看到明显反流为主的病变,膀胱壁可见毛糙但无僵硬和过度肥厚表现。

【问题 4】治疗的总原则是什么

思路 1:初始病因是下尿路梗阻,最终损害是肾功能以及全身的感染及水、电解质紊乱。越早介入干预对预后改善的效果越好。

思路 2:治疗一定要据年龄、症状及肾功能受损程度实施针对性策略。主要目的是保护肾功能,具体措施有四个方面:①纠正水、电解质失调;②控制感染;③引流尿液;④解除下尿路梗阻。

【问题 5】外科治疗手段有哪些?

思路 1:出生前治疗如能解除病因将会极大改善预后

> **知识点**
>
> 目前孕期采用膀胱 - 羊膜腔分流术可有效纠正羊水过少,但并发症发生率较高,并对肾的转归及长期转归无影响。其他技术也暂不成熟。

> **知识点**
>
> 多种方法及时引流尿液,能及时缓解病情。最简单易行有效的是经尿道插入导管引流膀胱。

思路 2: 出生后紧急处理需要兼顾全身及局部情况而定

新生儿后尿道瓣膜出现严重尿性腹腔积液、引起呼吸困难或尿毒症时应紧急处理。包括导尿引流尿液、纠正酸碱平衡紊乱,间歇性腹腔穿刺放液减压,同时抗感染对症处理,待病情缓解后应尽早行尿液分流术。

思路 3: 尿液分流何时采用?

适用于一般情况差,感染不易控制者。

1. 经皮穿刺膀胱造瘘术或经手术膀胱造口 膀胱造口的优点是不带造瘘管,减少了造瘘管对膀胱的刺激症状及继发感染的机会。

2. 肾造瘘或输尿管皮肤造口 极少用,主要用于上述引流方法无效时。

思路 4: 瓣膜切除术如何完成?

知识点

瓣膜切除是针对原始病因的治疗,需要依据具体条件施行。

1. 内镜下瓣膜切除 为目前根治尿道瓣膜的主要方法。对婴幼儿可经尿道或经膀胱造口顺行进入电灼瓣膜。根据不同情况,也可以用钬激光烧灼。切开的位置多选择仰卧位时尿道镜下的 5 点和 7 点处。

2. 手术切除瓣膜 经会阴手术切除瓣膜,用于无电切技术和条件的医疗单位。

思路 5: 终末期患儿如何处理?

终末期肾衰竭但膀胱功能稳定的患儿,可进行肾移植治疗。

【问题 6】 后尿道瓣膜的后续治疗处理有哪些?

思路 1: 观察指标有哪些?

知识点

1. 排尿情况,膀胱是否排空。

2. 有无尿路感染。

3. 肾功能恢复情况。

4. 身高、体重是否增加等。

思路 2: 何时需要做哪些特殊检查?

1. 术后 3~6 个月复查排尿性膀胱尿道造影和静脉尿路造影。

2. 若排尿困难和尿失禁仍存在,应考虑膀胱功能异常,需行尿流动力学检查。能合作的儿童也可及早完成该检查。

3. 肾动态显像适合需要判断分肾功能的患儿。

思路 3: 其他药物或手术方法?

如有膀胱肌肉收缩不良、膀胱颈肥厚或膀胱容量小,可选用抗胆碱类药物、间歇性导尿或膀胱扩容等措施改善症状。

【问题 7】 及时处理的预后如何?

知识点

1. 产前、产后诊断和治疗技术的提高,其预后有较大的进步。

2. 血肌酐最低值高于 80μmol/L 的患儿预后较差。

3. 即使进行最佳治疗,仍有约四分之一患儿还是发展至终末期肾衰竭。

要点解析：

1. 诊断要点　①排尿困难,充盈性尿失禁;②反复尿路感染;③耻骨上可触及扩张的膀胱;④排尿性膀胱尿道造影;⑤膀胱尿道镜检查,于后尿道可见瓣膜。

2. B超的价值　产前部分胎儿"匙孔征",出生后B超确诊的特异性不显著。

3. 综合规划治疗方案　水、电解质平衡;抗感染;引流;解除梗阻。

4. 经尿道内镜下电切瓣膜为最佳根治方法。

5. 血肌酐高于 80μmol/L 提示预后不良。

（张　文）

第十二章 泌尿系统其他疾病

第一节 精索静脉曲张

精索静脉曲张(varicocele,VAC),是指精索内静脉蔓状静脉丛的异常伸长、扩张和迂曲。精索静脉曲张的发病率占男性人群的 10%~15%,多见于青壮年。精索静脉曲张多发生在左侧,但近来发现发生于双侧的可达 40% 以上。目前已公认可触及的精索静脉曲张可影响生育,是导致男性不育的主要原因之一。有文献统计,在成年男性大约 40% 的原发性不育及 80% 继发性不育者患有精索静脉曲张。精索静脉曲张影响生育的因素有病理改变及免疫学因素。多数患者无自觉不适而在体检时被发现,或因不育症就诊时被查出。有症状者多表现为阴囊坠胀不适或坠痛,疼痛可向腹股沟区、下腹部放射,站立行走时加重,平卧休息后减轻。精索静脉曲张为男性青壮年多发性疾病,临床上多数文献报道以手术治疗为主,部分采用(或联用)药物(包括中医药)治疗。

精索静脉曲张的诊疗过程通常包括以下几个环节:

1. 了解患者的临床症状、职业特点等。

2. 通过体格检查、B 超等检查对患者进行明确诊断。

3. 明确精索静脉曲张患者的类型。

4. 根据患者临床症状、体格检查情况、精液常规结果、有无引起不育等情况综合分析,决定是否进行手术治疗。

5. 若需手术,根据情况选择合适的手术方式。

6. 术后于门诊定期随访。

临床病例

患者,男性,25 岁。结婚 1 年,不育,站立较长时间后阴囊左侧坠胀不适。体格检查:阴囊左侧松弛,左睾丸位置明显偏低,左精索区域触及"蚯蚓状"质软团块。右侧精索区域未及异常。双侧睾丸、附睾大小、形态正常,无触痛。

【问题 1】根据上述病史特点,患者的诊断是什么?

根据患者的主诉和体格检查,应考虑左侧精索静脉曲张 Ⅱ 度。

思路 1:患者为精索静脉曲张的好发人群,有典型症状及体征,并伴有不育,应予以重视。

> #### 知识点
>
> **精索静脉曲张常见症状**
>
> 患者多数无自觉不适而在体检时被发现,或因不育症就诊时被查出。有症状者多表现为阴囊坠胀不适或坠痛,疼痛可向腹股沟区、下腹部放射,站立行走时加重,平卧休息后减轻。

思路 2:不育、阴囊左侧坠胀不适为常见临床表现,问诊时应该仔细排除导致不育的其他因素以及导致阴囊坠胀不适的其他原因,仔细鉴别。

思路 3:精索静脉曲张站立位体格检查常可发现患侧阴囊松弛,患侧睾丸位置明显偏低,精索区域触及

"蚯蚓状"质软团块。

知识点

精索静脉曲张分级

0级:无精索静脉曲张症状表现,Valsalva 试验不能出现,经彩色多普勒超声检查可发现轻微的精索静脉曲张,静脉管径超过 2mm。

Ⅰ级:触诊不明显,但 Valsalva 试验时可出现。

Ⅱ级:在触诊时极易触及扩张静脉,但不能看见。

Ⅲ级:患者站立时能看到扩张静脉在阴囊皮肤突现,如团状蚯蚓,容易摸到。

思路4:体检时需注意原发性和继发性精索静脉曲张的鉴别:由站立位变平卧位,曲张静脉消失的为原发性。

知识点

精索静脉曲张分类

1. 原发性精索静脉曲张　因解剖学因素和发育不良所致的精索静脉曲张。

2. 亚临床型精索静脉曲张　是指体检时不能发现精索静脉曲张,但经超声、核素扫描或彩色多普勒检查可发现的轻微精索静脉曲张。一般认为静脉管径超过 2mm 可确立诊断。

3. 继发性精索静脉曲张　腹腔内或腹膜后肿瘤、肾积水或异位血管压迫上行的精索静脉,亦可导致单侧或双侧精索静脉曲张,称之为继发性精索静脉曲张。

思路5:精索静脉曲张一般左侧多发,也有部分患者为双侧发病,体检时应注意。

知识点

精索静脉曲张左侧多发的原因

精索静脉曲张 90% 发生于左侧。左侧发病率高与下列原因有关:①人体平时多取直立姿势,使精索静脉内血液必须克服重力自下而上回流;②静脉壁及邻近的结缔组织薄弱或提睾肌发育不全,削弱了精索内静脉周围的依托作用;③左侧精索内静脉的瓣膜缺损或关闭不全多于右侧;④左侧精索内静脉位于乙状结肠后面,易受肠道压迫影响其通畅;⑤左精索静脉呈直角进入肾静脉,行程稍长,静水压力较高;⑥左肾静脉位于主动脉与肠系膜动脉之间,肾静脉受压可能影响精索内静脉回流,形成所谓近端钳夹现象;⑦右髂总动脉可能使左髂总静脉受压,影响左输精管静脉回流,形成所谓远端钳夹现象。

【问题2】为进一步明确诊断和判断病情严重程度,需要进行何种检查?

思路:在根据症状和体征作出初步诊断之后,一般还需选择一些辅助检查来帮助判断病情的严重程度以及进一步鉴别诊断。

1. 超声及彩色多普勒超声检查　特别是采用彩色多普勒超声检查,可以判断精索内静脉中血液反流现象。无创性检查,具有便捷、重复性好、分辨率高以及诊断准确的特点,可作为首选的检测方法。此外,通过超声检查还可初步判断有无腹膜后占位压迫导致的继发性精索静脉曲张。

2. 精液分析　精液如检出不成熟精子可确定睾丸功能异常。精索静脉曲张患者至少需行2次精液分析。

3. 睾丸容积测定　在精索静脉曲张的检查中,为了解睾丸是否受损及是否具备手术指征。多数学者认为,B超是测量睾丸大小最为准确的方法。

知识点

精液常规分析"正常精液标准"
（根据 2010 年 WHO 颁布的第五版《人类精液实验室检验手册》）

液化时间：室温下 60 分钟内，一般不超过 15 分钟。

正常外观：均匀的乳白色，呈半流体状。

精液量：1.5ml 以上。

pH：7.2 以上。

精子密度：1 500 万 /ml 以上。

精子总数：不少于 3 900 万 / 每次射精。

精子活率：58% 以上。

精子活力：40% 以上（A+B+C），或 ,32% 以上（A+B）。

正常形态：4% 以上。

白细胞：少于 $1×10^6$/ml。

第二次门诊记录

患者接受了相关检查。精液常规：精液量 4ml，40 分钟液化，精子浓度 $13×10^6$/ml；检查精子总数 334 个，A 级 12%，B 级 16%，精子活率 43%，形态正常，无畸形。多普勒彩超提示：左侧精索静脉最大内径 3mm，Valsalva 试验可探及反流。右精索静脉最大内径 1.5mm，Valsalva 试验未探及反流。双侧睾丸大小基本正常。超声检查双肾、输尿管未见异常，腹膜后未见明显肿大淋巴结。

【问题 3】患者精液常规及超声检查结果如何分析？

思路：患者目前精子浓度、精子活率、A 级和 B 级精子总数低于 WHO 颁布的第五版《人类精液实验室检验手册》中"正常精液标准"。B 超提示左侧精索静脉曲张，并有血液反流。睾丸大小尚正常。

知识点

精索静脉曲张引起不育的原因

至今尚未完全阐明，可能与以下因素有关：

1. 精索静脉内血液滞留，使睾丸局部温度升高，精曲小管变性影响精子的发生。

2. 血液滞留影响睾丸血液循环，睾丸组织内 CO_2 蓄积影响精子的发生。

3. 左侧精索静脉反流来的肾静脉血液，将肾上腺和肾脏分泌的代谢产物如类固醇、儿茶酚胺、5-羟色胺可引起血管收缩，造成精子过早脱落。

4. 左侧精索静脉曲张可影响右侧睾丸功能，因双侧睾丸间静脉血管有丰富的交通支，左侧精索静脉血液中的毒素可影响右侧睾丸的精子发生。

入院后进一步检查情况

专科体检双肾未扪及，双肾区无明显叩击痛。腹部平软无压痛及肌紧张，肝脾肋下未及，未扪及腹部包块，腹部叩诊鼓音，膀胱区无隆起。阴囊左侧松弛，左睾丸位置明显偏低，左精索区域触及"蚯蚓状"质软团块。右侧精索区域未触及明显异常。双侧睾丸、附睾大小、形态正常，无触痛。直肠指诊未及异常。血常规、出凝血时间、肝肾功能、血电解质均正常。胸片及心电图正常。

临床诊断：①左侧精索静脉曲张Ⅱ度；②不育。

【问题 4】患者的治疗方案应该如何选择？

患者为左侧精索静脉曲张，精液常规异常、不育，应收治入院后手术治疗。

思路：原发性精索静脉曲张的治疗应根据有无临床症状、静脉曲张程度以及有无并发症等区别对待。对于轻度无症状者可不予以处理，症状轻微且无并发不育症者可采用托起阴囊、局部冷敷以及减少性刺激等非手术方法处理。对症状明显或已引起睾丸萎缩、精液质量下降及造成不育者则应积极手术治疗。手术方式主要包括显微镜精索静脉结扎、传统开放手术的精索内静脉高位结扎（经腹股沟入路或者经腹膜后入路）、腹腔镜精索静脉高位结扎等。部分患者采用（或联用）药物（包括中医药）治疗。

知识点

1. 显微镜下精索静脉结扎术 显微外科手术治疗精索静脉曲张具有复发率低、并发症少的优势；显微外科治疗 VAC 伴不育可显著改善精液质量，提高受孕率。其主要优点在于能够很容易结扎精索内除输精管静脉外的所有引流静脉，保留动脉、神经、淋巴管，因而明显减少了复发及睾丸鞘膜积液、睾丸萎缩等并发症的发生。因此，目前显微镜下精索静脉结扎术被认为是治疗精索静脉曲张的首选方法。

2. 腹腔镜精索静脉高位结扎术 与传统开放手术比较，它具有效果可靠、损伤小、并发症少、可同时施行双侧手术、恢复快、住院时间短等优点。因此，许多临床医师认为腹腔镜主要适用于双侧经腹腔镜高位结扎术、肥胖、有腹股沟手术史及开放手术后复发者。缺点：需要全麻、设备昂贵、医疗费用较高、需具备腹腔镜技术的人员实施手术，因此基层医院推广困难。

【问题5】患者手术后应当如何随访？

思路：术后第1次随诊可在术后1~2周进行，主要检查有无手术并发症。第2次随访在术后3个月进行，主要检查精液质量及精索静脉超声检查，以后可每月定期随访，直至女方受孕。常规随诊内容包括：①病史询问；②体格检查；③精液常规；④睾丸超声检查。

（王林辉）

第二节 睾丸鞘膜积液

鞘膜积液（hydrocele）是一种泌尿外科常见疾病，可见于任何年龄。当睾丸在腹膜后下降过程中，带有两层腹膜随之一同下降，沿精索及睾丸形成鞘状突。精索部的鞘状突一般在出生前或生后短期内即自行闭锁，形成纤维索。睾丸部的鞘状突覆盖睾丸和附睾表面，称为睾丸鞘膜，内外分为脏壁两层，两层之间形成一腔隙称为鞘膜腔。正常情况下，睾丸鞘膜腔内有少量液体，以利于睾丸在腔内滑动，当鞘膜本身或睾丸附睾发生病变时，液体的分泌与吸收失去平衡，如分泌过多或吸收过少，都可形成鞘膜积液。

鞘膜积液的诊疗过程通常包括以下环节：

1. 了解患者的临床症状及体征。
2. 对鞘膜积液进行明确诊断。
3. 明确鞘膜积液的类型。
4. 采取何种治疗方式。

临床病例

患者，男性，25岁，公司职员。左侧阴囊肿大5年。患者5年前无明显诱因发现左侧阴囊肿物，肿物缓慢增大，昼夜无明显变化，无疼痛。亦无明显尿频、尿急、尿痛、发热等不适，精神食欲可，无明显消瘦，大便正常，夜间睡眠好。既往1岁时曾行"左侧腹股沟疝修补术"，无其他特殊病史，无烟酒嗜好。

【问题1】通过上述病史特定，该患者的可能诊断是什么？

根据患者的主诉、症状和个人史，应怀疑睾丸鞘膜积液可能，但需与腹股沟疝等疾病相鉴别。

思路1：青年男性，无明显外伤史，阴囊内无痛性囊性肿物。

> **知识点**
>
> **鞘膜积液的分类**
>
> 　　根据鞘膜积液所在的部位和鞘状突闭合的情况分为:睾丸鞘膜积液、精索鞘膜积液、混合型鞘膜积液、婴儿型鞘膜积液、交通性鞘膜积液。
>
> 　　鞘膜积液有原发性和继发性两种。原发者病因不清,病程缓慢,常为鞘膜慢性炎症反应,可能与创伤和炎症有关。继发者则有原发疾病,如急性睾丸炎,附睾炎、疝修补、阴囊手术后或继发高热、心力衰竭等全身症状时,表现为急性鞘膜积液。慢性鞘膜积液见于睾丸附睾炎症、结核、梅毒及肿瘤等。
>
> 　　在热带和我国南方,通常有因丝虫病或血吸虫病引起的鞘膜积液。婴儿型鞘膜积液与淋巴系统发育迟缓有关,当鞘膜的淋巴系统发育完善后,积液可自行吸收。

　　思路2:鞘膜积液临床表现相对简单,但问诊时也要根据囊肿的特点收集病史,仔细鉴别。

> **知识点**
>
> **鞘膜积液的临床表现**
>
> 　　大多数鞘膜积液一般无自觉症状,常在洗澡时或体检时被偶然发现。当积液量较多、肿物增大及张力增高时,立位可有下坠感或轻度牵拉痛。巨大的鞘膜积液时,阴茎缩入包皮内影响排尿、性生活和行动。
>
> 　　当鞘状突未闭,腹腔和鞘膜腔相通,腹腔内液可流至鞘膜腔,鞘膜腔液也可流回腹腔,因此鞘膜积液的程度与体位有明显关系。患者表现为站立活动时阴囊内肿物增大,平卧休息时阴囊内肿物缩小或消失,称之为交通性鞘膜积液。
>
> 　　婴儿型鞘膜积液鞘状突在内环处闭合,精索处未闭合并与睾丸鞘膜相通。新生儿鞘膜积液的形态随鞘状突闭合的部位的高低而变化,外观多呈梨形,外环口虽因受压扩大,但与腹腔不相通。新生儿鞘膜积液多数随小儿生长发育而消退,少数消退缓慢或囊内压过高者,可影响睾丸血液循环和发育。

　　思路3:体格检查有无明显的阳性体征是诊断的重要手段。

> **知识点**
>
> **体格检查阳性体征**
>
> 　　肿物位于阴囊内,睾丸鞘膜积液多数呈卵圆形或梨形,表面光滑,无压痛,有囊性感,一般体积大,睾丸附睾触摸不清,透光试验阳性。巨大鞘膜积液时,阴茎因阴囊增大而内陷。
>
> 　　精索鞘膜积液位于睾丸上方,或腹股沟内,体积小,可为多囊性,张力大,沿精索生长,囊肿可随精索移动,其下方可触及睾丸和附睾。
>
> 　　混合型鞘膜积液即同时存在睾丸及精索鞘膜积液,两者并无交通,可并发腹股沟疝或睾丸未降等异常。

　　【问题2】根据病史和体格检查,鞘膜积液诊断一般不困难,但应与哪些疾病进行鉴别?

　　本病诊断不困难,一侧阴囊内逐渐增大的无痛性肿物,触之光滑,囊性,透光试验阳性可资诊断。但若伴有炎症、出血等,透光试验可为阴性。B超检查可见肿块为液性暗区。

　　思路1:与腹股沟疝鉴别。

　　阴囊内或腹股沟可及肿物。除非发生绞窄,一般疝内容物可还纳,立位时出现,平卧位时消失,外环口增大,咳嗽时有冲击感,叩诊鼓音,可听到肠鸣音,透光试验阴性。鞘膜积液立卧位时大小无改变,透光试验阳性。先天性鞘膜积液因鞘状突未闭,平卧后或对肿物稍加压时,积液可缓慢进入腹腔而消失。

思路 2：与精液囊肿相鉴别。

精液囊肿常位于睾丸上方，附睾头部，多呈圆形，体积较小，一般在 2cm 左右，可清楚摸到睾丸，诊断性穿刺可抽出乳白色液体，可内含死精子。

思路 3：与睾丸鞘膜积血鉴别。

睾丸鞘膜积血有外伤史或穿刺史，阴囊肿胀疼痛，皮肤出现瘀斑，透光试验阴性。可穿刺抽出鲜血、褐色陈旧性血液或血块。

思路 4：与睾丸肿瘤鉴别。

睾丸肿瘤呈实性肿物有沉重感，透光试验阴性，质地坚硬无弹性，一般呈持续性增长。B 超或 CT 检查有助于鉴别。

思路 5：与睾丸梅毒鉴别。

患者常有冶游史，睾丸肿大并有结节，质地硬而无感觉，有面团感觉，血康华反应阳性。

【问题 3】明确诊断后，采取何种治疗方法？

鞘膜积液治疗分为非手术治疗和手术治疗，对不同症状的患者，根据具体临床表现采取相对应的治疗方法。

思路 1：非手术治疗。

> **知识点**
>
> 随访观察适用于病程缓慢，积液少、张力小、长期不增大，并且无明显症状者。婴儿鞘膜积液往往可自行吸收，因此可观察至两岁，若鞘膜积液仍存在或者增大，则考虑手术治疗。因全身疾病引起的积液，当全身疾病痊愈后，积液可能自行吸收。
>
> 保守治疗对于急性炎症引起的反应性积液以及外伤性积液，对症处理后，积液可自行消退。急性期需卧床休息，抬高阴囊，如胀痛剧烈可穿刺抽液，减压后疼痛可缓解，并且有助于摸清阴囊内容物情况，以确定诊断。穿刺抽液在临床上也应用于婴幼儿积液较明显、张力大且不能自行吸收者。主要目的是减少阴囊内积液量，防止压力过大影响婴幼儿睾丸发育。单纯抽液极易复发，价值不大，较少使用。

思路 2：手术治疗。

鞘膜积液术式根据不同类型会有不同，手术治愈率较高。

> **知识点**
>
> 鞘膜翻转术是临床最常用的手术方式，手术简单，效果好。适用于先天睾丸鞘膜积液经长期非手术疗法未能治愈者，以及较大的睾丸鞘膜积液，特别是鞘膜增厚或丝虫病所致者。术中将壁层鞘膜大部切除，然后将其边缘翻转缝合在一起，可达到使鞘膜分泌减少，加快吸收的目的。术后应注意抬高阴囊，如无出血、渗液情况，伤口引流物于术后 24 小时拔除。
>
> 鞘膜切除术为临床常用的手术方式，适用于精索鞘膜积液，即精索囊肿，以及鞘膜明显增厚者。因几乎切除全部鞘膜，手术复发机会少。根据囊肿的部位选取阴囊或腹股沟切口，创面必须充分缝扎止血以免形成血肿。术中仔细操作，小心勿损伤输精管以及精索血管。术后应用抗生素预防感染，伤口引流物一般在 48 小时内拔除。

> **知识点**
>
> 交通性鞘膜积液常采用腹股沟切口，在内环处高位切断及缝扎鞘状突，同时将睾丸和鞘膜由切口挤出，行鞘膜翻转或鞘膜切除。

　　行疝修补术或其他阴囊手术的患者，应考虑同时行鞘膜手术，以防止术后发生继发积液。疝修补手术时，疝囊如不全部剥离切除，则下端最好敞开，避免术后继发鞘膜积液。

要点解析：
1. 鞘膜积液分为　睾丸鞘膜积液、精索鞘膜积液、混合型鞘膜积液、婴儿型鞘膜积液、交通性鞘膜积液。
2. 鉴别诊断　腹股沟疝、精液囊肿、睾丸鞘膜积血、睾丸肿瘤、睾丸梅毒。
3. 鞘膜翻转术和切除术是临床常见的治疗方式。

（邓耀良）

第三节　泌尿系统异物

一、上尿路异物

　　肾和输尿管异物较为罕见，一般见于医源性异物残留或外伤时的异物刺入，多有明确病史。

　　外伤时的异物刺入，常伴有复合伤，通过急诊手术取出异物，并行上尿路修补，多数情况下手术难度并不会很大，但要注意取出异物的完整性，避免碎片残留。当创伤严重，难以修复或存在难以控制的出血危及患者生命时，偶有需要切除患侧肾脏的情况，需要注意的是任何时候选择切除患侧肾脏，都应尽可能对对侧肾脏功能进行评估。

　　医源性异物多见于泌尿系腔镜手术术后，由于各种原因导致的输尿管支架残留，或者输尿管镜术中辅助器械的损坏残留，如异物钳钳齿断裂，封堵器或套石篮等断裂等。医源性异物残留极为罕见，术中器械损坏一般可以当场发现，经由腔内途径进入的器械碎片仍可在腔镜下取出，值得注意的是，一些器械残片可能边缘锐利，如有条件，在取出时可尝试留置输尿管鞘以避免损伤。输尿管支架残留患者可能在数年后甚至数十年后就诊，临床处理相对困难。

临床病例

　　患者，男性，44岁，主诉反复尿频尿急尿痛5年余，逐渐加重就诊。就诊前近半年来，辗转多家医院均以"前列腺炎"或"尿路感染"等诊断予以药物治疗，症状无改善。多次尿常规检查均见尿白细胞>100/HP，尿红细胞50~100/HP，尿细菌学检查提示多重耐药大肠埃希菌。体格检查可见左腰肋部手术切口，左肾区叩击痛阳性。既往史：20年前因左侧肾盂输尿管连接部狭窄于外院行手术治疗，术后未复查随访。

【问题1】针对该患者所述病史情况，最优先考虑完善哪项检查？

　　门诊行CT提示左侧输尿管DJ管残留，左肾结石，左侧输尿管结石，膀胱结石（图12-3-1）。

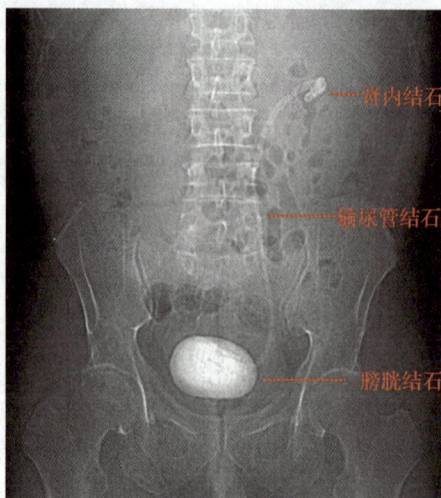

图 12-3-1　泌尿系统 CT 重建可见输尿管支架及伴发结石

思路:

1. 对于反复尿频尿急尿痛伴尿红白细胞升高的患者,应完善影像学检查,以排除结石、肿瘤等疾病,尿路上皮肿瘤对于机体同样是异物,可引起尿红白细胞升高。一些尿路结石患者,可能病史并无明显的肾绞痛病史,但可引起反复尿路感染。一些泌尿系统解剖结构异常,也可导致迁延难愈的尿路感染,如膀胱憩室、肾积水等。此外,CT 或 MR 下的肾脏形态是判断如肾结核等特异性感染的重要诊断手段。

2. 患者有 PUJ 手术史,成人 PUJ 整形手术后仍然有较高概率存在肾积水,该患者术后长期没有随访,应完善影像学检查判断有无肾积水,及是否与下尿路症状相关。

3. 泌尿系统术后支架残留,并非常见疾病,虽然患者有相关病史,但一般在初诊时不会被列入首先考虑的诊断,不过该患者通过 CT 检查已经可以明确诊断。多数泌尿系异物残留的患者会主诉反复的尿路感染,下尿路刺激症状或血尿等,支架管可成为结石核心,在肾盂输尿管甚至膀胱形成充填形结石。结石和异物共同成为异物刺激反应的病原并时常继发感染。通过 CT、MR、IVU 或者超声检查等可以明确诊断。

【问题 2】该患者下一步应完善哪些必需的检查?

思路: 核素肾图提示左肾 GFR 38.4ml/(min·1.73m²),右肾 64.2ml/(min·1.73m²),尿白细胞>100/HP;中段尿培养提示大肠埃希菌,碳青霉烯类抗生素敏感。

该类患者治疗上一般需要手术干预,术前应对泌尿系感染情况进行细致的评估,包括尿白细胞、尿细菌学检查以及血 C 反应蛋白、降钙素原等指标;尤其是此类患者往往有较为复杂的抗生素治疗史,细菌培养以及药敏可以指导术后的药物使用。核素肾图或泌尿系造影检查对于术前评估患肾功能有重要意义。

【问题 3】此类患者治疗计划中,应当注意哪些问题?

此例患者最终接受了三期手术,一期左肾 PCN 穿刺引流,二期经尿道膀胱碎石取石,三期顺逆联合经尿道输尿管镜以及经皮肾镜碎石后取出结石(图 12-3-2,图 12-3-3)。

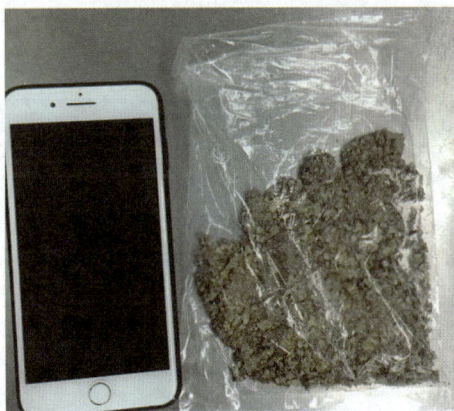

图 12-3-2　膀胱碎石取石术中取出的结石碎片

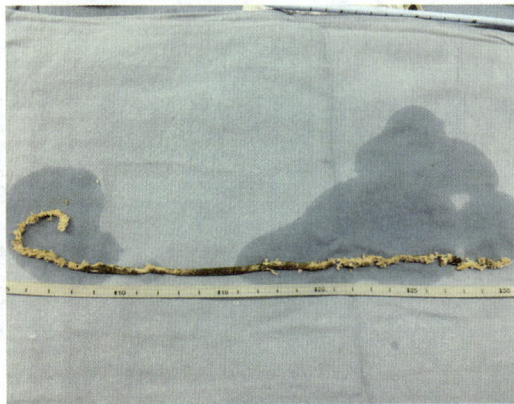

图 12-3-3　最终取出的 DJ 管

思路:

1. 此类患者首选依然是腔内处理,当然巨大的膀胱结石也可以考虑膀胱切开取石。

2. 无论选择何种手术方式,这类患者往往伴有严重的泌尿系感染,同时患肾尿液引流不畅,在积极使用抗生素的前提下,建议考虑先行肾穿刺引流。

3. 取出残留支架时,往往需要先行处理支架管壁附着的结石,可在腔镜下通过激光或超声冲击波等粉碎附着结石。若患肾结石巨大,建议首先通过经皮肾通道处理肾盂充填性结石,确保肾盂引流管的通畅引流,以避免处理膀胱结石时尿液及灌注液反流造成的肾盂内压升高。在处理完附着结石后,一般残留异物都可以通过腔镜取出,鲜有需要开放手术的报道。

二、下尿路异物

相对而言,下尿路异物更为多见。原因多见于医源性异物置入,患者或其亲友置入等。

医源性异物置入中较为常见的有导尿管气囊残片,导尿管气囊爆裂在临床工作中并不罕见,气囊充气或者注水过多、导尿管本身质量不佳、膀胱结石残留、导尿管牵拉导致气囊压力过大等都有可能造成导尿管气囊爆裂,此时脱落的导尿管气囊一定要进行复原,若发现有缺损应及时告知患者,并嘱其随访并在排尿时使用容器,以确保若排尿时排出碎片可以及时发现,一般情况下气囊碎片是可以伴随患者排尿排出的,必要时可以通过膀胱镜取出。诊断时CT可以作为参考,但较小的导尿管气囊碎片在CT中基本不显影,往往在继发形成结石后才被发现。此时,可击碎结石后取出碎片。临床中也可能遇到导尿管气囊通道损坏,无法排气或排水,若通道注水回抽失败,剪断尿管等尝试皆无法解决问题时,可以在超声引导下细针穿刺气囊。

在女性患者中,另一类常见的医源性膀胱异物是宫内节育器,炎症刺激以及异物的排斥反应可能导致宫内节育器的异位游走,进入膀胱(详见下文临床病例)。

一些患者或其亲友缺乏生理卫生知识,或因特殊癖好,有意或无意将异物置入患者下尿路也是泌尿科急诊常见情况。女性一般是膀胱异物,而男性多见嵌顿于尿道球膜部。此类患者有明确的病史,值得注意的是在急诊处理时有时需要和患者及其亲友反复确认异物的数量。术前应通过CT或X线片明确异物位置、形状、数量等,一般X线片中,耻骨联合下方的高密度影考虑尿道异物,CT在判断异物位置时更为准确,有时数枚堆积嵌顿在一起的异物,影像学手段是难以确认其数量的,必要时术中摄片以明确异物已被取尽。临床工作中此类异物一般可以通过膀胱镜取出,但建议在充分麻醉条件下手术,充分润滑尿道,一定在直视条件下取异物,有时形状不规则的异物在尿道中难以调整角度,可将其缓缓推入膀胱,然后在膀胱中调整至其长轴位再取出,必要时可以做简单的膀胱切开取异物。尤其需要注意的是,一定避免盲目推挤异物,除了尿道损伤,一些有锐利边缘的异物可能刺入尿道,此时甚至需要经会阴切开尿道才能取出。

临床病例

女性,33岁,反复尿频尿急伴间歇血尿数月就诊,盆腔CT见膀胱内"T"形高密度影伴金属伪影(图12-3-4,图12-3-5)。追问病史,患者10余年前生育后置入宫内节育器,两年前出现意外妊娠,流产后妇科检查发现原节育器已"掉落",遂于当地医院再次留置宫内节育器。

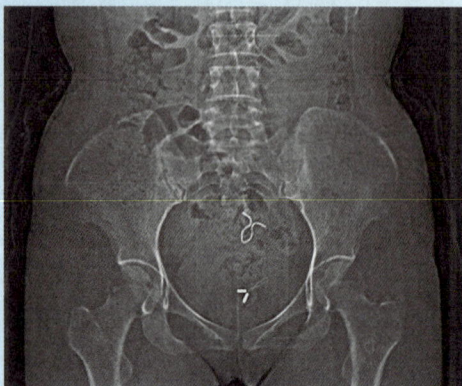

图 12-3-4　盆腔 CT 重建见盆腔
两枚节育器

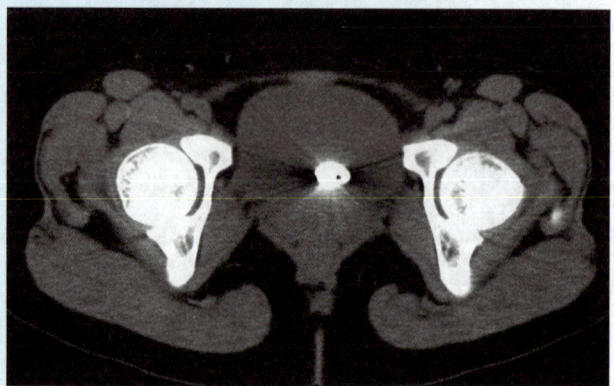

图 12-3-5　盆腔 CT 横断面,膀胱内
极高密度影伴金属伪影

【问题】此类患者的诊断和治疗中需注意哪些问题?

1. 由于宫内节育器的大量使用,此类患者在我国并不罕见。在临床中只要对于此类情况有所认识,结合病史以及影像学检查结果不难诊断。

2. 多数患者以反复尿路感染以及下尿路刺激症状就诊,影像学检查可见呈现T形或梭形等特异形状的高密度影,CT和MR中可出现金属伪影。

3. 多数宫内节育器在击碎表面结石后是可以通过尿道取出的,但操作时依然要注意避免尿道损伤,笔者推荐使用膀胱镜取出时,先行将尖端取出至尿道外口,然后慢慢旋转宫内节育器寻找最佳角度,将其拉出尿道,若有明显阻力时,必要时仍应考虑通过手术切开膀胱取出异物。

(薛 蔚)

第四节　泌尿系统子宫内膜异位症

子宫内膜异位症（endometriosis）是指具有生长功能的子宫内膜腺体及基质种植在子宫内膜以外的组织器官中，是育龄期妇女的常见病。病变多位于卵巢等盆腔脏器，在所有子宫内膜异位症的患者中，约1%累及泌尿系统。泌尿系统子宫内膜异位症（urinary tract endometriosis，UTE）中，70%~85%的病灶位于膀胱，9%~23%累及输尿管。膀胱子宫内膜异位症（endometriosis of bladder）是指子宫内膜腺体及间质位于膀胱逼尿肌组织中，其中膀胱底部及顶部最常受累。由于泌尿系统子宫内膜异位症临床少见，症状隐匿且缺乏特异性，确诊及定位具有一定困难，容易误诊及漏诊，严重者将导致输尿管扩张及肾积水，并对肾功能造成损害。

临床病例

患者，女性，36岁，因"间歇性月经净后伴肉眼血尿6年"来门诊就诊。患者自6年前开始出现月经干净后1~2天肉眼血尿，呈鲜红色伴血块，伴尿频尿急尿痛，无发热，经净后下腹坠胀感，症状持续1周后自行好转。上述症状6年来间歇性出现。自觉月经量较前明显减少，无明显经期腹痛，无性交痛，无月经淋漓不尽。末次月经为2周前。患者未婚，有性生活史，孕1产0，10年前因"早孕"行"药物流产＋清宫术"，目前未避孕。余既往史、个人史及家族史无特殊。

【问题1】通过上述问诊，该患者可疑的诊断是什么？

根据患者主诉，症状及月经婚育史，应注意考虑泌尿系统子宫内膜异位症的可能。

思路1：患者为育龄期女性，以"间歇性肉眼血尿"为主诉，并伴有膀胱刺激征，需对该"肉眼血尿"进行鉴别诊断。

1. 泌尿系感染　主要表现为膀胱刺激征，部分患者可有全身感染症状，抗感染治疗有效。该患者病程较长，需考虑泌尿系统结核的可能性。膀胱结核主要临床表现为无痛性血尿及尿频，尿抗酸杆菌培养，IVP，膀胱镜检查等可明确诊断。

2. 膀胱结石　主要临床表现为下腹部疼痛，排尿时明显，常为表现为终末血尿。B超可见高回声伴声影，其位置随体位改变。膀胱镜为最可靠的辅助检查手段，可直接观察结石数目、大小及形状。

3. 膀胱癌　主要临床症状为间断全程无痛性肉眼血尿，可伴有膀胱刺激征。B超、尿脱落细胞及膀胱镜活检可明确诊断。

4. 上尿路来源血尿　上尿路结石、上尿路尿路上皮肿瘤、肾癌等。输尿管结石：主要症状为输尿管区绞痛伴血尿，可伴有结石近端尿路积水；输尿管尿路上皮肿瘤：主要症状包括间歇性无痛性肉眼血尿，膀胱镜检查可见输尿管口喷血，部分患者尿脱落细胞（+）。

知识点

泌尿系统子宫内膜异位症的临床表现

泌尿系统子宫内膜异位症的症状因病灶部位、大小而不同，并随月经周期发生相应变化。膀胱子宫内膜异位症的表现常缺乏特异性，可表现为膀胱刺激征及血尿，呈与月经周期相关的周期性发作。病灶小或存在于浆膜面的患者可无明显症状，或仅表现为经期相关的下腹疼痛或压迫感；而病变累及逼尿肌的患者则可出现比较明显的临床症状。若生育年龄女性有顽固性、原因不明的泌尿系症状应想到有膀胱子宫内膜异位症可能。

输尿管子宫内膜异位症的临床症状主要有2类：盆腔子宫内膜异位症本身的症状及输尿管受累引起的尿路症状，包括与月经有关的腰部疼痛、肉眼血尿及盆腔包块等，部分患者有合并肾积水的肾功能损害表现。

思路2：对于怀疑泌尿系统子宫内膜异位症的患者，在体格检查时应进一步行妇科专科检查。该患者体格检查结果为：腹部体格检查无特殊，双肾区叩击痛（–）。妇科双合诊触及左附件区一5cm×5cm大小包块，边界清,活动度可,无压痛,右附件区未见明显包块,无压痛。阴道前穹窿触及一 3cm×3cm 大小包块,质硬,边界清,活动度可,触痛(+)。双侧腹股沟区未触及明显肿大淋巴结。

知识点

泌尿系统子宫内膜异位症专科检查

子宫内膜异位症多累及卵巢,妇科检查若提示卵巢、子宫及盆腔间隙内病灶,需高度怀疑是否合并泌尿系统子宫内膜异位症。

【问题 2】该患者需进一步完善哪些相关检查?

思路:尿常规、肾功能、泌尿系超声、IVP、CT、MRI 等均是常用的泌尿系统疾病检查手段。膀胱镜可对尿道、膀胱及输尿管口进行直接观察,并可以对病灶进行活检。对于考虑子宫内膜异位症的患者来说,妇科超声是重要的检查手段。

该患者进一步完善以下相关检查:

1. 血常规、尿常规、肾功能 无特殊。
2. 妇科及泌尿系超声 子宫多发肌瘤,左侧卵巢液囊性暗区(子宫内膜异位症)首先考虑,膀胱后壁低回声(子宫内膜异位症首先考虑)。
3. IVP 未见明显异常。
4. 盆腔 MRI 左侧卵巢子宫内膜异位囊肿;膀胱后壁与子宫前壁间隙病灶,考虑子宫内膜异位结节伴粘连;子宫多发小肌瘤。
5. 膀胱镜 膀胱壁见子宫内膜异位病灶可能,未进一步活检。

知识点

血尿的相关检查方法

对以血尿为主要临床表现的患者来说,诊断需明确血尿来源的部位及性质。尿常规红细胞形态可区分肾性及肾后性来源的血尿,并可进行尿脱落细胞检测及细菌培养。超声、CT 及 MRI 均为无创性检查,超声是最常用的检查手段,可明确病灶位置及范围,结合 CT 及 MRI 可明确盆腔粘连情况,进行术前评估;IVP 可显示尿路形态及分侧肾功能;膀胱镜可对膀胱内病灶进行全面检查。考虑有泌尿系统子宫内膜异位症的患者,泌尿系超声、妇科超声、盆腔 MRI、IVP 等可对子宫内膜异位病灶进行定位,必要时行膀胱镜及输尿管镜检查,明确病灶性质。

【问题 3】该患者下一步该如何治疗?

思路:泌尿系统子宫内膜异位症的治疗需结合患者个体情况,病灶累及范围及深度,肾功能情况,由妇科及泌尿外科医生共同参与并选择合适治疗方式。

该患者病程较长,血尿明显,手术意愿较强,故将患者收治入院。完善相关术前检查,排除手术禁忌。手术可于开放及腹腔镜下进行。患者目前未育,要求保留子宫及卵巢,与患者充分沟通后,选择开放手术。

手术治疗情况:患者于硬膜外麻醉下行"经腹膀胱子宫内膜异位病灶剔除术,膀胱修补术,左侧卵巢囊肿剔除术,子宫肌瘤剔除术"。术中见:子宫前壁与膀胱后壁形成致密粘连,子宫前壁及膀胱后壁之间可及一质硬包块,直径约 2.5cm,打开膀胱后见子宫内膜异位样病灶侵及膀胱黏膜层,切除膀胱子宫内膜异位病灶,并连续缝合膀胱壁。

病理标本送检:①左侧卵巢囊肿,剖视囊墙内未及乳头样组织;②膀胱子宫内膜异位病灶 1 个,质硬,内见咖啡色样液体;③子宫肌瘤 5 枚,大小 0.5~2cm 不等,质韧,色白,切面呈旋涡状。

术后病理报告:(子宫)多发性平滑肌瘤;(左侧)卵巢子宫内膜异位囊肿;(部分膀胱)子宫内膜异位(腺肌病)。

泌尿系统子宫内膜异位症的治疗

泌尿系统子宫内膜异位症的治疗包括药物治疗及手术治疗。药物治疗主要是通过内分泌治疗,包括雌孕激素联合治疗、孕激素治疗等。若药物治疗无效,疼痛及泌尿系症状持续存在,并引起输尿管狭窄及肾功能损害,以及无法耐受或拒绝接受内分泌治疗的患者,可予手术治疗。

膀胱子宫内膜异位症的手术治疗应根据病灶累及膀胱壁的程度决定手术方式:①侵及膀胱壁浆膜层,可分离病灶下的膀胱浆膜与肌层组织,并切除病灶;②累及膀胱肌层或全层,手术切除病灶或部分膀胱,并重建膀胱。并结合妇科情况,手术后进一步妇科随诊及治疗。由于子宫内膜异位症患者可能存在盆腔内粘连,且若病灶浸润程度较深,则术中可能会造成膀胱、输尿管及肠管的损伤,需于术前充分告知患者。同时,由于子宫内膜异位症存在复发的可能,术后存在需接受长期治疗的可能。

若输尿管子宫内膜异位症合并肾积水,则建议首选手术治疗,解除输尿管梗阻。同样也应根据病灶累及输尿管壁程度决定手术方式:①若病灶种植表浅,分离输尿管周围组织,切除表浅病灶;②若病灶累及输尿管致部分梗阻,可行输尿管松解或输尿管部分切除术,术后放置双J管;③若病灶累及输尿管致完全梗阻,可行病灶切除、输尿管部分切除及输尿管端-端吻合术、输尿管膀胱吻合术等。

要点解析:

1. 泌尿系统子宫内膜异位症为少见疾病,其病因和发病机制目前尚未明确,临床表现复杂多样,无特异性的诊断方法。育龄期妇女若出现与月经周期相关的泌尿系统症状,需考虑该病的可能性。

2. 考虑泌尿系统子宫内膜异位症的患者,需明确病灶部位,包括妇科相关检查、并明确盆腔及泌尿系受累情况。

3. 泌尿系统子宫内膜异位症治疗需结合病灶部位、累及范围、肾功能情况、患者生育等个体情况,其根本目的是缓解症状、去除病灶、解除尿路梗阻、保护肾功能。

(谢立平)

第五节　泌尿系统及男性生殖系统棘球蚴病

棘球蚴病(echinococcosis),是由棘球绦虫的幼虫寄生于人兽体内引起的疾病,又称包虫病(hydatidosis)。棘球蚴病是一种全球性疾病,主要流行于畜牧地区。在我国多见于西北、西南地区。人类通过密切接触携带虫卵的犬、羊而感染。肾棘球蚴病占所有棘球蚴病的2%~4%。基于大量文献检索的结果,临床报道绝大多数为肾囊型棘球蚴病。

临 床 病 例

患者,男性,17岁,蒙古族。体检发现左肾占位4个月余。

患者自诉于4个月前,在布克赛尔蒙古自治县人民医院体检,行B超检查:左肾囊性不均匀性占位。患者无恶心、呕吐、发热、寒战、尿频、尿痛等症状。病程中,患者一般情况可,神志清,精神可,饮食及睡眠可,大小便正常,饮食及睡眠可,近期体重无明显变化。既往无特殊病史,无手术外伤史。久居牧区,家中饲养犬类。

【问题1】通过上述问诊,该患者可疑的诊断是什么?

思路:年轻男性,无症状肾囊性占位性病变,有牧区居住史,家中饲养犬类,肾棘球蚴病可能。

知识点

肾棘球蚴病流行病学

棘球蚴病是流行于世界畜牧业发达地区常见的人畜共患性寄生虫病。在我国,新疆、西藏、青海、内蒙古、四川为棘球蚴病高发地区。家犬是细粒棘球绦虫的终宿主,也是最主要的传染源。成虫寄生在犬的小肠,人误食虫卵后,虫卵在人小肠内卵化成六钩蚴,六钩蚴穿透肠黏膜进入血液循环和淋巴循环至肝脏、肺脏及其他脏器。棘球蚴可生长在全身任何脏器组织,最易感染肝脏和肺脏。

知识点

肾棘球蚴病临床表现

肾囊型棘球蚴病常可潜伏多年无任何症状,常被偶然发现。最常见的症状是腰部可触及包块(41%),腰痛(35%),血尿(35%),蛋白尿(9%)。常见的并发症是感染、脓肿、出血、坏死及尿路梗阻。但是上述症状不具特异性,唯一具备特异性临床表现的是棘球囊尿。

【问题2】为进一步明确诊断,需要进行何种检查?

思路:根据患者病史及居住史进行初步诊断后,仍需要进行泌尿系B超,泌尿系CT平扫+增强扫描,棘球蚴四项等检查明确诊断,并与其他疾病相鉴别。

知识点

肾棘球蚴病的诊断

在流行地区的居住史或旅行史对临床诊断有重要的参考意义,有时对诊断的确立起关键作用。棘球蚴病患者早期可无任何症状,往往在影像学检查中发现。

典型肾囊型棘球蚴病的超声图像为圆形或椭圆形,边界清晰,包膜较厚,内为分格状的液性暗区。超声上发现子囊是棘球蚴病具有的特异性表现。

CT表现多为圆形或类圆形,CT值为 $-25\sim-15Hu$ 的低密度病灶,边缘光滑清晰,囊内密度均匀一致,若显示为大小不等的车轮状,圆形更低密度影,提示囊内存在着多个子囊。CT较超声能更易发现钙化的囊壁和子囊,比超声更敏感、准确。CT不仅能协助诊断,还可以详细描述残留的肾实质,棘球蚴囊是否和泌尿系相通以及是否存在肾外病变。

近年来,应用棘球蚴病特异性抗体检测试剂盒,利用囊液抗原、B抗原、头节抗原和泡球蚴组织抗原(Em2)4种抗原并联检测,因其快速、简便、特异性强、准确性高、无须任何特殊设备等优点,既能用于临床诊断又能应用于流行病学调查,兼顾诊断和鉴别诊断。

检查结果回报

泌尿系超声:左肾下极可见 6.7cm×4.7cm 的类圆形低回声区,可见强回声壁,内可见数个小类圆形无回声,CDFI:未见血流信号,肾盂肾盏未见扩张。考虑:棘球蚴病。

泌尿系CT:左肾下极可见一混在密度肿块,边缘可见多发条状钙化影,内部密度不均匀,可见多发类圆形低密度影,增强后病灶内部未见明显强化(图12-5-1)。

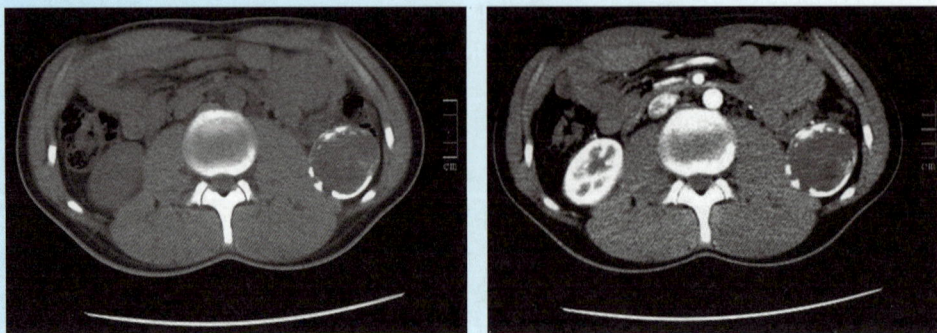

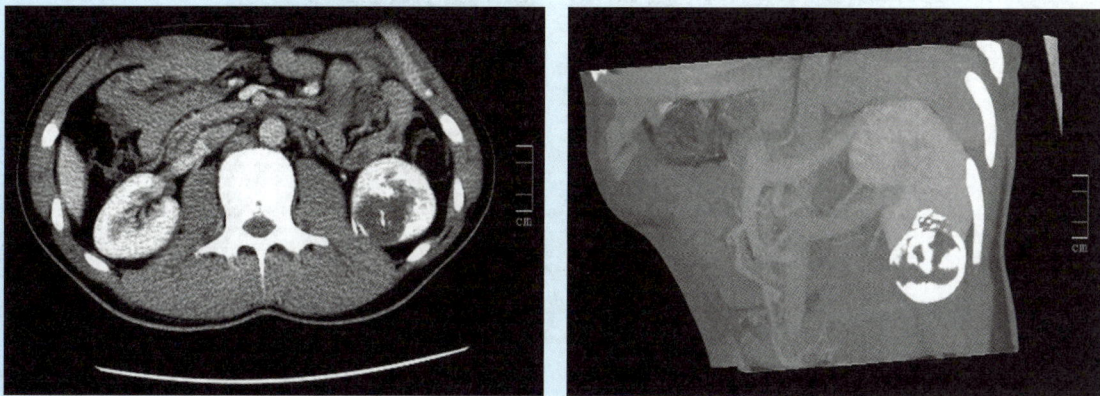

图 12-5-1　肾 CT 扫描

棘球蚴四项:抗 EgB 抗体(+),抗 EgCF 抗体(+-),抗 EgP 抗体(+-),抗 Em2 抗体(-)。

【问题3】患者的治疗方案如何选择?

思路 1:外科治疗为肾棘球蚴病的主要治疗方法。

知识点

肾棘球蚴病的治疗方法

1. 外科治疗　解除棘球蚴对肾组织的破坏,抑制棘球蚴产生过敏反应及种植播散是治疗肾囊型棘球蚴病的主要目的。手术仍是目前治疗肾囊型棘球蚴病最有效的方法,治疗的原则应根据残余肾功能,棘球蚴囊大小、数目、位置及自身外科技术,确定手术方案。应尽可能选择彻底切除病变,防止复发,而又能保留肾功能的手术。主要术式包括:

(1)完整外囊摘除术:最大限度地保留了残余的肾组织,是肾囊型棘球蚴病最理想的手术方式(图 12-5-2)。

(2)肾部分切除术:适用于长在肾脏上极或下极或向外突出明显且局部肾组织损害较重者的肾棘球蚴病。此手术方式较完整外囊摘除术损失肾实质多。

(3)肾切除术:当棘球蚴破入集合系统、破裂合并感染、肾组织结构严重破坏时可考虑肾切除术。

(4)肾囊型棘球蚴病的腹腔镜治疗:一般不推荐使用该方法。仅在腹腔镜技术成熟,病变较小,位置合适的情况下慎重选择。

2. 药物治疗　使用阿苯达唑或甲苯达唑对棘球蚴病进行控制。

思路 2:该患者棘球蚴病灶位置特殊,位于左肾下极,经过严格缜密的讨论分析,最终选择了经腹的腹腔镜下肾部分切除术,既最大程度保留患者肾功能,相较于传统开放手术又减少了手术创伤,术后标本见图 12-5-2。

肾棘球蚴病腹腔镜下肾部分切除术(视频)

315

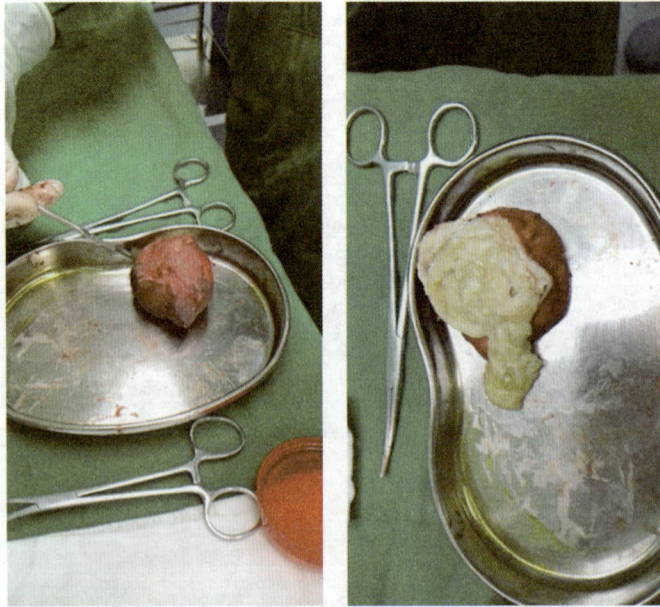

图 12-5-2 术后标本

术 后 情 况

病理回报:(左肾)细粒棘球蚴病,外囊壁为增生的纤维结缔组织,胶原纤维增生,囊壁内可见扩张充血的血管,淋巴细胞灶性聚集,内囊壁与外囊壁分离,可见板层样角皮质结构(图 12-5-3)。

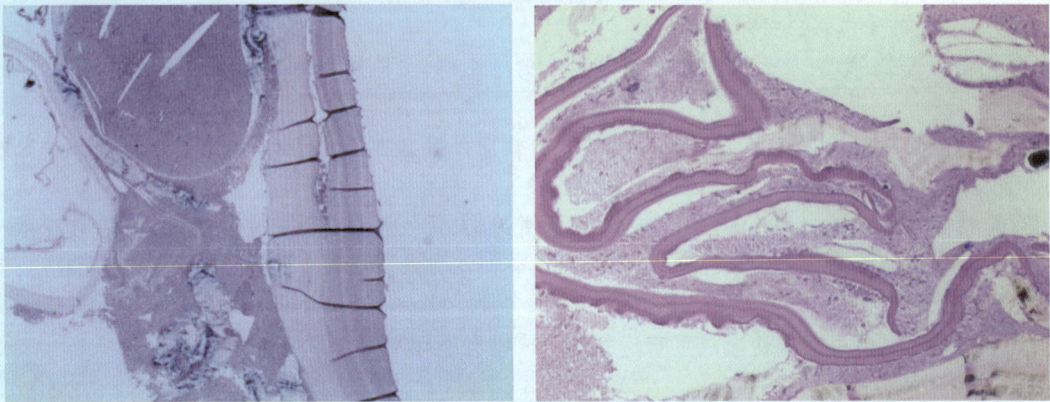

图 12-5-3 (左肾)细粒棘球蚴病

随访 4 个月,未见复发。

要点解析:
1. 特殊病史 牧区生活史、旅游史,犬类饲养史。
2. 临床表现 腰部可触及包块,腰痛,血尿,蛋白尿,棘球囊尿。
3. 诊断方法 主要依靠病史及影像学检查。
4. 治疗方法 ①外科治疗:完整外囊摘除术,肾部分切除术,肾切除术,肾囊型棘球蚴病的腹腔镜治疗;②药物治疗。

(王行环 王玉杰)

第十三章　阴茎勃起功能障碍及男性不育

第一节　阴茎勃起功能障碍

男性正常性功能的维持需要人体多个系统的参与,包括神经系统、心血管系统、内分泌系统和生殖系统的协调一致,除此之外,还须具有良好的精神状态和健康的心理状态。某个或某几个系统或精神心理方面发生异常变化,将会影响性生活的质量,表现出性功能障碍。最常见的性功能障碍是阴茎勃起功能障碍(erectile dysfunction,ED),指阴茎持续不能达到或维持足够的勃起以完成满意的性生活。国内外的数据显示中年男性 ED 患病率为 40.2%~52%,严重影响患者的身心健康。阴茎勃起是神经内分泌调节下一系列有序的生物活动,这种活动需要神经、内分泌、血管、阴茎海绵体及心理因素的密切协同,并受全身性疾病、营养与药物等多因素的影响,其中任一方面的异常均可能导致 ED。目前认为 ED 通常是多因素导致的结果。

临床病例

患者,男性,48 岁,教师,因"勃起困难 1 年余"就诊。

患者结婚 23 年,婚后勃起功能正常,近 1 年来出现勃起困难。性生活频率每月 2~3 次,在妻子帮助下偶能插入,插入后不到 1 分钟未射精即疲软,无法继续性生活。自觉极大的挫败感,逐渐发展至惧怕性生活。自诉少有夜间勃起和晨勃,晨勃时不坚硬,约成 60°。多次于当地镇医院及老中医处治疗,服用"补肾壮阳中药"效果均不理想。

患者平素身体健康,否认外伤手术史、慢性疾病史及药物滥用(包括吸食毒品)史。妻子 42 岁,身体健康,月经周期规律,无妇科疾病史。

体格检查:身高 169cm,体重 65kg,胡须及体毛分布正常,喉结明显,正常男性乳房。阴毛呈倒三角形分布,阴茎长约 8.5cm,无硬结,包皮长,能上翻显露阴茎头。阴囊内未扪及异常包块,双侧睾丸位于阴囊底部,双侧睾丸大小约 20ml,质地中等,弹性好,附睾质软,无压痛,双侧输精管光滑。

【问题 1】通过上述问诊的病史特点,该患者的可能诊断是什么?

思路 1:患者不能与配偶进行满意的性生活超过 6 个月,其主要原因是阴茎不能充分勃起而无法成功插入,以及在配偶的协助下插入后未射精即疲软,支持阴茎勃起功能障碍的诊断。

知识点

阴茎勃起功能障碍的诊断

勃起功能障碍是指阴茎持续(至少 6 个月)不能达到和维持充分的勃起以获得满意的性生活。诊断勃起功能障碍至少要包括如下几个方面的要素:

1. 患者因为勃起障碍而未能满意地进行所希望的性生活。
2. 勃起障碍的现象频繁发生,一般认为,其发生频度应超过性行为的 50%。
3. 勃起障碍持续了至少 6 个月。
4. 勃起障碍不能完全解释为身体不适、一时的心情紧张或劳累等一过性的原因。

思路 2:夜间勃起是鉴别心理性 ED 与器质性 ED 的重要指征,患者自诉少有夜间勃起和晨勃,晨勃时不

坚硬,约成 60°,考虑勃起功能障碍为器质性可能性大。患者曾有正常勃起功能 20 余年,近 1 年出现勃起功能障碍,若无夫妻情感及社会应激等情况也支持器质性勃起功能障碍的诊断。

知识点

阴茎夜间勃起

根据勃起发生的不同环境,将勃起分为夜间勃起、心理性勃起和反射性勃起。其中夜间勃起是一种发生于快动眼睡眠时相(rapid-eye movement,REM)的阴茎勃起,是进行夜间阴茎勃起功能试验(NPT)(如邮票试验、RigiScan 监测、NEVA 系统监测等)的生理基础。NPT 试验可以用于鉴别心理性 ED 与器质性 ED,但该检测容易出现假阴性结果,在睡眠质量较差的男性中结果不可靠。

知识点

阴茎勃起功能障碍的分类

根据勃起功能障碍发生的病因,可将 ED 分为三类:心理性 ED、器质性 ED(动脉性 ED、静脉性 ED、内分泌性 ED、神经性 ED 等)和混合性 ED(同时有心理性因素和器质性因素)。以往认为 ED 多为心理性,现代研究发现即使是心理性 ED 患者也可发现大脑某个功能部位的激活或代谢异常。因此,大多数 ED 患者都能找到器质性病因。在器质性 ED 中以动脉性和静脉性病因最为多见,糖尿病也是导致 ED 的常见原因,约 50% 的糖尿病患者发生 ED。

思路 3:患者有正常性生活后再出现勃起功能障碍,考虑勃起功能障碍为继发性,应重点检查有无引起勃起功能障碍的危险因素,对于 48 岁的中年人常见的有糖尿病和迟发性性腺功能减退。2017 年欧洲泌尿外科协会(EAU)及 2018 年美国泌尿外科协会(AUA)指南中均显示,ED 和心血管疾病(CVD)有相同的危险因素,如年龄、吸烟、糖尿病、高血压、血脂异常、抑郁症、肥胖和久坐的生活方式等,CVD 和 ED 拥有共同的病因和病理生理。最近研究表明,ED 可能是 CVD 的前哨标志,ED 的症状可以比心血管事件提前 5 年出现。因此,还需要密切关注 ED 患者 CVD 方面的健康状态,积极预防不良事件。

知识点

阴茎勃起功能障碍的危险因素

常见导致勃起功能障碍的危险因素包括:年龄、心理因素、内分泌疾病(性腺功能减退症、糖尿病、甲状腺疾病、高催乳素血症等)、心血管疾病、神经系统疾病(脑血管意外、帕金森病、阿尔茨海默病、某些脑肿瘤等)、不良嗜好(吸烟、酗酒、吸食毒品等)、影响性功能的药物(抗抑郁药、抗高血压药、糖皮质激素、雌激素、H_2 受体阻滞剂、环磷酰胺、碳酸酐酶抑制剂等)、盆腔和泌尿生殖系统手术、阴茎疾病(阴茎硬结症、阴茎肿瘤、尿道下裂、尿道上裂、阴茎异常勃起等)、其他内科疾病(肝/肾功能不全、镰状细胞性贫血)等。

【**问题 2**】为进一步明确诊断,需要进行何种检查和治疗?

思路 1:应进行化学假体试验或 NPT(如 Rigiscan 检测),初步判断勃起功能障碍是否为器质性,再根据化学假体或 NPT 的表现选用相关的进一步检查。

知识点

阴茎海绵体注射血管活性药物(intracavernous injection,ICI)试验

ICI 试验是利用阴茎海绵体内注射血管活性药物诱发阴茎勃起以评价患者勃起功能的方法,又称

为化学假体试验。ICI 试验具有操作简便、损伤小、受外界干扰小,结果重复性好,出结果迅速等优点,可以用于鉴别血管性、心理性和神经性 ED。注射药物的剂量常因人而异,一般为前列腺素 E_1 10~20μg,或罂粟碱 15~60mg(或加酚妥拉明 1~2mg)。注药后 10 分钟之内检测勃起阴茎硬度。勃起硬度 ≥ Ⅲ 级,持续 30 分钟以上为阳性勃起反应;若勃起硬度 ≤ Ⅱ 级,提示有血管病变;硬度 Ⅱ~Ⅲ 级为可疑。一般而言,如果勃起角度小于 90°,持续时间小于 30 分钟可以定性为化学假体试验阴性,排除心理性 ED 的可能,应行进一步的检查以明确可能存在的器质性病变。可根据患者 ICI 勃起和消退的情况初步判断其 ED 的类型:

1. 产生正常的勃起反应,提示为心理性 ED 或神经性 ED。
2. 产生较差的勃起反应,提示轻度动脉性 ED。
3. 产生极差或几乎无勃起反应,提示为严重动脉性 ED。
4. 迅速产生勃起反应,又迅速疲软,提示为静脉性 ED。

思路 2:常见引起勃起功能障碍的其他疾病如糖尿病、迟发性性腺功能减退等可通过相关检查排除,检查阴茎血管性病因的方法主要为药物性彩色多普勒超声检查和阴茎海绵体造影。此外还可以采用一些其他辅助检查,如神经诱发电位检查。

知识点

药物性彩色多普勒超声检查(pharmacopenile duplex ultrasonography,PPDU)

PPDU 是指应用 ICI 血管活性药物的方法诱发阴茎勃起然后行彩色多普勒超声检查,可以明确勃起时的血流状态,判断勃起困难是由于动脉还是静脉因素所致。常用血流动力学指标及意义如下:

1. 动脉最大收缩期流速(peak systolic velocity,PSV) PSV<30cm/s 表明阴茎动脉供血不足。对于 PSV<30cm/s,阴茎勃起良好者不能轻易作出动脉性 ED 的诊断,应进一步仔细扫描或行选择性阴茎动脉造影等证实。

2. 动脉舒张末期流速(end diastolic velocity,EDV) EDV>5cm/s 提示阴茎静脉闭塞功能不全。

3. 阻力指数(resistance index,RI) 阻力指数(RI)是同一心动周期中(PSV–EDV)与 PSV 的比值,间接反映了动脉血流和远端微循环(螺旋小动脉、海绵体间隙和小静脉)的情况。RI<0.8 提示阴茎静脉闭塞功能不全。

知识点

阴茎海绵体造影

阴茎海绵体造影是在碘过敏试验阴性的情况下,注入血管活性药物前列腺素 E_1 10~20μg(或罂粟碱 15~60mg/ 酚妥拉明 1~2mg),5~10 分钟后海绵体平滑肌松弛,用 80~120ml/min 流量注入 30%~40% 的泛影葡胺 40~100ml。于注射造影剂 30、60、90、120 及 900 秒时分别摄正位和左右侧位片。造影的异常表现有:

1. 浅层静脉系显影 包括阴部外静脉、大隐静脉、股静脉和髂外静脉显影。
2. 中层静脉系显影 包括尿道海绵体、阴茎头、前列腺丛、膀胱下静脉、髂内静脉及阴茎背深静脉显影。
3. 深层静脉系显影 包括阴茎深静脉、阴部内静脉显影。
4. 混合性静脉系显影 为浅层、中层、深层静脉系同时显影或其中两组显影。
5. 先天性或创伤性静脉瘘者,可分别在阴茎脚或损伤处显示静脉瘘影像。
6. 海绵体或白膜病变性静脉瘘的典型表现是阴茎所有静脉通道的弥漫性泄漏。

神经诱发电位检查

神经诱发电位检查包括多种检查,如阴茎感觉阈值测定、球海绵体反射潜伏时间、阴茎海绵体肌电图、躯体感觉诱发电位及括约肌肌电图等。

目前应用较多的检查为球海绵体反射潜伏时间(bulbocavernosus reflex,BCR),该法主要用于神经性 ED 的间接诊断和鉴别诊断。该检查在阴茎冠状沟和其近侧 3cm 处分别放置环状刺激电极,而在双侧球海绵体肌插入同心圆针式电极记录反射信号;由直流电刺激器发出方形波刺激,测量并记录刺激开始至反应起始的潜伏时间。BCR 的正常均值是 30~45 毫秒,超过均值三个标准差以上者为异常,提示有神经性病变的可能。

思路 3:不管何种原因引起的勃起功能障碍,选择性 5 型磷酸二酯酶抑制剂(PDE5i)的总体有效率约 80%,也可直接给予 PDE5i 治疗,若无效,再进行进一步的检查。

第二次门诊病历摘要

患者查性激素示总睾酮 478ng/dl(正常参考值:241~827ng/dl),空腹血糖 12.6mmol/L,尿糖(±)。行阴茎化学假体试验提示注射罂粟碱 60mg 后阴茎于 3 分钟内迅速勃起,勃起角度大于 60° 小于 90°,20 分钟内迅速消退;进一步行阴茎药物性彩色多普勒超声检查提示 PSV 49cm/s,EDV 7cm/s,RI 0.73;行阴茎海绵体造影提示阴茎背深静脉瘘并回流至髂内静脉。经内科会诊断为 2 型糖尿病并控制血糖在正常范围,给予西地那非(万艾可)100mg 5 粒按需服用。

【问题 3】根据患者目前的检查结果及初步诊断,应该选择何种治疗方法?

思路 1:患者空腹血糖 12.6mmol/L,尿糖(±),经内科会诊断为糖尿病,患者 ED 可能是糖尿病的继发病变,可诊断为糖尿病性 ED。

思路 2:根据阴茎化学假体试验能诱发勃起但迅速消退的特点应高度怀疑为静脉性勃起功能障碍的可能性。

思路 3:阴茎药物性彩色多普勒超声检查 PSV 49cm/s>30cm/s,排除动脉性勃起功能障碍的可能,EDV 7cm/s>5cm/s,RI 0.73<0.8 均提示为静脉性勃起功能障碍。

思路 4:阴茎海绵体造影提示为阴茎背深静脉漏导致的勃起功能障碍。

思路 5:患者在控制血糖良好的情况下,选用一线治疗药物口服 PDE5 抑制剂是适合该患者的治疗方案。

知识点

阴茎勃起功能障碍治疗原则

ED 的治疗应在明确基础疾病、诱发因素、危险因素、治疗经过及效果的基础上,对患者进行全面的医学评估后确定适当的治疗方案。主要治疗方法包括:基础治疗(生活方式的调整、基础疾病的控制、心理疏导、性生活指导),药物治疗(PDE5i、雄激素、中药等)、器械(真空装置)治疗、血管手术治疗、阴茎支撑体置入治疗。

第三次门诊病历摘要

患者按需服用 100mg 西地那非 5 粒后,前两次勉强插入,第三次以后插入顺利,能满意完成性生活,要求继续处方西地那非。

【问题 4】患者服用 100mg 西地那非效果好,如何指导患者进一步治疗。

思路 1:ED 的治疗首要进行基础治疗和针对病因治疗,患者应坚持糖尿病饮食、适度锻炼、保持自信,控制血糖于正常水平。

思路2:患者服用100mg西地那非硬度好,可考虑减少用量至50mg,若能完成满意性生活,可进一步减少用量至25mg,若减少用量后不能完成满意性生活,则再恢复至有效剂量。

知识点

阴茎勃起功能障碍一线治疗

ED最常用的一线治疗方法为口服PDE5i,包括西地那非(商品名万艾可)、伐地那非(商品名艾力达)、他达那非(商品名为希爱力)和阿伐那非,对ED治疗的总有效率约80%。所有商品化PDE5i的作用机制都是相似的。PDE5i可抑制5型磷酸二酯酶对环鸟苷酸(cGMP)的分解,进而导致阴茎海绵体内cGMP浓度增加,使阴茎海绵体血管平滑肌松弛,从而增加ED男性患者的勃起硬度和持续时间。四种PDE5i治疗ED的疗效类似,应根据患者具体情况选择某一种PDE5i。

以下是4种PDE5i药代动力学数据(表13-1-1)、不良反应数据(表13-1-2)以及作用特点(表13-1-3)。

表13-1-1　4种PDE5i药代动力学数据

参数	西地那非,100mg	他达那非,20mg	伐地那非,20mg	阿伐那非,200mg
最大血药浓度(μg/L)	560	378	18.7	5.2
服药后达到最大血药浓度时间(小时)	0.8~1	2	0.9	0.5~0.75
药物半衰期(小时)	2.6~3.7	17.5	3.9	6~17
蛋白结合率	96%	94%	94%	99%
生物利用率	41%	NA	15%	8%~10%

表13-1-2　4种PDE5i不良反应数据

不良反应	西地那非	他达那非	伐地那非	阿伐那非
头痛	12.8%	14.5%	16.0%	9.3%
潮红	10.4%	4.1%	12.0%	3.7%
消化不良	4.6%	12.3%	4.0%	
鼻塞	1.1%	4.3%	10.0%	1.9%
眩晕	1.20%	2.3%	2.0%	0.6%
视力模糊	1.90%		<2%	
背痛		6.5%		<2%
肌肉痛		5.7%		<2%

表13-1-3　4种PDE5i作用特点

PDE5i	起效时间	持续时间	食物对药效的影响
西地那非	30~60min	持续12h	高脂饮食会降低药效
他达拉非	60~120min	持续36h	无影响
伐地那非	30~60min	持续10h	高脂饮食会降低药效
阿伐那非	15~30min	持续6h	无影响

PDE5i的剂量和疗效之间不是线性关系,即剂量加倍不会使效果加倍。随着剂量增加,平均效应

增加的幅度很小并且无显著差异。相反,对于许多不良反应,存在着更强的剂量-反应关系,增加药物剂量可能会增加出现不良反应的风险。因此,临床医生应该根据患者对PDE5i药效的反映情况,确定治疗有效的最小剂量来减少不良反应。

含硝酸盐的药物与PDE5i联用可引起血压急剧下降,因此经常服用硝酸盐药物的患者不建议服用PDE5i药物。对于心绞痛的男性不要在服用PDE5i后24小时内舌下含服硝酸甘油,并且对于长半衰期PDE5i(即他达拉非)该时间可能更长。许多其他药物也可能与PDE5i的代谢相互作用或影响PDE5i的代谢,包括抗抑郁药、抗真菌药、抗高血压药和治疗HIV/AIDS药物。

【问题5】根据患者目前的诊断及治疗情况,若该患者病情进展,口服PDE5i无效后应该选择何种治疗方法?

思路1:近年有研究表明,小剂量PDE5i(如他达那非5mg)每日一次给药具有改善血管内皮功能、提高血管弹性的作用,并能避免按需服药对患者心理的影响,有助于多方位促进患者勃起功能"康复",可试用小剂量每日一次给药治疗。虽然4种PDE5i药物作用机制相似,但有研究表明,患者在服用一种PDE5i无效后换另一种PDE5i制剂,可能会产生较好疗效。

思路2:若口服PDE5i无效,可以考虑手术治疗,主要为阴茎假体植入术。2017年EAU和2018年AUA指南均不推荐进行静脉阻断手术,因为该手术的远期疗效较差。

知识点

阴茎静脉手术

目前有65个研究组报告了大约3 000名接受过各种阴茎静脉手术的ED患者数据,结果显示阴茎静脉手术短期疗效随着时间的推移通常会迅速下降。并且该手术治疗ED的长期疗效不确定,还会延误其他更有效的治疗方法,如假体植入手术。

知识点

阴茎假体植入术

适应证:①口服药物及其他治疗无效的患者;②不能接受或不能耐受已有治疗方法的患者。

禁忌证:①存在全身、皮肤或尿道感染者;②存在阴茎严重畸形、阴茎发育不良、阴茎血管瘤者;③未有效治疗的精神心理障碍患者。

拟接受阴茎假体植入手术的患者,术前准备的主要目的是降低感染风险。患者手术区域应无皮炎、伤口。对于糖尿病患者,术前应严格控制血糖。

阴茎假体通常可分为2种类型,非膨胀型和膨胀型。非膨胀型假体通常也指半硬棒状假体,适合于严重肥胖或不能灵活操作者、难以负担可膨胀型假体费用者以及性交频率较低的老年人。膨胀型假体适合于性生活频繁的患者、阴茎硬结症患者、二次假体植入者以及合并神经病变的患者。

阴茎假体植入术有3种手术入路:冠状沟下、耻骨下和阴茎阴囊交界部,路径的选择由假体类型、患者解剖条件、手术史和术者习惯决定。

阴茎假体手术的并发症包括:感染、机械故障、三件套假体自发膨胀、龟头膨胀感差、勃起短缩、泵体或水囊移位、柱体糜烂穿入尿道等,其中最主要的两种并发症为感染和机械故障。

(刘继红)

第二节　男　性　不　育

大约 15% 的育龄夫妇存在不育问题,其中 50% 与男方因素有关。多种疾病和因素可导致男性不育,根据所影响的具体环节,可分为睾丸前因素、睾丸因素和睾丸后因素,以及不明原因的男性不育。睾丸前因素主要是内分泌异常,包括下丘脑垂体疾病及内、外源性激素异常,如 Kallmann 综合征、高催乳素血症等;睾丸因素主要包括睾丸先天发育异常或获得性损伤而导致的睾丸生精功能障碍,如 Klinefelter 综合征、睾丸炎、睾丸扭转、睾丸创伤等;睾丸后因素指输精管道的结构或功能异常,包括输精管梗阻、感染、性功能障碍等因素。临床诊疗中应首先明确诊断、查找相关致病因素,在此基础上,结合女方情况,选择最适合的治疗方案。

临 床 病 例

患者男性,28 岁,因"婚后未避孕未育 3 年"就诊。

患者结婚 3 年来,性生活每周 1~3 次,均可阴道内射精,未采取任何避孕措施,妻子一直未受孕。

患者平素身体健康,否认手术史、外伤史、慢性疾病史及长期用药史,20 岁时曾患"附睾炎",经抗感染治疗后痊愈。妻子 27 岁,身体健康,月经周期规律,相关检查未发现异常。

体格检查:身高 173cm,体重 70kg,胡须及腋毛分布正常,喉结明显双侧。阴毛呈倒三角形分布,阴茎松弛状态下长度 8cm,无包皮过长,阴囊外观正常,双侧睾丸位于阴囊底部,左侧 15ml,右侧 15ml,质地中等,弹性好,附睾质软,无压痛,双侧附睾尾部各扪及一个结节,约 0.8cm×0.8cm×0.8cm 大小,质地中等,无明显压痛,双侧输精管光滑,阴囊内未扪及包块。

【问题 1】对这位患者应如何诊断?

思路 1:首先应根据主诉和病史,确定是否属于"男性不育",进一步确定是"原发性不育"还是"继发性不育"。该患者婚后 3 年未避孕未育,以往也没有女性配偶妊娠的经历,可明确诊断为"原发性不育"。

知识点

男性不育的概念

根据世界卫生组织(WHO)的规定,夫妇未采取任何避孕措施,同居生活 1 年以上,由于男方因素造成女方未妊娠,称为男性不育。从未使女性配偶(无论是否为就诊时的配偶)受孕的称为原发性不育;曾经使女性配偶受孕的称为继发性不育。

知识点

男性不育的诊断程序

根据患者的病史、体格检查及辅助检查结果,按照诊断流程可得出初步诊断。首先可根据病史进行判断患者是否为不育症,是原发性还是继发性不育;其次,可根据精液分析结果对男性不育进行分类,如少精子症、弱精子症、无精子症等;最后,根据不育的致病因素,作出病因诊断,如高催乳素血症、精索静脉曲张、Klinefelter 综合征等。

知识点

男性不育的诊断分类

1. 生精功能障碍　是除外由下丘脑—垂体疾病和男性生殖道梗阻引起的精子生成的障碍,为男性生育力下降的最常见类型。生精功能障碍临床多表现为非梗阻性无精子症(non-obstructive

azoospermia,NOA)和严重的少弱畸形精子综合征(oligo astheno teratozoospermia,OAT)

2. 遗传性疾病　包括染色体异常、基因缺陷和其他原因不明的遗传疾病。染色体异常包括数量异常或结构异常,其中最常见的染色体异常是精曲小管发育不全。不育症男性的精液具有将遗传性疾病传给下一代的风险。基因缺陷有X连锁遗传疾病、Kallmann综合征、睾丸女性化综合征等。

3. 梗阻性无精子症　梗阻性无精子症(obstructive azoospermia,OA)是指由于双侧输精管梗阻导致在精液及射精后尿液中未检测到精子和生精细胞。

4. 精索静脉曲张　一种常见的男科疾病,伴同侧睾丸生长发育障碍、疼痛和不适,并可导致不育。

5. 隐睾症　最常见的先天性男性生殖器官疾病,早产儿中最多见。

6. 特发性男性不育症　除外特发性少弱畸形精子综合征,未发现明确病因的不育症均为特发性不育症,此类患者在男性不育患者中至少占44%。

7. 男性附属性腺感染　男性泌尿生殖道感染是潜在的、可以治愈的导致男性不育的一类疾病。

8. 射精障碍　男性不育症重要的病因,但并不常见,包括不射精、射精延迟、逆行射精、早泄、射精痛等。

【问题2】如何对这位患者进行进一步检查?

思路:患者夫妇性生活正常,可排除由于性功能障碍导致的不育。在此基础上,应检查患者的精液质量,并查找可能的致病因素,得出病理诊断及病因诊断。

第二次门诊病历摘要
实验室检查结果

患者禁欲5天后,手淫采集精液,精液常规结果显示:精液体积2.1ml,pH 7.4,乳白色,液化时间10分钟,精液直接镜检未见精子,离心15分钟后沉淀物涂片中未找到精子。

随后于30天内复查精液常规2次,精液体积分别为1.8ml和2.8ml,pH 7.4,乳白色,液化时间10分钟,精液离心15分钟后沉淀物涂片中均未能找到精子。精浆生物化学指标显示:精浆果糖正常水平、弹性硬蛋白酶正常水平,中性α葡糖苷酶为0。

血清性激素测定结果显示:FSH 5.4mIU/ml,LH 3.9mIU/ml,PRL 8.7mIU/ml,T 4.3ng/ml。阴囊B超检查结果显示:双侧睾丸体积正常,质地均匀,附睾大小正常,未见异常回声,阴囊内未见异常回声,双侧精索静脉未见反流表现。经直肠前列腺精囊B超提示前列腺及精囊发育未见异常。

【问题3】如何对患者进行进一步诊断?

思路1:患者多次精液标本经离心后的沉淀物中未找到精子,可明确诊断为"无精子症"。精浆生化结果提示患者精囊射精管功能未见异常,中性α葡糖苷酶为0提示双侧附睾尾部至输精管可能存在梗阻。结合患者有附睾炎病史,体检发现双侧附睾尾部结节,血清性激素正常水平,睾丸体积正常等特征,可诊断为梗阻性无精子症,考虑输精管道重建手术或辅助生殖技术治疗。

思路2:如果患者有时精液标本中可找到少数精子,有时精液中无法找到精子,同时血清FSH升高或处于正常水平,提示患者睾丸功能受损,可诊断为严重少精子症或隐匿精子症。精液常规分析结果异常的患者,需要进一步检查血清性激素、精浆生化分析以及影像学检查,此外,根据病情还可选择外周血染色体核型、支原体和衣原体检测、射精后尿液离心沉渣找精子检测以及诊断性睾丸附睾取精术等。

知识点

精液常规分析参考值

精液分析包括了精子和精浆的特征与参数,可为男性生育力的评估提供参考。根据《WHO人类精液检查与处理实验室手册》,精液参数的参考值见表13-2-1。

表 13-2-1　WHO 精液分析参考值范围(2010 年第 5 版)

指标	参考值范围
精液体积	1.5ml(1.4~1.7ml)
精子总数	$39 \times 10^6(33\sim46)$
精子密度	15×10^6/ml $\left[(12\sim16) \times 10^6\text{/ml}\right]$
运动精子百分率	40%(38%~42%)
前向运动精子百分率	32%(31%~34%)
存活率	58%(55%~63%)
正常形态率	4%(3%~4%)
pH	$\geqslant 7.2$
液化	<60 分钟
过氧化物酶阳性白细胞数	$<1 \times 10^6$/ml
圆形细胞	$\leqslant 5 \times 10^6$/ml
MAR 试验	<50% 精子被黏附于颗粒上
免疫珠试验	<50% 活动精子附着免疫珠
精浆锌	$\geqslant 2.4\mu$mol/ 一次射精
精浆果糖	$\geqslant 13\mu$mol/ 一次射精
精浆中性葡萄糖苷酶	$\geqslant 20$mU/ 一次射精

知识点

精液质量的相关名词

根据患者射精和精液状态的不同,可作出以下诊断:

1. 无精液症　没有精液射出。
2. 少精子症　精液中精子总数低于参考值下限。
3. 弱精子症　精液中前向运动精子百分比低于参考值下限。
4. 畸形精子症　精液中正常形态精子百分比低于参考值下限。
5. 无精子症　精液中无精子。
6. 隐匿精子症　新鲜精液制备的玻片中没有发现精了,但离心沉淀团中可观察到精子。
7. 白细胞精液症　精液中白细胞数超过临界值。
8. 血精症　精液中有红细胞。
9. 死精子症　精液中活精子百分率低,不活动精子百分率高。
10. 正常参数精液　精子总数、前向运动百分率及正常形态率均等于或大于参考值下限。

知识点

无精子症的诊断

当精液直接镜检未发现精子时,应将精液离心后取沉淀再次检查。如果 3 次以上复查精液均未找到精子,而且离心沉淀中也没有找到精子,可以诊断无精子症。无精子症可分为梗阻性无精子症、非梗阻性无精子症及混合型无精子症三类,应进一步检查确定具体类型及病因。

患者的治疗经过

患者择期在硬膜外麻醉下接受了双侧阴囊探查手术,术中发现双侧附睾尾部梗阻,遂于手术显微镜下行附睾输精管吻合术,并在术中采集附睾精子予以冷冻保存。术后3个月复查精液显示精液体积1.6ml,pH 7.4,乳白色,液化时间10分钟,精子浓度18×10^6/ml,PR 15.8%,正常形态率8%。术后6个月复查精液显示精液体积2.0ml,pH 7.4,乳白色,液化时间10分钟,精子浓度20×10^6/ml,PR 28.7%,正常形态率9%。术后9个月复查精液显示精液体积1.8ml,pH 7.4,乳白色,液化时间10分钟,精子浓度21×10^6/ml,PR 33.4%,正常形态率9%。按照医师指导进行女方监测排卵指导性交,术后12个月妻子妊娠。

【问题4】为什么选择手术治疗?

思路1:男性不育的治疗上应注意夫妇共同治疗,治疗前应全面评估夫妇双方,特别是女方的生育能力,在此基础上制订合理的治疗方案。一般来说,应优先选择简单、廉价、无侵入性或侵入性较低的治疗方案,其次才考虑相对复杂、昂贵、侵入性高的治疗方案。

本例患者确诊为梗阻性无精子症,单独依靠药物治疗难以获得痊愈。其妻子比较年轻,而且经过专科检查未发现导致不孕的因素,估计一旦精子恢复正常后会比较容易受孕,所以应优先考虑手术重建输精管道,而不是首选辅助生殖技术治疗。

思路2:假如女方年龄较大,或是患有输卵管梗阻等导致女性不孕的疾病,预计即使男方治疗后精液恢复正常仍会难以受孕,那么还是应优先考虑辅助生殖技术治疗。

另外,假如患者经过常规治疗后多次复查精液仍显示无精子或严重的少弱精子症,不能自然妊娠,可根据精液的具体情况选择合适的辅助生殖技术治疗。

知识点

男性不育的内科治疗

当患者存在系统性疾病时,应积极治疗原发疾病。对病因诊断明确并有针对性治疗措施的患者,药物治疗常可获得满意的效果。而病因不完全清楚、缺乏针对性治疗的患者,也可根据经验予以药物治疗,但疗效常不确切。常用的药物治疗包括:

1. 促性腺激素 包括人绒毛膜促性腺激素(hCG)和人类绝经期促性腺激素(hMG),主要适用于低促性腺性性腺功能减退,常用剂量为hCG 2 000IU,肌内注射每周2~3次,hMG 37.5~75IU,肌内注射每周2~3次,疗程一般在3个月以上。此外,hCG和hMG也可适用于特发性少精子症和无精子症的治疗。

2. 多巴胺受体激动剂 用于高催乳素血症所致的男性不育,常用药物为溴隐亭(bromocriptine),2.5~7.5mg/d,口服。卡麦角林(cabergoline)疗效与溴隐亭相仿,而服药次数和副作用较少。

3. 抗雌激素药物 可阻断雌激素的负反馈效应,从而促进腺垂体分泌促性腺激素,促性腺激素作用于睾丸可刺激精子发生。常用药物有他莫昔芬(tamoxifen)和氯米芬(clomiphene),他莫昔芬常用剂量为10~30mg/d,口服,氯米芬剂量为50mg/d,口服,疗程3~6个月。

4. 抗氧化治疗 精液中活性氧过多是导致精液质量差主要机制之一,可服用抗氧化药物改善男性生育力,常用药物有维生素E、维生素C、泛癸利酮、番茄红素等。

5. 抗感染治疗 对于明确存在生殖道感染的男性不育患者,采用敏感抗生素治疗,可消除感染,有利于男性生育力的改善。

6. 左旋肉碱(左卡尼汀,L-carnitine) 左旋肉碱是参与附睾精子能量代谢的重要物质,常用于少弱精子症的治疗,常用剂量为1~2g/d,口服。

7. 己酮可可碱 可阻断cAMP转化为AMP,增加糖酵解和ATP的产生,有利于改善精子浓度、活力及正常形态百分比,常用剂量为1 200mg/d,口服。

8. 对于抗精子抗体阳性的不育患者,可根据导致抗体产生的机制不同,采用抗炎治疗或小剂量免疫抑制治疗,有可能改善精液的质量。

9. 勃起或射精功能障碍所致不育患者,首先予以针对性治疗,疗效欠佳时可选择合适的ART治疗先解决生育问题。

10. 中医药治疗 合适的中医药疗法常可获得不错的疗效,具体可参照中医药学会或中西医结合学会的有关指南。

知识点

男性不育的手术治疗

某些器质性病变有可能通过手术治疗改善生育能力。可手术治疗的疾病主要有:

1. 精索静脉曲张 合并精索静脉曲张的少弱精子症患者,经过手术治疗后,精液质量常可以获得一定程度的提高。

2. 生殖器畸形或发育不良 如隐睾、尿道下裂、尿道狭窄、尿道瘘、阴茎硬结症等。

3. 器质性性功能障碍 器质性疾病造成的勃起功能障碍、逆行射精等,可选择手术治疗,争取恢复性功能并改善生育能力。

4. 梗阻性无精子症 炎症等因素造成的获得性附睾梗阻可选择附睾管 - 输精管吻合术,输精管结扎术或腹股沟手术造成的输精管梗阻可选择输精管 - 输精管吻合术,显微外科复通率可达60%~87%,累计妊娠率在10%~43%。此外,射精管口梗阻可试行精囊镜探查或经尿道射精管切开术、射精管囊肿切除术,部分患者可获得不错的疗效。对于无法手术纠正的梗阻性无精子症,可采用经皮肤附睾或睾丸穿刺取精术、显微外科附睾或睾丸切开取精术等采集精子,用于辅助生殖技术治疗。

知识点

男性不育的辅助生殖技术治疗

辅助生殖技术(assisted reproductive technology,ART)指为了获得妊娠而进行的涉及人类卵子、精子或胚胎的体外处理的各种治疗方法,如人工授精、体外受精胚胎移植术等。

1. 人类精子库与精子超低温保存 人类精子库的日常工作,一方面是筛选符合条件的捐精志愿者,保存合格精液并提供给依法开展供精治疗的医疗机构;另一方面也为有需要的人士提供生殖保险。一般来说,对下列情况应推荐生殖保险:准备接受化疗放疗或睾丸手术的患者治疗前采集的精液、顽固性不射精患者通过电刺激采集的精液、通过外科手术从睾丸附睾或输精管采集的精子或睾丸组织。

2. 人工授精 人工授精是将精液在体外进行优化处理后注入女性体内以帮助妊娠的技术,包括夫精人工授精(AIH)和供精人工授精(AID)两种情况。AIH 使用的精子来自不育男性,主要适用于轻中度少弱精子症或不明原因不育症患者。AID 使用的精子由人类精子库提供,来自捐精志愿者,主要用于无法使用自己精子生育的不育夫妇,如非梗阻性无精子症、严重的遗传性疾病等情况。

3. 体外受精胚胎移植术(in vitro fertilization and embryo transfer,IVF-ET)及其衍生技术 IVF-ET 是最常用的辅助生殖技术,通过阴道超声将女方卵子取出体外,并与经过处理的精子共同培养,形成受精卵后继续在体外培养一定时间,再移植到子宫内,从而提高患者夫妇的受孕机会。

常用的 IVF-ET 衍生技术包括卵细胞质内单精子注射(intracytoplasmic sperm injection,ICSI)和植入前遗传学诊断(preimplantation genetic diagnosis,PGD)。ICSI 是在显微镜监视下,将单个精子注射入卵细胞质以帮助受精的技术。PGD 是从体外受精的胚胎取部分细胞进行遗传学检测,排除致病基因后再移植的技术。

每种辅助生殖技术都有其适应证,在面对患者时,男科医师首先要全面掌握病情,优先选择药物治疗或手术治疗,争取帮助患者自然妊娠,避免毫无指征地使用 ART。另一方面,当病情确实需要 ART 时,应积极帮助患者选择最合适的 ART 技术,避免贻误了 ART 治疗的时机。在不同 ART 方式的选择上,应优先选择简便、廉价、损伤小的技术,其次才选择复杂、昂贵、损伤大的技术。在此基础上,结合其他临床因素,特别是精液优化处理后回收到的前向运动精子数量,来确定最佳的治疗方案。

(刘继红)

第十四章　肾　移　植

肾移植是供者健康的肾脏移植给有肾脏病变并丧失肾脏功能的患者,但并不是用新肾去置换原来的肾脏,而是将新肾植入患者的体内,一般是髂窝部,来代替原来的肾脏工作。目前公认肾移植是治疗慢性肾衰竭尿毒症的最佳治疗方法,应用于临床已有四十余年,在所有的器官移植中,肾移植的效果及安全性最好。

临床病例

患者男,25 岁,近 2 个月出现头晕、恶心、呕吐、乏力、心悸。晨起时颜面部水肿明显,逐渐出现面色苍白,尿量逐渐减少,尿中泡沫较多。发病以来,食欲减退明显,体重增加 3kg。10 年前肾小球肾炎病史,未进行系统性治疗。血压 175/100mmHg。门诊 B 超:双肾实质弥漫性病变,体积缩小,肾内结构不清晰。门诊化验:尿常规:尿蛋白(+++),血常规:血红蛋白 65g/L,肾功能:血清肌酐 815μmol/L。

【问题 1】通过上述病史特定,该患者的诊断是什么?

根据患者的主诉、症状和既往史,以及门诊的相关检查,应初步诊断为慢性肾衰竭尿毒症期。

思路 1:患者青年男性,慢性隐匿性起病。尿量逐渐减少,出现水肿、体重增加等水钠潴留表现;也出现代谢产物蓄积消化道症状临床表现。辅助检查 B 超提示双肾已萎缩,血液检查血清肌酐已明显增高。考虑慢性肾衰竭尿毒症期。

知识点

慢性肾衰竭分期

肾功能损害多是一个较长的发展过程,不同阶段有其不同的程度和特点,我国传统地将肾功能水平分成以下几期:

1. 肾功能代偿期　肾小球滤过率(GFR)≥ 正常值 1/2 时,血尿素氮和肌酐不升高、体内代谢平衡,不出现症状。血肌酐(Scr)在 133~177μmol/L(2mg/dl)。

2. 肾功能不全期　肾小球滤过率(GFR)< 正常值 50% 以下,血肌酐(Scr)水平上升至 177μmol/L(2mg/dl)以上,血尿素氮(BUN)水平升高 >7.0mmol/L(20mg/dl),患者有乏力、食欲缺乏、夜尿多、轻度贫血等症状。

3. 肾衰竭期　当内生肌酐清除率(Ccr)下降到 20ml/min 以下,BUN 水平高于 17.9~21.4mmol/L(50~60mg/dl),Scr 升至 442μmol/L(5mg/dl)以上,患者出现贫血,血磷水平上升,血钙下降,代谢性酸中毒,水、电解质紊乱等。

4. 尿毒症期　Ccr 在 10ml/min 以下,Scr 升至 707μmol/L 以上,酸中毒明显,出现各系统症状。

思路 2:患者应继续完善检查,充分评估包括进行血压监测;胸部 X 线检查明确有无胸腔积液、心包积液;心电图和超声心动检查明确心脏功能;完善凝血、肝肾功能、电解质、二氧化碳结合力、血脂、甲状旁腺素等血液检查,以便针对性处理。

【问题 2】患者下一步治疗方案为何?

思路 1:根据目前的评估,患者已发展为终末期肾病,慢性肾衰竭尿毒症期,治疗上一方面需纠正患者目前合并的高血压、高血脂、贫血、酸碱平衡、水及电解质紊乱等情况;另一方面应积极进行肾脏替代治疗。

知识点

肾脏替代治疗

包括血液净化治疗和肾脏移植。

1. **血液净化治疗** 能有效地清除体内代谢产物及毒素,替代患者肾脏的部分排泄功能,维持正常的细胞外液容量,是目前终末期肾衰竭的有效治疗方法。临床常用的血液净化治疗有血液透析和腹膜透析。血液透析依赖血液透析机等透析设备,清除小分子物质和水的效果优于腹膜透析,但血液透析需要建立能提供充分透析血量的血管通路,如深静脉插管、动静脉瘘等。腹膜透析是通过腹膜的超滤作用依靠透析液和血液的渗透压梯度差而将血内的水分和毒素滤出。具有操作简单、可在家自行透析、血流动力学稳定等优点,但也存在透析量不充分、易发生腹膜炎等缺点。

2. **肾脏移植** 是治疗终末期肾病患者的最有效治疗方法,任何原因的不可逆的肾衰竭患者均可接受肾移植。成功的肾移植可以使患者恢复肾脏的全部功能,比腹膜透析或血液透析更能有效地治疗肾衰竭,缺点供肾来源缺乏、治疗费用相对高以及免疫抑制的相关风险高。

思路2: 透析选择可由肾内科进行。该患者比较年轻,生活治疗要求较高,可以建议患者接受肾移植。但充分与患者及家属沟通肾移植的优缺点,同时评估患者有无合并肾移植的禁忌证。

知识点

肾移植的禁忌证

1. 当肾脏疾病是由全身疾患所引起的局部表现时,这一疾病将蔓延到移植的肾脏。如淀粉样变性、结节性动脉周围炎和弥漫性血管炎等。

2. 全身严重感染、肺结核、消化性溃疡和恶性肿瘤患者,在移植后应用免疫抑制剂和糖皮质激素时,疾病将迅速恶化。

3. 患有严重的内科疾病无法耐受手术或麻醉,如严重的心脏病、慢性阻塞性肺疾病、肝硬化等。

4. 移植后需要终生维持治疗,有精神性疾病、依从性差、经济条件差的患者,不考虑肾脏移植。

【问题3】患者决定接受肾脏移植,需要进行哪些术前准备?

思路1: 与普通泌尿科手术相比,等待接受肾移植的患者除了一般的术前评估外还需行较为特殊的术前准备和组织配型相关准备。

知识点

移植术前准备

1. **充分透析** 终末期肾病的患者,如果经评估身体许可,最好不透析做肾移植,长期存活率较透析过的患者长;如不能及时做肾移植,均应接受透析治疗等待肾移植。血液透析者肾移植前24~36小时要加透析1次,确保患者净重,以及血电解质在正常范围。透析种类的不同(血液透析或腹膜透析)都可过渡到肾移植。

2. **纠正贫血** 目前主张在肾移植术前应尽量避免输血,但是晚期尿毒症患者如严重贫血,血红蛋白在60g/L以下,首先用促红细胞生成素(rHu-EPO),多数改善晚期尿毒症患者的贫血;如疗效欠佳,可考虑输注悬浮红细胞。

3. **控制感染** 晚期尿毒症患者易有潜在性感染病灶而且不易被发现。临床应仔细体格检查寻找,如皮肤疾患、口腔龋齿、肛周、尿道口及其分泌物、腹腔透析管、动静脉瘘潜在感染等。低热患者要有定期胸片观察,并密切注意肺外结核的可能。

4. 解除尿路梗阻 移植前必须先解除尿路梗阻,如尿道狭窄切除成形、前列腺切除、尿道瓣膜切除等,有个别患者甚至需行膀胱成形术。

5. 病肾切除 需切除病肾的患者很少。切除双肾的绝对指征限制在:①经有效透析疗法及降压药物治疗后仍难以控制的肾素依赖性高血压;②反复发作肾盂肾炎伴有梗阻、反流、结石;③严重的肾结核;④巨大多囊肾妨碍移植手术。

6. 抗病毒治疗 对于病毒性肝炎患者应慎重移植,对于肝炎活动期、肝功能异常者近期应禁忌肾移植,可采用抗病毒药物、提高机体免疫力及改善肝功能的药物联合治疗。

思路 2:肾移植手术因为要在受者体内移植一个同种异体的器官,这无疑会激活受者体内的免疫系统对外来器官进行攻击,所以肾移植术前必须行组织配型,组织配型是决定移植肾长期存活的主要因素之一。

知识点

决定移植肾长期存活的因素

依次为:手术、供肾、PRA、HLA 及其他因素。组织配型是肾脏移植前选择供者的重要手段,主要包括 ABO 血型配型、HLA 配型、淋巴毒试验(交叉配血试验)和群体反应性抗体(PRA)。

在供者器官选择时,应该遵循以下原则:①以 ABO 血型完全相同者为好,至少能够相容;② HLA 配型为白细胞抗原的匹配,可以理解为白细胞血型,由于 HLA 抗原系统复杂,不可能完全匹配,在器官移植中,实际上只力求最佳匹配,其中供受者的 HLA-DR 抗原是否相合最为重要,HLA-A 和 HLA-B 抗原次之;在目前器官缺乏的情况下,对受者施用免疫抑制剂,不再强调 HLA 配型,但 ABO 血型应该相容;③淋巴毒试验:采用供体的活淋巴细胞(外周血和脾脏来源)作为抗原,与等待移植的受者的血清共同孵育,根据淋巴细胞死亡数量的百分比进行判断,其正常值<10%,>15% 为阳性;一般条件下,尽量选择数值最低的受者接受肾移植;④群体反应性抗体(PRA):检测患者血清中针对人白细胞抗原(HLA)所产生的一系列抗体,用于判断肾移植受者的免疫状态和致敏程度。致敏程度分别为:无致敏 PRA 0%~10%,中度致敏 PRA 11%~50%,高致敏 PRA>50%,移植肾存活率依次下降。特别是如果 PRA>80%,一般认为是移植的禁忌证,除非找到 HLA 全配的供肾。

该患者及家属决定接受肾移植手术,已完善各项检查并无手术禁忌,B 型血,PRA 0%,等待肾脏移植。经历了一年的血液透析,患者等到了合适的供肾,患者与肾供者 HLA-DR、HLA-A 和 HLA-B 6 个等位基因位点有 3 个相配,淋巴毒试验 5%,准备实施同种异体肾移植术。

知识点

移植手术操作

肾移植采取异位移植的方法,一般情况下,首次移植于右髂窝内。因为右侧髂窝的血管较浅,手术时容易与新肾脏血管接驳;第二次移植则为左髂窝;第三次移植多选在第一次肾移植的位置,肾动脉和静脉的吻合选在第一次髂血管吻合口的上方;儿童移植大多采取下腰部。移植肾植入分为 3 个步骤:①取右下腹弧形切口,显露髂血管及膀胱;②移植肾血管重建:移植肾静脉与髂外静脉进行端 - 侧吻合,两点固定连续缝合;移植肾动脉与髂外动脉进行端 - 侧吻合:两点固定连续缝合或与髂内动脉进行端 - 端吻合;③尿路重建:移植肾输尿管与膀胱进行吻合,目前多用黏膜对黏膜的连续缝合(图 14-0-1)。

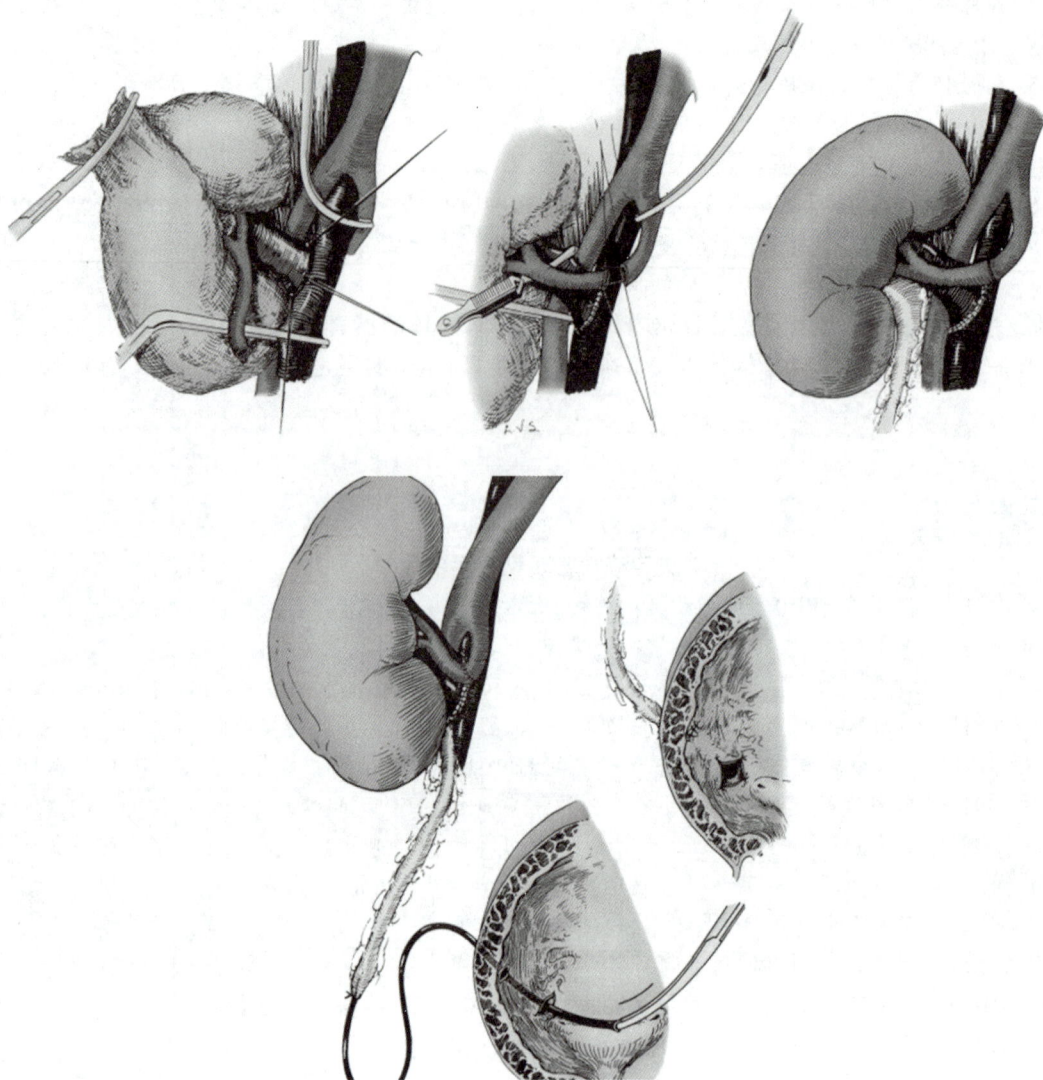

图 14-0-1　移植肾手术操作

【问题 4】患者肾移植术后采取何种用药方案?

　　思路 1:患者进行肾移植术后,如果移植肾功能正常,一般情况下需终身服用免疫抑制剂,免疫抑制剂的应用具有联合应用及个体化的特点。国内外各个肾移植中心或根据自己的临床经验、药物配备条件、实验室检测手段采用不尽相同的免疫抑制剂用药方案。目前多采用"三联"方案用药。

　　知识点

　　　　　　　　　　　　　常用的三联用药

　　包括钙调神经抑制剂(代表药物环孢素、他克莫司)＋抗代谢类药物(代表药物麦考酚酯、麦考酚钠、硫唑嘌呤、咪唑立宾)＋糖皮质激素(泼尼松)。钙调神经抑制剂类药物是目前免疫抑制剂方案中的核心药物,起主要作用,其主要作用机制是阻断免疫活性细胞的 IL-2 的效应环节。由于是以淋巴细胞作用主要靶细胞,所以这类药物具有相对的特异性。

　　思路 2:环孢素、他克莫司本身有肝、肾毒性。这类药物治疗窗窄,即药物的有效治疗浓度和中毒浓度比较近,服用相同剂量的药物在不同个体之间血药浓度也有差别。因此,使用环孢素、他克莫司患者须定期监

测血药浓度,并根据个体差异制订个性化的用药方案。

该患者术后第 1 天 24 小时尿量 8 500ml,第 2 天以后 24 小时尿量在 4 000ml 左右,手术后第 4 天化验肾功能血清肌酐下降至 121μmol/L,患者血压也逐渐恢复至 140/90mmHg,体重下降 4kg。

【问题 5】肾移植术后,补液处理与一般手术有什么样差别?

思路:如果供肾质量良好,当恢复移植肾血供后,一般可立即排尿。由于患者术前有不同程度的水、电解质潴留,血尿素氮(BUN)值增高引起的渗透性利尿,术中使用甘露醇和利尿药物,以及由于供肾因低温保存损害而影响肾小管重吸收作用等因素,在术后 24 小时内患者大都出现多尿现象,甚至 24 小时尿量可达 10 000ml 以上。在此期间如处理不当,会引起电解质紊乱、严重脱水等并发症,甚至危及患者生命。

知识点

补液原则,量出为入(表 14-0-1)

表 14-0-1 补液原则

24 小时尿量	补液量
小于 300ml	小于 700~800ml
小于 1 000ml	1 500ml
1 000~2 000ml	比尿量多 500ml 左右
3 000~4 000ml	比尿量多 1 000ml 左右
5 000~6 000ml	出入平衡
7 000~8 000ml	80% 输液量
大于 9 000ml	70% 输液量

每满 5 000ml 尿量,补 15% 氯化钾 10ml,10% 氯化钠 20ml,10% 葡萄糖酸钙 10ml,根据每天电解质值再作调整。

知识点

移植肾功能延迟恢复(delayed graft function,DGF),肾移植术后发生率约 20%,由于供肾者因素如供者年龄大、供肾冷热缺血时间偏长引起肾小管上皮坏死,灌注不佳或过度,手术中血管缝合不顺利,都有可能导致术后少尿或者无尿,通常 2~4 周后可恢复,其间仍需要血液透析。此时在血液透析过渡期间,应限制患者水的摄入量,免疫抑制剂减量,等待移植肾功能的恢复。

该患者术后第 8 天,突然出现尿量减少,24 小时尿量由 4 000ml 左右降至 1 000ml 左右,肌酐也由术后 121μmol/L 升高至 335μmol/L,移植肾区感到胀痛,行移植肾 B 超,提示移植肾肿胀,血流阻力指数升高。诊断考虑移植肾急性排斥,遂予甲泼尼龙 500mg 静脉使用冲击 3 天,随后尿量逐渐增多,移植肾功能逐渐恢复至正常。

【问题 6】肾移植术后的排斥反应的类型及治疗措施有哪些?

思路:当移植了他人的肾脏,这种"非己"的器官存在于受者体内,于是受到体内以淋巴细胞为主的免疫活性细胞的"攻击"。这就是医学上所称的排斥反应。临床上需要根据患者的临床表现作出判断,并进行有针对性的治疗。

知识点

排斥反应分为超急性排斥反应、加速性排斥反应、急性排斥反应及慢性排斥反应。

1. **超急性排斥反应** 超急性排斥多数于吻合血管开放后几分钟至几小时发生,也有人称之为"手术台上的排斥反应"。移植的肾脏突然变软,由红变紫。仅少数患者可延迟发生,但也只限于移植后的24小时内。目前尚无治疗办法,一经确定诊断应切除移植肾。淋巴毒试验和PRA阴性,HLA配型良好,约1%的患者发生超急性排斥反应。

2. **加速性排斥反应** 加速性排斥反应指术后3~5天内发生的排斥反应。表现为体温升高、尿少、血压升高、移植肾肿胀压痛、病情进行性发展、血肌酐迅速上升,患者需透析。治疗首选大剂量甲泼尼龙冲击。如不佳,宜尽早使用抗淋巴细胞球蛋白或抗胸腺细胞球蛋白及专门特异性地针对排斥有关的T细胞单克隆抗体。由于使用大量免疫抑制药物,易引起感染、充血性心力衰竭以及消化道出血等并发症而危及患者生命。

3. **急性排斥反应** 急性排斥反应是临床上最多见的一种排斥反应。发生于肾移植后第6天以后,特别好发于移植后3个月内,但是肾移植术后终身都可以发生。主要表现为:尿少、血压升高、血肌酐上升,严重者发热。对于急性排斥反应有时与免疫抑制剂用量不足有关。另外,感染、手术等也可诱发急性排斥。治疗方法:大剂量甲泼尼龙冲击;抗淋巴细胞球蛋白或抗胸腺细胞球蛋白及专门特异性地针对排斥有关的T细胞的单克隆抗体。

4. **慢性排斥反应** 慢性排斥反应是指排斥反应发生在手术6个月以后。一般与以下几个因素有关:白细胞血型配合不理想、肾移植后早期发生多次的急性排斥、环孢素剂量长期不足、高脂血症等。主要表现为:内生肌酐清除率下降,以及多尿和低比重尿,甚至无尿。治疗措施:①调整免疫制剂、短程激素冲击;②抗凝,抗血小板聚集;③扩张肾血管。

【问题7】肾移植常见并发症有哪些?

思路:肾移植后因为需要长期服用免疫移植剂,免疫力下降,在肾移植患者随访过程中要注意易并发感染,尤其是机会性感染。同时也要注意移植后肿瘤及手术的相关并发症。

知识点

移植患者常见感染包括细菌、真菌感染以及巨细胞病毒性肺炎、卡氏肺孢子菌肺炎等机会性感染。移植后肿瘤的发生率也较正常人群明显升高,国人移植后最常见的肿瘤是原肾肾盂输尿管的尿路上皮癌。肾移植常见的手术相关的并发症,包括出血、切口感染、移植肾血管血栓形成、移植肾动脉狭窄、淋巴囊肿、移植肾破裂、尿路梗阻、尿瘘。

要点解析:

1. 慢性肾衰竭尿毒症期患者需肾脏替代治疗,包括血液净化治疗和肾脏移植。

2. 组织配型是肾脏移植前选择供者的重要手段,主要包括ABO血型配型、HLA配型、淋巴毒试验(交叉配血试验)和群体反应性抗体(PRA)。

3. 肾移植采取异位移植,一般在右髂窝内。手术分为3个步骤:①显露髂血管及膀胱;②移植肾血管重建:移植肾静脉与髂外静脉进行端-侧吻合;移植肾动脉与髂外动脉进行端侧或端-端吻合;③尿路重建:移植肾输尿管与膀胱进行吻合。

4. 肾移植术后常用的三联用药,钙调神经抑制剂(代表药物环孢素、他克莫司)+抗代谢类药物(代表药物麦考酚酯、麦考酚钠、硫唑嘌呤、咪唑立宾)+糖皮质激素(泼尼松)。

5. 肾移植术后可出现排斥反应,分为超急性排斥反应、加速性排斥反应、急性排斥反应及慢性排斥反应。

6. 肾移植后因为需要长期服用免疫移植剂,免疫力下降,术后常并发感染,尤其是机会性感染。

(马潞林)

技能篇

第十五章 导 尿 术

1. 置管前尽量了解病情(是否存在前列腺增生、尿道狭窄、经尿道操作史等),选择合适的导尿管,并准备辅助器械,如尿道扩张器等。

2. 注意保护患者隐私,一般平卧位置管,女性向两侧分开大腿,显露会阴,消毒操作区域。

3. 操作尽量轻柔,建议使用利多卡因胶浆润滑尿道,并减少不适以利顺利置管。复杂的导尿操作需及时调整方法。前列腺中叶增生或膀胱颈部抬高的患者,可使用弯头导尿管或安排助手直肠指诊辅助引导调节尿管方向。必要时可以使用导引钢丝辅助,也先行通过内镜留置导丝引导导尿。若常规导尿失败,可行耻骨上膀胱造瘘引流也可达到引流尿液的目的,强行操作可能导致假道形成甚至尿道狭窄。

男性导尿术(视频)

4. 注射气囊前需确认尿管已置入膀胱内,必要时可行注水试验,小儿导尿管一般注入 5ml 水囊,成人一般 10~15ml,也可根据病情需要适当增加气囊注射量。

5. 对于膀胱过度充盈患者,单次放尿量控制在 500~800ml,后夹管至少 30 分钟再行再次放尿,以避免腹腔内压力突然降低继发导致血压下降以及膀胱内突然减压,引起膀胱黏膜出血。

6. 导尿后将包皮复位,防止嵌顿。

7. 导尿操作结束要有记录,并告知患者导尿管使用护理要点。

【并发症】

1. 留置导尿失败。

2. 尿道损伤、假道形成、尿道狭窄。

3. 尿道出血。

4. 尿路感染、败血症。

5. 导尿管气囊破裂、碎片残留。

6. 膀胱痉挛。

(黄翼然 薛 蔚)

第十六章　前列腺液的采取和镜检

前列腺液是精液的重要组成部分,约占精液的 30%,前列腺液检查主要应用在慢性前列腺炎的诊断、病原微生物检查及疗效观察等。前列腺常规检查一般指前列腺外观和显微镜检查。前列腺液显微镜检查主要目的是看有无白细胞、红细胞、磷脂小体数量和滴虫、精子、肿瘤细胞(需染色检查)、淀粉样体以及有无细菌等。

前列腺液采取及镜检主要包括以下几个方面:

1. 前列腺液采取的适应证和禁忌证。

2. 前列腺液采取的方法。

3. 前列腺液采取的注意事项。

4. 前列腺液镜检的临床意义。

【适应证】

前列腺液检查是目前诊断及鉴别诊断慢性前列腺炎的重要方法之一,前列腺液检查包括前列腺液常规检查和前列腺液细菌检查。疑有慢性前列腺炎患者,常需行前列腺液检查。

【禁忌证】

怀疑急性细菌性前列腺炎时,应禁忌前列腺按摩;疑为前列腺结核、脓肿或肿瘤的患者也禁忌前列腺按摩取前列腺液检查。

【采集准备】

采集前列腺液前要禁欲 3~7 天,因为排精及情绪兴奋可使前列腺液的白细胞计数增高,影响诊断。

【操作步骤】

采集前列腺液时,患者先排尿,取胸膝卧位,即俯跪在检查床,臀部抬高。或取右侧卧位,面对医师,两腿屈曲,左腿屈曲度更大些。病情严重时可取平卧位,双腿稍屈曲。用手指缓慢从肛门插入前列腺时,患者要张口呼吸并放松肛门,以免影响操作。应该从前列腺两侧叶开始按摩,每侧 2~3 次,再从腺体两侧向中线各挤压 2~3 次,最后从前列腺中央沟自上而下向肛门口按压 2~3 次,取出前列腺液进行检查。

【注意事项】

前列腺按摩时,应注意以下几点:①按摩前,消毒尿道外口,防止污染;②按摩手法要正确、轻柔,力度要适中;③前列腺有急性炎症或脓肿形成时,禁忌按压,防止炎症扩散;④采集标本后立即送检,以免干涸,影响测定结果,如需培养,应使用无菌容器进行无菌操作后留取。

【前列腺液常规检查意义】

在进行前列腺液常规检查时,首先检测前列腺液的外观(颜色、浑浊度)、pH 及量的变化。

1. 外观　正常前列腺液是较稀薄的淡乳白色液体。当前列腺轻度炎症时,前列腺液外观无明显改变,炎症较重时可见不同程度的脓性或脓血性,前列腺液浓稠、色黄、浑浊或含絮状物。前列腺癌时,前列腺液常显不同程度的血性。

2. pH　正常情况下,前列腺液略偏酸性,pH 6.3~6.5。前列腺液 pH 变化与局部炎症反应密切相关,炎症反应越重,pH 越高;当炎症消失后,pH 逐渐恢复正常。

3. 量　正常前列腺液量为数滴到 1ml,前列腺炎时排泄量增加。

【前列腺液镜检及意义】

前列腺液显微镜检查以直接涂片显微镜检查为主,必要时再进行涂片染色检查或微生物检查。前列腺液镜检主要包括:

1. 磷脂酰胆碱小体　正常情况下,磷脂酰胆碱小体满视野,分布均匀。当有前列腺炎症时,磷脂酰胆碱小体减少或消失,胞质内含有吞噬磷脂酰胆碱小体或细胞碎片等成分的巨噬细胞,为前列腺炎特有的表现。

2. 白细胞　正常前列腺液中白细胞散在分布(一般<10/HP)。前列腺炎时,前列腺液中白细胞增多,并成堆分布,但白细胞计数与慢性前列腺炎症状的严重程度无明显相关性。

3. 红细胞　正常前列腺液红细胞偶见(<5/HP),当精囊炎、前列腺结核和前列腺癌时,前列腺液中的红细胞增多,按摩取样时手法过重也可引起红细胞增多。

4. 前列腺液淀粉样体　正常前列腺液少见,随年龄增长而增多,一般认为与疾病无明显关系。

5. 其他　检查是否有上皮细胞、肿瘤细胞(需染色检查)、精子、滴虫、结晶等。

(梁朝朝)

第十七章 尿道扩张术

【适应证】

1. 男性

(1)预防和治疗尿道狭窄与膀胱颈挛缩。

(2)经尿道手术器械外径大于尿道管腔时扩张尿道。

(3)其他:如利用尿道扩张的局部按摩作用促进局部的血液循环,以达到治疗慢性前列腺炎、慢性尿道炎等局部炎症的目的;探测尿道内结石及金属异物。

2. 女性

(1)治疗排尿功能障碍。

(2)治疗反复尿路感染。

(3)预防和治疗尿道狭窄与膀胱颈挛缩。

【禁忌证】

1. 绝对禁忌证

(1)怀疑尿道扩张通路中存在急性炎症者禁忌尿道扩张术,如急性尿道炎、急性前列腺炎或慢性尿道炎急性发作伴有较多脓性分泌物者,行尿道扩张术会导致局部感染扩散。

(2)怀疑有尿道损伤的患者禁忌行尿道扩张术。存在尿道损伤的情况下行尿道扩张术可能造成局部撕裂的尿道完全断裂或形成假道,造成局部大出血等。

(3)怀疑有尿道肿瘤的患者禁忌行尿道扩张术。此类患者行尿道扩张可能造成肿瘤的局部播散种植,且造成局部损伤的风险高。

2. 相对禁忌证

(1)近期多次行尿道扩张手术但排尿困难症状反而加重,或一次尿道扩张术后短期内(如 24 小时)排尿困难症状再次出现的患者。

(2)多次尿道扩张术后均有尿道热的患者。

(3)存在尿路感染的患者。

【术前准备】

1. 器械准备

(1)普通尿道扩张术:一套直径号码完整的尿道探条;局部麻醉药,如丁卡因胶浆;无菌铺巾;导尿管准备以备必要时行导尿术,如尿道出血、尿道损伤等情况。

(2)丝状探条扩张术:丝状探条;尿道扩张导管;局部麻醉药,如丁卡因胶浆;无菌铺巾;导尿管。

2. 患者准备 尿道扩张术通常在门诊完成,一般患者无须特殊准备。如存在尿路感染的患者一般需要术前控制感染后择期行尿道扩张手术。

【体位与麻醉】

尿道扩张体位选择截石位。

尿道扩张术多在局部表面麻醉后进行。麻醉药物可以选择 4% 丁卡因、2% 利多卡因、5% 哌罗卡因或 5% 普鲁卡因,亦可以选择含丁卡因的润滑止痛胶。润滑止痛胶是目前临床上被广泛采用的尿道扩张术前局部麻醉药品。使用润滑止痛胶进行尿道灌注应注意在整个灌注过程中保持低的灌注压力,以避免因灌注压力高而使局部细菌透过尿道黏膜入血导致菌血症、毒血症甚至败血症。使用方法是先涂抹少量润滑止痛胶于尿道口,再将润滑止痛胶头部插入尿道,边轻柔挤入胶浆边进入尿道,直至胶浆头部完全进入尿道。如患者较敏感或不配合行尿道扩张术,可在镇静或全身麻醉下进行尿道扩张术。

【手术步骤】

1. 普通尿道扩张术

(1)患者取截石位或平卧位,消毒铺巾。消毒范围一般为会阴部、阴茎、阴囊及双侧大腿根部。

(2)检查尿道探子号码是否齐全并按照大小顺序排列,探子涂以无菌润滑剂。术者立于患者两大腿之间,见图 17-0-1,左手拇指及中指分开固定患者尿道外口,并提拉阴茎部,使其向上伸直并与腹壁垂直,将探子柄对向患者头端并与腹壁呈平行状态,轻柔插入尿道口内。

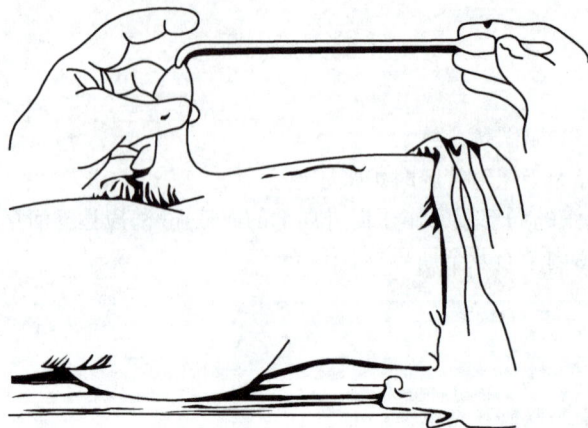

图 17-0-1　探子柄对向病人头端并与腹壁呈平行状态轻柔插入尿道口内

(3)保持阴茎部与腹壁垂直状态,尿道探子越过阴茎海绵体部后,探子尖端滑入至球部尿道内。

(4)术者左手握持阴茎,右手示指与拇指轻握尿道探子柄,缓慢轻柔地将探子由与腹壁平行向前推进至与腹壁垂直位,使尿道探子尖端由球部尿道滑入至膜部尿道中,当探子进入膜部尿道时,术者右手有落空感,见图 17-0-2。

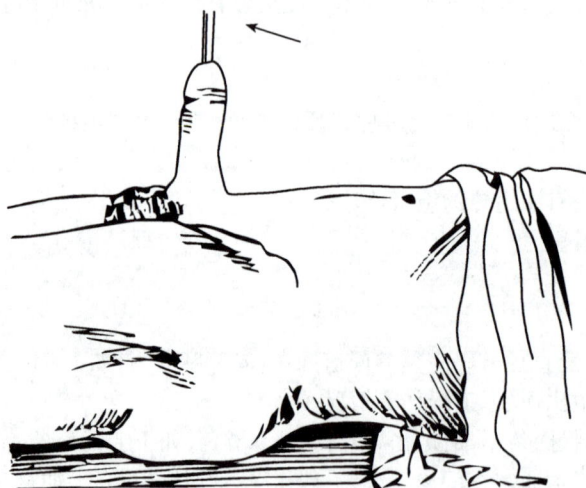

图 17-0-2　探子由与腹壁平行向前推进至与腹壁垂直位,
使尿道探子尖端由球部尿道滑入至膜部尿道中

(5)感觉到落空感后,术者右手缓慢轻柔地将探子由垂直位继续下压使其逐渐与腹壁呈平行位,这时,尿道探子顺其自身弯曲会滑入前列腺部尿道内,术者右手会有落空感,并感到向前推进的阻力消失,见图 17-0-3。

(6)感到落空感后继续推进探子,使探子尖部进入膀胱并保持 10 秒左右。这时可自由转动尿道探子,见图 17-0-4。

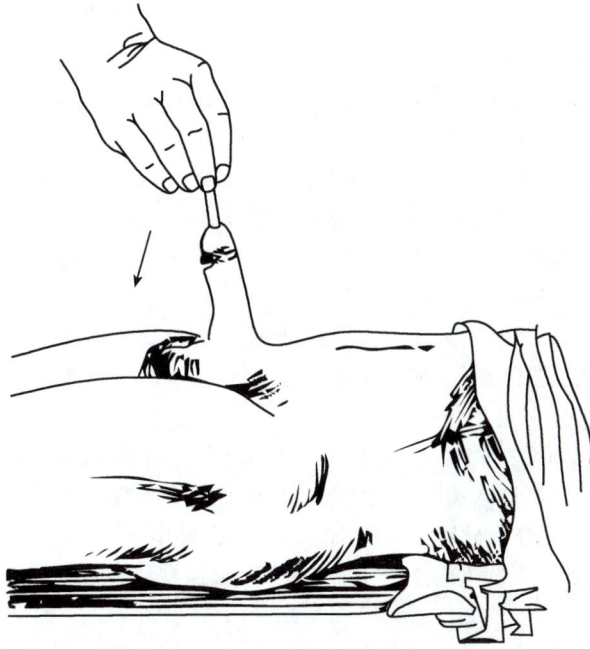

图 17-0-3　探子由垂直位下压使其逐渐与腹壁呈平行位，
尿道探子顺其自身弯曲滑入前列腺部尿道内

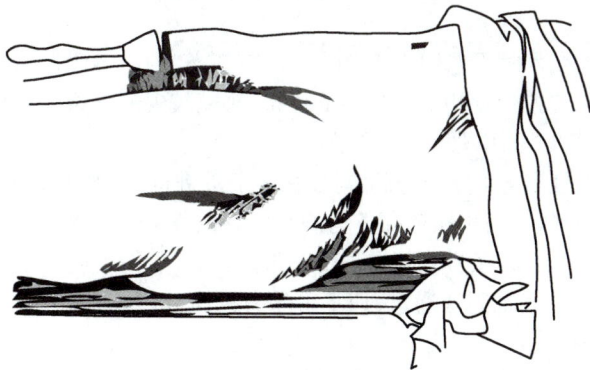

图 17-0-4　继续推进探子使探子尖部进入膀胱

（7）拔出探子，换大号尿道探子重复上述操作进行下一轮尿道扩张操作。

2. 丝状探条扩张术

（1）患者取截石位或平卧位，消毒铺巾。消毒范围一般为会阴部、阴茎、阴囊及双侧大腿根部。

（2）术者立于患者两大腿之间，润滑丝状探条后，左手拇指及中指分开固定患者尿道外口，并提拉阴茎部，使其向上伸直并与腹壁垂直，右手将丝状探条送至尿道口内。

（3）继续推进丝状探条，当丝状探条遇到阻力时，边旋转丝状探条边向下试探，如多次试探均不能通过，可改变丝状探条头端弧度继续试探，直至通过狭窄段。

（4）连接尿道扩张导管并润滑，术者左手固定患者阴茎，右手握持尿道扩张导管向尿道内推进，直至导管进入膀胱并保持 10 秒左右。

（5）拔除导管，换大号尿道扩张导管重复上述操作进行下一轮尿道扩张操作。

3. 尿道球囊扩张术　球囊扩张早期主要应用于不能耐受经尿道前列腺电切的高危良性前列腺增生患者的治疗，随着扩张器械的改进和技术的进步，一些球囊导管（如 X-FORCE；BARD Medical，Murray Hill，NJ，USA；COOK F30 RPN：AUBS-6-4 等）已经应用于前尿道狭窄的扩张。一些学者认为输尿管下球囊扩张治疗尿道狭窄是一种安全有效的微创腔内技术，在导丝引导下，定位准确，操作简单，可反复进行。球囊导管为 360° 环状扩张，扩张过程中，狭窄段尿道受压逐渐增加，且球囊导管表面光滑，可减少对尿道黏膜的损伤刺激及暴力挤压引起的黏膜血管破裂,但该术式的远期疗效仍待进一步研究证明。

患者取膀胱截石位,常规消毒铺巾。

(1)润滑剂润滑尿道后,输尿管镜直视下经尿道进镜至狭窄部位,进镜时注意观察尿道,后将斑马导丝通过狭窄段置入膀胱内。

(2)留置导丝不动,退镜,沿导丝置入输尿管扩张导管,可从 F8 开始循序扩张狭窄尿道,依次扩张至 F14~F16,再沿导丝置入输尿管镜并通过扩张后的尿道狭窄段,观察完毕留置导丝后退镜。

(3)以导丝为引导置入球囊扩张导管到达尿道狭窄段,再次由尿道外口置入输尿管镜,观察并调整球囊扩张导管位置,使球囊中段位于狭窄段,后退出输尿管镜

(4)球囊加压至额定压力,扩张时间持续约 5 分钟,扩张后可再置入输尿管镜观察扩张效果。

(5)输尿管镜下见尿道狭窄段已扩开,观察未见异常,后留置 18~22 Fr 导尿管(导尿管留置 2~4 周)。

4. 输尿管镜下筋膜扩张器尿道扩张术 筋膜扩张器是经皮肾镜技术中常用配件,其材料柔软有韧性,可弯曲性强,周径由远至近逐渐增粗,扩张过程中,狭窄段尿道受压均匀增加,因而对狭窄段尿道黏膜及血管扩张后损伤相对小,术后狭窄段尿道瘢痕纤维组织稳定性较传统金属探条扩张术高。

(1)患者取膀胱截石位,采用连续硬膜外麻醉或全麻。消毒铺巾。

(2)润滑尿道后,经尿道直视下置入输尿管镜至狭窄部位,检视狭窄近端尿道有无多处狭窄,经输尿管镜插入斑马导丝。

(3)采用经皮肾套件筋膜扩张器经尿道沿斑马导丝向尿道狭窄部旋转、挤压式逐级扩张狭窄尿道。自 F4~F6 逐级扩张,成人可扩张至 F20,最后一根筋膜扩张器在尿道内留置 5~10 分钟。

(4)保留斑马导丝,拔除筋膜扩张器,选用相应口径的硅胶气囊导尿管,前端以 50ml 注射器针头刺孔后套入斑马导丝,在导丝引导下将气囊导尿管置入膀胱,留置导尿管 2~4 周不等。

【注意要点】

1. 一般进行普通尿道扩张术时不选用小于 F12 号尿道探条,因小号码探条容易造成尿道穿孔或假道形成。在初次进行尿道扩张时,应避免使用头端较尖的探条,头端较尖的探条同样易损伤尿道。如 F12 号尿道探条,无法通过狭窄段的病例,应改用丝状探条尿道扩张术。

2. 行尿道扩张术时每次最多增加 3 个号码,需要循序渐进进行,一般扩张到 F24 号时不再加大号码。

3. 行普通尿道扩张术时,每次退出尿道探条均需要检查探条头端有无血染,如有明显血染,则应在下次扩张时小心操作,或考虑停止加大探条号码行进一步扩张。

4. 如小号码探条或丝状探条均无法通过,切不可暴力操作,可借助尿道镜或膀胱镜直视下观察局部尿道病变情况,视情况进行处理。

5. 行普通尿道扩张术通过膜部尿道时,切不可暴力向前推进尿道探条,应单纯轻柔缓慢地向下压探条,使探条自然滑入。必要时助手手指肛门内抬起探子引导进入膀胱如临床实践中情况复杂不易判定时,术者可在直肠指诊辅助下,在前列腺尖部触及尿道探子,并触清前列腺中央沟位置,在一手的辅助下引入尿道探条,见图 17-0-5。

6. 患者接受一次尿道扩张术后,应至少间隔 1 周方可行下一次尿道扩张术。如多次尿道扩张术后短期内(2~3 天内)患者即出现排尿困难症状,应重新评估局部病变情况,并考虑改用其他治疗方式。

7. 患者行尿道扩张术的间隔时间应逐渐延长,直至病情稳定后,不再行尿道扩张术。

8. 发生尿道出血的患者应嘱留院观察 1 小时以上,观察其局部出血情况和有无排尿困难,如出现出血加重,应及时行止血措施,必要时手术治疗;如出现排尿困难,应立即试行留置导尿管 2~3 天,如留置失败,应行尿道镜检查,并必要时留置耻骨上膀胱造瘘管。

【并发症及处理】

1. 尿道损伤 尿道损伤是尿道扩张术最常见的并发症,主要

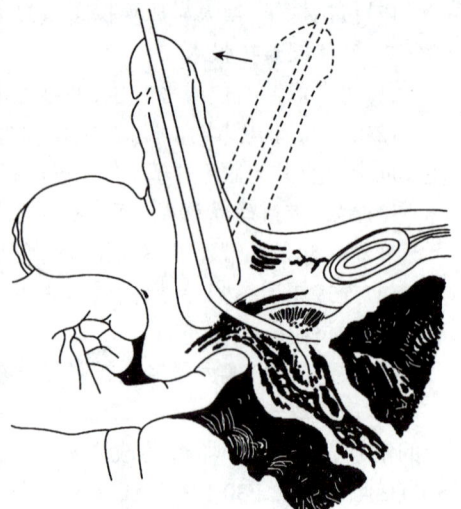

图 17-0-5 必要时助手手指肛门内抬起探子引导进入膀胱

为尿道出血和疼痛。少量的尿道出血多是由于尿道探条扩张狭窄段时,局部瘢痕组织被扩张撕裂造成局部小血管破裂或渗血。少量尿道出血无须特殊处理,术后嘱患者多饮水多可自愈。大量的尿道出血多是由于暴力操作造成局部尿道黏膜或全层尿道撕裂、尿道穿孔或断裂。大量尿道出血可能造成患者失血性尿道扩张致球膜交界部尿道损伤休克,因此需要立即处理。处理步骤:首先试行留置三腔导尿管,如留置成功,则注入约40ml水并稍微向外牵拉,其原理是通过球囊封闭膀胱颈避免血液反流入膀胱,从而增加局部压力并使局部形成凝血块压迫止血。如留置导尿管失败,则多可能发生严重的尿道穿孔或断裂。这时,应该参考男性尿道损伤处理原则视情况进行进一步治疗,如行耻骨上膀胱造瘘后二期处理、急诊行尿道会师术或一期行局部修补。尿道扩张术中发生尿道穿孔或断裂的部位多是球膜交界部尿道远端,特别是患者本身存在球膜交界部狭窄,而术者经验不足并暴力操作(图17-0-6)。球膜交界部尿道穿孔可破入直肠,造成尿道直肠瘘等严重并发症的发生。如膀胱内有较多凝血块时可考虑行耻骨上膀胱造瘘及凝血块清除术。

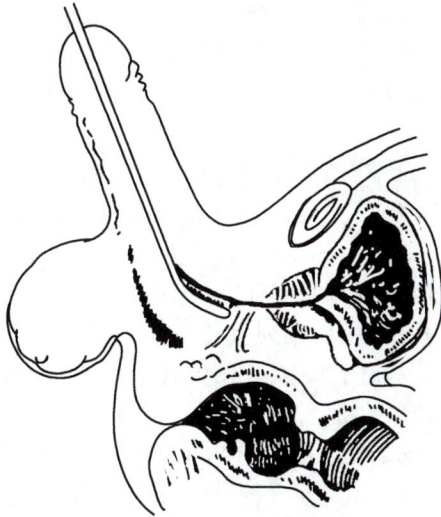

图 17-0-6　尿道扩张致球膜交界部尿道损伤

2. 泌尿生殖系感染　尿道扩张术可引起泌尿生殖系感染的机制可能有:局部高压造成尿路细菌入血;局部损伤造成尿道细菌入血;尿道穿孔进入直肠造成肠道细菌入血等。主要全身临床表现同菌血症、败血症或毒血症,局部临床表现可能有局部脓肿。针对全身性感染治疗主要为敏感抗生素的使用和对症处理。对于局部脓肿可待脓肿成熟后行切开引流。

（魏　强）

第十八章　前列腺穿刺活检术

随着我国经济水平的提高及国民生活水平的不断改善,前列腺癌(prostate cancer,PCa)的发病率与死亡率呈现出逐年递增的趋势。虽然我国前列腺癌的总发病率略低于欧美发达国家,但晚期患者的患病率却明显升高。这可能与国民对癌症知识的认识及卫生普查意识水平较低,忽视了对前列腺癌的早期筛查有关。在目前临床工作中,对可疑病例进行前列腺穿刺活检已成为确诊 PCa 的标准方法,而在超声引导下行经会阴或经直肠途径的前列腺穿刺是目前国内外医院最常用的两种穿刺途径。

【适应证】

1. 初次活检　在临床检查中,对于血清前列腺特异性抗原(prostate specific antigen,PSA)、直肠指诊(digital rectal examination,DRE)或影像学三个因素之中任一出现异常的疑似 PCa 的患者都需行前列腺穿刺以明确诊断:

(1) PSA 水平:PSA 是由人体前列腺腺泡及其导管上皮细胞分泌的一种糖蛋白,其在血清中的水平可受外界因素的影响而出现波动,如饮酒、性生活、前列腺炎、前列腺按摩等。故血清 PSA 只具有前列腺组织的器官特异性,并不具备肿瘤特异性。目前对于 50 岁以上的男性患者都建议常规行血清 PSA 筛查,以提高对 PCa 的检出。由于前列腺腺体自身的屏障保护机制,正常人的血清总 PSA(total PSA,tPSA)值一般低于 4ng/ml。但值得注意的是,tPSA<4ng/ml 并不意味着就没有罹患 PCa 的风险。降低该阈值的前列腺穿刺活检可以提高PCa 的检出率,但在一定程度上也会增加出无意义的穿刺、增加患者的痛苦与医疗费用的支出。我国目前普遍认为血清 tPSA 水平应小于 4.0ng/ml,而大于 10.0ng/ml 就应该接受穿刺活检。由于血清 PSA 筛查的便捷、客观及高效性,其对 PCa 还是优于 DRE 及经直肠超声检查(TRUS)(表 18-0-1)。

表 18-0-1　低 PSA 水平患者罹患 PCa 概率

tPSA 水平 /(ng·ml⁻¹)	PCa 概率	Gleason 评分>7 的 PCa 概率
0~0.5	6.60%	0.80%
0.6~1	10.10%	1.00%
1.1~2	17.00%	2.00%
2.1~3	23.90%	4.60%
3.1~4	26.90%	6.70%

当血清 tPSA 处于 4.0~10ng/ml 之间的灰区水平时,则需要结合游离 PSA 与总 PSA 的比值(f/t PSA)的数值再作出是否行前列腺穿刺的决定。国外研究报道发现 PCa 患者的血清 f/t PSA 比值平均为 0.18,而正常人的 f/t PSA 的平均值为 0.28。国内学者研究表明当血清 tPSA 处于灰区水平时,如 f/t PSA>0.16,则 PCa 的检出率为 11.6%;如 f/t PSA<0.16,PCa 的检出率则会增加至 17.4%。多中心的前瞻性试验表明,对 f/TPSA<10% 的疑似患者,PCa 的检出率为 56%;f/t PSA>25% 的 PCa 检出率仅为 8%。目前推荐对于 f/t PSA≤10% 的患者建议立即接受穿刺活检,>10% 但 ≤25% 的则与患者及其家属进行沟通再决定下一步策略,而 >25% 的建议定期随访。因此针对 PSA 水平行前列腺穿刺活检时,需同时考虑 tPSA、f/t PSA 的水平,在尽可能提高 PCa 检出率的同时,也减少过度穿刺的概率。此外,患者 PSA 速率、PSA 密度以及年龄相关性 PSA 等指标也与 PCa 的发生之间存在着一定的关系,但其临床实用价值还有待进一步证实。

（2）直肠指诊（DRE）：尽管目前的影像学检查及血清肿瘤标志物已能极大提高对 PCa 的检出率，但仍不能忽视对患者进行 DRE 的重要性。尽管 DRE 的主观性较强，但对于有经验的泌尿外科医师而言，仔细的 DRE 不仅让医师能获得一个更为具体的主观感受，同时仍是一种行之有效的 PCa 筛查方法。在 DRE 的过程中，如发现异常包块都应接受前列腺穿刺活检。研究表明约 14% 的患者可以仅通过 DRE 就发现前列腺占位而无须进行 PSA 检查，而 22% 的患者可以同时发现 PSA 升高和 DRE 异常。

（3）影像学检查：可通过 B 超、CT、MRI 等影像学手段对 PCa 进行初筛，其中以 MRI 最具优势。较其他常用的影像检查手段，MRI 具有良好的软组织分辨、任意平面成像、功能成像等优点，是目前临床对 PCa 进行早期诊断的重要影像学检查手段。此外，近年来 MR 功能成像，包括弥散加权成像（diffusion weighted imaging，DWI）、动态对比增强（dynamic contrast-enhanced，DCE）和 MR 波谱成像（MR spectroscopy，MRS）也已广泛应用于临床，更进一步提高了对 PCa 的早期诊断。

2. 重复穿刺　前列腺虽是一个实体性器官，但与其他实体性肿瘤不同的是，前列腺癌具有多灶性分布的病理特点。此外，目前的前列腺穿刺活检术主要的穿刺的区域为 PCa 好发的外周带，对移形区和中央带的穿刺针数较少。因此从纯理论的角度出发，目前的穿刺策略存在着漏诊的可能性。实际上，22%~47% 的 PCa 患者在首次穿刺后漏诊。因此，对于存在下列因素的高度疑似 PCa 患者，应建议接受重复前列腺穿刺活检：首次穿刺阴性的患者，PSA 水平持续升高；穿刺标本发现有多灶性高级别腺上皮内瘤变（high-grade prostatic intraepithelial neoplasia，HGPIN）或非典型小腺泡增生（atypical small acinar proliferation，ASAP）；患者存在着新的影像学（MRI、超声等）阳性发现。重复穿刺时可改变穿刺策略，如采用经会阴的前列腺穿刺、饱和穿刺、基于多参数 MRI 的靶向穿刺等。

【禁忌证】

1. 患者存在明显的凝血功能障碍。
2. 急性前列腺炎或会阴部穿刺区域存在急性炎症。
3. 肛门、直肠病变如低位直肠肿瘤无法行 TRUS。
4. 下肢运动障碍无法行截石位。
5. 其他严重的系统疾病。

【术前准备】

1. 知情同意　应提前告知患者行 TRUS 前列腺穿刺活检术的益处和风险并签署知情同意书。
2. 抗凝药物　术前行抗凝治疗（包括但不限于：华法林、肝素钠、NSAIDs 及植物制剂）者，应按药物半衰期提前停药直至凝血功能恢复正常（国际凝血标准化比 INR<1.5）。
3. 抗生素　无论穿刺方法如何，患者应在围手术期口服或静脉使用抗生素预防感染。通常推荐在术前 1 小时内使用一剂喹诺酮类抗生素，术后再连续给药 2~3 天，这样可将术后菌血症 / 败血症发生率降低至 0.1%~0.5%。同时也有研究发现，术前单剂服药与术后连续口服 3 天的方案相比，效果并没有太大的差别。而对于体内有心脏瓣膜、人工关节等留置物的患者应静脉使用 2~3 天的抗生素。
4. 清洁灌肠　对于经直肠穿刺的患者，术前进行一次清洁灌肠理论上可以减少直肠内粪便残渣，降低术中术后感染发生率，但这种效果尚存争议。
5. 麻醉　经典的方法是采用利多卡因对皮下组织和前列腺包膜进行局部麻醉，也有中心通过局部神经丛的浸润麻醉取得了较好的效果。笔者的经验是用 10ml 注射器在进针的通路上逐层注射 2% 利多卡因，再在 TRUS 引导下左右前列腺包膜下各注射 5ml 的 2% 利多卡因。也有报道超声引导下从精囊交界处开始，沿外侧缘由底向尖对前列腺包膜进行浸润麻醉的方法。相对于前列腺周的注射，前列腺内注射可以提高麻醉的效果，但同时应小心利多卡因直接入血可能会出现全身反应。经直肠穿刺患者可在超声引导下直接在穿刺通路上进行浸润麻醉，直肠内直接浸润麻醉的效果明显较差。术后镇痛应避免使用阿司匹林等 NSAIDs，避免局部出血和血肿形成。
6. 留置导尿　患者一般无须进行留置导尿，甚至有研究发现少量的膀胱残余尿有利于穿刺的进行。个别患者在饱和穿刺后可能出现急性尿潴留，这时应进行留置导尿。
7. 体位　患者通常采用截石位，有利于患者会阴部的暴露和操作，特别是在进行彩色多普勒超声测定中有一定优势。左侧卧位较多应用于经直肠的穿刺。
8. 饮食　前列腺穿刺是在局部麻醉下进行，因此患者并没有禁食、禁饮的必要。相反，笔者在实际的穿刺操作中会遇到不少因为穿刺手术而没有进食,在穿刺结束后出现低血糖反应的患者。因此,在术前应向患者及家属强调规律进食的重要性。

【穿刺技巧】

1. 穿刺途径 多项研究表明,常规的12针前列腺穿刺法无论是经会阴途径还是经直肠途径,在初次穿刺和再次饱和穿刺中都可以取得类似的肿瘤检出率。回顾性研究也发现对于各种肿瘤大小和分期,两种方式的检出率都是类似的,但对位于前列腺尖部的肿瘤,经会阴途径似乎检出率更高。

2. 穿刺针数和部位 鉴于穿刺检查的特殊性,穿刺针数和位置的研究主要基于检出率的比较结果。研究发现无论前列腺的大小,12针法(相对于18针法)已经可以发现绝大多数的肿瘤病灶,单纯增加针数并不能提高肿瘤的检出率,更重要的是穿刺的位置。相对于外腺,对移行区进行穿刺的阳性率非常低。过去的"六分仪法"已经远远不能满足临床需要,笔者推荐沿外腺尽量边缘和后侧的位置左右各穿刺5针,内腺左右各一针,如果存在 DRE 或 TRUS 阳性区域,可以加穿 1~2 针。对于重复活检的患者,其穿刺针数和部位有时需根据具体情况进行调整。患者因持续升高的 PSA,可疑的 f/t PSA 以及初次穿刺发现多灶性 HGPIN 或 ASAP 等都需要调整穿刺策略。在进行二次饱和穿刺后,有 1/3~1/2 的患者都可能会有阳性结果。而 3 次甚至 4 次重复穿刺仅适用于部分高度怀疑肿瘤而穿刺结果阴性的患者。对于重复穿刺的最优策略目前尚存争议。

【穿刺步骤】

1. 签署手术知情同意书后患者取截石位,双手托高阴囊及内容物,或者用胶布粘贴阴囊后向上托起以悬吊阴囊。

2. 置入直肠探头后测量前列腺情况。

3. 常规消毒铺巾。

4. TRUS 引导下 2% 利多卡因分层浸润麻醉。

5. 安装直肠探头 TRUS 支架,沿支架使用穿刺针进行外腺及内腺活检。

6. 再次消毒后,加压包扎伤口,观察半小时后患者离开。

【并发症】

1. 出血 TRUS 穿刺术后最常见的问题是出血,常见的症状包括血尿(65.8%),血精和会阴部血肿,经直肠穿刺还可能出现便血和直肠出血等。对于无凝血功能障碍的患者而言,出血的概率主要与前列腺的大小、穿刺的针数和穿刺者的技术有关。绝大部分出血患者可以通过饮水和休息等得到缓解,部分严重的患者需要留置导尿以及会阴部加压包扎,因严重出血而需要住院的患者总体不超过 1%。

2. 术后感染 绝大多数 TRUS 穿刺术后感染表现为下尿路刺激症状和低热,循证医学证据表明抗生素的使用可以明显降低术后菌尿、菌血症、发热、泌尿系统感染和住院的发生率,各专业机构也都建议患者在 TRUS 穿刺后使用抗生素。虽然在社区获得性感染中出现了大量的喹诺酮类耐药菌,但左氧氟沙星依然是目前穿刺后最常用的抗生素。而多数研究也发现,术后单次服药就足够。尽管如此,穿刺术后仍需注意可能引起脑膜炎、脊髓灰质炎甚至感染性休克等严重感染。对于经直肠穿刺的患者而言,术前进行清洁灌肠或消毒液灌肠并不能显著降低术后感染的发生率。而在经会阴穿刺术后,患者感染的发生率似乎更低。

3. 疼痛 经会阴前列腺穿刺的疼痛发生率一般高于经直肠途径。尽管术中采用了利多卡因行局部浸润麻醉,但仍有很大一部分患者在术中感到明显的疼痛、不适以及紧张。调查显示约 18% 的患者拒绝再次行穿刺。由于疼痛是一种较为主观的感受,受影响的因素非常多。紧张和焦虑会明显加重疼痛,而适当的言语安慰、聊天或音乐可以在一定程度上分散其注意力,改善其不良情绪。其他的与疼痛有关的因素包括肛门张力、穿刺针数以及患者年龄等。穿刺引起的疼痛感多在穿刺结束后数小时缓解或消失,因此没有必要常规使用口服镇痛剂。

4. 下尿路症状(lower urinary track symptoms,LUTS) LUTS 是下尿路综合征的统称,包括刺激、梗阻及排尿后症状。穿刺术后患者出现的 LUTS 症状绝大多数都是一过性的,无须特别干预。也有四分之一的患者可能会出现 LUTS 症状的加重。这些症状主要还是和穿刺针数相关。如患者表现为排尿困难等梗阻症状,可以通过休息、下腹部热敷或口服 α_1 受体阻滞剂等方法使症状得到改善。如出现尿潴留,可予临时留置尿管;如为排尿刺激症状,可口服选择性 M 受体阻滞剂。

5. 勃起功能障碍 有研究发现前列腺穿刺,特别是重复穿刺和饱和穿刺可能会导致患者术后出现 ED,但缺乏明确的证据支持。现有研究表明绝大多数 ED 都可以自行恢复,也有研究提出这可能和麻醉区域有关。

6. 严重并发症 穿刺术后发生严重并发症甚至死亡的比例较低。出血等常见并发症具有一定自愈性,部分患者可能因为基础疾病、感染性休克等原因而发生意外。术前应做好详细评估,排除潜在的心脑血管疾病。

(魏 强)

第十九章　尿动力学检查

尿动力学检查是依据流体力学和电生理学基本原理,通过自由尿流率、压力流率同步测定、尿道压力描记等一系列检查方法检测尿路各部的压力、流率及生物电活动,从而再现患者症状并对产生这些症状的原因作出合理病理生理学解释的泌尿外科分支学科。

【适应证】

尿动力学检查方法较多,既有尿流率测定、残余尿测定等非侵入性评估方法,又有压力流率同步测定、漏尿点压测定等侵入性检查,其检查目的及适应证见表19-0-1,检查时应根据患者主诉症状进行针对性检查。

表 19-0-1　不同尿动力学检查方法的诊断作用

检查方法	检查目的	适应证
自由尿流率和残余尿测定	初步评估排尿功能	所有排尿功能障碍患者
充盈性膀胱测压	评估患者充盈期膀胱储尿功能及感觉功能	怀疑储尿功能障碍患者
尿道压力测定	评估尿道控尿能力	怀疑尿道关闭功能不全者
漏尿点压测定 　A 膀胱漏尿点压测定 　B 腹压漏尿点压测定	评估尿道对抗逼尿肌压或腹压升高所致膀胱压升高的能力	怀疑神经源性膀胱尿道功能障碍(A)或尿道关闭功能不全(B)者
压力流率同步测定	评估逼尿肌收缩力及膀胱出口梗阻情况	怀疑膀胱出口梗阻患者
同步括约肌肌电测定	评估排尿期盆底肌与逼尿肌的协调情况	怀疑有逼尿肌尿道括约肌协同失调者
影像尿动力学	同时评估下尿路的形态和功能	下尿路解剖异常或病因复杂的患者

【设备及器材】

1. 尿动力学检查床　尿动力学检查床应便于医师变换患者体位,进行影像尿动力学检查,则需加配以X线机或B超机。

2. 尿动力仪　普通尿动力仪至少应具备尿流率计、两个压力传感器,用于检测膀胱压(Pves)和腹压(Pabd)、灌注系统和肛门括约肌肌电图检测功能。具有尿道压力(Pura)描记功能的仪器则需增配1个压力传感器和一个牵引器。影像尿动力仪在普通尿动力仪基础上增加影像组件。国外某些高级尿动力仪还具备盆底肌电生理检查功能及生物反馈治疗功能。下面简要介绍尿动力仪关键设备及耗材。

(1)尿流率计:目前国内常用的尿流率计主要包括承重式尿流率计(图19-0-1)和转盘式尿流率计(图19-0-2)。承重式尿流率计是通过记录排尿过程中尿液重量随时间增加值计算尿流率。而转盘式尿流率计则是通过尿流对匀速转动的转盘产生的阻力计算尿流率。

(2)压力传感器:用于尿动力学检查的压力传感器可分为外置式压力传感器(图19-0-3)和内置式导管尖端压力传感器(图19-0-4)两种。前者通过连接管内的液体将压力传导至传感器上检测,而后者则是直接将压力传感器包被到测压管上检测压力。

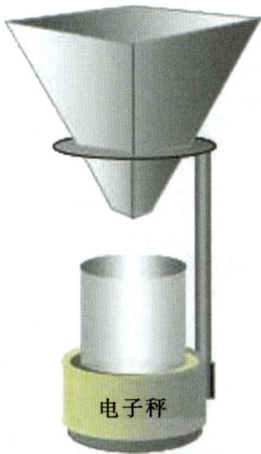

图 19-0-1　称重式尿流率计

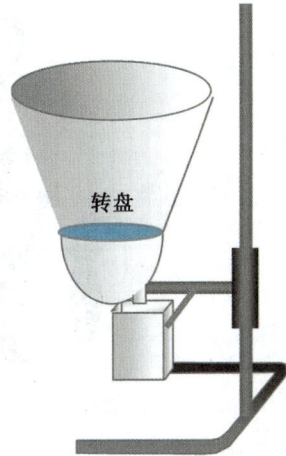

图 19-0-2　转盘式尿流率计

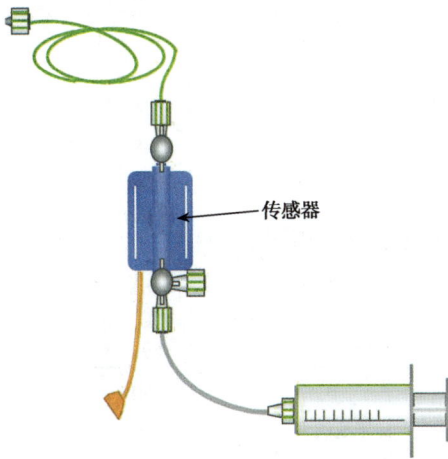

图 19-0-3　外置式压力传感器

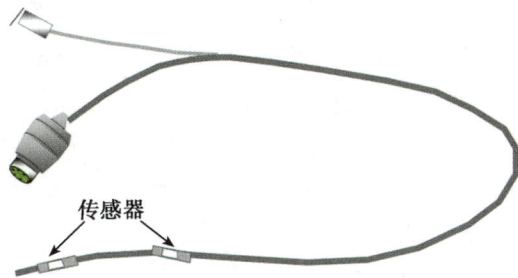

图 19-0-4　内置式压力传感器

（3）灌注系统：在充盈性膀胱压力容积测定等检查过程中，为了既快又好地完成检查，需要通过灌注系统快速充盈患者膀胱（图 19-0-5）。此外，尿道压力描记时也需要灌注。目前常用滚轴泵。

（4）测压管：尿动力学检查测压管包括膀胱测压管和腹压测压管。膀胱测压管多为双腔管，其中一个通道用于灌注膀胱，另一通道则用于压力检测。腹压测压管多为直肠气囊导管。此外，也可以选择三腔测压管进行膀胱尿道同步测压。

【操作方法】

尿动力学检查方法较多，下面逐一简要介绍尿流率测定、充盈性膀胱压力容积测定、压力流率同步测定等几种常用的尿动力学检查操作方法。

1. 尿流率测定　作为一种非侵入性检查，尿流率测定可用于所有下尿路功能障碍患者的初筛以及疗效评价。图 19-0-6 示患者适量饮水，出现正常排尿欲望后，在相对安静、隐蔽的检查环境，采取习惯的排尿体位（一般男性取站立位，女性取坐位或蹲位），检测程序启动后，医护人员应回避。排尿后可通过即刻导尿或 B 超进行残余尿量测定，有助于评估膀胱排空功能。

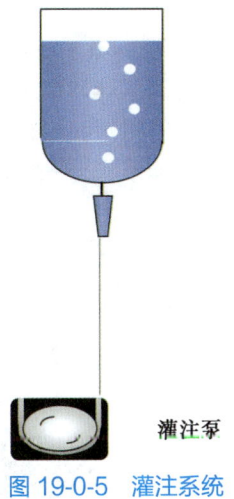

图 19-0-5　灌注系统

图 19-0-7 示尿流率测定的主要观察指标包括：最大尿流率（Q_{max}）、平均尿流率（Q_{ave}）、排尿量（Vv）、排尿时间（Vt）、尿流时间及曲线形态。其中 Q_{max} 是最有价值的报告值。一般情况下，成年男性 Q_{max} 应>15ml/s，女性 Q_{max} 应>20ml/s。残余尿量应小于 30ml，>100ml 则提示有尿潴留风险。

2. 充盈性膀胱压力容积测定　充盈性膀胱压力容积测定用于评估患者储尿期膀胱的功能容量、感觉功能、顺应性、逼尿肌稳定性等。可用于膀胱功能障碍性疾病的诊断、鉴别诊断、病因分析、治疗方法的选择以及疗效评估。对上尿路影响的评估来说，膀胱压力是重要内容。

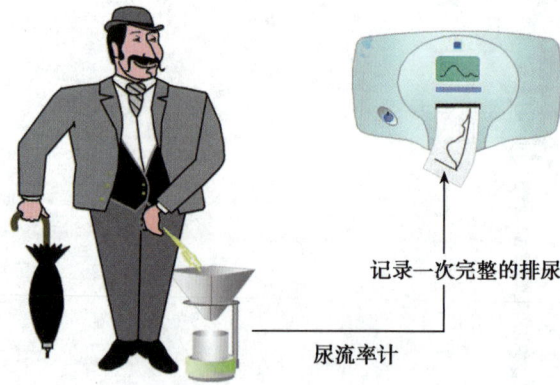

记录一次完整的排尿

尿流率计

图 19-0-6　自由尿流率示意图

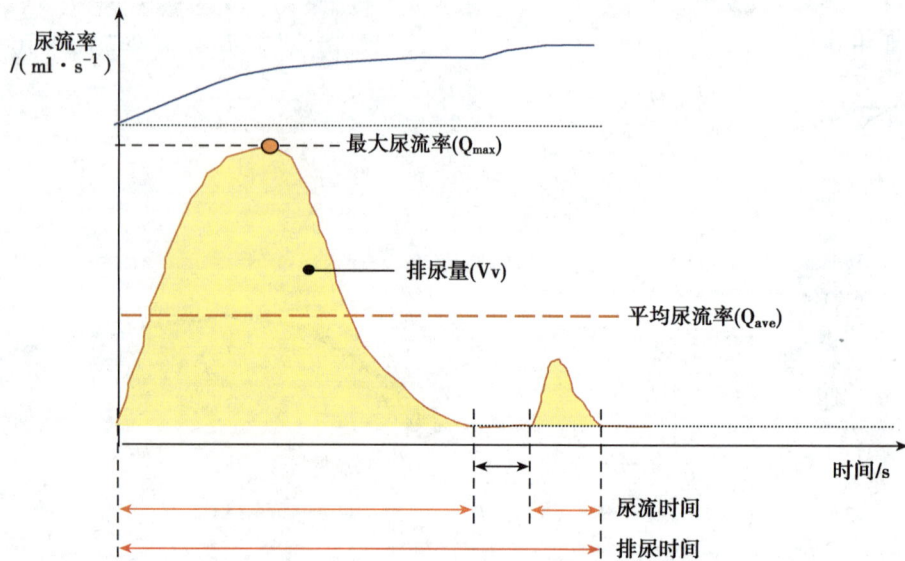

图 19-0-7　尿流率结果

图 19-0-8 示充盈性膀胱压力容积测定时患者首先取仰卧位,会阴部常规消毒后分别经尿道和肛门置入膀胱测压管和腹压测压管。膀胱测压管一般为双腔管,分别用于灌注和测压,如使用内置压力传感器,应描述导管粗细和传感器类型。腹压测压管插入直肠壶腹。肛门切除患者可经肠瘘口或阴道测定腹压,此类患者可加大测压管插入深度以利于客观反映腹压变化。

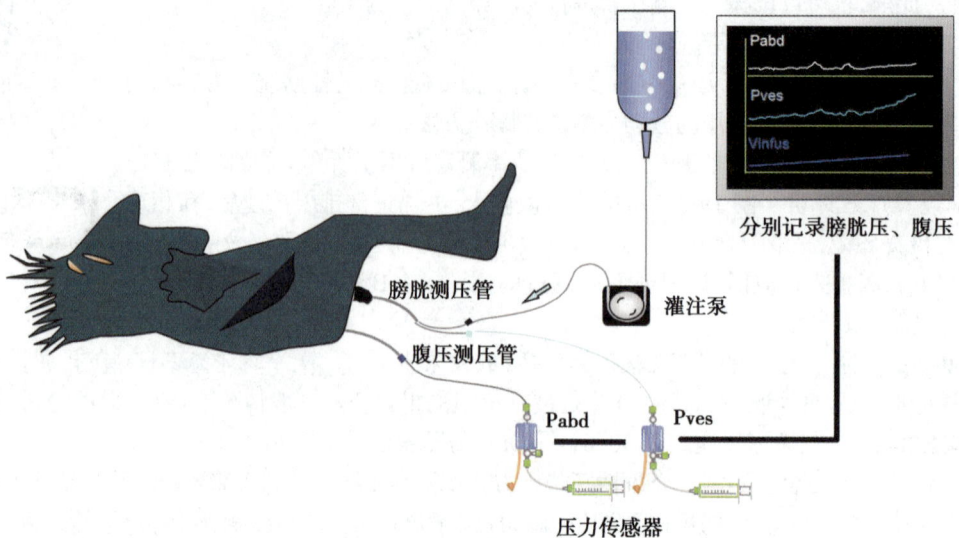

分别记录膀胱压、腹压

膀胱测压管

腹压测压管

灌注泵

压力传感器

图 19-0-8　充盈性膀胱测压示意图

由于膀胱压、腹压、尿道压等参数对检查结果的判断至关重要,首先介绍压力零点和压力参考平面两个基本概念。压力零点是指检查室周围环境的大气压。压力参照平面为与受检者耻骨联合上缘等高的水平面。具体调零方法如下:置管后患者取合适的检查体位,将膀胱压传感器和腹压传感器管道内充满液体的远端暴露于大气压,并置于患者耻骨联合上缘水平面,按仪器上调零按钮,完成压力调零。导管内嵌传感器(microtip)可直接检测,无须体外调零。

调零后启动灌注系统充盈患者膀胱,灌注液通常使用生理盐水或 2‰~5‰ 呋喃西林液,灌注液温度以 20~22℃ 为宜。通常使用中速灌注(50~60ml/min)充盈膀胱,神经源性膀胱患者及疑有低顺应性膀胱者应低速灌注。在整个灌注过程中观察患者膀胱的感觉功能、顺应性以及有无逼尿肌过度活动等。主要观察指标包括:膀胱压(Pves)、腹压值(Pabd)、逼尿肌压(Pdet)、初尿意容量(FD)、正常尿意容量(ND)、急迫尿意容量(UD)、膀胱最大容量(MCC)以及膀胱顺应性。

检查过程中须注意以下几点:①检查前,受检者应排空膀胱以保证膀胱容量的准确性;②检查中每灌注 50~100ml 或 1 分钟时可嘱受检者咳嗽以确定膀胱压和腹压传导是否正常;③检查中如发生明显逼尿肌收缩引起的自主排尿将会影响膀胱容量的判断,此时应减慢或暂停灌注,等待曲线恢复基线水平;如出现大量排尿,应采用慢速灌注重新检查;④检查中怀疑因灌注速度过快引起膀胱顺应性降低时,应暂停灌注,如膀胱压力明显降低即可确定,此时可采用慢速灌注;⑤检查中由于腹压测压管的刺激可引起直肠局部收缩,膀胱本身并无收缩,此时出现的逼尿肌压曲线波动并非真正的逼尿肌收缩;⑥充盈性膀胱压力容积测定多与压力 - 流率联合测定,单独检查可见于对脊髓损伤所致神经源性膀胱患者;⑦高位脊髓损伤、病态肥胖或其他严重疾病,检查中要注意自主神经过反射的发生,避免意外发生;⑧对于有尿失禁患者,检查过程中可行腹压漏尿点压测定或逼尿肌膀胱漏尿点压测定,以确定尿失禁类型及程度。

3. 压力 - 流率同步测定　压力 - 流率同步测定即是在充盈性膀胱压力容积测定的基础上,进一步检测患者排尿期逼尿肌压力和尿流率,通过分析两者之间的关系以确定膀胱出口阻力。

检查方法与充盈性膀胱压力容积测定相似,停止灌注后妥善固定膀胱测压管以防止被尿流冲出,然后嘱患者取相应体位排尿,男性多为坐位或立位,女性多为坐位,尽量不采用卧位检查。

除了观察与充盈性膀胱压力容积测定相同指标外,压力 - 流率同步测定还需观察患者排尿期相关指标:最大尿流率(Qmax)、逼尿肌开口压(Pdet-open)、膀胱开口压(Pves-open)、最大尿流率时逼尿肌压(Pdet-Qmax)、最大逼尿肌压(Pdetmax)。

目前仍没有一种是非常完美判断膀胱出口梗阻的方法,国际尿控协会(international continence society,ICS)推荐暂时使用 ICS 列线图(图 19-0-9),对成年男性膀胱出口梗阻情况进行评估。此外,AG 值是判断膀胱出口梗阻的定量指标,它是根据压力 - 流率测定所获 Pdet-Qmax 以及 Qmax 计算而来,AG ＝ Pdet-Qmax－2Qmax。AG 值大于 40,表明膀胱出口梗阻,AG 值越大表示梗阻越严重;AG 数在 15~40 之间,表示可疑;AG 数小于 15,表示无梗阻。

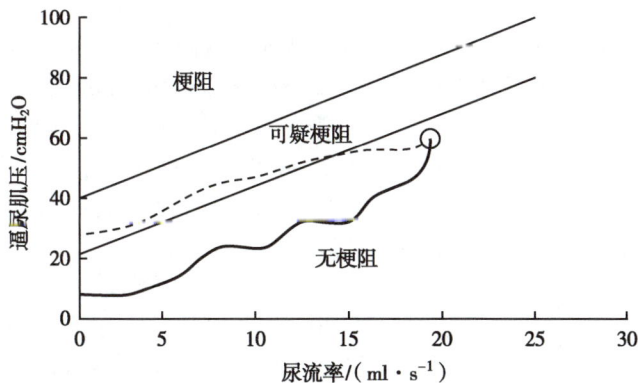

图 19-0-9　ICS 列线图

线性被动尿道阻力关系图(Shffer 图,LinPURR)是另一判断成年男性膀胱出口梗阻方法。采用该图还可得出半定量的梗阻严重程度和逼尿肌收缩力,便于临床统计学分析比较。图 19-0-10 示 LinPURR 图将梗阻程度分为七级即 0~Ⅵ,0~Ⅰ 为无梗阻,Ⅱ 为轻度梗阻,Ⅲ~Ⅵ 随着分级增加梗阻程度逐渐加重。该图还考虑了逼尿肌收缩力的作用,从 VW(很弱),W–(弱减),W+(弱加),N–(正常减),N+(正常加)和 ST(强烈)共六个等级。

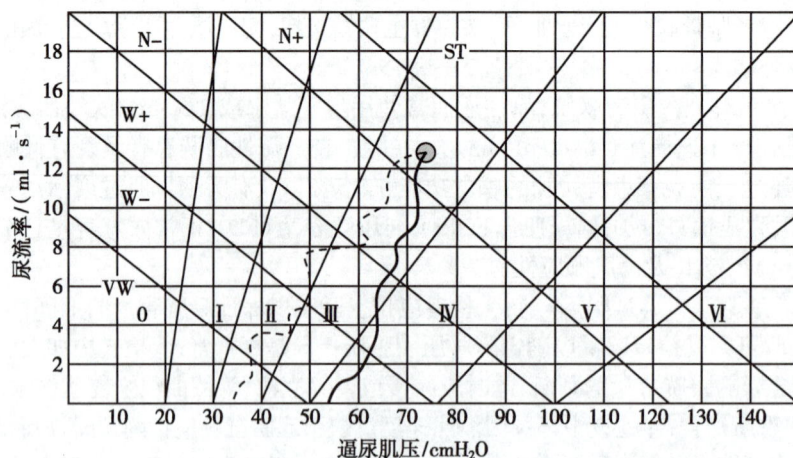

图 19-0-10 LinPURR 图

压力 - 流率同步测定须注意:①应避免在逼尿肌活动过度状态下排尿,否则可能由于盆底肌肉收缩导致逼尿肌压力偏高,而非自主排尿的结果;②患者可能因心理因素或不习惯体位而不能排尿;③检查中发现带管尿流率明显低于自由尿流率,应结合病史及自由尿流率判断;④压力 - 流率同步测定时排尿量至少应大于150ml,否则可能因尿流率过低,导致假性梗阻;⑤对于阴茎回缩明显或阴囊较大的患者,要尽量使尿流能够直接进入集尿器,防止尿液外溅,影响数据采集;⑥高位脊髓损伤、病态肥胖或其他严重疾病,检查中要注意自主神经过反射的发生,避免出现意外发生。

4. 同步括约肌肌电测定 同步括约肌肌电测定用于确定患者是否存在尿道肌肉神经支配异常,通常以肛门括约肌综合肌电活动间接反映尿道括约肌收缩活动情况。常与压力 - 流率同步测定一并进行。检测电极分为针刺、表面电极两大类。针状电极信号收集优于表面电极,但属有创性检查。置入方法为:刺入肛门旁开 1cm 皮肤,深度 2~3cm。表面电极操作简单方便,临床上应用较多。使用方法:检测电极贴于患者肛门3 点及 9 点位置,参照电极贴于臀部或大腿根部。

分别观察在储尿期和排尿期括约肌活动情况,如储尿末期括约肌电位发放频率未见增加,波幅减小,表明括约肌收缩力减弱;而排尿期括约肌肌电不消失甚至加强,则表明逼尿肌 - 括约肌功能失调。

同步括约肌肌电测定时的注意事项:①操作熟练规范,安置位置正确;②妥善固定电极,避免因患者活动而大幅移动;③检查中患者身体放松,避免紧张、咳嗽等造成括约肌收缩的情况;④避免检查环境内的交流电的影响。

5. 尿道压力描记 尿道压力描记可用于评价尿道控制尿液能力,分为静态尿道压力测定(rest urethral pressure profile,RUPP)、应力性尿道压力测定(stress urethral pressure profile,SUPP)。RUPP 主要用于反映储尿期女性近端尿道和男性后尿道的尿液控制能力,可为各种近端尿道和膀胱颈梗阻的诊断及梗阻定位提供参考。如良性前列腺增生、器质性及功能性膀胱颈梗阻、逼尿肌尿道括约肌协同失调等。也可用于尿道功能的药理学神经支配、排尿生理等试验研究。SUPP 则主要用于评估女性压力性尿失禁患者应力状态下尿道的尿控能力。由于测量结果变异较大,目前仅作为参考指标用于临床分析。

选择 4~10F 测压管可获得满意的尿道压力描记结果。检查时测压管插入方法与常规导尿相同。插管后先排空膀胱,然后注入 50ml 液体,待测压管有液体流出时向外缓慢牵拉,直至无液体流出,再将测压管向膀胱内插入 1cm 即可。注意三通接头必须连接在与侧孔相通的管道上。灌注速度为 1~2ml/min。常用的牵引速度为 1mm/s。

尿道压力与检测过程中受检者的膀胱容量以及患者的体位都有关系。推荐 RUPP 检测时膀胱内液体灌注量不应超过 50ml,SUPP 检测时膀胱内液体灌注量以 200~250ml 为宜。患者可取平卧位或坐位,书写报告时,应注明检查时的体位。SUPP 检测的时候,受检者必须通过反复咳嗽或者 Valsalva 动作增加腹压以模拟应力状态下进行检测。一般以每隔 2 秒钟增加腹压一次。

RUPP 主要观察指标为最大尿道关闭压、功能尿道长度。此外，男性还可获得前列腺长度、膀胱颈压、精阜压等参数。女性可获得控制带长度等参数。

SUPP 主要观察指标为尿道闭合压、压力传导率。

6. 影像尿动力学检查　影像尿动力学检查是指在膀胱测压（充盈期和排尿期）显示和记录尿动力学参数的同时显示和摄录 X 线透视或 B 超的下尿路动态变化图形。主要用于复杂的排尿功能障碍病因判断。如前列腺术后排尿困难及梗阻伴尿失禁、神经源性排尿功能障碍、下尿路梗阻伴肾积水、女性排尿困难、可控尿流改道术后复查。

行 X 线尿动力学检查时推荐使用稀释的 15% 泛影葡胺盐水（在 400ml 生理盐水中加入 100ml 76% 的泛影葡胺）。

观察指标主要包括：膀胱压、腹压、尿流率、尿道括约肌肌电图、膀胱尿道形态，有尿失禁受检者需观察腹压漏尿点压（abdominal leak point pressure, ALPP）、逼尿肌漏尿点压（detrusor leak point pressure, DLPP）、膀胱输尿管反流情况。

充盈期应了解膀胱的稳定性、膀胱感觉、膀胱顺应性和膀胱容量。排尿期了解逼尿肌有无反射，收缩力大小和最大尿流率逼尿肌压（PdetQmax）。排尿期膀胱出口是否存在梗阻，是否存在逼尿肌尿道括约肌协同失调（detrusor-sphincter dyssynergia, DSD）。同步透视影像可判断梗阻的解剖水平，但不是梗阻诊断的依据。判断有无上尿路反流。

影像尿动力学检查须注意以下几点：①患者一般取坐位，若想了解膀胱颈和尿道情况，则应取 30°~45° 的斜坐位，男性也可 45° 斜立位，神经源性膀胱患者可采用斜卧位检查；②本着尽量减少医师及患者受照射剂量的原则，采用关键点摄片保存影像资料，常用摄片点包括检查开始时、充盈期膀胱各感觉点、充盈期发生逼尿肌无抑制收缩时、灌注结束、开始排尿时，每次曝光时间不应超过 3 秒，检查过程中总的摄片时间不应大于 1 分钟；③如需了解下尿路梗阻及其梗阻的解剖水平，患者体位为 45° 斜坐位，在最大尿流率附近进行点拍摄；④如需了解膀胱输尿管反流与膀胱压力或顺应性的关系，患者体位为正坐位，对充盈期和排尿期进行定期透视监视，尽量在出现反流前后进行点拍摄，以准确了解出现膀胱输尿管反流时的膀胱压力及容量；⑤如需了解尿失禁病因，在出现尿失禁时进行点拍摄；⑥如需了解膀胱颈控尿功能，可在刚刚出现膀胱颈开放时进行点拍摄，可准确评估膀胱颈控尿的能力；⑦了解尿失禁时膀胱颈或尿道膜部是否开放，在行应力性漏尿点压力测定时拍摄；⑧排尿期结束后应进行点拍摄以了解残余尿量；⑨如患者不能排出尿液则应在逼尿肌收缩力最大时点拍摄；⑩如患者仅依靠腹压排尿，应在腹压接近最大时点拍摄，了解腹压升高是否会造成反流等异常。

（周占松）

第二十章　膀胱尿道镜检查

膀胱尿道镜（cystourethroscopy）是内镜的一种，是泌尿外科最常用的设备之一，主要用于下尿路疾病及某些上尿路疾病的诊断与治疗。

知识点

膀胱尿道镜检查的适应证

1. 疾病诊断　①评估镜下血尿和肉眼血尿，影像学和内镜技术相结合常常可以确定上尿路或者下尿路血尿的原因及血尿的来源；②评估排尿症状（梗阻性和刺激性），神经系统病变、炎症、肿瘤或者先天异常均可能是出现排尿症状的原因；③借助膀胱镜可向输尿管插入细长的输尿管导管至肾盂，分别搜集尿液，进行常规检查和培养；④静脉注入靛胭脂溶液，观察两侧输尿管的排蓝时间，可以分别估计两侧肾功能（正常注药后 5~10 分钟排蓝）；⑤经导管向肾盂或输尿管注入 12.5% 碘化钠造影剂，施行逆行肾盂造影术，可以了解肾、肾盂和输尿管的情况。

2. 治疗作用　①如膀胱内有出血点或乳头状瘤，可通过膀胱镜用电灼器治疗；②膀胱内结石可用碎石器粉碎后冲洗出来；③膀胱内小异物和病变组织可用异物钳或活组织钳取出；④输尿管口狭窄，可通过膀胱镜用剪开器剪开（或用扩张器进行扩张）；⑤可以行 D-J 管的置入及拔除；⑥通过膀胱镜输尿管逆行插管对肾盂内注射药物治疗乳糜尿。

知识点

膀胱尿道镜的结构及类型

膀胱尿道镜的构成主要包括镜鞘、闭孔器、镜桥和观察镜、观察镜操作部分、光源（图 20-0-1）。

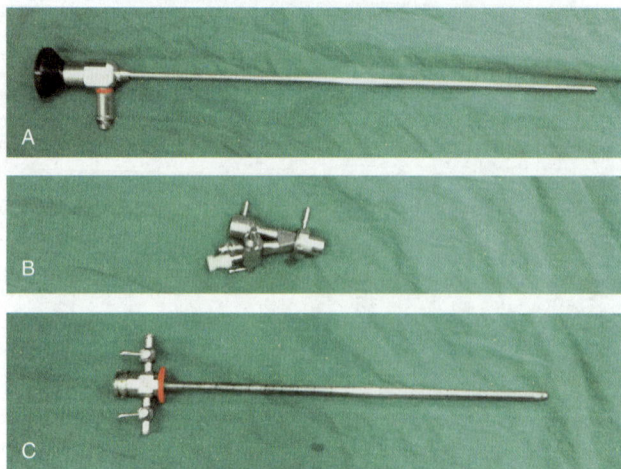

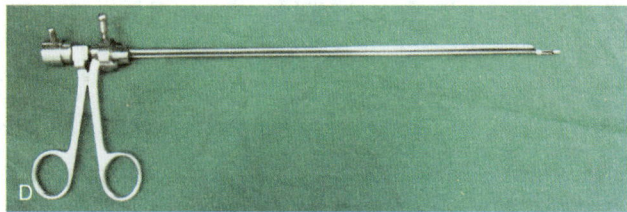

图 20-0-1　膀胱尿道镜

A.观察镜;B.镜桥;C.带有进水接头的镜鞘;D.活检钳。

膀胱尿道镜检查可以使用硬性镜及可弯性软性镜。目前硬镜的使用比较普遍。使用硬镜具有很多优点:①由于硬镜使用的是柱状透镜系统,与软镜使用的光纤比较,其光学性能更好;②操作通道较大,可以进行更多的辅助器械操作;③进水通道较大,视野更为清楚;④膀胱内检查时操作和定向更容易。膀胱镜的粗细有多种不同的规格,可以适用儿童(8~12F)和成年患者(16~25F)。

观察镜与镜桥连接安装在镜鞘内。观察镜在镜桥内穿过,镜桥与镜鞘操作通道相通,可以使辅助器械通过。转向器系统连接在镜鞘上,可以控制操作通道内导管的方向。冲洗液体连接在镜鞘上,光源连接在观察镜上。闭孔器安装在镜鞘内,镜鞘头部平滑容易插入膀胱。器械头部的物镜收集图像光线,通过柱状透镜系统将图像传输到目镜。观察镜有多种不同的视角可供选择。0°镜聚集在正前方,常用来做尿道检查;30°最适合观察膀胱底部和膀胱前侧壁;70°镜用来观察膀胱顶部;120°镜可以用来观察膀胱颈前部。临床最常用的是30°和70°镜。

知识点

膀胱尿道镜的操作方法

1. 术前准备

(1)膀胱尿道镜消毒可用40%甲醛溶液(福尔马林)溶液的蒸汽密闭蒸熏20分钟或用10%福尔马林溶液浸泡20分钟。膀胱尿道镜不能用煮沸法、乙醇、0.1%苯扎溴铵浸泡法进行消毒,以免损坏膀胱窥镜。

(2)术者准备洗手、穿消毒衣、戴灭菌手套。应重视无菌操作原则,以免引起医源性泌尿系感染等并发症。

(3)患者准备膀胱尿道镜检查前确定患者没有活动性尿路感染,检查前向患者详细交代此项检查的目的。患者排空膀胱,取截石位。外阴部用肥皂水,无菌盐水和苯扎溴铵溶液消毒。铺消毒洞巾,露出尿道口。

2. 麻醉　男性用利多卡因胶浆注入尿道内,保留5~10分钟;女性用棉签蘸1%丁卡因润滑剂留置尿道内10分钟,即达到麻醉目的。复杂的膀胱尿道镜操作必要时可用全身麻醉或者骶管麻醉。

3. 器械准备　选择合适口径的镜鞘,用无菌生理盐水洗净窥镜上的消毒溶液。检查窥镜目镜和物镜是否清晰,光源是否良好,闭孔器与镜鞘是否闭合完好。在镜鞘外面涂以灭菌润滑油。

4. 插入膀胱尿道镜　男性患者在插膀胱尿道镜前,探查尿道是否正常或有无狭窄,然后换用窥镜慢慢沿尿道前壁推至尿道膜部,如遇括约肌痉挛,可稍待片刻,嘱患者放松,不要做排尿动作,待尿道括约肌松弛即能顺利进入膀胱。插入时切忌使用暴力,以免损伤尿道,形成假道。女性患者容易插入,但应注意窥镜不得插入过深,以免损伤膀胱。此外,也有采用直视下插入膀胱尿道镜的方法:在进镜时不用闭孔器,而直接用观察镜,当进入尿道外口后即开始边冲水边观察着进镜。

5. 检查膀胱、输尿管口　膀胱尿道镜插入膀胱后,将镜芯抽出,测定残余尿量。如尿液浑浊(严重血尿、脓尿或乳糜尿),应反复冲洗至回液清晰后,更换适宜的内镜。将生理盐水灌入膀胱,使其逐渐充盈,边注水边观察,至膀胱黏膜皱褶变平(不引起患者有膀胱胀感为度,一般约为300ml)时停止膀胱进水,同时记录膀胱容量。按顺序观察,先将窥镜缓慢向外抽出,看到膀胱颈缘为止,旋转360°观察膀胱颈部,然后慢慢向前推进,观察膀胱三角区,输尿管间嵴的两端,可找到两侧输尿管口。观察双侧输尿管开口的形态及喷尿情况,然后继续推进,反复旋转镜体,依次观察两侧壁、底部、顶部及前壁。

6. 活组织检查 对膀胱内肿瘤或者其他需要确定性质的病变应行活检,注意应取病变异常最明显处,多点活检并标明取材部位。对活检后有活动性出血者应进行电凝止血。

7. 逆行插入输尿管导管 如需作输尿管插管,应调换输尿管插管窥镜,沿输尿管嵴找到输尿管开口,将4~6号输尿管导管插入输尿管口,直至肾盂,一般深达25~27cm。输尿管后端应做记号,以辨别左右。如输尿管口有炎症充血不能辨清时,可静脉注入靛胭脂溶液,利用输尿管口排蓝引导插管。

8. 尿液检查 收集输尿管导管导出的尿液作常规检查,必要时还可作细菌检查和培养。当由导管持续滴尿较快,或用注射器自导管吸尿,一次可吸出10~20ml以上时,应怀疑有肾盂积水。

9. 肾功能检查 如在膀胱镜检查中未作靛胭脂试验而又需作分侧肾功能检查时,应按规定剂量静脉注射苯酚红或靛胭脂,分别观察两侧肾盂导出的尿内出现颜色时间和浓缩时间。

10. 逆行肾盂造影 将输尿管导管连接注射器,注入造影剂进行肾盂造影,常用造影剂为12.5%碘化钠溶液,每侧注入5~10ml,注入应缓慢而不可用力,患者有腰痛时应立即停止并维持压力。

11. 检查完毕后,退出观察镜,排空膀胱,置入闭孔器,缓慢退出镜鞘。膀胱镜检查后,必须填表记录所见检查。

知识点

膀胱尿道镜检查的合并症及处理

1. 血尿 膀胱镜检查后常有血尿发生,为术中损伤黏膜所致,一般无须处理,多饮水,一般3~5天后可以自愈。对于膀胱肿瘤等出血严重者可以用止血药。有活动性出血者应在麻醉下行电凝止血。

2. 损伤 术后尿道灼痛,可让患者多饮水利尿,并给止痛剂,1~2天后即能转轻。如果假道形成甚至直肠穿孔、膀胱破裂等需要留置导尿并加强抗感染治疗,一般可以治愈,严重者需要手术治疗。

3. 感染 如无菌操作不严密,术后将发生尿路感染、发热,应用抗生素控制并多饮水。

4. 腰痛 主要发生在输尿管逆行插管患者,如插管过深穿破肾实质、逆行注入造影剂较多、压力过高、速度过快时可发生肾绞痛,应予抗感染、解痉、止痛、补液对症处理。

知识点

膀胱尿道镜检查的注意事项

严格掌握禁忌证不仅可减少不必要的痛苦,更重要的是可以预防合并症的发生。

1. 尿道、膀胱处于急性炎症期不宜进行检查,因可导致炎症扩散,而且膀胱的急性炎症充血,还可使病变分辨不清。

2. 膀胱容量过小,在50ml以下者,容易导致膀胱破裂,稍一冲水患者即感不适,多不能耐受这一检查,即使未造成创伤,观察也不会满意。

3. 包茎、尿道狭窄、尿道内结石嵌顿等,无法插入膀胱镜者。其中尿道狭窄是膀胱尿道镜检查失败的主要原因,狭窄严重时内腔镜无法插入,如果检查前未考虑到尿道狭窄之可能,遇到阻力仍用暴力插入可造成尿道穿孔。

4. 骨关节畸形不能采取截石体位者。

5. 妇女月经期、妊娠期。

6. 全身出血性疾患应避免进行此项检查。

7. 全身情况差,不能耐受检查者。

(夏术阶)

第二十一章　逆行肾盂造影及输尿管支架管置入术

　　逆行肾盂造影(retrograde pyelography)是指在膀胱镜的观察下,将输尿管导管插入输尿管并在注入造影剂使肾盏、肾盂、输尿管充盈的同时摄 X 线片,或借助电视监控观察尿路形态,可将导管尖端放到任何需要部位,从而得到最满意的填充,用以观察全尿路情况(图 21-0-1)。输尿管支架管置入术(ureteral double J tube placement)是指在膀胱镜的观察下,通过导丝引导,将输尿管支架管(或称双猪尾导管,双 J 管,D-J 管)置入输尿管,在泌尿外科手术中应用极为广泛。临床应用的 D-J 管多为硅橡胶或聚氨酯高分子材料制成。

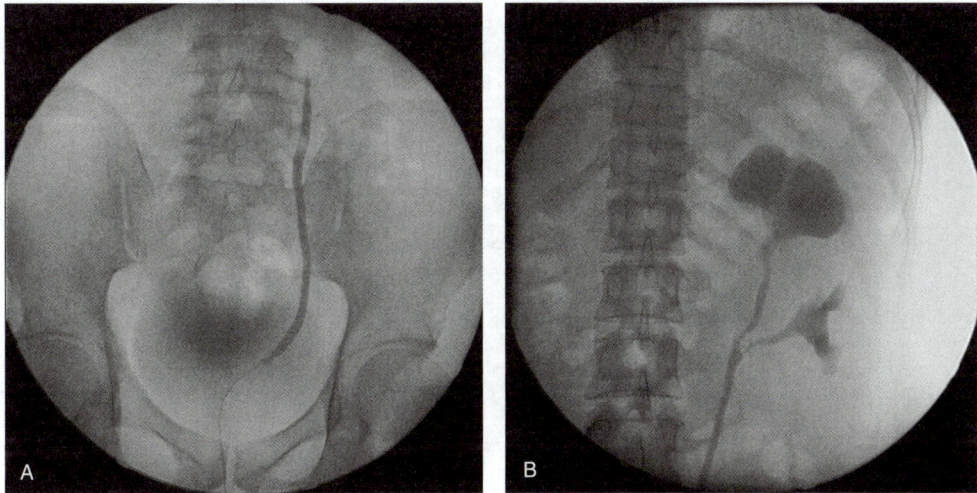

图 21-0-1　输尿管逆行插管造影术

A.输尿管导管插至输尿管中上段,造影显示输尿管;B.输尿管导管插至肾盂内,造影显示重复肾,上肾积水。

　　知识点

　　逆行肾盂造影的适应证

　　常规静脉肾盂造影显影不佳者;由于肾衰竭等不能行静脉尿路造影,或者由于超声、CT 及 MRI 不能明确诊断的尿路系统病变;了解尿路病变,如炎症、肿瘤、结石、肾乳头坏死、尿路先天性病变及其他原因尿路狭窄、梗阻等;确定血尿患者尿路内有无占位性病变;需要了解上尿路集合系统形态、结构及内部、邻近组织器官病变;确定平片所见腹内致密钙化影与尿路的关系。

　　知识点

　　输尿管支架管置入术的适应证

　　适用于肾积水、输尿管结石、肾结石、肾移植、肾及输尿管良性肿瘤等上尿路手术以及碎石机碎石、输尿管狭窄的扩张等治疗过程中,它植入输尿管后能起到引流尿液、防止输尿管狭窄和粘连堵塞的重要作用。

知识点

逆行肾盂造影的禁忌证

1. 有严重血尿、急性下尿路感染、有膀胱结核,以及肾绞痛发作时,不宜作逆行肾盂造影。
2. 伴尿道狭窄、尿闭、泌尿系损伤、慢性肾衰竭等,不宜作本项检查。
3. 有严重心血管疾病、严重高血压患者,不宜作逆行肾盂造影术检查。
4. 疑为恶性肿瘤,又有出血倾向者禁止此项检查。
5. 早期妊娠,避免胎儿照射。

知识点

输尿管支架管置入术的禁忌证

1. 严重心肺功能不全,不能耐受麻醉及手术者。
2. 严重尿路狭窄,腔内扩张技术无法解决者。
3. 体位达不到要求者。

知识点

逆行肾盂造影及输尿管支架管置入术的操作方法

1. 术前准备　逆行肾盂造影及输尿管支架管置入术是在膀胱镜下操作的,因此可以在尿道局部麻醉下进行。患者准备与膀胱镜检查相同。应确保患者在逆行造影前尿路处于无菌状态;对上尿路引流不畅的患者在操作前应使用抗生素。尿液无菌并且上尿路引流正常的患者无须在操作前常规使用抗生素。摄片前一天吃少渣饮食,必要时可以服用泻剂排空大便,检查当日早晨禁食。

2. 操作要点

(1) 先行膀胱尿道镜检查,观察膀胱内有无病变。

(2) 逆行肾盂造影时,经两侧输尿管口分别插入输尿管导管,成人一般用 F5 号导管,输尿管导管表面有刻度,在膀胱镜下可以确定插管的深度,从输尿管开口到肾盂输尿管连接部的距离为 20~25cm。插入输尿管导管时动作要轻柔,避免使用暴力,防止输尿管黏膜下层剥离和穿孔。如果检查的目的是鉴别上尿路移行细胞癌,并且准备收集上尿路尿液行细胞学检查,一定要在逆行注射造影剂之前收集标本。原因是高渗性造影剂会损害细胞,从而影响诊断。逆行输尿管插管成功后,拔除膀胱镜将输尿管导管末端插入无菌试管内,标记好左右侧并妥善固定。然后患者取仰卧位,先摄腹部 X 线片,确认输尿管导管插入位置正确后,术者戴无菌手套,常规消毒导管外口,然后向输尿管导管内缓慢注入 30% 的泛影葡胺,使输尿管和集合系统充分充盈,在 X 线透视下以显影满意为止并摄片。如无透视监视一般注入泛影葡胺的量为患者感腰部稍有酸胀为度,注射速度不宜过快,一般不超过 10ml。推注速度过快,肾盂内压力瞬间升高导致造影剂向肾组织内逆流。令患者深吸气后屏气摄片,摄片后应及时读片,直至造影满意为止。如需要了解全程输尿管情况者,在肾盂、肾盏显影满意后,可采用边拔管边继续注射造影剂,拔出后立即摄片,通常都能良好显示输尿管和集合系统。输尿管和肾集合系统显示清楚后进行延迟摄片有助于评价上尿路的引流情况。延迟摄片的方法是嘱患者站立或者坐位 15 分钟后再次摄片。延迟摄片显示上尿路有造影剂潴留为异常表现,提示上尿路存在梗阻。

(3) 输尿管支架管置入术基本原理同逆行肾盂造影中输尿管插管的部分,膀胱镜检查后,将斑马导丝从输尿管开口插至肾盂,再在斑马导丝引导下置入 D-J 管,以 D-J 管一端在膀胱内环绕一圈为宜。

知识点

逆行肾盂造影的并发症及处理

1. 腰痛　逆行尿路造影后,多数患者有腰部疼痛不适,少数患者可以发生绞痛、恶心、呕吐,一般1~2天后消失。出现上述症状主要是由于注入造影剂速度过快,剂量过多时容易出现。症状较重者可以予以解痉止痛对症处理。

2. 血尿　由于膀胱镜或者输尿管插管损伤引起,检查后1~2天内,多数患者有肉眼血尿,嘱患者多饮水,必要时给予止血、抗炎对症处理。

3. 感染　检查器械消毒不严,术者无菌观念不强,可以导致逆行感染,尿路梗阻者更容易发生。预防感染的关键在于严格无菌操作;有尿路梗阻者,逆行造影后常规应用抗生素治疗。

4. 无尿、少尿　多见于双侧逆行肾盂造影时,机制不清楚,可能与造影剂刺激及肾小管反流引起肾小管黏膜水肿及神经反射有关。一旦发生,应用抗过敏药物、糖皮质激素及利尿药,并密切观察。

5. 输尿管、肾盂穿孔　插输尿管导管时操作不当及输尿管、肾盂壁本身病变原因导致穿孔。一旦发生应立即终止检查,并按照穿孔位置、程度作相应处理。

6. 肾盂逆流　在肾盂造影中,因注射造影剂时压力过高,可以使造影剂从肾盂、肾盏外溢到肾组织。

知识点

输尿管支架管置入的并发症及处理

1. 尿路刺激征　尿路刺激征是置管后较常见的并发症之一,出现于患者可正常活动后,以儿童较为明显,患者自觉有下腹不适及尿频、尿急等膀胱刺激征。可能是由于D-J管移动,或D-J管过长刺激膀胱三角区或后尿道所致。因此,在手术时应选择适当长度的D-J管(尤其儿童)。可根据下列方法选择D-J管:输尿管长度=0.125×身高+0.5cm或腹部X线片上第2腰椎至耻骨联合上2.0cm的垂直距离。对于轻度尿路刺激症状,嘱患者不要紧张,配合医师向患者说明、解释带管后的不适,并可通过自行调整体位,多饮水,减少活动,症状可减轻或消失,必要时给予解痉治疗。若不能耐受者,嘱患者及时就医,必要时拔除D-J管。

2. 尿液反流　患者排尿时出现患侧腰痛。D-J管放置后,肾盂输尿管圆锥失去充盈刺激,致使输尿管蠕动明显减弱或消失,而尿流方向取决于肾盂、膀胱间压力。正常肾盂压力0.978~1.467kPa,膀胱压力<0.978kPa。排尿时,由于逼尿肌收缩,膀胱内压力增高,尿液随双J管形成输尿管内反流。当膀胱压力为3.91~4.89kPa时,因尿液反流影响手术切口愈合,甚至伤口漏尿,导致肾功能损害。护理患者时,术后若血压平稳,及时将卧位改为半卧位,保证膀胱内低压,并留置导尿管1周,其间嘱患者多饮水,起自然冲洗尿道的作用。拔除尿管后,取立位或蹲位排尿,增加排尿次数。忌用力排尿,并保持大便通畅,多食蔬菜、水果,去除增加腹压所引起的尿液反流,小儿要注意引导不要憋尿,避免尿液反流。对排尿后腰痛不能缓解者,及时报告医师检查,是否由于D-J管引流不畅所致。

3. 血尿　多在正常活动后出现,表现为淡红色至鲜红色,有时伴凝血块。为避免血尿或血尿加重,嘱患者放松心情,避免重体力活动,发现血尿及时就诊。

4. 管周尿盐结痂　术后3个月拔管时管周可有尿盐结痂。管周尿盐结痂可能与留管时间呈正相关,以及与D-J管的材质有关。因此,应嘱患者多饮水,如病情需要留管者,应定期更换。但间隔时间最长不超过3个月。若留置时间过长,可能结石形成,而且有文献报道,膀胱异物刺激可增加膀胱肿瘤发生的可能,因此应提醒患者定期复诊,及以醒目的方式明示患者拔管时间,以免遗忘。

知识点

逆行肾盂造影及输尿管支架管置入术的注意事项

1. 严格无菌操作,避免逆行感染,避免细菌侵入导致肾盂及输尿管黏膜的炎性反应,如迁延不愈,可能并发输尿管狭窄。

2. 动作轻柔,以免损伤输尿管黏膜,增加感染机会。

3. 对肾功能不全患者,注意检查后肾功能情况,避免发生肾衰竭的情况。

4. 有时会遇到插管困难,此时不要紧张。常见的原因有找不到输尿管管口,解剖上两侧输尿管口和膀胱颈口呈三角形,如果一时找不到管口,可以停止插管操作,在膀胱镜下注视静等一下,当看到管口喷尿时迅速置管。如果找到管口,但是导管插入困难,可能与插入角度有关,可以尝试在膀胱充盈与否的情况下进行操作,同时调整膀胱镜的角度。

(夏术阶)

第二十二章 冲击波碎石术

冲击波碎石(shockwave lithotripsy,SWL)是利用在体外产生的聚焦冲击波冲击体内的结石,使之粉碎后继而将其排出体外,从而达到治疗目的。

【冲击波碎石的设备与原理】

(一) 冲击波碎石机的主要部件

主要包括冲击波波源和定位系统。

1. 冲击波波源 冲击波波源产生聚焦冲击波。商品化冲击波波源共有三种。

(1)液电式波源:是利用水中放电原理产生冲击波,由电能直接转变成机械能;液电式冲击波源原理简单,实现容易,爆发力强,冲击波形成充分,较易导致结石的破碎。缺点是:焦点易发生漂移;冲击波的各波之间的均一性差;在 SWL 过程中,随着电极间隙逐渐扩大,明显影响焦区的几何形状。

(2)电磁式波源:是电能先转变成磁能,再从磁能转化成冲击波。其优点是冲击波的焦点不会发生漂移,对器官和组织损伤较轻;冲击波源的工作寿命大为提高,无更换电极之烦。电磁式冲击波的能量介于液电式和压电式之间。该波源的损耗成本相对降低,操作及维护更为方便。

(3)压电式波源:是将压电元件置于一特定曲面,聚焦冲击波,达到碎石的目的。此波源能量及焦点控制是最为理想的、具有较高的安全系数。皮肤入射点的能量密度极低,很少引起痛感或不适。缺点是能量较低,因而碎石效率较低,临床复震率较高。

2. 定位系统 通过影像技术将结石定位于冲击波的焦区。定位系统包括 X 线定位、B 超定位和 X 线 / B 超双定位。

(1)X 线定位系统:最大优点是能够透视整个泌尿系统的含钙结石,其定位和跟踪方法易于掌握。缺点是潜在的 X 线辐射性损伤,不能定位 X 线透光性结石。

(2)B 超定位:最大优点是可检测出"阴性"结石,可以全程实时监控,而且无 X 线辐射性损伤。但由于超声诊断技术较难掌握,泌尿外科医师熟悉和掌握 B 超二维图像的切割方法通常需要一个过程。同时 B 超定位也存在一些难以克服的缺点:输尿管结石的定位较为困难;肥胖患者超声波衰减较大,结石影像可能不够清晰,有碍判断。

(3)X 线 /B 超双定位:是一台碎石机同时拥有两套定位系统,两者可取长补短,但其往往是在 X 线定位系统的基础上增加 B 超定位功能,故 B 超定位的灵活性不如单一 B 超定位的碎石机。

(二) 冲击波碎石的作用机制

冲击波主要通过应力效应和空化效应粉碎结石。

1. 应力效应 当冲击波在结石中传播时,结石随着波动而被压缩和拉伸,当结石分子所受到的压缩力和拉伸力超过自身应力的极限时,结石就会受到破坏。应力效应碎石特点是可将结石整体粉碎成较大碎块。

2. 空化效应 冲击波在水中传导时会产生大量的空化气泡。这种空化气泡破裂导致的"微喷射"反复捶击结石,可使结石表面发生剥蚀。空化效应的碎石特点是可将较大结石碎块进一步粉化。

【适应证】

1. 肾结石 直径 ≤2cm 的肾盂或肾盏单发结石,或总体积与之相当的多发性结石是 SWL 的最佳适应证。直径 2~3cm 的结石一般仍可选择 SWL,但往往需要多期治疗,且术前常需放置输尿管导管或支架。对于难碎结石(胱氨酸结石等)或直径在 3cm 以上的巨大结石,SWL 只作为 PCNL 或开放手术的辅助方法。

2. 输尿管结石 全程输尿管结石均可用 SWL 治疗。其最佳适应证是结石直径 ≤1.0cm,停留时间不超过半年,患肾功能良好。

3. 膀胱结石　≤2cm 的原发性膀胱结石是 SWL 治疗最佳适应证。

4. 尿道结石　较少采用。可原位 SWL,亦可通过插导尿管或用尿道探子将结石推回膀胱再行 SWL。

【禁忌证】

包括绝对禁忌证和相对禁忌证。

SWL 的绝对禁忌证是妊娠期结石。相对禁忌证有两种含义,一是指在无充分准备的情况下不应行 SWL,只有在控制或纠正基础疾病后方可慎行 SWL;二是在 SWL 后出现并发症时有相应的补救措施。常见的相对禁忌证包括:①结石远端尿路梗阻;②少尿期慢性非梗阻性肾功能不全;③泌尿系感染;④出凝血功能障碍;⑤泌尿系统结核;⑥结石>2.5cm;⑦严重心律失常。

【SWL 技术】

(一) 术前准备

1. 术前检查　目的是明确结石的诊断,评定 SWL 的适应证,排除 SWL 的禁忌证,评估患者耐受 SWL 的条件。首先要关注出血性疾病史和尿路感染史的询问,对育龄期女性患者应注意了解月经史和妊娠史。实验室检查包括尿常规、血常规、凝血三项和肝肾功能。对有尿路感染者应行尿培养。B 超、KUB、IVU 是常规性影像学检查项目,螺旋 CT 平扫、逆行尿路造影、MRU 等是选择性检查项目。对于急性肾绞痛患者,可只检查血、尿常规和出凝血时间,KUB 和 B 超结合应用可对多数结石作出定性和定位诊断,亦可行螺旋 CT 检查,而 IVU 已不再是必要的检查项目。

2. 术前用药

(1)抗生素的应用:SWL 前无泌尿系统感染者没有必要预防性使用抗生素,对泌尿系统感染者,SWL 前有必要给予足量有效抗生素。

(2)镇痛与麻醉:一般无须镇痛。对个别疼痛敏感者常用的镇痛药有:哌替啶和曲马多。儿童 SWL 常用氯胺酮进行基础麻醉。

(3)输液:碎石过程中静脉输入生理盐水 500ml 及呋塞米 20~40mg 有助于定位和提高碎石效率,并且具有保护肾脏的作用。

(二) 定位技术

1. X 线定位技术

(1)定位技术操作:根据 KUB、IVU 结果在相应的体表投影区作一标记(大致定位)。然后利用碎石机的定位系统,通过上下、左右、前后及斜形运动移动人体,最后将结石准确定位在焦点上(细致定位)。

(2)结石的辅助定位:对 X 线透光结石,B 超定位仍不奏效时,可选择以下辅助定位:

1)大剂量 IVU 法:碎石前 5~10 分钟静脉注射 76% 复方泛影葡胺或碘普罗胺注射液 40~80ml,待集尿系统显影后将冲击波焦点定位于尿路充盈缺损处进行碎石。除上述方法外,有些患者在常规 IVU 检查后,其透光结石可被造影剂"染色"并保持 1~2 天,在此期间结石"变"为不透光性,可利用 X 线透视进行定位碎石。

2)输尿管插管法:方法是将带金属头的输尿管扩张条经膀胱镜逆行插入输尿管,受阻后即以金属头紧邻的上方为冲击标志。

(3)结石粉碎程度判断

1)结石完整性的改变:结石分裂成小的碎块。

2)结石密度的改变:表现为结石的 X 线密度不断降低。

3)结石几何形状的改变或结石体积增大。

4)结石位置的改变:结石击碎后有的在原位不动,或一部分碎块分布到其他部位。

同时有以上四种改变或前三种改变时,碎石效果良好。仅有结石密度改变时碎石效果一般,无结石密度改变则碎石效果不理想。

2. B 超定位技术

(1)定位前准备:术前应适度饮水和充盈膀胱。术前由操作者再次进行常规的泌尿系 B 超检查非常重要,一为复核诊断,二可避免定位时的盲目性。

(2)术中结石粉碎程度的判断:治疗过程中应密切监控影像系统,当发现结石粉碎程度并不理想时需要检查定位是否准确、波源与皮肤接触面是否紧密、水囊内是否有气体、冲击频率是否过快,这些疗效的影响因素都是可以及时纠正的。

1）良好：可见结石被震动,结石分裂,形态完全改变。

2）一般：可见震动,但形态改变不明显。

3）差：结石震动不明显也无形态改变。

（三）治疗参数

1. 脉冲能量　液电式碎石机单次脉冲能量为 ≤25J,可通过输入电能计算,公式为

$$E = \frac{1}{2}CV^2$$

式中,E——单次脉冲能量,单位是焦耳（J）;C——电容,单位是法拉（F）;V——电压,单位是伏特（V）。

由于电磁式冲击波碎石机在产生冲击波时的能量转换过程更为复杂,所需的输入电能要大得多,因此其电压值与液电式碎石机的电压值并无可比性。目前磁式碎石机的脉冲能量多使用厂家推荐的能级或强度水平。

2. 冲击次数　是指单期碎石的脉冲次数。国产冲击波碎石机的冲击次数上限应 ≤2 500 次。

3. 治疗期数　同一部位肾结石 SWL 的治疗一般不宜超过 3 期;同一部位输尿管结石 SWL 不宜超过 4 期。

4. 脉冲频率　碎石效率与脉冲频率呈反比。脉冲频率以 1Hz（60 次 /min）为宜。

【术后处理及随访】

（一）一般处理

1. 止痛　4%~9% 的患者术后可出现肾绞痛。可使用麻醉性镇痛药哌替啶（1mg/kg）联用阿托品。吲哚美辛之类的非甾体抗炎药可诱发出血,应慎用。

2. 排石　SWL 术后 12 小时内,多数患者可开始排出结石碎粒。SWL 后服用枸橼酸盐可防止含钙结石的结晶及残石重新聚集,有利于结石的排出;α 受体阻断剂,如坦索罗辛和萘哌地尔有助于输尿管下段碎石的排出。

3. 抗生素的应用　不必常规使用抗生素。对原有感染的患者和有潜在感染因素的患者,应继续控制和预防感染。

（二）近期随访与复治

术后 2~3 周应常规随访,随访内容主要包括排石情况、影像学检查、收集结石标本进行结石分析。其中影像学检查是随访的主要手段,包括 B 超和 KUB,必要时需要复查 IVU 了解肾功能恢复情况。SWL 术后不良反应严重者应缩短随访时间、增加随访次数。需复治者,两期 SWL 的间隔期限以 2~3 周为宜。

（三）疗效评定

末期 SWL 术后 3 个月内结石排尽即可完成近期随访,若结石未排尽,国际上一般以 3 个月为限对患者进行疗效评定。疗效判定标准:①结石排净,KUB 和 B 超显示体内无碎石颗粒;②完全粉碎,KUB 和 / 或 B 超显示残石长径<4mm;③部分粉碎,KUB 和 / 或 B 超显示残石长径 ≥4mm;④未粉碎,KUB 和 / 或 B 超显示结石主体变化不大。成功率是结石排净率与完全粉碎率之和,失败率是结石部分粉碎率与未粉碎率的总和。临床上 SWL 失败的常见原因是:①结石停留时间过长,导致嵌顿和息肉形成;②结石过大或结构致密;③结石下方输尿管梗阻;④肾功能严重受损。

【影响冲击波碎石疗效的因素及对策】

影响冲击波碎石疗效的因素较多,主要有三个方面。

1. 设备因素　多因冲击波源和定位系统的自身局限性或质量不佳所致,可造成碎石效率下降。

2. 技术因素　术前检查不完善和 SWL 指征掌握不严,可致治疗失败。

3. 结石因素　①结石体积过大;②结石嵌顿;③结石太硬或太韧,例如二水磷酸氢钙结石极硬,胱氨酸结石属韧性结石,均难粉碎。

【并发症及其防治原则】

（一）近期并发症

1. 出血性并发症　包括:肾脏出血,常表现为包膜下血肿;肾外脏器出血,如肺出血、胃肠道出血肝、胆、脾出血。其防治原则是:① SWL 前应询问、查明和纠正患者的出凝血功能障碍,停用抗凝血药物两周以上;② SWL 中使用的脉冲能量不应过高;③ SWL 复震间期不能过短;④在对肾上盏结石患者（特别是小儿）进行治疗时,可用泡沫塑料或海绵遮挡肺下界以保护肺脏,并嘱患者术中不做深呼吸等动作。

2.“石街” 是 SWL 后大量碎石屑在短时间内沿输尿管腔堆积所致,因在 KUB 上宛如一条碎石铺就的街巷而得名。其严重程度取决于结石的体积及其粉碎后粉末的粒度和数量。通常,直径 ≥2.5cm 的肾结石 SWL 后,30%~50% 可形成输尿管“石街”,最长者可堵塞整段输尿管。其主要危险是引起尿路的持续性梗阻,进而因肾积水和肾内压增高导致肾损伤。“石街”形成 3 周,可致肾功能严重受损。此外,梗阻还可能诱发尿路感染,甚至尿源性败血症。

“石街”的预防措施包括:巨大肾结石(≥2.5cm)不宜单用 SWL,宜用 SWL 和 PCNL 联合治疗。SWL 后不宜过早和剧烈活动。对于长度 ≤5cm 的粉末型石巷,大量饮水、活动有助于碎石排出;较长或嵌顿型输尿管上段石巷,可令患者体位倒置,并叩击同一水平的脊柱部位,争取使石巷倒流回肾内;合并肾绞痛或发热者,应急诊行 SWL,或行经皮肾穿刺引流。

3. 尿路感染 SWL 后肾结石患者出现尿路感染的可能性显著大于输尿管结石患者;有尿路感染史、解剖异常肾结石以及直径 ≥2cm 的肾结石患者,碎石后菌尿症的发生率也较高。感染性结石本身往往含有大量细菌,碎石后细菌从结石中释放,成为尿菌的来源,极易造成术后尿路感染。防治原则:①结石伴有急性尿路感染者应先行抗菌治疗,待尿白细胞消失和细菌转阴后方可行 SWL;②一旦发生尿路感染,应按急性肾盂肾炎的处理原则进行治疗。

(二)远期并发症

1. 高血压 SWL 有导致高血压的潜在可能。

2. 慢性肾功能不全 冲击波引起的微血管损伤可能是导致慢性肾损害的主要原因,过度冲击可造成肾脏永久性损伤,如肾小球硬化、肾间质纤维化和肾萎缩。

3. 对儿童身高和肾发育的影响 SWL 对儿童肾脏的生长是否有潜在影响,至今尚无定论。

4. 输尿管狭窄 输尿管对冲击波耐受力强,一般损伤较轻。但如果输尿管同一部位短时间内被反复超量冲击,则可能造成局部不可逆损伤,主要表现为输尿管黏膜被覆上皮增生、管腔狭窄甚至闭塞。

（孙西钊）

第二十三章 膀胱造瘘术

膀胱造瘘术是一种尿流改道手术,目的是解除急性下尿路梗阻、消除慢性下尿路梗阻对上尿路的不利影响,同时也应用于下尿路手术后以确保尿路愈合。

膀胱造瘘术按手术操作方法一般分为开放性耻骨上膀胱造瘘术、耻骨上套管法膀胱造瘘术(即耻骨上膀胱穿刺造瘘术)和耻骨上无管法膀胱造瘘术。

膀胱造瘘术按造瘘管留置时间或尿流改道持续时间,可分为暂时性膀胱造瘘术和永久性膀胱造瘘术。

一般情况下,暂时性膀胱造瘘术首选耻骨上膀胱穿刺造瘘术;开放性耻骨上膀胱造瘘术既可用于暂时性、也可用于永久性膀胱造瘘术,其多用于预估膀胱穿刺造瘘可能损伤周围脏器,或无法行膀胱穿刺造瘘的患者;无管法膀胱造瘘术只适用于永久性膀胱造瘘术。

【手术适应证】

1. 暂时性膀胱造瘘术的适应证

(1)梗阻性膀胱排空障碍所致的尿潴留,如良性前列腺增生症、尿道狭窄、尿道结石等,且导尿管无法插入者。

(2)下尿路损伤,如阴茎、尿道外伤、留置 Foley 导尿管方法错误导致的医源性尿道损伤等。

(3)泌尿道手术后确保尿路的愈合,如尿道整形、吻合手术和前列腺、膀胱手术后。

(4)急性化脓性前列腺炎、尿道炎、尿道周围脓肿等。

(5)尿道造影的术前准备。

2. 永久性膀胱造瘘术的适应证

(1)神经源性膀胱功能障碍,不能长期留置导尿管或留置导尿管后反复出现睾丸或附睾炎症者。

(2)下尿路梗阻伴尿潴留(如良性前列腺增生症、尿道狭窄等),因年老体弱及重要脏器有严重疾病不能耐受手术者。

(3)尿道肿瘤行全尿道切除者。

(4)部分妇产科手术(如宫颈癌根治术等盆腔手术)、脊柱手术后,膀胱功能障碍始终无法恢复者。

【耻骨上膀胱穿刺造瘘术和开放性耻骨上膀胱造瘘术优缺点比较】

1. 耻骨上膀胱穿刺造瘘术 耗时少,创伤小,并发症少,操作简便,可在急诊室或床旁施行。对麻醉要求不高,局麻即可,患者恢复较快。此法常于紧急情况下采用,能及时解除尿潴留。为确保无周围脏器(如肠管、前列腺等)损伤,常可在超声引导下进行。但由于常在非手术室环境下进行,受穿刺针限制,造瘘管直径通常相对小,若为血性尿液或感染性尿液,可能会影响引流。由于非直视下进行操作,不易保持最佳位置。无法了解膀胱内情况,对膀胱空虚、膀胱内大量积血、积脓,以及有下腹部手术史者应用局限。

2. 开放性耻骨上膀胱造瘘术 可同时了解膀胱内情况,并进行手术操作(如膀胱结石取石术等),缝合止血好,出血、漏尿和尿外渗发生率相对小。但无法在急诊室或床旁环境下进行,需在手术室内完成,且手术时间较长,术后恢复时间较长。通常需要腰麻或硬膜外麻醉等。一般以下情况应选择开放性膀胱造瘘术:①膀胱空虚,术前无法使之充盈;②有下腹部及盆腔手术史,估计穿刺有损伤腹腔或其他脏器的危险;③膀胱内充满血块或黏稠脓液,穿刺造瘘管直径小,不能充分引流;④膀胱挛缩;⑤过于肥胖,腹壁太厚;⑥出血性疾病等。

一、耻骨上膀胱穿刺造瘘术

【术前准备】

术前控制泌尿系感染,改善全身情况如出血、休克、水电解质平衡失调等。

【麻醉】

一般采用局部麻醉。必要时可在超声引导下进行。

【手术步骤】

1. 体位和消毒　平卧位,会阴部常规消毒铺巾(图 23-0-1)。

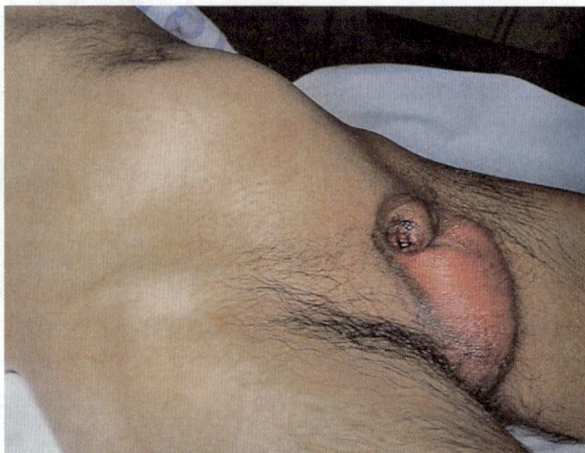

图 23-0-1　体位和消毒

2. 麻醉膀胱充盈后,在膀胱膨胀最明显处(一般为耻骨联合上 2 横指)的正中线上,进行局部麻醉(图 23-0-2)。用 1% 利多卡因或 1% 盐酸普鲁卡因。因在麻醉进针过程中需要回抽,故进针至膀胱水平后,可大致了解膀胱位置及深度。

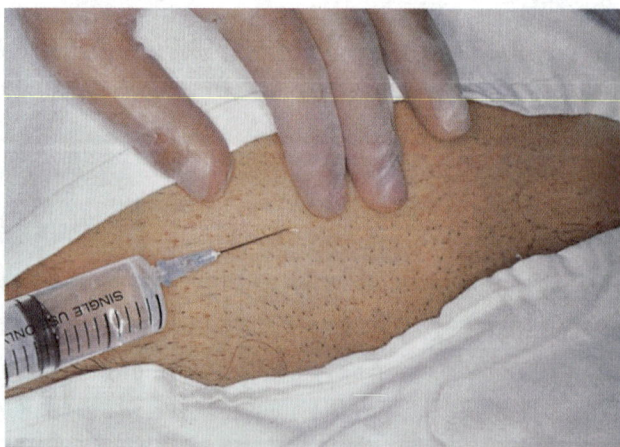

图 23-0-2　局部麻醉

3. 确立穿刺点必要时,可通过超声定位确定穿刺点(穿刺路径上无肠管等其他脏器,且避开前列腺)。从正中线上,边用注射器负压抽,边垂直地将长针刺入膀胱。尿液被抽出后,记住其刺入深度(图 23-0-3)。

4. 扩皮穿刺部位决定后,铺洞巾。在刺入穿刺针处的皮肤上,用尖刀作 0.5~1cm 的皮肤切口(图 23-0-4)。

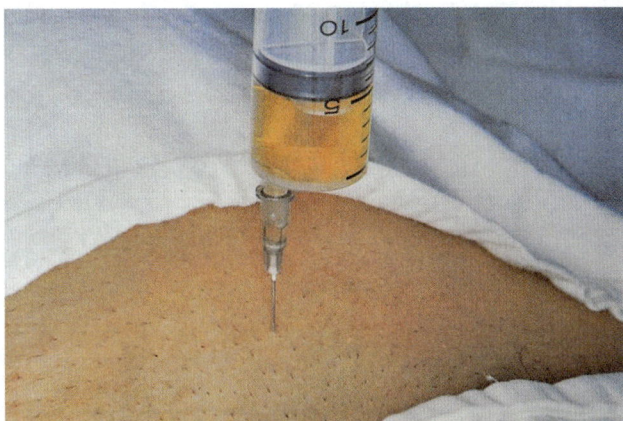

图 23-0-3　确立穿刺点

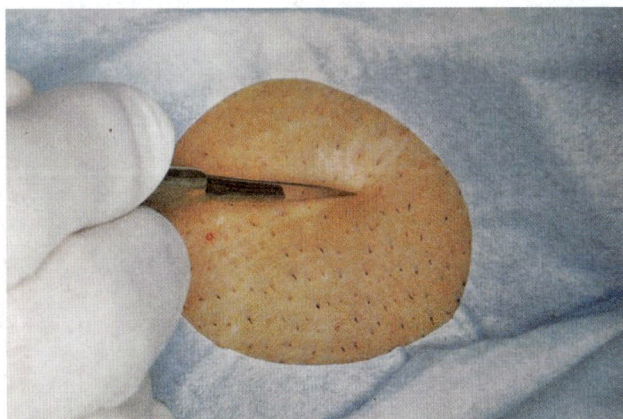

图 23-0-4　切开皮肤

5. 分离将皮下脂肪组织,用蚊式钳钝性分开,暴露出腹直肌腱膜(图 23-0-5)。

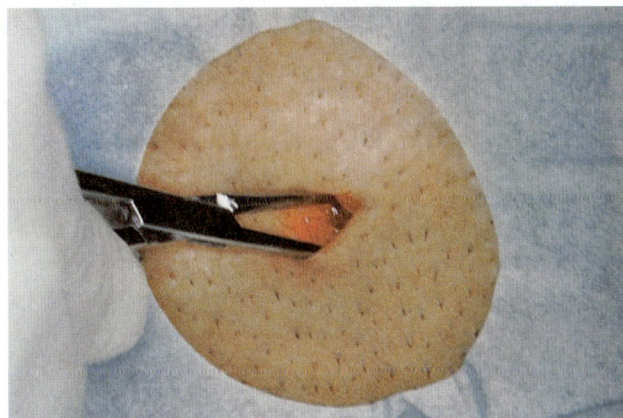

图 23-0-5　分离腹直肌腱膜

6. 在切开部位,将医用套针垂直竖起,将前端放在腹直肌腱膜上(图 23-0-6)。

7. 穿刺用长针抽出尿液的深度为标准,边用双手固定医用套针,边垂直进行穿刺。在贯穿腹直肌腱膜的时候,有一定的抵抗。如果膀胱因尿液充盈的话,贯穿腹直肌腱膜后,几乎可以无抵抗地刺入膀胱。进入膀胱后,抵抗感消失。再将医用套针向深插入 1.0~2.0cm,如不向内深插入 1.0~2.0cm,尿液排出后,膀胱缩小,有可能发生套针从膀胱内脱出(图 23-0-7、图 23-0-8)。

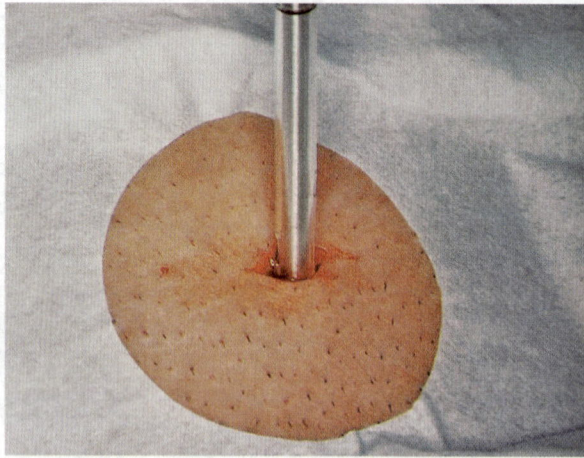

图 23-0-6　放置套针

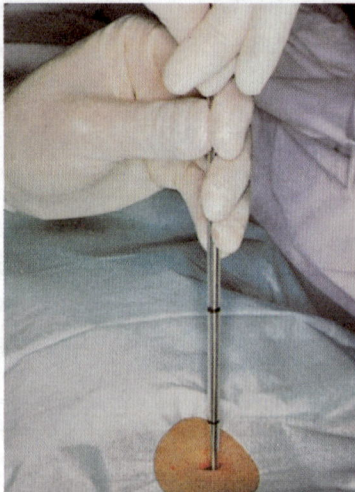

图 23-0-7　套针穿刺进入膀胱

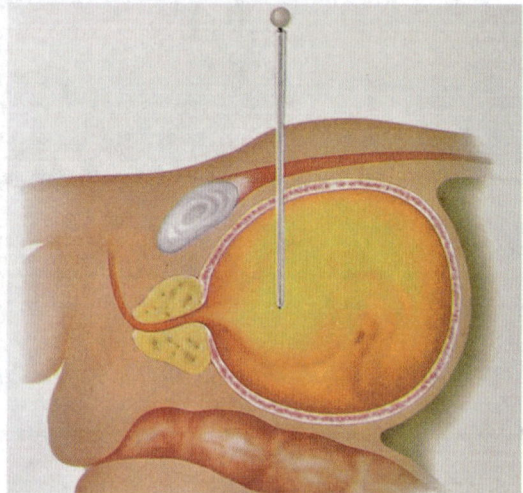

图 23-0-8　穿刺部位模式图

8. 在拔出医用套管针内芯时,将外鞘再向内深插入 1.0~2.0cm,确认有大量尿液流出后,拔出内芯,通过外鞘将造瘘管留置于膀胱内,根据使用的造瘘管或 Foley 导尿管的气囊标准注水(15~20ml),以防造瘘管滑脱,接集尿袋(图 23-0-9)。

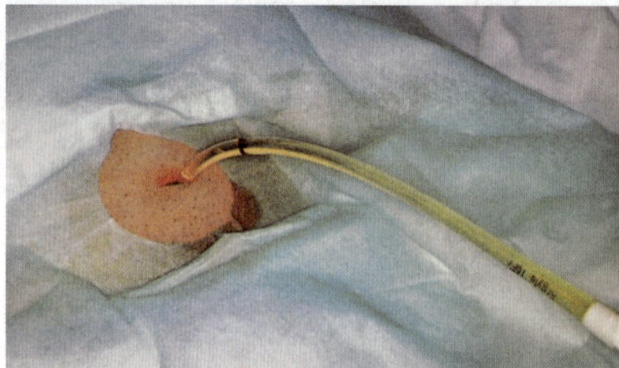

图 23-0-9　气囊打水

9. 在造瘘管两侧的皮肤上各缝合 1 针,进行造瘘管的固定。注意观察患者血压和生命体征的变化(图 23-0-10)。

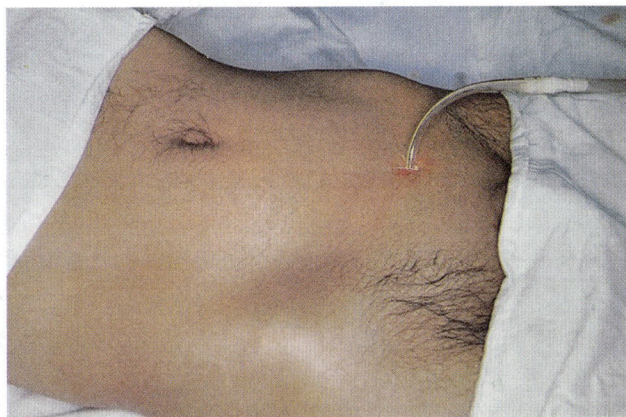

图 23-0-10　缝合固定造瘘管

【注意要点】

1. 穿刺前,膀胱内必须有尿液充盈,耻骨上可触及充盈的膀胱,叩诊浊音,必要时可使用 B 超辅助穿刺。

2. 穿刺针与皮肤呈垂直方向或 70°~80° 斜向膀胱进针,偏离中线的穿刺有可能损伤腹壁下动脉。过于向足侧方向,易损伤膀胱或前列腺静脉,造成出血或血肿。

3. 过分充盈的膀胱,抽引尿液时宜缓慢,以免膀胱内压快速下降而致膀胱内出血,或诱发低血压休克。

【术后处理】

1. 保持膀胱造瘘管引流通畅。

2. 术后 7 天拆除皮肤缝线。

3. 酌情应用抗生素预防感染。

4. 如为暂时性造瘘,根据造瘘目的,判断梗阻已经解除或下尿路创面已生长愈合完毕,患者可经尿道排尿的情况下,可在拟拔管前尝试夹闭造瘘管,嘱患者排尿,若排尿通畅,可拔除造瘘管。

5. 如为永久性造瘘,应每 4~6 周更换 1 次造瘘管,保持尿液引流通畅,以免引起感染或继发结石。

【并发症及处理】

1. 穿刺后出血　因穿刺针损伤膀胱前静脉或膀胱壁血管所致。一般较轻,多可自行消失,血尿明显时,先除外膀胱内出血。术后注意保持尿流通畅,注意观察尿液改变。严重的血尿可适当应用止血药物,必要时手术处理。

2. 低血压和膀胱内出血　尿潴留 500ml 以上的老年患者,避免引流过快。否则,可能引起低血压及膀胱内出血。一次引流尿液不要大于 500ml,两次时间间隔 30~60 分钟以上。

3. 术后膀胱痉挛和膀胱刺激征　表现为阴茎头和尿道外口反射痛、尿频、尿急及耻骨上区疼痛。系因膀胱内炎症、造瘘管刺激膀胱三角区及膀胱底部致膀胱经常处于无抑制收缩状态。可予以膀胱内注入普鲁卡因,低压冲洗膀胱,给予肌内注射山莨菪碱、间苯二酚等药物,口服托特罗定、索利那新等解痉药物。必要时可调整造瘘管位置。

4. 尿液引流不畅或外漏　可能是造瘘管因血块、絮状物阻塞或引流管位置不当,过深或过浅所致。抑或因术后膀胱痉挛致膀胱内压力过大,尿液从导管周围溢出。可及时予以冲洗,或调整造瘘管位置,必要时可更换导管,严重时可置管负压吸引。但切勿在穿刺后 7 天内进行换管,此时窦道尚未形成,拔管后,很难再次通过原通道置管。

5. 腹内脏器损伤　多发生于有下腹部手术史者,可能肠管与腹壁粘连,穿刺造成肠管损伤。故对有此病史者应谨慎,通过超声了解穿刺路径情况,注意穿刺部位的选择。证实有此并发症时应及时手术处理。

6. 感染　与留置造瘘管的时间有关。长期留置造瘘管 1 个月,有报道感染发生率高达 90% 以上。间断口服抗生素,多饮水,保持造瘘管的通畅,定期更换造瘘管及冲洗膀胱,避免尿液反流等有助于减少感染的发生。

7. 结石　长期留置造瘘管及感染是继发膀胱结石的主要原因。结石较小,一般附着于造瘘管,可以和造瘘管一起拔除。结石较大者,需要手术处理。嘱患者多饮水,应用抗生素预防感染,有助于预防结石的发生。

二、开放性耻骨上膀胱造瘘术

【术前准备】

1. 术前应尽可能经尿道插入导尿管,使膀胱充盈,便于显露手术视野。

2. 术前控制泌尿系感染,改善全身情况如出血、休克、水及电解质平衡失调等。

【麻醉】

成人选用硬膜外麻醉或腰麻。全身情况不良或高血压者可用局麻。儿童也应在相应麻醉下进行。

【手术步骤】

1. 体位和消毒　备皮后,取平卧位或略头低脚高位,使腹内肠管移向头侧,常规消毒铺巾。

2. 切口　作耻骨上正中切口,长 6~10cm。

3. 显露膀胱　切开皮肤后用电刀切开皮下组织,电凝止血,用纱布保护皮肤。纵向切开腹直肌前鞘,从中线分开两侧腹直肌。若已留置导尿管,由导尿管向膀胱注入生理盐水 300ml,使膀胱充盈。拉钩牵开切口后切开膀胱前筋膜。用纱布将腹膜向上推开,即显露膀胱前壁,其标志为表面有粗大血管和肌纤维。

4. 切开膀胱　在膀胱前壁靠顶部使用两把组织钳夹住膀胱前壁并提起,或用丝线缝合两针后提起。如已留置导尿管,膀胱内液体由导尿管排尽。用刀片切开膀胱前壁 2~3cm,或用直血管钳直接插入膀胱内,吸引器吸尽膀胱内残余液体。根据需要用手指伸入膀胱内探查。

5. 放置膀胱造瘘管　用两把组织钳夹住膀胱切口并牵开,用直血管钳插入蕈状造瘘管尖端使其尖端变直,在直血管钳辅助下将蕈状造瘘管留置入膀胱内,拔出血管钳。或直接使用 Foley 导尿管作为造瘘管插入膀胱,根据气囊标准注水(15~20ml)。调整造瘘管放入深度后,用可吸收线在造瘘管上下各缝合数针,或者使用荷包缝合法。

6. 放置引流　冲洗创口后耻骨后间隙放置橡皮条引流,逐层缝合腹部切口,皮肤缝线固定造瘘管。

【术后处理】

1. 保持膀胱造瘘管引流通畅。

2. 术后 24 小时拔除耻骨后引流条。

3. 应用抗生素预防感染。

4. 术后 7~10 天拆除皮肤缝线。

5. 何时拔管参考耻骨上膀胱穿刺造瘘术"术后处理"。

三、耻骨上无管法膀胱造瘘术

【术前准备】

1. 术前应尽可能经尿道插入导尿管,使膀胱充盈,便于显露手术视野。

2. 术前控制泌尿系感染,改善全身情况如出血、休克、水及电解质平衡失调等。

【麻醉】

一般采用硬膜麻醉或低位椎管内麻醉。

【手术步骤】

1. 体位和消毒　备皮后,取平卧位或略头低脚高位,使腹内肠管移向头侧,常规消毒铺巾。

2. 切口　耻骨上弧形横切口,另在脐与耻骨联合间做一基底向下,每边长 4cm 舌形皮瓣。

3. 膀胱壁瓣成形　切开皮肤后用电刀切开皮下组织、电凝止血,用纱布保护皮肤。横行切开腹直肌前鞘,分离两侧腹直肌。经导尿管向膀胱内注入生理盐水 300ml,使膀胱充盈。用拉钩牵开创口,切开膀胱前筋膜,用纱布将腹膜反折上推,显露膀胱前壁,在靠顶部做一基底向上,每边长 4cm 的膀胱壁瓣。

4. 在腹壁舌形皮瓣的相应部位切去 1 块大小与之相当的腹直肌前鞘。将膀胱壁瓣上翻与腹壁舌形皮瓣相对应的切缘用丝线缝合。

5. 用可吸收线将腹壁舌形皮瓣下翻与膀胱壁瓣相对应的切缘缝合,形成管道。

6. 耻骨后间隙放置橡皮条引流,膀胱瘘内置入造瘘管引流尿液,用丝线缝合腹部切口。

【注意要点】

1. 先缝上翻的膀胱壁瓣,使膀胱上提,便于下翻的腹壁舌形皮瓣与膀胱瓣切缘缝合。缝合应密而不漏。
2. 如造瘘口较紧时,可将两侧腹直肌横切少许。

【术后处理】

1. 保持膀胱内造瘘管引流通畅,以免尿液渗漏,影响伤口愈合。
2. 耻骨后引流条于术后 48 小时拔除。
3. 术后 7~10 天拆除皮肤缝线。
4. 应用抗生素预防感染。
5. 术后 2 周拔除膀胱造瘘管,改用集尿袋。

(姜昊文)

第二十四章　包皮环切术

包皮口狭窄、包皮过长可妨碍正常的排尿功能，排尿时由于出口受阻，可引发包皮垢堆积、反复包皮龟头感染，严重者甚至有致癌风险。包皮环切术是治疗包茎和包皮过长并预防其并发症的有效方法。目前最常用的手术方式仍为包皮内外板一次性环切术，近年来一些特殊器械使用下辅助的包皮环切术（circumcision）也取得良好效果。

【适应证】

1. 包茎，或嵌顿包茎经整复术后，炎症水肿已消退，感染得到控制者。

2. 包皮过长，包皮口较小，虽能反转，但易造成嵌顿包茎者。

3. 包皮过长，反复发生包皮龟头炎，急性感染控制以后。

4. 包皮局部良性肿瘤。

5. 包皮过长，反复或多发性尖锐湿疣。

【禁忌证】

1. 急性包皮龟头感染。

2. 尿道下裂患者。

3. 严重出血倾向。

【术前准备】

1. 清洗外阴部皮肤及包皮腔，应翻转包皮进行彻底清洗，包茎者可用止血钳稍钝性分离包皮内外板后，用生理盐水或消毒液充分清洗。

2. 术前一天或手术当日剃除阴毛。

3. 术前常规行凝血功能检测。

【手术步骤】

1. 包皮环切术

（1）麻醉：取平卧位，两腿稍分开，常规消毒铺巾。成人采用阴茎根部注射阻滞麻醉，小儿可用在局部涂抹 5% 利多卡因乳膏行表面浸润麻醉。阴茎根部阻滞麻醉方法如下：用 2% 利多卡因先在阴茎根部背侧正中皮下注射皮丘，经皮丘垂直向深部 1.5~2cm 至阴茎深间隙注入麻药 2~3ml，以阻滞阴茎背神经。然后针头退至皮下，沿阴茎根部皮下间隙左右各注射麻药 2~3ml，行环形浸润麻醉。最后在阴茎根部腹侧尿道海绵体沟中左右各注射麻药 1ml（图 24-0-1）。轻揉上述注射部位 2~3 分钟，麻醉显效后可进行手术。如麻醉效果不满意可在上述部位追加注射麻药或局部涂抹 5% 利多卡因乳膏加强麻醉效果。

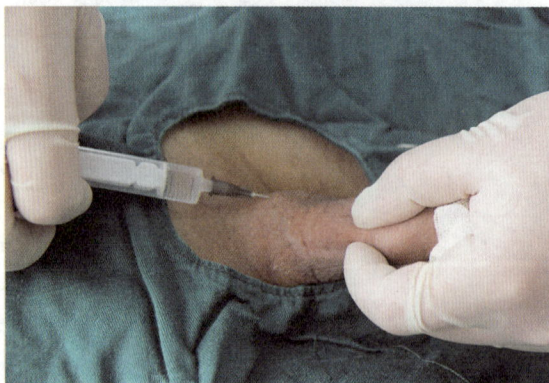

图 24-0-1　阴茎根部局部阻滞麻醉

（2）手术前应先检查包皮粘连情况,如有包皮内板粘连可用手法将包皮向后翻转,直到完全暴露龟头和冠状沟,如手法翻转困难可用血管钳辅助剥离包皮内外板之间的粘连,包茎患者可先用血管钳将包皮口扩开,必要时可先行包皮背侧切开。注意翻转后如有包皮垢或术前未消毒区域应用消毒液进行充分消毒,并清除所有包皮垢。

（3）纵向切开背侧的包皮:助手捏住阴茎根部或用橡皮止血带暂时止血,用两把止血钳先固定住包皮背侧相对称的位置,稍向上牵引,提起背侧的包皮,注意保持内外板预留的包皮对称,然后术者用剪刀在两把止血钳之间垂直剪开包皮至冠状沟0.5cm左右,另用一把止血钳轻夹住切口末端以固定内外板（图24-0-2）。

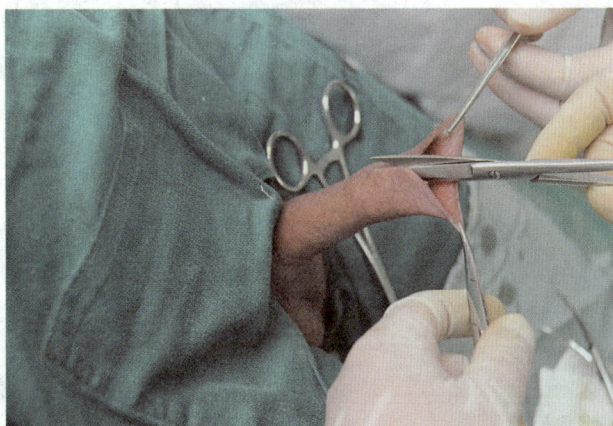

图 24-0-2　背侧纵向切开包皮

（4）环切包皮:在包皮系带侧用止血钳稍加牵引,充分暴露冠状沟,用剪刀沿包皮背侧切口两侧分别环形切除包皮,并在系带处会合,切口距冠状沟0.5~0.8cm为宜,系带处包皮长度为0.6~1cm（图24-0-3）。

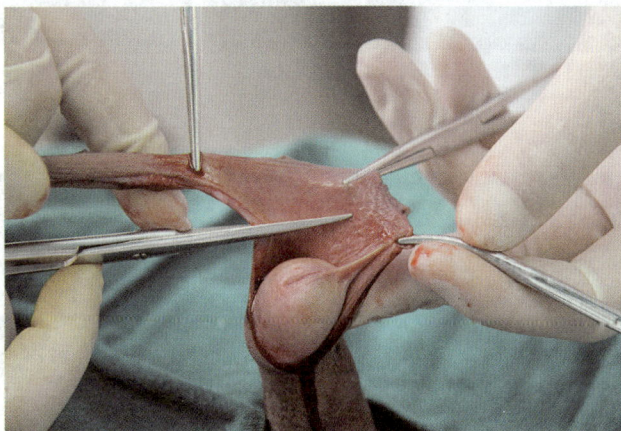

图 24-0-3　环形切除包皮

（5）充分止血:包皮切除后,阴茎根部解除压迫,将近侧包皮向根部推下,充分暴露创面,用电凝将出血点充分止血（如无电凝设备可用3-0丝线结扎出血点）（图24-0-4）。

（6）切口缝合:用5-0可吸收缝线先在系带两旁行水平褥式缝合,再于背侧正中及左右两侧各行间断缝合一针作为定位,并将线尾稍留长,四个方向稍加牵引,然后在每两针之间加缝2~3针,如有局部皮缘渗血可加缝1~2针（图24-0-5）。

（7）包扎切口:将凡士林纱布剪成长条状,环绕切口边缘,然后用灭菌纱布沿冠状沟环形稍加压包扎,如阴茎回缩明显可用胶布固定于下腹部或大腿内侧（图24-0-6）。

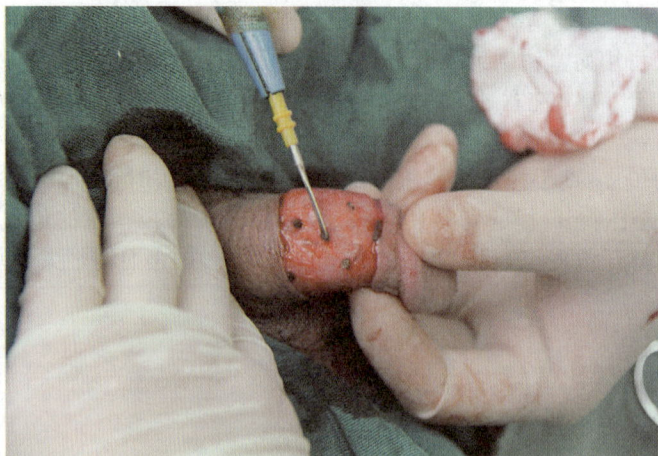

图 24-0-4 充分止血

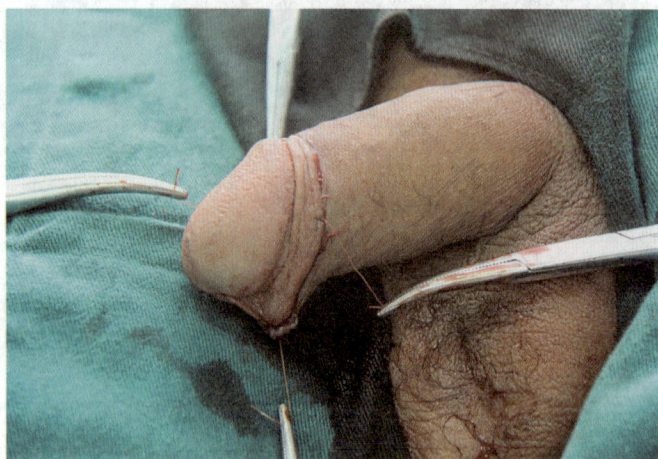

图 24-0-5 缝合包皮

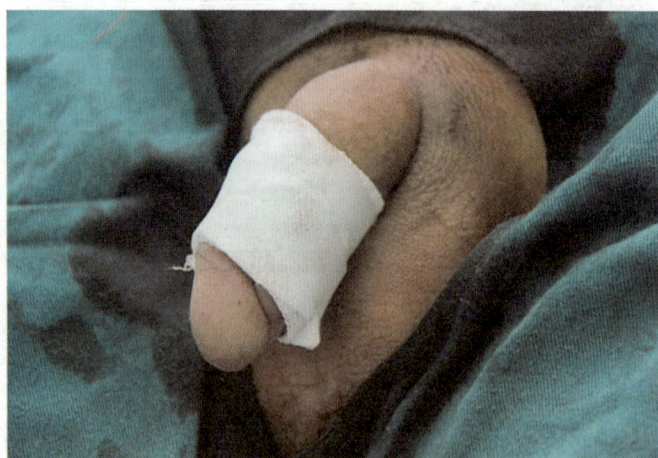

图 24-0-6 包扎

2. 包皮套扎环切术

(1)麻醉、体位与术前准备同上。

(2)测量尺寸:用标准周径尺沿冠状沟准确测量未勃起的阴茎尺寸,选择合适型号的套扎吻合器(图 24-0-7)。

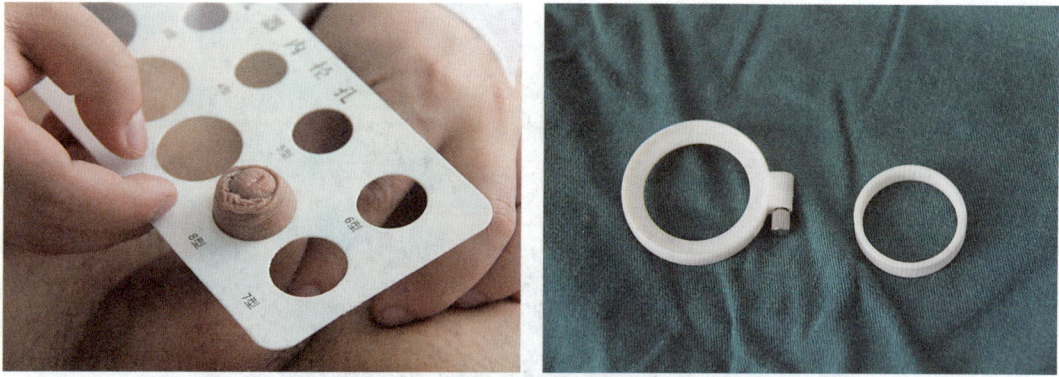

图 24-0-7 测量阴茎尺寸及套扎吻合器的选择

（3）套内环：局部麻醉后，先将内环套在阴茎干上（图 24-0-8），再将包皮外翻并完全覆盖套环（图 24-0-9）；儿童手术时可将套环套在龟头，使套环位于龟头近心端三分之一处，再将包皮覆盖套环。

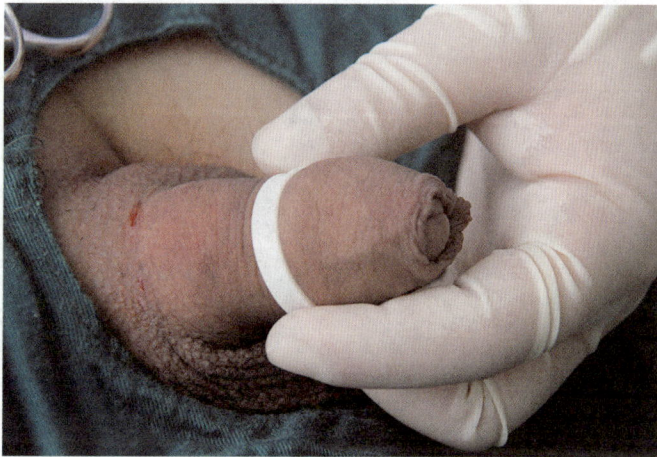

图 24-0-8 将内环套在冠状沟水平

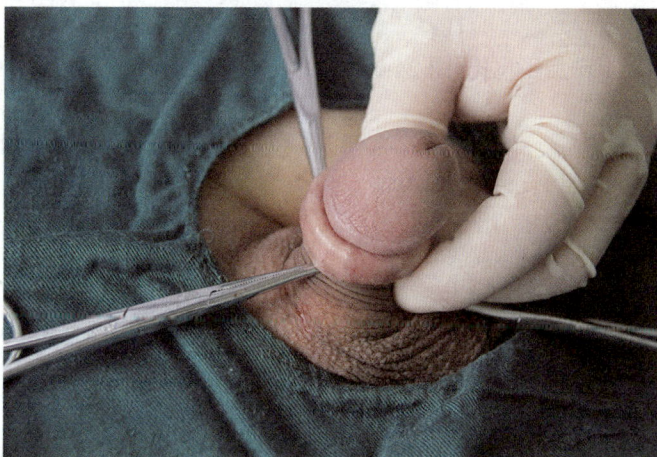

图 24-0-9 翻转包皮，覆盖内环

（4）套外环：在外翻的包皮外侧套上外环，稍旋紧固定螺丝，并整理包皮、调整两侧对称，注意避免包皮的皱缩和折叠；外环的两个端口在夹紧时，需注意夹紧环端部应正确对位，防止错位对接；检查夹紧环端口及包皮内外板夹持状况，并确保内环边缘距冠状沟 0.5~0.8cm，系带侧 0.6~1cm，再将固定螺丝完全拧紧（图 24-0-10）。

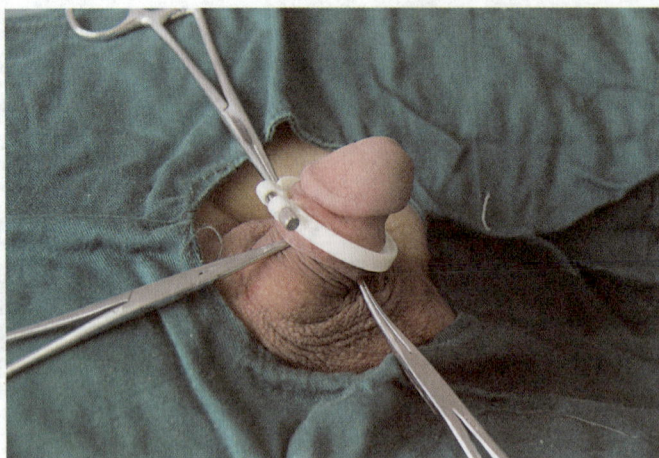

图 24-0-10　固定外环

（5）剪切包皮：在内外环之间剪去远心端多余的包皮（图 24-0-11），并在包皮的剪切残留端开 6~8 个减张切口（便于下环）。

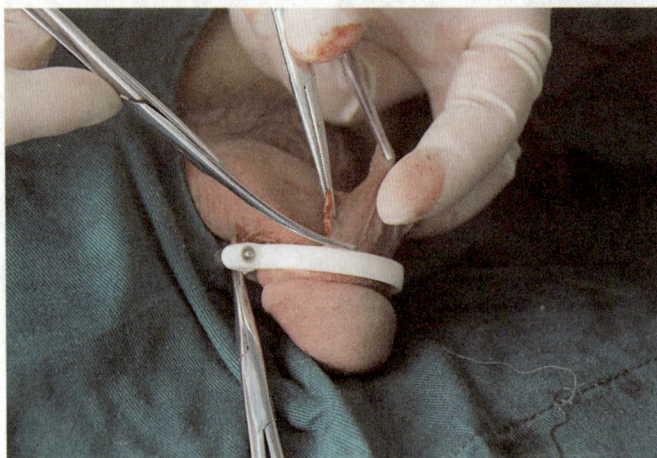

图 24-0-11　切除套扎环以外多余的包皮

（6）包扎：于阴茎周围环形稍加压包扎（图 24-0-12）。

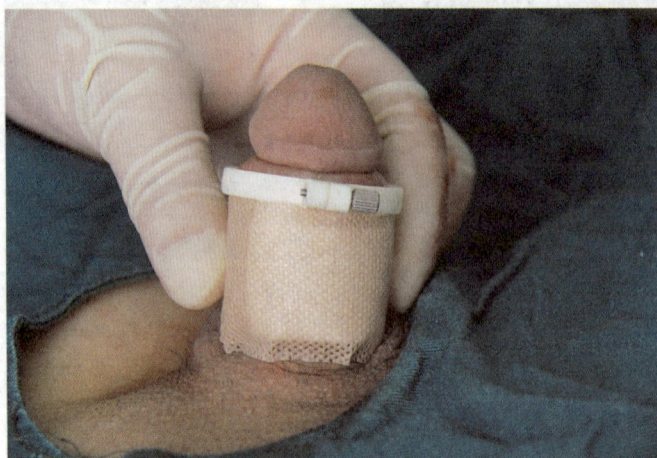

图 24-0-12　包扎

（7）拆环：一般在术后 10~14 天拆环。拆环时先松掉固定螺丝，轻轻取下外环，然后用止血钳夹住内环，用镊柄将包皮剥离出套环,再剪断套环并取出,无菌敷料包裹包皮环切处。

【注意事项】

1. 术后常规使用抗生素预防感染并口服雌激素类药物抑制阴茎勃起,避免剧烈活动、忌酒和辛辣食物。

2. 开放手术患者隔日换药、保持局部清洁干燥;套环患者每天可用稀释的碘伏或其他消毒液浸泡手术部位 2~3 次。每次 2~3 分钟,浸泡后用吹风机吹干伤口,尽量保持手术部位干燥。

【术后并发症】

1. 出血　开放式包皮环切术后最常见的并发症,套环手术少见,少量出血可局部换药、加压包扎处理,如出血量较大应及时拆除缝线、仔细寻找出血点,并彻底电凝或结扎止血。

2. 包皮水肿　套环手术后常见并发症,轻度水肿为正常反应,可采取托高阴茎、冰敷等方法,如术后水肿较重可提前 2~3 天拆除套环,以利水肿消退,少部分患者术后水肿可持续 3~4 周。

3. 术后感染　两种手术方式均可能出现术后切口感染,处理方法为加强换药、清除局部分泌物和坏死的皮肤和皮下组织,拆环后并发感染患者应尽可能去除残留的结痂,并口服抗生素 5~7 天。

(周占松)

第二十五章　精索静脉高位结扎术

精索静脉曲张高位结扎术的手术方式主要包括传统开放手术和腹腔镜手术,此外,还有显微镜下精索静脉结扎术、精索静脉介入栓塞术等治疗方法。

【适应证】

1. 精索静脉曲张不育者　存在精液检查异常,病史与体检未发现其他影响生育的疾病,内分泌检查正常,女方生育力检查无异常发现者,无论精索静脉曲张的轻重,只要精索静脉曲张诊断一旦确立,应及时手术。

2. 重度精索静脉曲张伴有明显症状者　如多站立后即感阴囊坠胀痛等,体检发现睾丸明显缩小,即使已有生育,患者有治疗愿望也可考虑手术。

3. 临床观察发现前列腺炎、精囊炎在精索静脉曲张患者中的发病率明显增加,为正常人的两倍,因此若上述两病同时存在,而且前列腺炎久治不愈者,可选择行精索静脉曲张手术。

4. 对于青少年期的精索静脉曲张,由于往往导致睾丸病理性渐进性的改变,故目前主张对青少年期精索静脉曲张伴有睾丸容积缩小者应尽早手术治疗,有助于预防成年后不育。

5. 对于轻度精索静脉曲张患者,如精液分析正常,应定期随访(每 1~2 年),一旦出现精液分析异常、睾丸缩小、质地变软应及时手术。

6. 对于精索静脉曲张同时伴有非梗阻性因素所致的少精症的患者,建议同时施行睾丸活检和精索静脉曲张手术,有助于施行辅助生殖。

【禁忌证】

有腹腔感染和盆腔开放手术病史并广泛粘连者。

一、传统开放手术

(一) 经腹膜后精索内静脉高位结扎(Palomo 术)

该术式优点是万一动脉受损仍存在充足的侧支循环,适合身材瘦长患者。

1. 体位与切口　仰卧位,用一脚托以便转换成反向 Trendelenburg 位(头高足低位)充盈静脉。切口:在内环处向外上方做一短的经腹膜后精索静脉高位结扎手术切口位置(3~5cm)半斜形切口(图 25-0-1),切开皮肤、皮下组织。

2. 顺纤维走向切开腹外斜肌腱膜。

3. 插入弯血管钳钝性分开腹内斜肌,切开腹横筋膜。

4. 于腹股沟韧带内上方 5~6cm 进入腹膜后间隙。

5. 向内侧推开腹膜,在与输精管汇合处显露精索血管。

6. 锐性和钝性分离与动脉和淋巴管毗邻的扩张静脉,通常有 3 条。若动脉不易看见,从精索上钝性剥离精索筋膜后在血管束上慢慢点滴局麻药物,动脉可扩张并能见到搏动。或者用罂粟碱滴注在睾丸动脉上,以增加血液循环,使静脉更加明显。也可将患者置于头高足低位,使得静脉充盈帮助辨认。若有怀疑,术中静脉造影,尤其是儿童。方法是在近端结扎最大的 1 条静脉,提起后用 25 号蝶形针向远侧端注射造影剂并摄片。于相距 1~2cm 的部位,双重结扎每一根静脉,切除中间一段,分层关闭切口,皮下组织用局麻药物浸润以延长局麻效果。皮内缝合关闭皮肤切口。佩戴阴囊托。

(二) 经腹股沟管精索内静脉高位结扎(Ivanissevich 术)

通过该进路可在内环高度检查精索内静脉,该静脉在此处离开精索。

1. 体位与切口　仰卧位。切口：在外环上方与阴囊外侧平齐处、耻骨联合上方二横指开始做 4~6cm 长切口，沿腹股沟管斜形延长（图 25-0-2）。

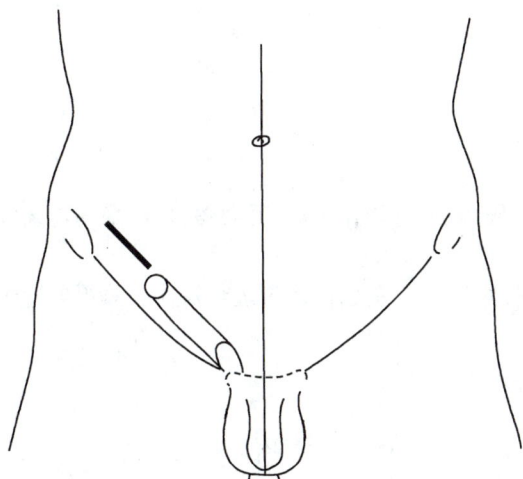

图 25-0-1　经腹膜后精索静脉高位结扎手术切口位置　　　图 25-0-2　经腹股沟管精索内静脉高位结扎切口位置

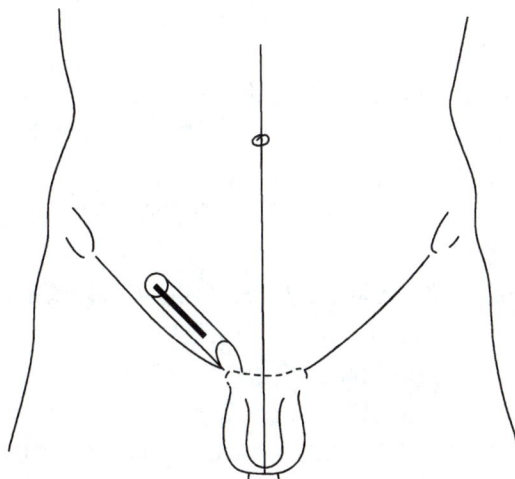

2. 切开腹壁浅筋膜深层，钝性分离腹外斜肌腱膜以及外环上方结缔组织。顺纤维方向切开腹外斜肌腱膜，从外环处开始至内环上方。避开髂腹股沟神经。

3. 切开睾提肌筋膜，将下方输精管推开，从相互盘曲的动脉及淋巴管上游离精索静脉的每一分支，通常是 3 支，向上下两个方向分离 2~3cm，用 1% 罂粟碱滴到精索上，有助于看清动脉和静脉。

4. 每支静脉用两把血管钳钳夹，切除 1~2cm 长一段，用 3-0 丝线结扎两端，将患者置于头高足低位，确定无静脉遗漏。

5. 间断缝合腹外斜肌腱膜。用细线缝合腹壁浅筋膜深层，皮内缝合关闭皮肤切口。

【注意事项】

1. 经腹股沟管精索内静脉高位结扎术具有位置表浅、术野暴露广、解剖变异小、可局部麻醉等优点，但该部位静脉属支较多，淋巴管较丰富，同时动脉分支也较多，与静脉属支关系密切，若损伤则可能发生睾丸萎缩，临床资料显示术后复发率可高达 25%，淋巴水肿发生率为 3%~40%，睾丸萎缩的发生率为 0.2%，因此限制了其进一步的推广和应用。

2. 腹膜后进路意外结扎动脉后影响不大，甚至只要在精索内不超过外环结扎动脉也不会引起严重问题，因为在精索内存在有侧支及其他相关动脉。腹膜后进路优点是容易分离出 1~2 支主干，手术时间短；缺点是复发率较高。

3. 简单的辨认动脉的方法　①光学放大镜；②表面应用血管扩张剂增强血管的搏动；③使用多普勒探头探明血管的搏动。

4. 在经腹股沟管精索内静脉高位结扎术中，可能损伤的神经有髂腹股沟神经、生殖股神经，还有几乎未被提及的精索上神经和精索下神经。

二、腹腔镜精索静脉高位结扎术

【腹腔镜手术适应证】

1. 双侧精索静脉曲张。

2. 经腹股沟精索静脉曲张高位结扎或经皮静脉栓塞治疗失败者。

3. 肥胖患者。

4. 有过内环部位手术史的患者。

【腹腔镜手术禁忌证】

1. 腹膜后途径开放手术后复发者。

2. 有过腹部手术史的患者是相对禁忌证。

【设备与器材】

1. 气腹设备。

2. 光学系统 ①腹腔镜;②冷光源。

3. 冲洗及吸引系统。

4. 电外科系统 如电凝器、超声刀等。

5. 腹腔镜手术常用器械 气腹针、穿刺套管、手控器械等。

【操作方法】

1. 麻醉 采用气管插管全身麻醉,但由于该手术在下腹部进行,操作简单,时间短,也可采用连续硬膜外麻醉。

2. 体位 先取平卧位,患者两手臂最好紧贴其体侧并固定好,以免妨碍术者进行操作。监视器置于患者足侧,术者及助手站于患者两侧。

3. 制备气腹和放置套管

(1)脐下缘切口放 10mm 套管。

(2)两个工作套管放在 Mcburney 点和左边的反 Mcburney 点。头低 20°,适当向对侧倾斜。

4. 显露曲张之精索内静脉

(1)于腹股沟内环处找到精索内血管,多数清晰可辨呈蓝色(图 25-0-3)。

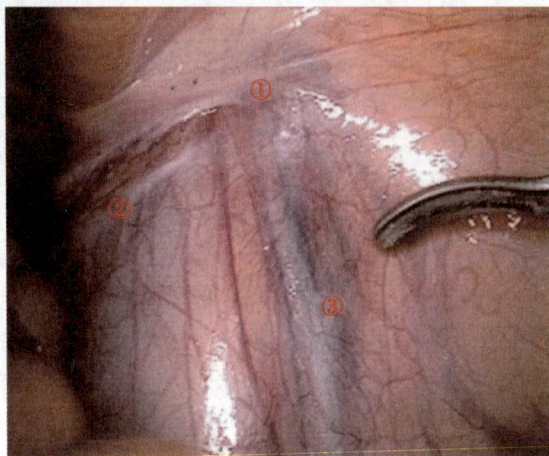

图 25-0-3 内环处解剖

(2)距内环口约 3cm 在精索血管外侧将后腹膜切开一长 1.5~2.0cm 的小切口,将腹膜切缘提起,顺着血管束向远近端分别剥离腹膜,必要时可以再沿着血管束方向向近端切开腹膜,使腹膜切口呈 T 形。用分离钳夹住精索血管束外膜,先向内侧牵拉精索,沿着外膜从腹膜外脂肪中游离血管束外侧,再将血管束牵向外侧,顺着血管束外膜游离其内侧与腹膜外脂肪的间隙。将血管束完全游离之后,用分离钳在血管束后方穿过后夹住,由另一钳送入的 10cm 长 7 号线,提起丝线两端牵起血管束,可用分离钳或者剪刀继续游离血管束后方的疏松粘连,使得血管束完全游离。

(3)在左侧,有时还需先游离部分乙状结肠的粘连带。

(4)精索血管束可分为内侧和外侧两部分,睾丸动脉位于精索血管束的内侧部分。将精索内动、静脉分开,并游离所有扩张的静脉,避免损伤动脉。动脉在腹腔镜下特点为可以搏动,管壁较厚,色泽较红,游离后可以形成拱桥状。术者左手用无损伤钳提起动脉外膜,将动脉从血管束中游离后,经动脉与血管束之间的间隙将线尾的一端拉过,使得丝线仅仅包绕静脉束,结扎丝线。剪除尾线后,再用一段丝线结扎游离血管束的近侧。一般两道结扎后,可以完全阻断血流,血管束不需要剪断。静脉束也可以直接用 Hem-o-lok 结扎两次。有时候动脉受刺激后痉挛,腹腔镜下难以确认,则可以与静脉束同时结扎。

(5)将气腹压下降至 5mmHg,检查有无出血,一般后腹膜切口不需处理。腹腔内也无须放置引流管。

(6)如为双侧病变则同法处理对侧。结束手术时先在直视下拔除 2 个套管,排出腹腔内气体,拔除脐部套管,检查无肠内容物带至切口后,缝合切口筋膜皮肤。

【注意事项】

1. 术中防止误扎或损伤淋巴管,以免出现术后阴囊水肿或睾丸鞘膜积液。

2. 睾丸动脉位于精索血管束的内侧部分;术中应将精索内动、静脉分开,并游离所有扩张的静脉,避免损伤动脉。

3. 腹腔镜精索静脉高位结扎术与传统开放手术比较,具有效果可靠、损伤小、并发症少、可同时实行双侧手术、恢复快、住院时间短等优点。许多临床医师认为腹腔镜主要适用于双侧经腹腔镜高位结扎术、肥胖、有腹股沟手术史及开放手术后复发者。腹腔镜精索静脉高位结扎相对于开放手术的各种优势,应该是对于经腹股沟途径或腹膜后途径的开放手术而言,而对于经外环下低位小切口途径的显微开放手术,其优势并不显著。腹腔镜手术将带来一些腹腔内并发症,例如肠管、膀胱和大血管损伤。此外,腹腔镜手术需全麻,且因昂贵的设备、高额的医疗费用、技术人员的限制,在基层医院很难推广。

三、显微镜下精索静脉结扎术、精索静脉介入栓塞术

(一)显微镜下精索静脉结扎术

显微外科手术治疗精索静脉曲张具有复发率低、并发症少的优势;显微外科治疗精索静脉曲张伴不育可显著改善精液质量,提高受孕率。其主要优点在于能够很容易结扎精索内除输精管静脉外的所有引流静脉,保留动脉、神经、淋巴管,因而明显减少了复发及睾丸鞘膜积液、睾丸萎缩等并发症的发生。因此,目前显微镜下精索静脉结扎术被认为是治疗精索静脉曲张的首选方法。

【手术步骤】

1. 取腹股沟切口或外环下方横切口长 3~4cm(图 25-0-4),依次切开相应各层,以阑尾钳将精索提出切口,橡皮片牵引。

2. 于 10 倍镜视野下剪开精索外、内筋膜,调整放大倍率至 10~15 倍,辨认睾丸动脉并游离,牵开保护。如不能确认则用 1% 罂粟碱滴注观察或行阻断试验。

3. 3-0 丝线结扎所有精索内静脉属支,注意保护淋巴管,一般保持输精管系统的完整性,可在同一平面检查 2~3 次以防漏扎静脉。手术完成后精索仅保留睾丸动脉、提睾肌动脉、提睾肌、淋巴管、输精管及其动静脉,伴随的输精管静脉如曲张超过 3mm,可予以游离结扎并切断,但要求保留一支以保证充分静脉回流。

4. 术毕,检查无出血后,依次关闭切口。

(二)精索静脉介入栓塞术

随着介入放射学的发展,精索内静脉栓塞或注入硬化

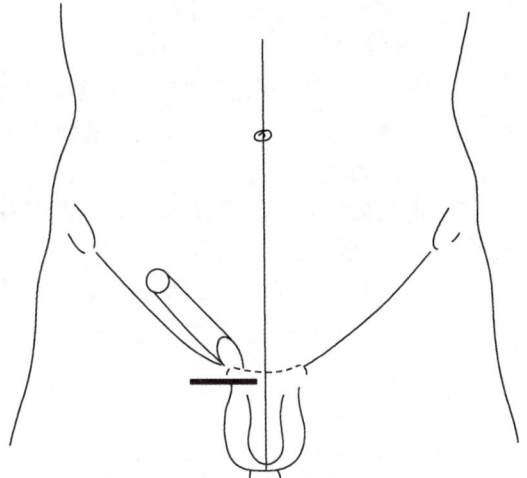

图 25-0-4　外环下方横切口位置

剂治疗原发性精索静脉曲张已成为发达国家常用的方法。该方法是通过导管选择性或超选择性向精索内静脉注入栓塞物如吸收性明胶海绵、弹簧钢丝或硬化剂等以达到闭塞曲张静脉的目的。该法既是一种诊断手段,又是一种良好的治疗方法,但要熟练掌握静脉穿刺技术及适应证,避免严重并发症的发生。导管法栓塞治疗精索内静脉曲张较传统手术结扎具有不手术、痛苦小等优点,可避免阴囊水肿和血肿等外科术后并发症,其成功率高于外科结扎术,因其优点而易于推广使用。但该法是一种有创性检查手段且费用较高,使其应用受到一定的限制。

(王林辉)

第二十六章　后腹腔镜肾囊肿去顶术

【适应证】

影像学检查肾囊肿直径大于 5cm；对肾实质及集合系统有相关压迫症状，或影响肾功能者；合并有高血压、血尿及伴有发热、腰痛者；肾盂旁囊肿压迫肾盂肾盏或向外突出引起肾盂输尿管梗阻者；多囊肾直径大于 3cm，伴有腰痛或腹痛者。

【禁忌证】

心、肺有严重疾患不能耐受手术者；有未经纠正的全身出血性疾病者；肾囊肿合并有严重感染者；怀疑囊肿恶性变或囊肿与肾盂相通者；多囊肾肾功能严重受损者。

【术前准备】

全身检查包括血、尿常规、肝肾功能、凝血功能、血糖、心电图和 X 线胸片等。还需要行肾脏 B 超和肾脏 CT 平扫或增强检查，了解肾囊肿大小、位置以及是否与肾集合系统相通，必要时行静脉尿路造影（IVU）。合并有尿路感染者需行抗感染后手术。

【手术步骤】

1. 体位　常规采用健侧 90° 卧位，腰部垫枕，升高腰桥。头部和健侧肩下腋窝区气垫或软枕，防止臂丛神经受压。健侧下肢屈曲 90°，患侧下肢伸直，中间垫以软枕。肘、踝关节部位垫软垫。用约束带在骨盆和膝关节处固定体位。

2. 建立腹膜后腔和放置 Trocar　在腋后线第 12 肋缘下纵向切开皮肤约 2cm，长弯血管钳钝性分离肌层及腰背筋膜，用示指尖分出一腔隙，手指扩张腹膜后腔，将腹膜向腹侧推开。将自制扩张球囊放入后腹腔，充气 600~800ml，3~5 分钟后排气拔除，在示指的引导下，在腋前线肋缘下和腋中线髂嵴上 2cm 处分别放置 5mm 和 10mm Trocar，在腋后线肋缘下放置 10mm Trocar，并缝合防止漏气。注入 CO_2，气腹压力 12~15mmHg。

3. 手术过程

（1）显露肾囊肿：进入后腹腔后，清理腹膜外脂肪，将其放置于髂窝。清理脂肪后，辨认肾周筋膜、膈肌、腰大肌、腹膜反折等解剖结构。打开肾周筋膜和肾周脂肪至肾脏表面，根据影像学资料提示囊肿所在位置，沿肾实质表面进行分离，暴露整个肾囊肿及部分周围肾实质。在游离囊肿过程中尽量避免刺破囊肿，有利于游离，如囊肿较大，也可游离部分囊壁并切开，用吸引器吸尽囊液，再提起囊壁继续游离，直至暴露囊肿与周围肾实质边界。

（2）囊肿去顶：距离肾实质边界约 0.5cm 处环形切除囊肿壁。观察囊肿基底部有无异常，是否与集合系统相通，如有可疑病变，需行术中快速病理检查。2% 碘酊纱条擦拭囊肿基底部，破坏囊壁黏膜分泌功能。

（3）观察术野无活动性出血后，取出切除囊肿壁，经腋中线处切口留置腹膜后引流管一根，退出 Trocar，关闭皮肤切口。

【注意事项】

1. 如果肾蒂血管或集合系统被肾盂旁囊肿挤压移位，术中有时难以辨认，分离时要特别小心，避免损伤。切除囊壁过深或电凝深部囊壁会增加肾蒂血管或集合系统损伤的风险。

2. 多囊肾的囊肿去顶术，通常需要游离整个肾脏。尽量去除镜下可见的囊肿，对深部可见囊肿，也尽可能切开减压。

【并发症防治】

1. 出血　术中或术后出血多由于切除囊壁时距离肾实质过近，或处理肾盂旁囊肿时损伤肾蒂血管引起,术中发现出血时应及时采用电凝或缝扎等方法处理止血,术后应密切观察患者生命体征。

2. 囊肿复发　多由于囊壁切除不完整,或是手术中遗漏多发囊肿。术中应尽可能完整切除囊壁,术前应仔细阅读 CT 检查以减少囊肿复发。

3. 漏尿　多由于损伤集合系统造成,在处理肾盂旁囊肿时或多囊肾时应注意保护集合系统,切勿过度对囊肿基底部电凝。若术中发现损伤用可吸收细线修补,术后出现漏尿可留置双 J 管引流。

(梁朝朝)

第二十七章 鞘膜积液手术

【手术指征】

1. 2岁以下患儿的鞘膜积液一般可以自行吸收，当积液量大而无明显自行吸收者需手术治疗。

2. 2岁以上的患者有交通性鞘膜积液或较大的睾丸鞘膜积液有临床症状影响生活者应予手术治疗。但应该排除附睾炎及睾丸扭转等引起的鞘膜积液。鞘膜积液手术方式有多种，在这描述睾丸鞘膜翻转术。

【术前准备及麻醉】

完善术前检查，清洗外阴皮肤。可采取局部麻醉、骶管麻醉、硬膜外麻醉和全身麻醉。

【手术步骤】

1. 取平卧位，采用阴囊切口（图27-0-1）。用手握紧睾丸拉紧阴囊皮肤，在阴囊前方选择无血管的位置作一小切口，切开各层组织达鞘膜壁层之外用血管钳沿平行的方向撑大切口。

2. 用弯钳沿鞘膜壁层表面游离，并将其挤出切口之外并作广泛游离（图27-0-2），在精索部位游离一小段精索。

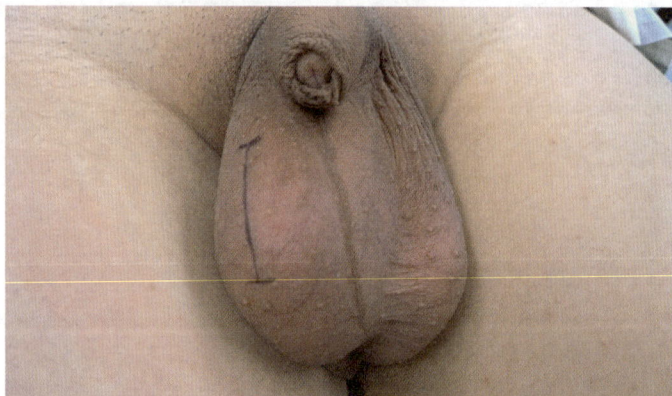

图27-0-1 阴囊切口

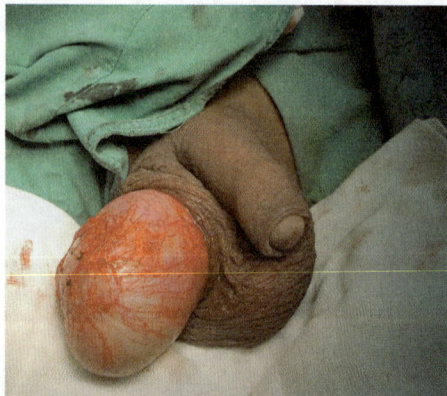

图27-0-2 从切口挤出鞘膜囊

3. 用血管钳切开鞘膜壁层，放出积液，纵向切开鞘膜敞开囊腔。注意有无未闭的鞘突，如鞘突与腹腔相通，应该另作腹股沟切口，行鞘突高位结扎。距睾丸1~2cm剪去多余的鞘膜（图27-0-3），彻底止血，将修剪的鞘膜壁层向后转，在睾丸后方缝合。

4. 将睾丸下方的残余鞘膜缝一针丝线，固定在后方的筋膜处防止精索扭转。当鞘膜壁层明显增厚时，不宜翻转，应靠近睾丸及附睾将鞘膜切除，用丝线将鞘膜创面扣锁缝合确保止血（图27-0-4）。

5. 仔细创面止血，还纳睾丸于阴囊内。在切口下端或阴囊底部作小切口放置橡皮引流条，逐层缝合提睾肌膜、肉膜及皮肤（图27-0-5）。

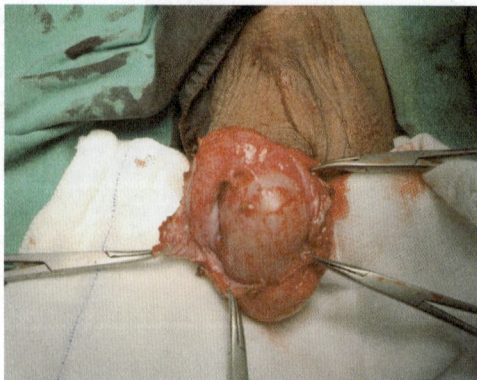

图27-0-3 剪去多余的鞘膜

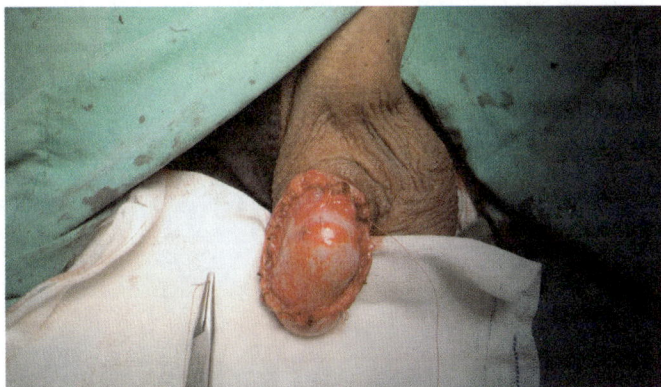

图 27-0-4 鞘膜创面扣锁缝合

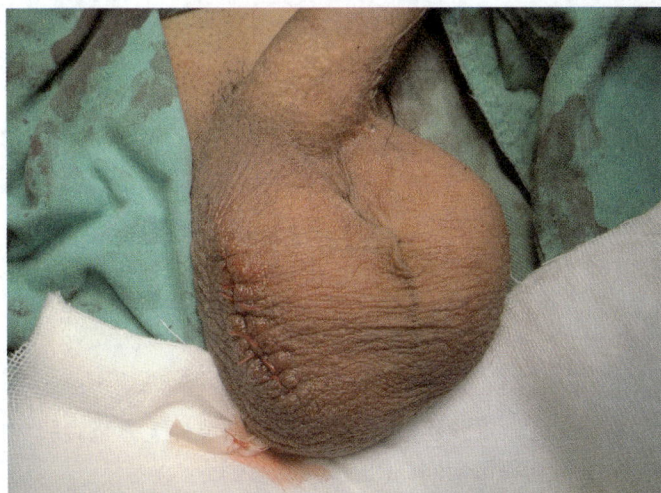

图 27-0-5 缝合皮肤切口

【术中注意的问题】

交通性睾丸鞘膜积液患者应采用腹股沟切口,切开腹外斜肌腱膜向下分离阴囊,将睾丸推至阴囊上部并将睾丸挤出,沿鞘膜壁层之外分离,切开鞘膜壁层,找到鞘突并剥离至腹股沟内环处,高位结扎及切断。再按上述方法处理鞘膜壁层,然后还纳睾丸于阴囊内,缝合腹外斜肌腱膜和皮肤。

【术后注意】

术后应抬高阴囊;无出血和渗液,引流条于术后 24 小时拔除。

(邓耀良)

第二十八章　睾丸切除术

【手术指征】

1. 睾丸、附睾、精索的恶性肿瘤。
2. 睾丸扭转所致的睾丸坏死。
3. 严重的睾丸外伤。
4. 成人高位隐睾。
5. 前列腺癌患者要求行双侧睾丸切除。
6. 严重的睾丸结核睾丸广泛受累,附睾结核累及精索。

【术前准备及麻醉】

1. 术前准备　完善术前检查,清洗外阴皮肤、阴囊及下腹部。常规剔除阴毛。
2. 麻醉　可采取局部麻醉、腰麻或硬膜外麻醉。采用腹股沟切口时,以硬膜外、腰麻为佳,个别患者可用全麻。采用阴囊切口时,局部麻醉也能达到充分麻醉,关键是同时进行同侧精索的封闭。

【手术步骤】

1. 经腹股沟切口睾丸切除术

(1)沿腹股沟韧带上方1~2cm处做皮肤切口,长度从耻骨结节外上方至腹股沟内环外侧(图28-0-1),切开腹外斜肌腱膜。睾丸体积较大者切口可向同侧阴囊延长。

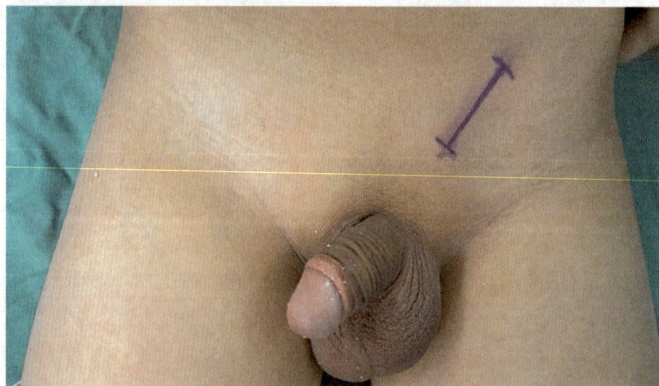

图 28-0-1　腹股沟切口

(2)游离精索,于腹股沟内环处钳夹精索,精索近端结扎和缝扎各一道,输精管及其动脉分别切断结扎。提起远端精索和输精管将睾丸拉出,勿损伤鞘膜,钳夹并离断睾丸引带,睾丸完全游离切除,创面彻底止血。

(3)阴囊内放置引流条,腹内斜肌和腹股沟镰间断缝合在腹股沟韧带上,间断缝合腹外斜肌腱膜使外环完全封闭,缝合切口。

2. 经阴囊切口睾丸切除术

(1)阴囊横切口(双侧睾丸切除可取阴囊正中切口)(图28-0-2),切开睾丸肉膜,将睾丸、附睾连同鞘膜一起挤出切口(图28-0-3),直接游离精索。

(2)将精索分成2~3束用止血钳钳夹离断,精索近侧断端结扎和缝扎各一道,切断睾丸引带并结扎取出睾丸。创面彻底止血。

(3)阴囊内放置橡皮引流条,缝合切口。

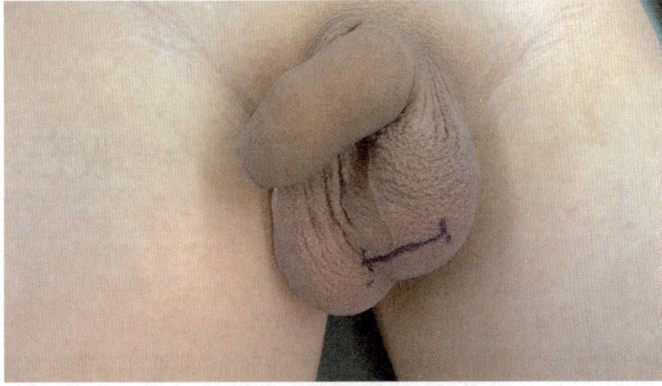

图 28-0-2 阴囊切口

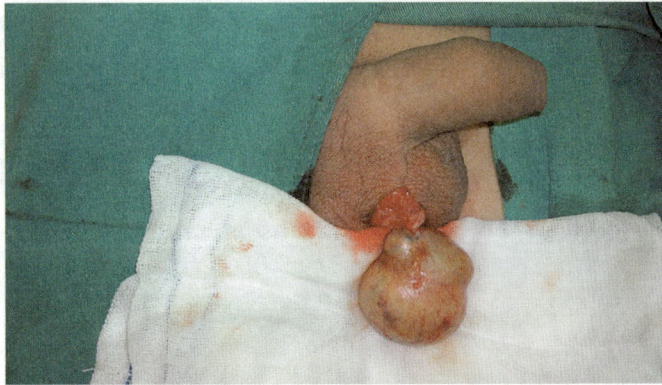

图 28-0-3 将睾丸挤出切口

【术中注意事项】

经腹股沟入路多用于睾丸、附睾和精索恶性肿瘤,手术时尽可能高位切断精索,结扎近侧断端时防止线结脱落而导致大出血。术中尽量不要挤压睾丸肿瘤,以防肿瘤细胞转移。

【术后注意事项】

术后应抬高阴囊;局部加压包扎,无出血和渗液,引流条于术后 24 小时拔除。

（邓耀良）

第二十九章　输尿管硬镜取石术

输尿管结石在输尿管内形成梗阻,可引起明显的腰痛,长时间的梗阻可导致肾积水、肾功能损害,输尿管结石活动也可引起血尿。输尿管硬镜取石术是输尿管结石外科治疗中最为直接有效的方式之一,通过输尿管硬镜进入输尿管并到达结石所在的部位,使用碎石工具将结石击碎并取出体外,解除输尿管梗阻。

输尿管硬镜取石术的发展是建立在内镜设备的发展基础上的。随着医学工程技术的发展,在保证工作通道足够大的同时,输尿管硬镜的镜鞘直径越来越小,能够进入绝大多数的输尿管而不需要常规的输尿管扩张;而且辅助的操作工具也越来越多,除了常用的碎石器械,如气压弹道碎石、钬激光碎石等,异物钳、气囊导管等工具的引入,使得输尿管硬镜在处理输尿管结石等病例中,更加得心应手。

输尿管硬镜取石术是一项需要精心操作的腔镜技术,如果不规范操作,会出现许多严重的并发症,如输尿管断裂、尿源性脓毒血症等,因此需要重视,并规范化操作。

【适应证】

1. 输尿管结石保守治疗失败者。
2. 体外冲击波碎石失败的输尿管结石。
3. 输尿管结石合并其他输尿管疾病者。

【禁忌证】

1. 严重心肺功能不全,不能耐受麻醉及手术者。
2. 严重尿路狭窄,腔内扩张技术无法解决者。
3. 体位达不到要求者。
4. 严重的尿路感染未控制者。

【术前准备】

1. 常规血尿常规、电解质生化、凝血功能等检查。
2. 心肺功能检查。
3. 麻醉评估。
4. KUB/IVP、B 超或 CT 等检查,明确输尿管结石诊断,了解结石大小及部位。
5. 中段尿培养,并选用敏感抗生素治疗尿路感染。
6. 术前禁食 8 小时。
7. 术前知情同意,告知手术风险及治疗选择,做好必要的解释工作。
8. 手术室准备物品　手术体位台、消毒巾;输尿管硬镜、输尿管导管、影像系统、灌注泵、碎石器械(气压弹道碎石、钬激光)、异物钳等。
9. 麻醉　根据结石部位选用腰麻、硬膜外麻醉或全麻。
10. 体位　截石位,双下肢尽量外展,下垂。

【手术方法】

1. 尿道膀胱镜检　可使用膀胱镜,或直接选用输尿管硬镜。男性患者,先提起阴茎,输尿管硬镜头端插入尿道,灌注液灌注下冲开尿道,在近尿道外括约肌处,尿道嵴有一隆起,为精阜,越过精阜再通过膀胱颈部即进入膀胱。女性患者,则直接由尿道外口入镜,尿道呈 V 字形,适当调整输尿管镜尾,使输尿管镜尖端进入膀胱。

2. 输尿管镜退至膀胱颈部,向前 3cm 左右可见输尿管间嵴,左右输尿管开口分别居于输尿管间嵴的两侧,典型的输尿管开口呈裂隙状或洞穴状。

3. 寻找到输尿管膀胱开口后,在 3~4F 的输尿管导管或导丝的引导下,输尿管镜接近输尿管开口,同时予以灌注冲水冲开输尿管裂隙,有助于输尿管镜的进入。

4. 具体的入镜方式　直接入镜、下挑入镜、旋转 / 抖动入镜等。对于输尿管开口不太宽阔者,输尿管镜内旋 90°~120°,使输尿管镜尖端紧贴输尿管裂隙状开口的底部,沿着输尿管导管与输尿管间的间隙,将输尿管镜向输尿管走行方向插入 5mm 左右,然后输尿管镜旋回正位,即进入输尿管。

5. 适当下压输尿管镜尾,在输尿管导管的引导下顺着输尿管走行,将输尿管镜推入至输尿管结石所在部位。

6. 经输尿管镜工作通道插入 0.035 英寸斑马导丝,从结石与输尿管间的间隙插入并跨过结石;如果导丝不能通过结石,导丝仍置于结石附近。

7. 退镜并将导丝置于原位,同法再次入镜至输尿管结石所在部位。

8. 使用气压弹道碎石器或者钬激光将结石击碎。注意控制灌注泵的灌注压力,保证低压低流灌注。

9. 碎石的同时,间断使用异物钳将碎石屑取出至膀胱,可保证充分引流以减压,并防止输尿管水肿致使镜体被输尿管抱死。

10. 清理输尿管内的结石碎屑,将较大的结石碎屑取出至膀胱。

11. 输尿管镜探查,入镜直至肾盂输尿管连接部或肾盂,再次插入斑马导丝。

12. 将内支架套入斑马导丝,并在导丝的引导下留置输尿管内支架,镜下或镜外置入 D-J 管,X 线透视证实 D-J 管位置。

【特殊处理】

1. 对于输尿管狭窄者,常规的 8/9.8F 输尿管镜难以进入,可更换小口径的输尿管镜,如 4.5F 小儿输尿管镜。

2. 如果更细口径的输尿管镜也难以进入,可使用球囊或导管进行主动扩张,或者留置双 J 管进行被动扩张,1~2 周后再次进行输尿管镜手术。

3. 输尿管结石合并局部狭窄者,可使用气囊进行扩张,或使用杆状电极进行内切开,术后留置输尿管内支架。

4. 输尿管扭曲难以通过输尿管镜的时候,可插入超滑导丝通过扭曲段,随后顺着导丝将输尿管镜推入。

5. 输尿管息肉可用异物钳钳取送病理检查,但忌用钬激光烧灼,以避免远期输尿管狭窄。

6. 输尿管结石碎石的过程中,可预先插入拦截网篮将结石套住,再使用碎石器碎石,减少结石碎屑反流至肾内的可能。

【并发症预防及处理】

1. 输尿管穿孔或局部损伤　多与术者操作有关,如输尿管镜末端刺穿输尿管,碎石过程中气压弹道碎石以及钬激光损伤,异物钳撕扯,结石碎屑取出过程中的擦伤等。输尿管镜取石术中应做到操作精细,避免暴力,尤其是在视野不清楚的时候,避免进一步盲目操作以免加重损伤。对于输尿管的轻微损伤,如轻微黏膜破损、微小穿孔等,无须特别处理,术毕留置内支架多可治愈。如果损伤较大,术中手术时间长,可有灌注液及尿液外渗,术后腹腔或腹膜后积液需要引流,输尿管损伤处也可能远期狭窄,需要进一步密切随诊,必要时进行相关治疗。

2. 输尿管黏膜撕脱或输尿管断裂　这是输尿管镜取石术中严重并发症之一。多发生在输尿管较窄,而勉强入镜或长时间操作的过程中。由于输尿管镜勉强进入,挤压输尿管黏膜,局部缺血水肿,致使输尿管镜镜体被抱死。术者如果没能意识到这一点,术中会发现输尿管镜移动困难,如果进一步盲目操作,如猛力推拉,突然出现落空感,随后输尿管镜可轻松活动,这时候往往出现了输尿管黏膜撕脱或输尿管断裂。早期不少单位出现过这样的教训,输尿管镜镜体带着断裂的输尿管或撕脱的黏膜,拖出至尿道外口,形成所谓的"翻鸡肠"事件,临床中处理起来非常棘手。这一严重并发症的预防,主要在于术者加强认识并注意手术操作。入镜前,输尿管镜体涂上液体石蜡,增加润滑度。输尿管镜入镜过程中,如果有阻力,应避免暴力操作,换用小口径的输尿管镜或者终止手术,留置 D-J 管 2~4 周后二期输尿管镜手术。碎石过程中,避免长时间操作,应间断退镜,让集合系统内的灌注液流出,减低肾及输尿管内张力,减少组织痉挛。如果在碎石过程中发现输尿管镜被抱死,可尝试加深麻醉,经输尿管镜桥侧孔抽吸肾内灌注液,然后左右摇摆输尿管镜,待松动后慢慢退镜;如果仍很紧,难以退出,则需要床边逆行造影了解输尿管镜的部位,改开放手术松解输尿管,再行吻合。如果出现输尿管撕脱,应先检查撕脱的输尿管黏膜或输尿管长度,松解后退出输尿管镜,根据撕脱的长度和患者的一般情况,可一期行输尿管端 - 端吻合、肠代输尿管术、输尿管膀胱瓣吻合术、自体肾移植术,或先行肾造瘘术,3~6 个月后行开放手术治疗。

3. 出血　一般术中出血不多,输尿管黏膜损伤渗血多可自行停止,除非在内切开的过程中明确有动脉损伤,需要电凝止血,并留置 2 根输尿管内支架支撑引流。术后因内支架刺激,可有血尿,嘱患者避免剧烈运动,必要时尽早拔除内支架。

4. 肾破裂　输尿管镜取石术中,由于灌注压太高,可出现肾破裂出血,可行介入栓塞或患肾切除。

5. 感染　术中高压灌注,手术时间较长,可引起感染,表现为寒战、高热,甚至感染性休克等。因此,术中灌注应保持低压低流,并控制手术时间。尤其是发现梗阻以上部位尿液浑浊甚至积脓,宜留置输尿管支架引流,再择期安排手术。出现感染症状者,加强抗感染治疗,必要时使用糖皮质激素。对于严重感染、尿源性脓毒血症,需要 ICU 支持,综合治疗。

6. 输尿管狭窄　多为输尿管镜取石术后远期并发症,考虑为炎症刺激、术中黏膜损伤缺血、钬激光热损伤引起。一般需要多次狭窄扩张内切开,留置内支架引流。如果狭窄长度 1cm 以内,腔内治疗效果尚可,较长的狭窄,多需输尿管狭窄切除并端 - 端吻合。但钬激光热损伤导致的输尿管远期狭窄,腔内扩张效果较差,往往需要输尿管狭窄切除并端 - 端吻合。

7. 反流　输尿管镜取石术后留置内支架,破坏了正常情况下的输尿管抗反流机制,加上内支架刺激膀胱收缩,或排尿时膀胱压增加,引起尿液反流至上尿路,出现腰部胀痛、发热等。嘱患者勿憋尿,排尿时放松,必要时尽早拔除内支架。

【术后评估及随访】

1. 术后次日复查 KUB 了解碎石情况,必要时辅以 ESWL 治疗。

2. 术后次日复查血电解质生化。

3. 结石成分分析,给予治疗预防建议以及日常饮食指导。

4. 术后 2~4 周复诊拔除内支架。

(曾国华)

第三十章　经皮肾镜碎石术

【适应证】

1. 诊断性　上尿路疾病的诊断,如顺行尿路造影、Whitaker 试验。
2. 治疗性　①各种原因梗阻所致上尿路梗阻的尿液直接引流;②上尿路梗阻所致严重感染的引流,如肾积脓;③各种疾病需行上尿路尿流改道;④顺行肾内药物灌注;⑤肾内手术通道的建立。

【禁忌证】

1. 严重的重要器官功能障碍。
2. 未能纠正的出血性疾病。
3. 严重的脊柱畸形。
4. 极度肥胖。
5. 活动性肾结核。
6. 同侧肾脏并发肿瘤。

【术前准备】

1. 术前常规检查　全面评估患者的全身状况及重要器官功能,接受抗凝治疗的患者,术前需停药10~14 天。
2. KUB、IVU 和 CT 检查　了解结石形状、大小、数目、位置以及集尿系统的形态,其与结石的相互关系,与肾脏周围器官的解剖关系。为设计手术方式、穿刺通道的选择提供依据。
3. 尿液常规及尿液培养　术前常规进行尿液培养检查,并选择敏感抗生素控制感染,降低尿源性脓毒败血症的发生。
4. 术前严重感染诊断为脓肾或者严重梗阻导致肾功能不全的患者,可先行肾穿刺造瘘引流,待感染控制或者肾功能改善之后,再行二期取石治疗。

【器械准备】

1. C 形臂 X 线机或 B 超设备　用于术中穿刺辅助定位。
2. 穿刺针　18G 穿刺针,长度为 15cm,由尖端呈三面菱形的针芯和针鞘组成,针鞘内径为 4F,可通过0.035 英寸或 0.038 英寸的导丝。
3. 导丝　常用的金属导丝直径 0.035 英寸或 0.038 英寸,具有头端柔软,主体质硬,不易弯曲变形等特点,充分保持扩张时的方向性。
4. 通道扩张器　常用的有筋膜扩张器、套叠式金属扩张器和气囊导管扩张器。

(1)筋膜扩张器:为头端成锥形的聚乙烯扩张管,扩张时,扩张管可在导丝的引导下,可从 8F 起,以 2F 逐级递增扩张,最大可全 30F。对于 12F 以上的扩张管配有柔韧的 Peel-away 外鞘,易于经扩张导管置入集尿系统并作为工作通道保留,是目前最为常用的扩张系统。

(2)套叠式金属同轴扩张器:为不锈钢材质的硬质扩张器,同样由 8F 的硬质金属引导管起始,其他扩张管按直径大小逐级套入至所需口径,最后套入外鞘。与单根扩张器相比,无须抽出前次扩张管,形如拉杆天线。可将通道扩张至 24F 或 26F。

(3)气囊导管扩张器:由气囊导管和外鞘组成。气囊长度为 10~15cm,直径 10~12mm,可经由导丝置入集尿系统,充气后可一次性扩张至 24F 或 26F,然后经由充气的气囊导管置入外鞘并留作工作通道。

5. 内镜及成像系统　根据通道大小可选择输尿管镜或肾镜作为手术内镜,并配有相应的冷光源、摄像头和监视器。

6. 碎石设备　常用的碎石设备包括钬激光和超声联合气压弹道碎石机。

7. 取石设备　常用取石设备包括各种型号的取石钳和套石篮。

8. 液压灌注泵　用于将等渗冲洗液灌注入集尿系统,以保持术中视野清晰,并将碎石从经皮肾通道冲出。

【麻醉方式】

1. 连续硬膜外麻醉　是常用的麻醉方法。

2. 全麻插管　对于无法进行硬膜外麻醉或者预计手术难度大、时间长的患者,可采用全麻插管的方式,以保证手术的安全性和良好的麻醉效果。

3. 椎旁阻滞麻醉　超声引导,精准阻滞。术中循环干扰小,无须呼吸道管理。可作为部分特殊患者的麻醉方案。

4. 局部麻醉　预计手术时间短、操作简单的患者,也可在局麻下完成。

【手术体位】

1. 俯卧位　为最常用的体位,软枕适当垫高腹部,以减少肾盏的活动度。

2. 斜卧位　患侧垫高 30°,可使后组肾盏更接近垂直线,穿刺针与手术床垂直方向进针即可穿入后组肾盏。

3. 其他体位　侧卧位、仰卧位等,对呼吸和循环系统影响较小,适用于部分不能俯卧的患者,并未作为常规体位。

【手术步骤】

1. 截石位,膀胱镜或输尿管镜下,患侧逆行插入 5F 或 6F 输尿管导管至肾盂或结石梗阻部位,有以下几个目的:①对于积水少的患者,可以逆行注入生理盐水,制造人工肾积水,便于穿刺;②对于重度积水,寻找输尿管困难时,可通过输尿管导管推注亚甲蓝,作为寻找输尿管的标示;③碎石过程中,防止结石碎屑落入输尿管。

2. 更换体位为俯卧位,在 X 线或者超声定位的引导下,经皮穿刺至目标肾盏,拔出针芯见有尿液流出即说明穿刺成功。

3. 经针鞘将导丝置入肾盏,拔出针鞘,可测量针鞘穿入深度,作为扩张深度的参照。

4. 沿导丝,用筋膜扩张器逐级扩张经皮肾通道至所需大小,退出扩张导管,并保留 Peel-away 外鞘作为工作通道。

5. 经工作通道置入肾镜或输尿管镜,检查各个肾盏肾盏,寻找结石并用碎石器击碎结石,将碎石经工作通道冲出。

6. 检查各肾盏、肾盂及输尿管上段,取净所见结石,拔出输尿管导管,将斑马导丝顺行插入输尿管至膀胱,顺行置入双 J 管至膀胱,退出斑马导丝,置入肾造瘘管至肾盂,拔出外鞘,固定肾造瘘管,结束手术。

【穿刺点的选择】

一般选取第 11 肋间或第 12 肋下,肩胛下角线和腋后线之间的范围作为穿刺区域。穿刺点需根据结石的情况选择。一般第 11 肋间常用作穿刺中盏,通过这一路径,常能到达肾盂、输尿管上段及大多数上下组肾盏,因此是最常用的穿刺范围。第 12 肋下多用来穿刺下盏。

【目标肾盏的选择】

目标肾盏选择需根据结石分布和肾盂肾盏的解剖关系来确定。原则上是以能最大范围取净结石的肾盏作为穿刺的目标肾盏。在 C 形臂 X 线机或超声辅助定位下,穿刺针应从肾脏后外侧 Brodel 线平面,沿肾盏轴线方向通过肾盏穹窿,穿刺进入肾盏,这样才能保证最大程度避免叶间血管的损伤,并减少窥镜摆动时引起的盏颈撕裂伤,以减少术中及术后的出血。

【X 线定位法】

通过输尿管导管注入造影剂,显示集尿系统。首先使 C 形臂 X 线机位于垂直方向,沿身体长轴移动,确定目标肾盏位于 X 线透视中央。再将 C 形臂 X 线机向患侧转动 30°~60°,使 X 线和目标肾盏的轴线完全一致。将穿刺针于目标肾盏体表投影处刺入皮肤,当穿刺针和目标肾盏完全处于同一轴线上时,可以见到所谓的"牛眼征",则说明穿刺方向正确。再将 C 形臂 X 线机回调至垂直方向,检测穿刺针进入的深度,以保证穿刺针恰好进入肾盏。到达后拔出针芯,如有尿液或造影剂从针鞘中流出,表明穿刺成功。肾盏被结石填充,无尿液流出时,若 X 线下见穿刺针推移结石,同时术者感知针尖与结石撞击感时,同样表明穿刺成功。

【超声波定位法】

同样需要根据结石部位、肾盏解剖形态和积水程度确定穿刺点及目标肾盏。一般来说,同样需要在超声波监测下,实时了解穿刺针的位置和深度。对于初学者,超声波定位穿刺最好选择积水程度超过 2cm 的患者,也可借助穿刺支架来提高穿刺的稳定性和精确性,必要时需有丰富超声经验的医师配合完成。

【工作通道建立】

穿刺成功并置入导丝后,可用筋膜扩张器逐级扩张直至所需通道直径。扩张过程中需注意以下几点:①助手稍带张力固定导丝的方向和深度,这是手术成败的关键点之一,否则对于初学者来说,极易扩张失败;②术者扩张时,应根据穿刺的方向,在导丝引导下以旋转和突破式的手法进行扩张,避免角度的偏差和肾脏过多推移;③穿刺深度不确定时,应掌握"宁浅勿深"的原则,避免穿过肾盏而损伤对侧肾实质。

【碎石和取石】

需注意以下几点:①寻找结石过程中,内镜摆动避免暴力操作,尽量减少盏颈撕裂伤;②对于初学者,术中易发生通道丢失的状况,必要时工作通道内保留一根斑马导丝并插入输尿管,作为安全导丝;③碎石过程中,应尽量保证肾内低压,窥镜移动困难时,需拔出镜体,冲出结石碎片,以免碎石堵塞工作通道而导致肾内压力过高。

【引流管放置】

术后常规放置双 J 管作为内引流,肾造瘘管作为外引流,目的是充分引流尿液,避免尿外渗,同时压迫肾实质以减少出血,若需要二期手术还可保留经皮肾通道。双 J 管注意要在无阻力状况下置入输尿管,以确保插入膀胱。若肾盏颈较为狭窄时,肾造瘘管一定要通过狭窄的肾盏到达肾盂,并保留两周,以减少术后肾盏颈狭窄甚至闭锁的发生。

【术中和术后发生尿源性脓毒血症的原因】

术中和术后发生尿源性脓毒血症常与下列因素有关:①结石合并梗阻感染时,未及时肾造瘘引流和抗感染治疗,而是一期直接行 PNL;②感染石的患者,术前及术中未合理使用敏感抗生素;③巨大肾结石行 PNL 术时手术时间太长,术中未及时发现肾盂内压过高;④抵抗力差的结石患者,术前高血压、血糖未控制好。以上情况应尽量避免。

【常见并发症及其处理】

主要的并发症是出血及肾周脏器损伤。如果术中出血较多,则需停止操作,并放置肾造瘘管,择期行二期手术。当肾造瘘管夹闭后,静脉出血大多可以停止。临床上持续的、大量的出血一般都是由于动脉性损伤所致,往往需行血管造影继而进行超选择性栓塞。若出血凶险难以控制,应及时改开放手术,以便探查止血,必要时切除患肾。迟发性大出血多数是由于肾实质动静脉瘘或假性动脉瘤所致,血管介入超选择性肾动脉栓塞是有效的处理方法。

（王少刚　叶章群）

索　引